中医非物质文化遗产临床经典名著

素问直解

清·高士宗 著

成建军 刘娟
李玉清 校注

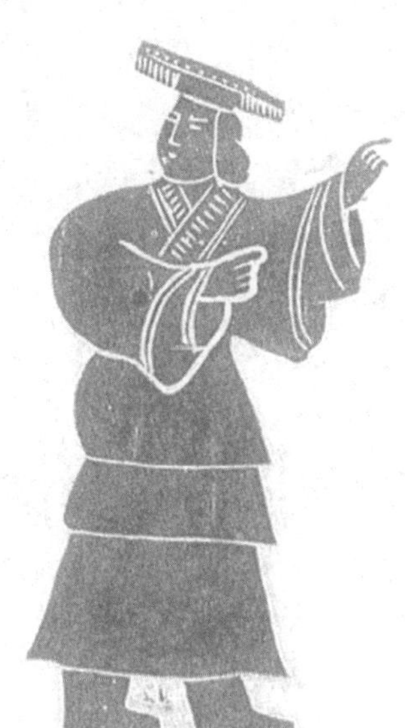

中国医药科技出版社

图书在版编目（CIP）数据

素问直解／（清）高士宗著；成建军，刘娟，李玉清校注．—北京：中国医药科技出版社，2014.1（2024.11重印）

（中医非物质文化遗产临床经典名著/吴少祯主编）

ISBN 978-7-5067-6326-4

Ⅰ．①素…　Ⅱ．①高…　②成…　③刘…　④李…　Ⅲ．①《素问》-注释
Ⅳ．①R221.1

中国版本图书馆CIP数据核字（2013）第199200号

版式设计　郭小平

出版　中国医药科技出版社

地址　北京市海淀区文慧园北路甲22号

邮编　100082

电话　发行：010-62227427　邮购：010-62236938

网址　www.cmstp.com

规格　787×1092mm 1/16

印张　26 1/2

字数　474千字

版次　2014年1月第1版

印次　2024年11月第2次印刷

印刷　北京盛通印刷股份有限公司

经销　全国各地新华书店

书号　ISBN 978-7-5067-6326-4

定价　78.00元

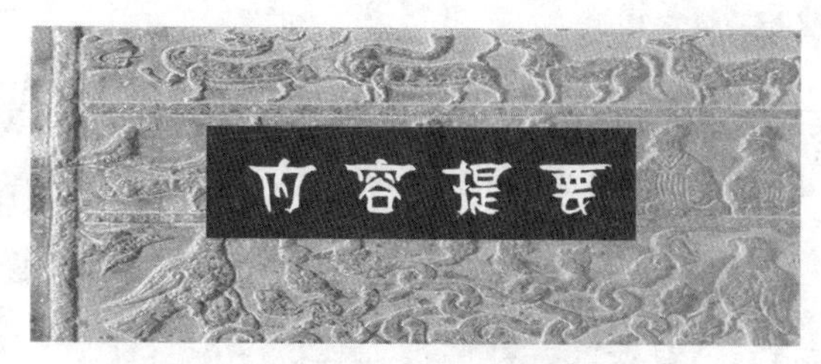

内容提要

《素问直解》作者高世栻，明末清初名医。高注之前，《素问》注释本甚多，但大多语言艰深，难于理解，高氏有感于此，决心注释一本直捷明白的著作，因而有《素问直解》之作。本书注释明白晓畅，要言不繁，常以寥寥数语，便能大畅经旨，使人一目了然。本书凡9卷。《素问》81篇，原遗阙《刺法》《本病》2篇，后高氏阅马莳《灵枢》注9卷，至第十卷，补《刺法》《本病》两论，高氏遂将2篇补遗于书中，并加以注释。本书是中医院校师生研读《素问》的必备入门书籍。

《中医非物质文化遗产临床经典读本》

编 委 会

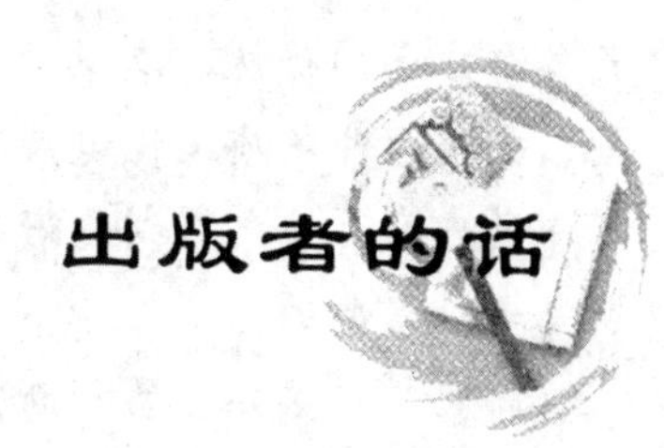

出版者的话

中华医学源远流长，博大精深。早在两汉时期，中医就具备了系统的理论与实践，这种系统性主要体现在中医学自身的完整性及其赖以存续环境的不可分割性。在《史记·扁鹊仓公列传》中就明确记载了理论指导实践的重要作用。在中医学的发展过程中，累积起来的每一类知识如医经、方剂、本草、针灸、养生等都是自成系统的。其延续与发展也必须依赖特定的社会人文、生态环境等，特殊的人文文化与生态环境正是构成中医学地域性特征的内在因素，这点突出体现在运用“天人合一”、“阴阳五行”解释生命与疾病现象。

但是，随着经济全球化趋势的加强和现代化进程的加快，我国的文化生态发生了巨大变化，中国的传统医学同许多传统文化一样，受到了严重冲击。许多传统疗法濒临消亡，大量有历史、文化价值的珍贵医药文物与文献资料由于维护、保管不善，遭到损毁或流失。同时，对传统医药知识随意滥用、过度开发、不当占有的现象时有发生，形势日益严峻。我国政府充分意识到了这种全球化对本民族文化造成的冲击，积极推动非物质文化遗产保护。2005年《国务院办公厅关于加强我国非物质文化遗产保护工作的意见》指出：“我国非物质文化遗产所蕴含的中华民族特有的精神价值、思维方式、想象力和文化意识，是维护我国文化身份和文化主权的基本依据。”

中医药是中华民族优秀传统文化的代表，是国家非物质文化遗产保护的重要内容。中医古籍是中医非物质文化遗产最主要的载体。杨牧之先生在《新中国古籍整理出版工作的回顾与展望》一文中说：“古代典籍是一个民族历史文化的重要载体，传世古籍历经劫难而卓然不灭，必定是文献典籍所蕴含精神足以自传。……我们不能将古籍整理出版事业仅仅局限于一个文化产业的位置，要将它放到继承祖国优秀文化传统、弘扬中华民族精神、建设有中国特色的社会主义的高度来认识，从中华民族的文化传统和社会主义精神文明建设的矛盾统一关系中去理解。”《保护非物质文化遗产公约》指出要“采取措施，确保非物质文化遗产的生命力，包括这种遗产各个方面的确认、立档、研究、保存、保护、宣传、承传和振兴”。因此，立足于非物质文化遗产的保护，确立和展示中医非物质文化遗产博大精深的内容，使之得到更好的保护、传承和利用，对中医古籍进行整理出版是十分必要的。

而且，中医要发展创新，增强其生命力，提高临床疗效是关键。而提高临床疗效的捷径，就是继承前人宝贵的医学理论和丰富的临床经验。在中医学中，经典之所以不朽是因其经过了千百年临床实践的证明。经典所阐述的医学原理和诊疗原则，已成为后世医学的常规和典范，也是学习和研究医学的必由门径，通过熟读经典可以启迪和拓宽治疗疾病的思路，提高临床治疗的效果。纵观古今，大凡著名的临床家，无不是在熟读古籍，继承前人理论和经验的基础上成为一代宗师的。因此，“读经典做临床”具有重要的现实意义。

意识到此种危机与责任，我社于2008年始，组织全国中医权威专家与中医文献研究的权威机构推荐论证，按照“中医非物质文化遗产”分类原则组织整理了本套丛书。本套丛书包括《中医非物质文化遗产临床经典读本》（第一批70种，第二批30种）与《中医非物质文化遗产临床经典名著》（第一批30种，第二批20种）两个系列，共150个品种。其所选书目精当，涵盖了大量为历代医家推崇、尊为必读的经典著作，也包括近年来越来越受关注的，对临床具有很好指导价值的近代经典作品。

本次整理突出了以下特点：①力求准确：每种医籍均由专家遴选精善底本，加以严谨校勘，为读者提供准确的原文。②服务于临床：在书目选择上重点选取了历代对临床具有重要指导价值的作品。③紧密围绕中医非物质文化遗产这一主题，选取和挖掘了很多记载中医独特疗法的作品，尽量保持原文风貌，使读者能够读到原汁原味的中医经典医籍。

期望本套丛书的出版，能够真正起到构筑基础、指导临床的作用，并为中国乃至世界，留下广泛认同，可供交流，便于查阅利用的中医经典文化。

本套丛书在整理过程中，得到了作为本书学术顾问的各位专家学者的指导和帮助，在此表示衷心的感谢。本次整理历经数年，几经修改，然疏漏之处在所难免，敬请指正。

中国医药科技出版社

2011年12月

校注说明

《素问直解》作者高世栻。高世栻，字士宗，杭州人，明末清初名医。据《杭州府志》载，高氏除《素问直解》外，还著有《医学真传》《医学直解》《灵枢直解》等书。

高士宗，生于明崇祯十年（1637年），高氏时年63岁仍在世。去世时间不详。他童年丧父，家贫无所资，初以教书为生。制举业不售，遂转习岐黄之术。他初学医于倪先生，学习《药性》《全生集》《明医指掌》《伤寒五法》及诸方歌诀。23岁正式悬壶济世，虽疗效较佳，且被许多人称许，但循方投药，还是有未能刻期应验的时候。高氏28岁时，七月间患痢疾，病情较重，请时医延治，但服药之后病情日重一日，迁延月余病不愈。高氏因而不再服药，至仲冬痢疾方止。因此一事，高氏叹曰："医之不可为也，医治我若是，我治人想亦若是。"其时钱塘名医张志聪先生于侣山堂开讲经论，遂前往学习，于《伤寒》《金匮》《神农本草经》《素问》《灵枢》诸书，朝夕参究，始悔以前所学，均非医学之根源。经过10年的刻苦钻研，在理论及实践方面均有大的提高，已不同于往昔见病知病，执风痰、气火、感寒、停食之说，循方投药。他感叹只阅方书，不明经论，知其外而不知其内，或是以药试病，中无定见，究其末而不究其源，均是走偏了路，没有寻到正道。若是以至理论病，则大中至正，是为正道。由此亦可知高氏对经典理论的重视，高氏著《医学传真》以示正道，以斥旁门。张志聪与高氏亦师亦友，张氏注释《素问》《灵枢》《伤寒》《金匮》，高氏均预参订。张志聪著《本草崇原》一书，书未成而逝，由高氏最后完成。

本书凡7卷。注释明白晓畅，要言不繁，常以寥寥数语，便能大畅经旨，使人一目了然。高氏在校勘注释及学术方面的特点有以下几点。

一、注释言简意赅，要言不繁

高士宗在注释《素问》之前，曾帮助张志聪参订《素问集注》。张志聪注释《素问》，采用的说理方法较为繁复，读者非具有一定文史水平及相应的医学水准的人不宜理解。高士宗注释《素问》，走的是言简意赅、明白晓畅的路子，即便是初学者也容易看懂。高氏在本书凡例中也有交待，其谓："隐庵先有集注之刻，不便雷同，故曰'直解'。注释直捷明白，可合正文诵读，非如张太岳《四书直解》，其训诂有不可读者。"

书中就某些疑难字、假借字进行了注音释义，如"大奇篇"："脉至如数，使人暴惊，三四日自已。"注释曰："数，音朔"，又如注"脉至如偃刀"曰："偃，息也。刀，金器也。"又"气穴论""齐一穴"注："齐，脐通。"又如释僦贷季曰："僦，音就。上帝，上古之帝也。僦贷季，上古之师也。"

对句子采用串讲及说明原因等形式解释，言简意赅。如注释"恶气不发，风雨不节，白露不下，则菀藁不荣”句，采用先释义后串解的方式讲解：“菀，音郁，义通，余篇仿此。恶气，不正之气也。发，散发也。恶气不发，则四时之风雨不节，而清洁之白露不下，凡草木皆菀藁不荣。”

又如注释“厥阴终者，中热，嗌干，善溺，心烦，甚则舌卷卵上缩而终矣”曰：“溺，鸟去声。卷，上声，余篇卷同。手厥阴心包之脉，起于胸中，故中热。足厥阴肝脉为病，则嗌干善溺。手厥阴心包为病，则心烦。此厥阴经脉之病，非经脉之绝。甚则舌卷，厥阴之脉绝于上也；卵上缩，厥阴之脉绝于下也。如是则厥阴之经脉皆终矣。”以经脉循行所过之处解释厥阴终的症状，令人易于理解。

二、注释篇题，把握大意

高氏将《素问》每篇篇题之意均进行了解说，有利于读者把握每篇之大意。如释“上古天真论”篇题曰：“上古者，黄帝之时，追溯混沌初开，鸿蒙始辟也。天真者，天性自然之真，毫无人欲之杂也。帝欲寿天下之民，故言上古之人，春秋皆度百岁，而今时之人不能也。更欲昌天下之后，故言人寿虽年老有子。而今时之人，又不能也。终举上古真人，乃上古天真之人也。中古至人能同于上古之真人者也。其次有圣人，其次有贤人，能学中古之至人，无愧于上古之真人。故名《上古天真论》。”又释“金匮真言论”篇题曰：“金匮，藏书之器也。真言，至真不易之言也。天之阴阳四时，合人之阴阳脏腑，人之五脏五行，合天地之五方、五色、五谷、五味、五星、五音、五畜、五臭，各有收受，三才合一，至真不易。然此真言者，非其人勿教，非其真勿授，藏之心意，不可轻泄，犹以此言藏之金匮者然，故曰金匮真言也。”

高氏解释篇题时还将前后各篇相联系进行解说。如释“大奇篇”曰：“大，推广也。帝承上篇奇病而推广之，故曰大奇。上篇胞络脉绝，乃先天受病，其病发于天癸未至之时，此篇首言肝满肾满肺满，则天癸已至，形气充足，而为后天之病，病脏腑经脉，甚则死不可治，所以大奇病之说也。”又释“脉解篇”曰：“帝复承上篇脉病之意，错举《灵枢·经脉》论之言，及本经所已言者，而申解之，故曰脉解。六气主时，始于厥阴，终于太阳。此举三阳三阴经脉之病，……错举六经之病，复以三阳三阴，主四时之月，而错综解之，所以为脉解也。

三、校勘审断异文正误

高氏注释本书时，还做了大量的校勘工作，如“刺禁论”第五十二篇：“刺中肝，三日死，其动为语。”注：“三，旧本讹五，今改。刺失其宜，中伤肝气，则三日死。三者，水之生数也。”又注：“刺中肺，五日死，其动为咳。”释曰：“五，旧本讹三，今改。《诊要经终论》云：中肺者五日死。故刺失其宜，中伤肺气，则五日死。”采用数术与五脏对应关系来断正误。

又如“气穴论第五十八篇”“岐伯再拜而起曰：臣请言之，背与心相控而痛，所治天突，与大椎，及上纪。”注曰：“大椎，旧本讹‘十椎’。”采用医理来推断正误。

又“风论第四十二篇”“肾风之状，多汗恶风，面庞然浮肿，脊痛不能正立，其色炲。隐曲不利，诊在朦上，其色黑。”校曰：“‘朦’，旧本讹‘肌’”。

按：病证名，指二便不通畅。《素问·风论》：“肾风之状，汗恶风……其色炲，隐曲不利，诊在肌上。”按《太素》“肌”作“颐”。不应不出证据，似有臆断之嫌。

书中某些异文，应为通假字或是异体字，不同版本之间存在差异，是因传抄时使用不同的字体所致，而非讹字。因高氏语言文字学功底较弱，所以有断误之处。

如“刺禁论”第五十二篇：“刺腋下胁间，内陷，令人咳。”注曰：“腋，旧本讹‘掖’，今改。”

按：此处“掖”并非讹字。古“腋”、“掖”二字同。《礼记·深衣》：“格之高下，可以运肘。”郑玄注：“格，衣袂当掖之缝也。”陆德明释文：“掖，本又作腋。”《文选·王褒<四子讲德论>》“鼓掖而笑”旧校“五臣本掖作腋”。段玉裁《说文·手部》段玉裁注：“掖，俗亦作腋。”

又如“诊要经终论第十六篇”“春刺冬分，邪气着藏，令人胀，病不愈，又且欲言语。”校曰：“着，旧本讹‘著’，今改。”

按：“著”并非讹字。“着”为“著”的俗字。唐颜元孙《干禄字书》(23) 曰：“着着著，上俗中通下正。”

又“风论第四十二篇”“各入其门户所中，则为偏风。风气循风府而上，则为脑风。风入系头，则为目风眼寒。饮酒中风，则为漏风。”校曰：“系，旧本讹‘係’，今改。”

按：“係”并非讹字。“系”与“係”是通用字。清代研究《说文解字》的许多大师均做过研究。如桂馥《说文解字义证》“系部”曰：“系，通作係。”段玉裁《说文解字注》“系部”：“系与係可通用。”《广雅·释诂二》：“绁，係也。”王念孙疏证：“系与係同”。

又“痿论第四十四篇”“悲哀太甚，则包络绝，包络绝则阳气内动，发则心下崩，数溲血也。故《本病》曰：大经空虚，发为肌痹，传为脉痿。”校曰：“包，旧本讹‘胞’，今改。”

按：“胞”非讹字。“包”“胞”为古今字。《易·姤》“胞有鱼”陆德明释文：“包，荀作胞”。《玉篇·包部》：“包，今作胞。”

四、认为《素问》的作者为黄帝

关于《素问》之作者，宋以前史料未见有明确说明其作者不是黄帝者。至宋代，疑经之风兴起，许多学者开始怀疑《素问》的作者是否是黄帝，并提出新的观点，如邵雍认为《素问》为七国时书也，程颢认为《素问》书出战国之末，明代方孝儒认为《素问》皆出战国、秦、汉之人。元代吕复提出《内经素问》殆非一时之言，亦非一人之手。这也是我们现代所公认的说法。但宋代仍有学者坚持此为黄帝所作。如林亿、高保衡等认为：非大圣上智，孰能知之？战国之人何与焉？

“针解论第五十四篇”下有一段文字，为“蠹简烂文，义理残缺，莫可寻究”，故而高世宗得出结论曰：“《素问》一书，论天人运气之理，经脉俞穴之会，饮食输泻，血气循行，惟生知之圣，开天立极，始能道之。今观蠹简烂文，存而不去，则《素问》传自轩歧，确乎不爽。”并对书之作者为战国时人作出批驳，其谓：“奈后儒不能探索，妄疑此书，非上古之文，乃战国时人所作。而战国时人，未闻有如黄帝之圣者也，有如黄帝之圣，何难自名成论，岂必假问答于轩岐，而故为隐晦若是耶？……若谓战国时人，能作是论，则此人亦圣人矣。若谓书传上古，后人增饰，则烂文必删去矣。孔安国序《尚书》云：伏羲、神农、黄帝书，谓之三坟，言大道也。宋·林亿序《素问》云：至精至微之道，传之至下至浅之人，其不废绝为已幸矣。由此观之，则后儒不谙三坟，浅下妄疑，不亦宜乎。”可见，高世宗是有崇古思想的。

《素问直解》现存版本有清康熙三十四年乙亥侣山堂刻本及清光绪十三年丁亥浙江书局刻本及清刻本（残卷）等，本次校勘以日本存侣山堂本（简称侣本）为底本，以清光绪十三年丁亥浙江书局刻本（简称浙江书局本）为校本，以中医古籍出版社影印清光绪十年甲申京口文成堂摹刻宋本《黄帝内经》（简称文成堂本）为他校本校勘而成，本次校勘整理的原则如下。

1. 校注采用简体横排形式，并加新式标点，对原文重新加以句读。

2. 凡底本文字不误，一律不改动原文；校本虽有异文但无碍文义者，不出校记。凡底本文字不误，但校本异文有重要价值、义可兼取者，虽不改动原文，亦可出校记说明。凡底本明显的误字或不规范字，如“己已巳”不分，“胁”、“肋”混用等，可径改，不出校记。

3. 凡底本中有不规范字的药名，一律径改为规范字，不出校记。

4. 作者避本朝名讳或家讳而改字或缺笔。缺笔者，可径改；改字者，凡不影响文义理解者，如“玄”作“元”等，一律不改，不出校记。作者避本朝名讳或家讳而改字，凡有碍文义者，出校记说明本字。

5. 原文中的异体字、通假字、古今字、俗写字，凡常见者一律径改为通行的简化字，不出校记。若原文为冷僻字而未经规范简化者，则保留原文不予校改。原书中有对《素问》文中异体字、俗体字等解释者，保留原文中的异体字、俗体字，以与下文注释内容相对应。原文中的冷僻字及影响理解的不常见通假字等，可酌情予以注释。

6. 凡原文中表示文字位置的“右”、“左”，一律改为“上”、“下”，不出校记。

7. 凡据校本或文义改动底本上的文字，包括误字、脱文、衍文、倒文等，一律出校记说明。

8. 凡作者引书或引事有误者（如具体史实或人名、地名、年代记载等），不改动原文，出校记说明其误。

由于校注者水平有限，故而错误难免，敬请同道指正。

校注者
2011 年 11 月

序

著书家书成必序，序者，序著述之由，约以数语明此书之有裨于世也。余于《黄帝素问》一书殚心研注，十载告竣，名曰《直解》。自谓有是经宜有是解，有是解宜付剞劂，会于吾心，质之古人，吾事毕矣，又何序焉？孔安国序《尚书》云：伏羲、神农、黄帝书，谓之三坟，皆言道也。《素问》以阴阳之理，阐天人之道，天地阴阳具于人身，人身阴阳同于天地，苟非其人，此道不明。今以轩岐所论而问之儒，儒必不知，诿诸医；复以轩岐所论而问之医，医且茫然无以对。呜呼！《素问》之传数千百年矣，数千百年之不明，何日明之？儒与医之不知，何人知之？且夫轩岐开医道之原，而轩岐经论不彰；方技为旁门之术，而方技伪书日盛。医安苟简，畏其所难，必以轩岐《内经》教医，天下其无医哉！嗟嗟！是犹杨墨之言，充塞两间，一旦语以孔孟之学，必讥其迂远而不切于用矣。诚如是，则余以是解解轩岐，亦即以是解质轩岐，不必质天下也已，又何序焉？虽然，序之而不欲序伤之也。心焉伤之，无可语者。然岂竟无可语者，聊存数言，以俟后之君子。

时康熙乙亥之春　钱塘高世栻士宗题于侣山讲堂

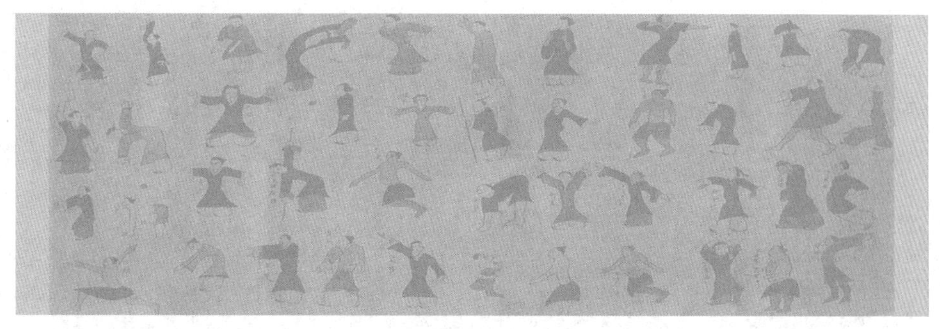

凡例九条

一、《素问》内经，乃轩岐明道之书，开物成务，医道始昌。虽秦火煽毒，而医书独全。后之注者，或割裂全文，或删改字句，剿窃诡道，实开罪于先圣。如《灵》《素》合刻，纂集《类经》是已。惟王太仆、马元台、张隐庵注释，俱属全文。然字句文义，有重复而不作衍文者，有倒置而未经改正者，有以讹传讹而弗加详察者。余细为考校，确参订正，庶几上补圣经，下裨后学。

二、六经文史，历代有名卿大儒互参考订，奕世宗仰。至医门经论，未得名儒硕士翻阅锓梓，故茫无征信，即《素问》一经，各家虽有注释，余详观之，非苟简隙漏，即敷浅不经。隐庵《集注》，义意艰深，其失也晦。余不得已而更注之，颜曰"直解"，世之识者尚其鉴诸。

三、隐庵先有集注之刻，不便雷同，故曰"直解"。注释直捷明白，可合正文诵读，非如张太岳《四书直解》，其训诂有不可读者。

四、《素问》八十一篇，原遗阙二篇，今已搜补矣。每篇名目，俱当诠解，兹刻不第诠解篇名，即篇中大旨亦逐为拈出。一篇之中，分为数节，盖以词论冗繁，略分节旨，使观者易于领会耳。

五、轩岐《素问》，谓之圣经，不容假借，无奈后人著作方书，偏剿袭其义，摘取其文，而经脉针刺之理、三才运气之道，茫乎若迷。呜呼！世如斯，医如斯，学道者又如斯，则经几晦于方技，将见《素问》内经徒寄空名于天壤耳！后之业是道者，当知篇章字句，皆属珠玑，毋容稍为去取者也。

六、是注体会先圣微意，言言中的，字字见解，而一针一血，尤必深入浅出，俾千百世后，永为画定不易之说，庶轩岐问答之神，跃跃纸上，而至精至微之理，炳若日星。然道非浅近，故本经云：非其人勿授，非其真不传。余之劳心神、历寒暑，以成此解，亦第藏之名山，传之"其人"而已，此外复何计哉。

七、《素问》注解，不下十余家，余多方购览，而明显入彀者，十不得一。然世之学者，但知诸刻纷纭，其中是非莫辨，真伪难分，余岂能执余注而告诸人曰：余解是真也，非伪也。噫！必不能矣！所以虽付剞劂，要亦信诸吾心，质之轩岐，不冀人之知也。虽然，人同此心，心同此理，倘后之君子，或嗣而续之，倡而明之，又余之深幸也夫。

八、《素问》论人身阴阳、血气、脏腑、经脉，而无治病之法，是以数千年来，医家咸置不问，盖义理精深，无从探讨。是解则理明义达，不冗不漏。然必诚切研求，潜心会悟，始能得其旨趣。昔者，余著《伤寒集注》，梓以问世，亦可谓理明义达，不冗不漏矣，而研求会悟，似鲜其人，因思《素问》之书，亦犹是也。言念及此，良可悲已。

九、《素问直解》外，更有《本草崇原》《灵枢直解》《金匮集注》，圣经贤论，剞劂告竣。尤有《医学真传》之梓，盖本神农、黄帝、仲景诸书，而详明识证施治、品方用药之法也。余尝谓：圣贤经论，犹布帛菽粟。布帛御寒而必为之衣，菽粟救饥而必为之食。《医学真传》亦为衣而使人可衣，为食而令人可食也。然必经论俱成而后梓也，姑有待也。

目录

卷　一

《素问》为《黄帝内经》，本太素浑元之理，阐天人合一之道。谋诸岐伯，开示诸臣。虽岐伯之言居多，而黄帝之问实启之。故后世以《黄帝内经》九卷，称为《素问》。汉·班固《艺文志》曰：《黄帝内经》十八卷。《素问》即其经之九卷也，兼《灵枢》九卷，乃其数焉。

上古天真论第一篇

上古者，黄帝之时，追溯混沌初开，鸿濛始辟也。天真者，天性自然之真，毫无人欲之杂也。帝欲寿天下之民，故言上古之人，春秋皆度百岁，而今时之人不能也。更欲昌天下之后，故言人寿虽年老有子。而今时之人，又不能也。终举上古真人，乃上古天真之人也。中古至人能同于上古之真人者也。其次有圣人，其次有贤人，能学中古之至人，无愧于上古之真人。故名《上古天真论》。

昔在黄帝，生而神灵，弱而能言，幼而徇齐，长而敦敏，成而登天。

徇，循同。长，上声，下仿此。史臣叙《黄帝素问》，而先为纪述之。黄帝姓公孙，有熊国君少典之子，继神农而有天下。生于轩辕之丘，故名轩辕。以土德王天下，故号黄帝，在，察也。史臣追述而稽察之，故曰昔在。生而神灵，度越凡流，天授之圣人也。弱而能言，生而知之，弱年即能立言也。循，顺也。齐，正也。幼而循齐，年虽幼，能顺其正也。敦，诚信也。敏，通达也。长而敦敏，长则诚信通达，垂拱致治，教化大行也。成而登天，帝铸鼎于鼎湖之山，鼎成升仙，群臣攀龙髯而莫及也。

乃问于天师曰：余闻上古之人，春秋皆度百岁而动作不衰，今时之人，年半百而动作皆衰者，时世异耶？人将失之耶？

岐伯为帝师，故史臣称为天师。帝欲天下之人，寿同上古。故问上古之人，春秋皆度百岁。度，越也。年越百岁，而动作且不衰。今时之人，年仅半百，而动作皆衰者，岂古今时世之异耶？抑不得其道而人将失之耶？

岐伯对曰：上古之人，其知道者，法于阴阳，和于术数，食饮有节，起居有常，不妄作劳，故能形与神俱，而尽终其天年，度百岁乃去。

言非时世之异，乃人自失其道也。上古之人，其知养生之道者，能取法于天地之阴阳，调和于五行之术数，知阴阳术数之道，则食饮有节，起居有常，以养其形，不妄作劳，以安其神，故能形与神俱，而尽终其天年，此所以春秋皆度百岁乃去也。

今时之人不然也，以酒为浆，以妄为常，醉以入房，以欲竭其精，以耗散其真，不知持满，不时御神，务快其心，逆于生乐，起居无节，故半百而衰也。

乐，音落，下同，余篇仿此。今时之人，不知养生之道，而且戕贼其生。酒能乱性，若以酒为浆，则心不由理，而以妄为常矣。以酒为浆，则身不由心，而醉以入房矣。醉以入房，是以欲竭其精也。以妄为常，是以耗散其真也。竭精耗真，则不知持满之道以养身，不知随时御神之法以养心，但务快其心，而其身则逆于生乐，致起居无节，不能形与神俱，故年半百而动作皆衰也。

夫上古圣人之教下也，皆谓之虚邪贼风，避之有时，恬惔虚无，真气从之，精神内守，病安从来？

惔，憺同。上古圣人，恐人为外邪所侵，故教下也。凡四时不正之气，皆谓之虚邪贼风，教其避之有时，其心则恬憺虚无，而本元之真气从之，不竭其精，时御其神，则精神内守，外知所避，内得其守，病安从来？

是以志闲而少欲，心安而不惧，形劳而不倦，气从以顺，各从其欲，皆得所愿，故美其食，任其服，乐其俗，高下不相慕，其民故曰朴。是以嗜欲不能劳其目，淫邪不能惑其心，愚智贤不肖，不惧于物，故合于道。所以能年皆度百岁，而动作不衰者，以其德全不危也。

内得其守，外知所避，是以内则志闲而少欲，心安而不惧，外则形劳而不倦，内外安和，故气从以顺，各从其欲，而皆得所愿也。故外则美其食，任其服；内则乐其俗，高下不相慕。上古之民，不同于今日之民，其民故曰朴。夫美其食，任其服，是以嗜欲不能劳其目；乐其俗，是以淫邪不能惑其心；高下不相慕，是以愚智贤不肖不惧于物。其民曰朴，故合于养生自然之道。所以上古之人，能年皆度百岁而动作不衰者，以其道合则德全，而不致倾危也。由是，则非时世之异，而人自失其道也。

此一节，言形与神俱，则内外安和，道合德全而能寿也。

帝曰：人年老而无子者，材力尽耶？将天数然也？

帝既欲寿天下之民，更欲昌天下之后，故问人年老而无子者，自身之材力尽耶？抑将天数拘限而然也？

岐伯曰：女子七岁，肾气盛，齿更发长。

更，平声，下同。人之生子，天数固有常期，材力亦有定数。天施地生，在人则男施女生，故先论女子。女子起于七岁者，偶得奇数，阴中有阳也。故女子七岁，肾气始盛。《五脏生成》云：肾之合，骨也，其荣发也。齿者，骨之余，肾气盛，故齿更发长。

二七，而天癸至，任脉通，太冲脉盛，月事以时下，故有子。

任脉之任，平声，余篇仿此。天癸者，男精女血，天一所生之癸水也。二七而天癸至，则任脉通，任脉通，则太冲脉盛。《骨空论》云：任脉起于中极之下，上关元。是任脉合少阴也。《阴阳离合论》云：太冲之地，名曰少阴。是太冲亦合少阴也。故任脉通，太冲脉盛，则少阴癸水之月事以时下。月事时下，肾气匀调，故有子，言有子自二七始也。

三七，肾气平均，故真牙生而长极。

平均，平满均调，无太过，无不及也。肾气平均，故真牙生而长极，齿根尖深者名牙，牙之最后生者，名真牙。言七岁肾气始盛，至三七而充足也。

四七，筋骨坚，发长极，身体盛壮。

筋骨，肝肾之所主也。坚，固足也。肝肾固足，故发长极，身体盛壮也。言四七，内坚固，外充满，无以复加也。

五七，阳明脉衰，面始焦，发始坠。

阳明之脉，行于面，衰则面始焦。阳明多血多气，衰则血气不充溢于毛窍，故发始坠。言四七血气盛极，至五七而始衰也。

六七，三阳脉衰于上，面皆焦，发始白。

三阳，太阳、阳明、少阳也。三阳之脉，皆起于面，故脉衰于上，始则面始焦者，至此则皆焦矣。始则发始坠者，至此则始白矣。言五七阳明脉衰，至六七而三阳皆衰也。

七七，任脉虚，太冲脉衰少，天癸竭，地道不通，故形坏而无子也。

二七而天癸至，则任脉通，太冲脉盛，至七七而任脉虚，太冲脉衰少，是以天癸竭。天癸之水，行于地中，水竭则地道不通，不通，故有形之经脉败坏而无子也。此女子天数有常期，而材力有定数者如此。

丈夫八岁，肾气实，发长齿更。

男子起于八岁者，奇得偶数，阳中有阴也。肾气实者，言八岁以前，肾气尚虚，至此始实也，肾合骨，其荣发，故发长齿更。

二八，肾气盛，天癸至，精气溢泻，阴阳和，故能有子。

写，泻同，余篇仿此。二八肾气盛者，言八岁方实，至二八而始盛也。肾气盛，故天癸至，天癸至，则精气满溢而外泻。男女媾精，故阴阳和而有子。言男子二八，始能有子也。

三八，肾气平均，筋骨劲强，故真牙生而长极。

肾气平满均调，则精气运行，故筋骨劲强。筋骨劲强，故真牙生而长极。言男子三八，而肾气冲和也。

四八，筋骨隆盛，肌肉满壮。

三八，筋骨劲强，至四八，则有余而隆盛矣。筋骨隆盛于内，则肌肉亦满壮于外。男子肾气至四八而内外有余也。

五八，肾气衰，发坠齿槁。

肾气八岁始实，四八盛极，至五八而始衰。肾气实，则发长齿更，肾气衰，则发坠齿槁，自然之理也。

六八，阳气衰竭于上，面焦，发鬓斑白。

五八衰在下之肾气，至六八，则在上之阳气亦衰竭矣。盖阳气盛，则其颜光，毛发长。今阳气衰竭于上，故面焦，发鬓斑白。

七八，肝气衰，筋不能动，天癸竭，精少，肾藏衰，形体皆竭。

藏，作“脏”，余篇凡作“脏”者，俱不释，如字则释之。肝气衰者，肾水不生肝木也。肝衰，则血不荣筋，故筋不能动。肝衰则天癸亦竭。男子之天癸，精也。天癸竭，则精少，精少，则肾脏衰。肾脏衰，不但衰无形之气，有形之形体，亦皆竭矣。

八八，则齿发去。

五八肾气始衰，则发坠齿槁。至八八，则齿发离形体而去矣。此男子天数有常期，而材力有定数者如此。

肾者主水，受五藏六府之精而藏之，故五藏盛，乃能泻，今五藏皆衰，筋骨解坠，天癸尽矣。故发鬓白，身体重，行步不正，而无子耳。

五“藏”，脏同；六“府”，腑同，余篇“藏”、“府”，俱仿此。“而藏”之“藏”，如字。解坠，同懈惰。先天癸水，借后天水谷以生，故肾者主水。水，癸水也。受五脏六腑水谷所化之精，而藏之于肾。夫六腑之精，归于五脏，五脏之精，复归于肾，故必五脏盛，精乃能泻。今五脏皆衰，筋骨懈惰，而天癸亦尽矣。天癸尽于内，故发鬓白，身体重，行步不正见于外，此其所以无子耳。

帝曰：有其年已老而有子者，何也？

上文论男女天癸之常，以明今时不同于上古。帝欲今时之人同于上古，故问有其年已老而犹然有子者何也？

岐伯曰：此其天寿过度，气脉常通，而肾气有余也，此虽有子，男不过尽八八，女不过尽七七，而天地之精气皆竭矣。

年老有子，此其天寿过度，七七、八八，不能限也。其人必气脉常通，而肾气有余，故老而有子也。此虽有子，非其常数；若以常数论之，男子天癸不过尽于八八，女子天癸不过尽于七七，而上天之气、下地之精皆竭矣。

帝曰：夫道者，年皆百数，能有子乎？

道者，百数有子，女子不在其中；上文年老有子，亦但问男子。岐伯兼论男女，故帝复问也。

岐伯曰：夫道者，能却老而全形，身年虽寿，能生子也。

形有尽，道无穷。夫道者，自能却老而全形，天之常数，不得限之。故身年虽寿，能生子也。此一节，言生子有常数，惟道者能却老全形，虽寿而有子也。

黄帝曰：余闻上古有真人者，提挈天地，把握阴阳，呼吸精气，独立守神，肌肉若一，故能寿敝天地，无有终时，此其道生。

道者，百数有子，惟古为然，故曰余闻上古有真人者，乃禀道之人也。道居天地之上，大道无形，生育天地，故其人能提挈天地；大道无情，运行日月，故其人能把握阴阳；呼吸而天地之精气合，故呼吸精气；独立而天地之元神守，故独立守神；真人肌肉之体，与天地清宁之体无二，故肌肉若一。如是，故能寿敝天地。敝，尽也。寿尽天地，则无有终时。凡此皆其道之所生，上古真人之禀道者如此。

中古之时，有至人者，淳德全道，和于阴阳，调于四时，去世离俗，积精全神，游行天地之间，视听八达之外。此盖益其寿命而强者也，亦归于真人。

至，极也。中古之时，有至人者，极尽人道，以归于真也。淳德全道者，淳其天性之德，全其固有之道也。和于阴阳，调于四时者，和调于天地阴阳之四时也。去世离俗者，身居世俗之内，心超世俗之外也。积精全神者，精积而神全也。能如是也，故形体游行于天地之间，聪明视听于八达之外，此至人全道，盖益其寿命而自强者也，其体亦归于真人。此中古至人，归真以合道者如此。

其次有圣人者，处天地之和，从八风之理，适嗜欲于世俗之间，无恚嗔之心，行不欲离于世，被服章，举不欲观于俗，外不劳形于事，内无思想之患，以恬愉为务，以自得为功，形体不敝，精神不散，亦可以百数。

恚，音惠，余篇仿此。圣人者，先知先觉之人也。真人居天地之上，至人去世俗之间。圣人，则处天地之和，从八风之理，其居世俗之内也，则适嗜欲于世俗之间，而无恚嗔之心。其行已也，不欲自离于世，亦被服而章。服，衣也。章，冠也。其举动也，不欲观于习俗，故外不劳形于事，内无思想之患。内无思想，则以恬愉为务；外不劳形，则以自得为功。不劳形而自得，则形体不敝。敝，坏也。无思想而恬愉，则精神不散。散，失也。如此，则寿亦可以百数，是同于至人之益其寿命而强者矣。此言圣人之同于至人者如此。

其次有贤人者，法则天地，象似日月，辨列星辰，逆从阴阳，分别四时，将从上古，合同于道，亦可使益寿，而有极时。

别，音逼。贤人者，则古称先，阐幽发微之人也。法则天地者，上法天，下则地也。日月星辰系于天，故象似日月，辨列星辰。象似者，效像拟似。辨列者，分辨条列也。阴阳四时于地，故逆从阴阳，分别四时。逆，迎也。阴阳之变，迎而从之，四时之常，分而别之。如此，则将从上古，而合同于道，能如是也，亦可使益寿。犹言亦可如至人，而使益其寿命也。而有极时者，真人寿敝天地，无有终时，贤人则有极时，此贤人学道，亦可如圣人，而几于至人者如此。

此一节，承上文道者年寿有子之意，言上古真人能全道，中古至人能全真，圣人、贤人，全真以合道也。

四气调神篇第二篇

旧本误传“大论”，今改正。

四气调神者，随春夏秋冬四时之气，调肝心脾肺肾五脏之神志也。君臣问答，互相发明，则曰论；无君臣之问答则曰篇，余皆仿此。此篇乃黄帝继上文而言之，欲人四气调神以全其天真也。

春三月，此为发陈，天地俱生，万物以荣。

为，去声，下“此为”之“为”，俱同。春气从阴而阳，开发冬时闭藏之气，故此为发陈。四时之气，天地主之，至春则天地俱生。盈天地之间者，惟万物，天地俱生，则万物以荣。

夜卧早起，广步于庭，披发缓形，以使志生，生而勿杀，予而勿夺，赏而勿罚，此春气之应，养生之道也。逆之则伤肝，夏为寒变，奉长者少。

予，与同。长，上声，下同。人体春时之气而调神，当夜卧早起，以使其生，广步于庭，以运其身。步庭之时，更当披发缓形，以使肝志内生。志者，神之所依也。肝志内生，故但生之而勿杀，但予之而勿夺，但赏之而勿罚。凡此皆所以遂其春生之气，故曰此春气之应，在人为养生之道也。若逆之而不养其生，则伤肝，肝伤则春无以生，故至夏有寒病之变，而奉夏长者少。是知调春生之气，乃为夏长之基。

夏三月，此为蕃秀。天地气交，万物华实。

蕃，蕃衍。秀，荣秀也。夏时从生而长，则蕃衍矣。既长而盛，则荣秀矣。天地气交者，天气尽施于地，地气尽腾于天。万物华实者，华美成实也。

夜卧早起，无厌于日，使志无怒，使华英成秀，使气得泄，若所爱在外，此夏气之应，养长之道也。逆之则伤心，秋为痎疟，奉收者少，冬至重病。

痎，音皆，余篇仿此。人体夏时之气而调神，当夜卧早起，以遂其长，无厌于日，以厉其心。夏日最长而无厌，则心气清明，故使心志无怒。无怒，平和也。心志平和，则凡华英者，皆使之成秀矣。华英成秀，则气机充溢，故使气得以疏泄，若所爱在外者然。凡此，皆所以遂其夏长之气。故曰此夏气之应，在人为养长之道也。若逆之而不养其长，则伤心，心伤则夏无以长，故至秋有阴寒之痎疟，而奉秋收者少。秋无以收，冬何以藏，故冬至重病。是知养夏长之气，不但为秋收之基，且为冬藏之本。

秋三月，此为荣平，天气以急，地气以明。

夏时盛极，秋气舒缓，其时则从容而平定也。天气以急，肃杀将至也，地气以明，草木将凋也。

早卧早起，与鸡俱兴，使志安宁，以缓秋刑，收敛神气，使秋气平，无外其志，使肺气清，此秋气之应，养收之道也。逆之则伤肺，冬为飧泄，奉藏者少。

飧，音孙，余篇同。藏，如字，下同。人体秋时之气而调神，当早卧以宁，早起以清。与鸡俱兴者，鸡卧则卧，鸡起则起也。早卧早起，所以使肺志安宁，以缓秋时之刑杀也。收敛神气，使秋气平者，言使志安宁，所以收敛神气也。以缓秋刑，所以使秋气平也，是五脏之志，即五脏之神矣。无外其志，使肺气清者，言收敛神气，乃无外其志也。使秋气平实，使肺气清也，是五脏之神，即五脏之志矣。凡此，皆所以遂其秋收之气，故曰此秋气之应，在人为养收之道也。若逆之而不养其收，则伤肺，肺伤，则秋无以收，故冬为飧泄之病，奉冬藏者少，是知调秋收之气，乃为冬藏之基。

冬三月，此为闭藏，水冰地坼，无扰乎阳。

坼，音折，余篇同。闭，闭塞。藏，伏藏也。水冰，水性至动，冻而冰也。地坼，地体至厚，裂而坼也。无扰乎阳，地气固藏，不腾于天也。

早卧晚起，必待日光，使志若伏若匿，若有私意，若已有得，去寒就温，无泄皮肤，使气亟夺，此冬气之应，养藏之道也。逆之则伤肾，春为痿厥，奉生者少。

人体冬时之气而调神，当早卧晚起，以避其寒，必待日光，以就其温，使肾志若伏若匿，而退藏于密。若有私意而不出诸口，若已有得，而不告诸人者然。去寒就温，去户外之寒，以就深室之温也。无泄皮肤，使气亟夺，无以寒风泄其皮肤，使阳气亟夺也。凡此，皆所以遂其冬藏之气，故曰此冬气之应，在人为养藏之道也。若逆之而不养其藏，则伤肾，肾伤，则冬无以藏，故至春为痿厥之病，而奉春生者少，是知调冬藏之气，乃为春生之基。

此一节，言随四时之气，调五脏之神，为生长收藏之先基也。

天气清净，光明者也。藏德不止，故不下也。

四时之气，天气主之。天气清净，言天纯粹无为也。光明者也，言天覆照无私也。天之内而清净，外而光明，由于藏德不止；藏德不止，即天之所以调神，故位极其高，体隆于上而不下也。

天明，则日月不明，邪害空窍。

天德惟藏，大明不明，故有日焉，为之明于昼；有月焉，为之明于夜。使天自用其明，则日月不明，日月不明，则四时不成，邪害天地之空窍。

阳气者闭塞，地气者冒明。

邪害天之空窍，则所谓阳气者，闭塞于上，而不下降矣。邪害地之空窍，则所谓地气者，昏冒其明，而不上承矣。

云雾不精，则上应白露不下，交通不表，万物命故不施，不施，则名木多死。

应，平声。地气上升则为云雾，天气清明，则有白露，若地气不升，而云雾不精，则上应白露不下矣。精，犹极也。表，四布也。上下交通而四布，则万物秉命以施生，若交通不表，万物命故不施，而名木多死矣。

恶气不发，风雨不节，白露不下，则菀藁不荣。

菀，音郁，义通，余篇仿此。恶气，不正之气也。发，散发也。恶气不发，则四时之风雨不节，而清洁之白露不下，凡草木皆菀藁不荣。菀，郁也；藁，枯也。凡此，皆闭塞冒明之所致也。

贼风数至，暴雨数起，天地四时不相保，与道相失，则未央绝灭。

数，音朔。夫名木多死，菀藁不荣，由于贼风数至，暴雨数起，致天地四时之气，失其常度，故不相保，而与道相失。如是，则天地之气，亦未央而绝灭矣。央，久也。此天地失道，而四时不成，皆邪害空窍之所致也。

惟圣人从之，故身无奇病，万物不失，生气不竭。

从之者，处天地之和，顺四时之气也。惟圣人从之，故养身，则身无奇病，治人，则万物不失，生气流行而不[1]竭也。

逆春气，则少阳不生，肝气内变；逆夏气，则太阳不长，心气内洞；逆秋气，则太阴不收，肺气焦满；逆冬气，则少阴不藏，肾气独沉。

凡少阳、少阴之“少”，去声，余篇同。从之则顺，反之则逆。少阳主春生之气，逆春气，则少阳不生。肝木王于春，逆则肝气内变。太阳主夏长之气，逆夏气，则太阳不长。心火王于夏，逆则心气内洞。太阴主秋收之气，逆秋气，则太阴不收。肺金王于秋，逆则肺气焦满。少阴主冬藏之气，逆冬气，则少阴不藏。肾水王于冬，逆则肾气独沉。

夫四时阴阳者，万物之根本也。所

[1] 不：浙江书局本脱。

以圣人春夏养阳，秋冬养阴，以从其根；故与万物浮沉于生长之门，逆其根，则伐其本，坏其真矣。

夫四时之太少阴阳者，乃万物之根本也。所以圣人春夏养阳，使少阳之气生，太阳之气长；秋冬养阴，使太阴之气收，少阴之气藏。养阳养阴以从其根，故与万物浮沉于生长不息之门。若不能养而逆其根，则伐其本，且坏其真矣。逆根、伐本、坏真，不能浮沉于生长不息之门。

故阴阳四时者，万物之终始也，死生之本也，逆之则灾害生，从之则苛疾不起，是谓得道。

四时之气，不外阴阳。阴阳之气，征于四时。故阴阳四时者，乃万物之终而复始也。终矣而始，是死而复生之本也。若逆之则灾害生，从之则苛疾不起，从而不逆，是谓得道之圣人。

道者，圣人行之，愚者佩之。从阴阳则生，逆之则死；从之则治，逆之则乱。反顺为逆，是谓内格。

承上文得道，而言道者。圣人行之于先，愚者佩之于后。佩之而从阴阳，则生；不能佩而逆之，则死。从之则治，所以生也；逆之则乱，所以死也。从，顺也。反顺为逆，则阴不交阳，阳不交阴，上下表里不通，是谓内格。

是故圣人不治已病，治未病，不治已乱，治未乱，此之谓也。夫病已成而后药之，乱已成而后治之，譬犹渴而穿井，斗而铸锥，不亦晚乎！

圣人不治已病之候，而治未病之先，不治已乱之日，而治未乱之时，即此从之而不逆之之谓也。若已病而后药，已乱而后治，取而譬之，不亦晚乎！

此一节，言天藏德而四时成，圣人从之，所以调神而全真也。

生气通天论第三篇

生气通天者，人身阴阳五行之气，生生不已，上通于天也。气为阳，主生。故帝论阳气内藏，则承上卫外，可以上通于天。伯谓阳主外，阴主内。阳外，而复秘密；阴内，而能起亟，则精固于内，气立于外，可以上通于天，长有天命，故名《生气通天论》。

黄帝曰：夫自古通天者，生之本，本于阴阳。天地之间，六合之内，其气九州、九窍、五脏、十二节，皆通乎天气。

帝论人之生气，上通于天，追溯孕含未剖、太虚寥廓之时，故曰自古通天者，乃有生之本，本于人身之阴阳。凡天地之间，六合之内，其地气之九州，人气之九窍、五脏、十二节，皆通乎天气，此生气之所以通天也。六合，四方上下也。九州，冀、兖、青、徐、梁、荆、雍、豫、扬也。九窍，两目、两耳、两鼻、口、前、后阴也。五脏，肝、心、脾、肺、肾也。十二节，两手、两肘、两臂、两足、两腘、两髀，皆神气之游行出入也。

其生五，其气三，数犯此者，则邪气伤人，此寿命之本也。

数，音朔。凡人之生，各具五行，故其生五。五行之理，通贯三才，故其气三。人之一身，三才具备，以人身三才之气，数犯此五行者，则木有风邪，火有热邪，土有湿邪，金有燥邪，水有寒邪，故邪气伤人。邪气伤人，寿命不保，此生五气三，乃人身寿命之本也。

苍天之气，清净则志意治，顺之则阳气固，虽有贼邪，弗能害也。此因时之序。故圣人传精神，服天气而通神明，失之则内闭九窍，外壅肌肉，卫气散解，此谓自伤，气之削也。

散，上声。解，作懈，下同。清净者，苍天之气也。天气清净，则人之志意亦治，是天气之通于人也。顺之者，顺此清净之气也。故顺之则阳气外固，虽有贼邪，弗能害也。所谓顺之者，此因时之序，言因四时之次序而清净也。惟圣人能顺之，故圣人传精神。所谓传精神者，乃服天清净之气，而通吾身之神明。若人不能顺而失之，则阳气不从内以达外，故内闭九窍，外壅肌肉；不从肌肉而充皮肤，故卫气散解，此人不服天气，谓之自伤。阳气不固，故曰气之削也。

阳气者，若天与日。失其所，则折寿而不彰。

人身阳气，如天如日。盖运行通体之阳气，若天旋转；经脉之阳气，若日也。通体之气、经脉之气，各有其所，若失其所，则运行者不周于通体，旋转者不循于经脉，故短折其寿而不彰著于人世矣。

故天运当以日光明，是故阳因而上，卫外者也。

天气清净，明德惟藏，故天之默运于上也，当以日光明。是故人身之阳气，因之而上，阳因而上，其体如天；卫外者也，其体如日，此阳气之若天与日也。

因于寒，欲如运枢，起居如惊，神气乃浮。

清净之气，天人之正气也。寒、暑、燥、火、湿、风之气，天人之淫气也。若因于寒，则欲如运枢。运枢者，寒邪猝至，则起居如惊，神气乃外浮以应之也。由是而知，因于寒，乃阳因而上也，欲如运枢，卫外者也。

因于暑，汗，烦则喘喝，静则多言，体若燔炭，汗出而散。

若因于暑，夏月皮毛开发，故汗。烦则喘喝，暑邪伤阳也；静则多言，暑邪伤阴也。若伤暑无汗，则病燥火之气，故体若燔炭。燔炭，燥火也。故必汗出而散，言阴液出于皮毛，则暑邪燥火始散。由是而知，因于暑，乃阳因而上也，汗出而散，卫外者也。

因于湿，首如裹，湿热不攘。大筋緛短，小筋弛长，緛短为拘，弛长为痿。

緛，软同，余篇仿此。若因于湿，湿气重着，故首如裹。阳热之气，逢湿则滞，故湿热不攘。不攘者，不外拒于皮毛，不如因寒之乃浮，不如因暑之汗出也。湿伤肌肉，不从肌肉而外出，则内入于筋骨之间，故大筋软弱而短，小筋弛纵而长。大筋连于骨内，软短则屈而不伸，故软短为拘。拘，拘挛也。小筋络于骨外，弛长则伸而不屈，故弛长为痿。痿，痿痹也。此阳因而上，湿热不攘，不能卫外者也。

因于气，为肿，四维相代，阳气乃竭。

气，犹风也。《阴阳应象大论》云：阳之气，以天地之疾风名之，故不言风而言气。因于气为肿者，风淫末疾，四肢肿也。四维相代者，四肢行动不能，彼此借力而相代也。四肢者，诸阳之本，今四维相代，则阳气乃竭，此阳因而上，阳气竭，而不能卫外者也。

阳气者，烦劳则张，精绝。辟积于夏，使人煎厥，目盲不可以视，耳闭不可以听，溃溃乎若坏都，汩汩乎不可止。

汩，音骨，余篇同。阳气者，由内而外，根于阴精，如烦劳则阳气外张，阴精内绝，阴不交阳，故曰绝。辟积，重复也。辟积于夏者，冬时受病，病不能愈，重复时日，至于夏也。夏月火盛，内亡其精，故使人煎厥。煎厥，如火之焚而热极也。精气不注于目，故目盲不可以视；精气不充于耳，故耳闭不可以听。溃溃，乱貌，溃溃乎若坏都，言耳目昏乱，神失其守，若国都之败坏也。汩汩，流貌，汩汩乎不可止，言神气散驰，流而不返，不可挽回而止之也。此烦劳伤精，而神气内乱也。

阳气者，大怒则形气绝，而血菀于上，使人薄厥。有伤于筋，纵，其若不容。

阳气者，自下而上，本于阴血，如大怒则逆气上形。形者，悻悻然见于其面也。气绝者，怒则气上不接于下也。血随气行，气逆则血郁于上，气血皆逆，则使人薄厥。薄厥，虚极而厥逆也。血不养筋，则有伤于筋，筋伤则纵。所谓纵者，转动不能，其若不容者然，此大怒气逆而血不荣筋也。

汗出偏沮，使人偏枯。汗出见湿，乃生痤痱。高粱之变，足生大疔，受如持虚。劳汗当风，寒薄为皶，郁乃痤。

痤，坐平声。高梁，即膏粱，余篇同。皶，音渣。沮，犹湿也。阳气内通精血，复从中土而外出于皮肤，故假汗出、膏粱以明之。汗者，水谷之精，从内出外，若汗出偏沮，则气血不周于身，故使人偏枯。若夏月汗出，而见水湿之气，则皮肤湿热，生疖如痤，生疹如痱。若膏粱厚味，伤其中土，因膏粱而变病，则足生大疔。受如持虚，言疔从内以出外，如持虚器而受毒也。若劳碌汗出而当风，风，寒气也，故寒薄为皶，郁乃痤。言寒薄于皮肤而上行，则为皶，皶，赤鼻也；寒郁于皮肤而外泄，则为痤，痤，小疖也。此言阳气加阴，乃为汗从中土而外出于皮肤也。

阳气者，精则养神，柔则养筋。

精，精粹也。柔，柔和也。上文烦劳精绝，至❶目盲耳闭而神气散乱，故曰阳气者精则养神，所以申明上文阳气不精而神无所养也。上文大怒气绝，致血菀而伤筋，故曰阳气者柔则养筋，所以申明上文阳气不柔而筋无所养也。

开阖不得，寒气从之，乃生大偻。陷脉为瘘，留连肉腠。俞气化薄，传为善畏，及❷为惊骇。荣气不从，逆于肉理，乃生痈肿。魄汗未尽，形弱而气烁，穴俞以闭，发为风疟。

俞，音输，余篇同。上文假汗出、膏粱，以明阳气从中土而出于皮肤，此假开阖，以明阳气由阖而开，由开而阖，不但从内以出外也。开阖者，外内之枢机，开则外出，阖则内入；今开阖不得，则太阳之寒气从之。背为阳，主开；腹

❶ 至：通“致”，下径改。
❷ 及：浙江书局本为“乃”，误。

为阴，主阖。开阖不得，寒气从之，则背突胸窝，乃生大偻。偻，伛偻也，此言阳气之不能开阖也。陷脉为瘘，留连肉腠，言寒邪陷于脉，则肉腠或空或突而如嵝，留连肉腠而难愈也。俞气化薄，言寒邪入于穴俞，则俞气变化而内薄。薄，泊也。传为善畏，及为惊骇，言薄心气，则善畏，薄肝气，则惊骇也。荣气不从，逆于肉理，乃生痈肿，言寒邪入于肉，则荣血之气不从肌肉以外出，但逆于肉理，而生痈肿也。此阳气不能由阖而开也。魄汗未尽，阳气外虚也。形弱而气烁，形体虚弱，而热气外烁也。穴俞以闭，不能内入也，身汗而热，内外不和，故发为风疟，此阳气不能由开而阖也。上文言阳气外出于皮肤，此言阳气更从内以出外，从外以入内，所以承上文而补其未尽之义也。

故风者，百病之始也。清静，则肉腠闭拒，虽有大风苛毒，弗之能害，此因时之序也。故病久则传化，上下不并，良医弗为。

承上文风疟之意，言风为百病之始，宜顺天时而避之也。六淫之气，风居其首，故风者，百病之始也。身心清静，则肉腠闭拒，虽有大风苛毒，弗之能害，此因四时之序也。若不因时序，受大风苛毒而为病，必致从表入里，由浅入深，故病久则传化。传化，传经变化也。病久传化，则上下阴阳不相交并，虽有良医，弗能为也。

故阳蓄积病死，而阳气当隔，隔者当泻，不亟正治，粗乃败之。

病久传化，其所由来者渐矣。故阳蓄积病死，言亢阳蓄积，致病久弗为而死也。而阳气当隔，言亢阳之气当与腑脏相隔也。申明当隔者，若既病则当泻，苟不亟泻而正治之，犹粗工之败乃事，不得云良医弗为也。

故阳气者，一日而主外，平旦人气生，日中而阳气隆，日西而阳气已虚，气门乃收。是故暮而闭拒，无扰筋骨，无见雾露，反此三时，形乃困薄。

旧本“收”讹“闭”，“闭”讹“收”，今改正。治于既病之后，不若顺于未病之先。故阳气者，一日而主外，一日三时，人身阳气之所主也。平旦人气生，寅、卯、辰，平旦之时，主人身春生之气也。日中阳气隆，巳、午、未，日中之时，主人身夏长之气也。日西阳气已虚，气门乃收，申、酉、戌，日西之时，主人身秋收之气也。是故暮而闭拒，亥、子、丑，暮夜之时，主人身冬藏之气也；暮夜闭拒，当无扰筋骨，无见雾露，安静以养微阳。若不安静，反如平旦、日中、日西三时之动作，则形乃困顿，虚薄而为病。所以教人因时序而养阳气者如此。

此一节，论阳气之内外出入，以明生阳之气，上通于天也。

岐伯曰：阴者，藏精而起亟也，阳者，卫外而为固也。

藏，如字。亟，去声。阳生于阴，由静而动，故岐伯曰：阴者，藏精而起亟也。精藏于阴而起亟，阴中有阳矣。阳者，卫外而为固也，阳卫外，为阴之固，阳中有阴矣。

阴不胜其阳，则脉流薄疾，并乃狂。

薄，虚；疾，急也。阴不胜其阳，阳热盛也，阳热盛，则经脉流行，虚薄急疾。经脉薄疾，阳热相并，则并乃狂。

阳不胜其阴，则五脏气争，九窍不通。

阳不胜其阴，阴寒盛也。阴寒盛则五脏气争。争，彼此不和也。五脏气争，则九窍不通。盖两目者，肝之窍；两耳者，心之窍；两鼻者，肺之窍；口者，脾之窍；前、后阴者，肾之窍也。

是以圣人陈阴阳，筋脉和同，骨髓坚固，气血皆从。如是，则内外调和，邪不能害，耳目聪明，气立如故。

陈，敷布也，上文阴阳不和而为病，是以圣人敷布阴阳，使周身之筋脉和同，通体之骨髓坚固。阳主之气，阴主之血，皆顺而从之，能如是也，则内外调和，而邪不能害。邪不能害，则耳目聪明，而气立如故。《五常政大论》云：根于外者，命曰气立。气立如故，可以防御其外邪矣。

风客淫气，精乃亡，邪伤肝也。因而饱食，筋脉横解，肠澼为痔。因而大饮，则气逆。因而强力，肾气乃伤，高骨乃坏。

强，腔上声。气立不如故，不能防御其邪，则风客淫气，言风邪客于人身，而为淫乱之气也。风为阳邪，风客淫气，则阴精消烁，故精乃亡。风木之邪，内通于肝，故邪伤肝也。因而饱食者，风邪未去而饱食也。筋脉横解者，肝主之筋、心主之脉，不循经上下，而横散懈弛也，《经脉别论》云：食气入胃，散精于肝，淫气于筋；食气入胃，浊气归心，淫精于脉，故饱食而筋脉横懈也。肠澼为痔者，水谷之精，不荣筋脉，大肠积澼，湿热下注而为痔也。因而大饮，风邪未去而过饮也。酒气先行肺主之皮毛，不由脾气之散精，脾肺不交，则气逆也。因而强力，风邪未去而强用其力也。过劳伤精，故肾气乃伤。肾主骨，故高骨乃坏，腰高之骨，不能动摇而败坏也。此风木之邪，始伤肝气，因饱食、大饮、强力而病及五脏也。

凡阴阳之要，阳密乃固。

上文云，阳者，卫外而为固，故复言凡阴阳之要，阳密乃固。言阳虽卫外，复当藏密，乃能为阴之固也。

两者不和，若春无秋，若冬无夏。

上文言阴不胜其阳，又言阳不胜其阴，故复言两者不和。如阴不胜其阳，而阳气胜，若春无秋矣；阳不胜其阴，而阴气胜，若冬无夏矣。

因而和之，是谓圣度。

上文云，圣人陈阴阳，内外调和，故复言因而和之，是谓圣度。

故阳强不能密，阴气乃绝。

上文云，阴者藏精而起亟，故复言若阳强不能密，则阴亦不能藏精起亟，而阴气乃绝。

阴平阳秘，精神乃治；阴阳离决，精气乃绝。

是必阴平和，阳秘密，则精神乃治。若阴不平和，阳不秘密，而阴阳离决，则精气乃绝。既言阴气乃绝，又言精气乃绝者，所以申明阴不藏精而皆绝也。

因于露风，乃生寒热。

上文云，风客淫气，故复言因于露风，乃生寒热。寒热，淫气也。

是以春伤于风，邪气留连，乃为洞泄。夏伤于暑，秋为痎疟。秋伤于湿，上逆而咳，发为痿厥。冬伤于寒，春必病温。四时之气，更伤五脏。

上文风邪伤肝，而病五脏，此复言春伤于风，邪气留连，至夏乃为洞泄。夏伤于暑，至秋乃为痎疟。秋伤于湿，病肺，则上逆而咳；病脾，则发为痿厥。痿，痿躄；厥，厥逆也。冬伤于寒，至春必为温病。春夏秋冬，五脏之所主也，故四时之气，更伤五脏，不必饱食、大饮、强力，始伤五脏之气，所以申明上文之意者如此。

阴之所生，本在五味；阴之五宫，伤在五味。

承四时伤五脏之意，言五味亦伤五脏也。五脏为阴，借五味以资生，故阴之所生，本在五味。五脏为阴，五味各走其道，太过则病，故阴之五宫，伤在五味。如水能浮舟，亦能覆舟也。

是故味过于酸，肝气以津，脾气乃绝。

酸者，肝之味，过酸则肝气以津。肝气以津，肝木盛也。肝木盛，则脾土受制，故脾气乃绝。是酸味生肝，太过则伤脾矣。

味过于咸，大骨气劳，短肌心气抑。

咸者，肾之味。肾主骨，过咸则大骨气劳。大骨，腰高之骨，肾之府也。气劳，骨气强盛，能任其劳也。短肌心气抑者，肾水盛，则心火受制，心气不能从骨节而出于肌表，故短肌心气抑。是咸味生肾，太过则伤心矣。

味过于甘，心气喘满，色黑，肾气不衡。

甘者，土之味，脾胃之所主也。过甘，则土气盛，而水受制，水虚不能制火，故心气喘满。水受土制，故色黑。肾气不衡，衡，平也，是甘味生脾，太过则伤肾矣。

味过于苦，脾气不濡，胃气乃厚。

苦者，心之味。过苦，则火克肺金。肺者，天也，脾者，地也，天气不降，则地气不升，故脾气不濡。濡，灌溉也。脾为湿土，胃为燥土，两土相济，今脾气不濡，则胃气过燥，故胃气乃厚。厚，燥实也。是苦味生心，太过则肺金受制，不与地气相交矣。

味过于辛，筋脉沮弛，精神乃央。

沮，作阻。央，作殃。辛者，肺之味，过辛，则肝木受制，不生心火，故筋脉阻弛。筋者，肝所主，脉者，心所主也，筋脉阻弛，则阴精不濡于筋，神气不充于脉，故精神乃殃。是辛味生肺，太过则伤肝矣。

是故谨和五味，骨正筋柔，气血以流，腠理以密，如是则骨气以精，谨道如法，长有天命。

五味贵得其平，不可太过，是故谨和五味，得其平矣。五味合五脏，五味和，则肾主之骨以正，肝主之筋以柔，肺主之气、心主之血以流，脾主之腠理以密。诚如是也，则有形之骨，无形之气，皆以精粹，可谓谨道如法，生气通天，而长有天命矣。

此一节，言生阳之气，本于阴精，互相资益，以明阴阳之气，皆为生气，可以上通于天也。

金匮真言论第四篇

金匮，藏书之器也。真言，至真不易之言也。天之阴阳四时，合人之阴阳脏腑，人之五脏五行，合天地之五方、五色、五谷、五味、五星、五音、五畜、五臭，各有收受，三才合一，至真不易。然此真言者，非其人勿教，非其真勿授，藏之心意，不可轻泄，犹以此言藏之金匮者然，故曰金匮真言也。

黄帝问曰：天有八风，经有五风，何谓？

天有八风，四方四隅之风也。经有五风，人身经俞五脏之风也。帝欲详明天人相应之理，故有是问。

岐伯对曰：八风发邪，以为经风，触五脏，邪气发病。

八风发邪，天之八风，发为邪气也。以为经风，触五脏，八风之邪，以为人身经俞之风，更触人之五脏也。邪气发病，邪风之气伤人，则发而为病也。

所谓得四时之胜者，春胜长夏，长夏胜冬，冬胜夏，夏胜秋，秋胜春，所谓四时之胜也。

邪气发病，是以胜相加。所谓得四时之胜者，春胜长夏，木胜土也；长夏胜冬，土胜水也；冬胜夏，水胜火也；夏胜秋，火胜金也；秋胜春，金胜木也。所谓四时之胜而发病也，是知邪气发病，乃以胜相加矣。

东风生于春，病在肝，俞在颈项。

所谓八风发邪，以为经风，触五脏而有四时之胜者，如东风生于春，即八风发邪，而有四时之胜也。病在肝，触五脏也，俞在颈项，以为经风也。

南风生于夏，病在心，俞在胸胁。

南风生于夏，八风发邪，而有四时之胜也。病在心，触五脏也，俞在胸胁，以为经风也。

西风生于秋，病在肺，俞在肩背。

西风生于秋，八风发邪，而有四时之胜也。病在肺，触五脏也，俞在肩背，以为经风也。

北风生于冬，病在肾，俞在腰股。

北风生于冬，八风发邪，而有四时之胜也。病在肾，触五脏也，俞在腰股，以为经风也。

中央为土，病在脾，俞在脊。

中央为土，以应四隅，亦八风发邪，而有四时之胜也。病在脾，触五脏也，俞在脊，以为经风也。此言八风发邪，则有四时之胜，触五脏而为经风者如此。

故春气者，病在头。

所谓俞者，乃人身之经俞，非五脏之穴俞。上文云，春俞在颈项，故春气者，病在头，头连颈项也。

夏气者，病在脏。

夏俞在胸胁，故夏气者，病在脏。脏者，藏也，藏于胸胁之内也。

秋气者，病在肩背。

秋俞在肩背，故秋气者，病在肩背。

冬气者，病在四支。

支，肢同，余篇仿此。冬俞在腰股，故冬气者病在四肢，腰连于股，股属四肢也。

故春，善病鼽衄。

鼽，音求；衄，音忸，今讹衂，非，余篇仿此。春病在头，俞在颈项，故春善病鼽衄。鼽，鼻清水也。衄，鼻血也。

仲夏，善病胸胁。

夏病在脏，俞在胸胁，故仲夏善病胸胁，言仲夏所以别长夏也。

长夏，善病洞泄、寒中。

长夏属土，病在脾，俞在脊，故长

夏善病洞泄、寒中。洞泄，脾虚也；寒中，脊虚也。

秋，善病风疟。

秋病肩背，俞在肩背，故秋善病风疟。风疟者，寒栗而肩背振动也。

冬，善病痹厥。

冬病四肢，俞在腰股，故冬善病痹厥。痹厥者，四肢腰股，行动不能，痿痹厥逆也。此举四时之病，而在于经俞也。

故冬不按蹻，春不鼽衄。

四时之气，春生冬藏，故冬不按蹻，则冬藏而经俞不虚，是以春不病鼽衄，春不鼽衄，冬藏之力也。

春不病颈项，仲夏不病胸胁，长夏不病洞泄、寒中，秋不病风疟，冬不病痹厥、飧泄而汗出也。

春不病颈项，则春生而经俞不虚，故仲夏不病胸胁，长夏不病洞泄、寒中，秋不病风疟，冬不病痹厥，并不飧泄而汗出也。夫冬令属水，不但不病痹厥，且不飧泄而汗出，所以申明水旺于冬，其时无病，更宜藏也。

夫精者，身之本也。故藏于精者，春不病温。

藏，如字，下"藏精"、末"藏之"俱同。精者，水之类。承上文，不飧泄、汗出之意，而言精者，身之本也，故冬藏于精者，春不病温。所以申明四时之气，而重其冬也。

夏暑汗不出者，秋成风疟。

上文言，春不病颈项，则夏秋冬皆无病。此复言，若夏暑纳凉，而汗不出者，至秋亦成风疟，所以承上文而补其未尽之义。

此平人脉法也。

此冬藏春生，四时无病，乃平人脉法也。

故曰：阴中有阴，阳中有阳。

平人脉法，不离阴阳，阴阳之理，无有穷尽，故曰阴中有阴，阳中有阳。

平旦至日中，天之阳，阳中之阳也。日中至黄昏，天之阳，阳中之阴也。合夜至鸡鸣，天之阴，阴中之阴也。鸡鸣至平旦，天之阴，阴中之阳也。

所谓阳中有阳者，平旦至日中，天之阳，阳中之阳也。阳极而阴生，故日中至黄昏，亦天之阳，乃阳中之阴也。所谓阴中有阴者，合夜至鸡鸣，天之阴，阴中之阴也。阴极而阳生，故鸡鸣至平旦，亦天之阴，乃阴中之阳也。

故人亦应之。

天之阴阳，即人之阴阳，天之四时，即人之四时，故人亦应之。

夫言人之阴阳，则外为阳，内为阴。言人身之阴阳，则背为阳，腹为阴。言人身之脏腑中阴阳，则脏者为阴，腑者为阳。肝、心、脾、肺、肾，五脏皆为阴，胆、胃、大肠、小肠、膀胱、三焦，六腑皆为阳。

人应之则可言人之阴阳矣。夫言人之阴阳，则外为阳，内为阴，言人身之阴阳，则背为阳，腹为阴。言人身之脏腑中阴阳，则脏者为阴，腑者为阳。脏者为阴，五脏是也，故肝、心、脾、肺、肾，皆为阴；腑者为阳，六腑是也，故胆、胃、大肠、小肠、膀胱、三焦皆为阳。

所以欲知阴中之阴，阳中之阳者，何也？

上文言人身之阴阳，未言阴中之阴，阳中之阳，故复明之。

为冬病在阴，夏病在阳。

为，去声。冬病在阴，肾也，下文云：阴中之阴，肾也。夏病在阳，心也，下文云：阳中之阳，心也。知冬病在阴，夏病在阳，则知阴中之阴、阳中之阳矣。

春病在阴，秋病在阳。

春病在阴，肝也，下文云：阴中之阳，肝也。秋病在阳，肺也，下文云：阳中之阴，肺也。肝为阴中之阳，但曰在阴，所以明阴中之阳也。肺为阳中之阴，但曰在阳，所以明阳中之阴也，知春病在阴，秋病在阳，则知阴中之阳、阳中之阴矣。

皆视其所在，为施针石也。

凡此冬病、夏病、春病、秋病，皆当视其阴阳之所在，为施针石之治也。

故背为阳，阳中之阳，心也。背为阳，阳中之阴，肺也。

人身背阳腹阴，故背为阳，而阳中之阳，心也。背为阳，而阳中之阴，肺也。心、肺位居膈上，皆属乎阳，而有分别也。

腹为阴，阴中之阴，肾也。腹为阴，阴中之阳，肝也。腹为阴，阴中之至阴，脾也。

腹为阴，而阴中之阴，肾也。腹为阴，而阴中之阳，肝也，腹为阴，而阴中之至阴，脾也。肾、肝、脾位居膈下，皆属乎阴，而有分别也。

此皆阴阳表里，内外雌雄，相输应也。

五脏合六腑，故曰此皆阴阳表里，内外雌雄，相输应也。

故以应天之阴阳也。

天之阴阳，人亦应之，此言人之阴阳，故以应天之阴阳也。

帝曰：五脏应四时，各有收受乎？

承上文天人相应之意，问人之五脏应天之四时，各有收受之理乎？

岐伯曰：有。东方青色，入通于肝，开窍于目，藏精于肝，其病发惊骇，其味酸，其类草木，其畜鸡，其谷麦，其应四时，上为岁星，是以春气在头也，其音角，其数八，是以知病之在筋也，其臭臊。

东方青色，入通于肝，是五方五色，收受于人之五脏矣。故肝开窍于目，而目复藏精于肝。其病发惊骇，春时阳气上升也。其味酸，曲直作酸，东方木味也。其类草木，与地之草木同类也。其畜鸡，巽为鸡，东方木畜也。其谷麦，麦生于春，五谷之长，肝之谷也。其应四时，上为岁星，木之精气，上为岁星也。是以春气在头，而居上也。其音角，木音也。其数八，木之成数也。肝主筋，是以知病之在筋也。其臭臊，气因木变，则为臊也。此天地之五方、五色、五味、五畜、五谷、五星、五音、五臭，而收受于人之肝脏也。

南方赤色，入通于心，开窍于耳，藏精于心，故病在五脏，其味苦，其类火，其畜羊，其谷黍，其应四时，上为荧惑星，是以知病之在脉也，其音徵，其数七，其臭焦。

徵，音止，余篇同。南方赤色，入通于心，心属火，受南方之赤色也。开窍于耳，藏精于心，心开窍于耳，而耳复藏精于心也。心为君主，神通五脏，故病在五脏。其味苦，炎上作苦，火之味也。其类火，与有形之火同类也。其畜羊，羊性内刚，火之畜也。其谷黍，黍色赤，性温，心之谷也。其应四时，上为荧惑星，火之精气，上为荧惑星也。心主脉，是以知病之在脉也。其音徵，火音也。其数七，火之成数也。其臭焦，气因火变，则为焦也。此天地之五方、五色、五味、五畜、五谷、五星、五音、五臭，而收受于人之心脏也。

中央黄色，入通于脾，开窍于口，藏精于脾，故病在舌本，其味甘，其类土，其畜牛，其谷稷，其应四时，上为镇星，是以知病之在肉也，其音宫，其数五，其臭香。

中央黄色，入通于脾，脾属土，受中央之黄色也。开窍于口，藏精于脾，脾开窍于口，而口复藏精于脾也。脾脉连舌本，《灵枢·经脉》论云：脾是动，则病舌本强，故病在舌本。其味甘，土之味也。其类土，与有形之土同类也。其畜牛，坤为牛，土之畜也。其谷稷，稷色黄，味甘，脾之谷也。其应四时，上为镇星，土之精气，上为镇星也。脾主肉，是以知病之在肉也。其音宫，土音也，其数五，土之生数也。其臭香，气因土变，则为香也。此天地之五方、五色、五味、五畜、五谷、五星、五音、五臭，而收受于人之脾脏也。

西方白色，入通于肺，开窍于鼻，藏精于肺，故病在背，其味辛，其类金，其畜马，其谷稻，其应四时，上为太白星。是以知病之在皮毛也，其音商，其数九，其臭腥。

西方白色，入通于肺，肺属金，受西方之白色也。开窍于鼻，藏精于肺，肺开窍于鼻，而鼻复藏精于肺也。肺主气，气为阳，背亦为阳，《灵枢·经脉》论云：气盛有余，则肩背痛，故病在背。其味辛，从革作辛，金之味也。其类金，与有形之金同类也。其畜马，乾为马，金之畜也。其谷稻，稻色白而秋成，肺之谷也。其应四时，上为太白星，金之精气，上为太白星也。肺主皮毛，是以知病之在皮毛也。其音商，金音也。其数九，金之成数也。其臭腥，气因金变，则为腥也。此天地之五方、五色、五味、五畜、五谷、五星、五音、五臭，而收受于人之肺脏也。

北方黑色，入通于肾，开窍于二阴，藏精于肾，故病在溪，其味咸，其类水，其畜彘，其谷豆，其应四时，上为辰星，是以知病之在骨也，其音羽，其数六，其臭腐。

北方黑色，入通于肾，肾属水，受北方之黑色也。开窍于二阴，藏精于肾，肾开窍于前后二阴，前后二阴复藏精于肾也。肾主骨，骨连溪，溪者，肉之小会而近于骨，故病在溪。其味咸，润下作咸，水之味也。其类水，与有形之水同类也。其畜彘，彘，黑色而支亥，水之畜也。其谷豆，豆性沉，形象肾，肾之谷也。其应四时，上为辰星，水之精气，上为辰星也。肾主骨，是以知病之在骨也。其音羽，水音也。其数六，水之成数也。其臭腐，气因水变，则为腐也。此天地之五方、五色、五味、五畜、五谷、五星、五音、五臭，而收受于人之肾脏也。此五脏应四时，各有收受也。

故善为脉者，谨察五脏六腑，一逆

一从，阴阳表里雌雄之纪，藏之心意，合心于精，非其人勿教，非其真勿授，是谓得道。

经脉之道，内通脏腑，故善为脉者，谨察五脏六腑。脏腑之气，俱见于脉，一逆一从，诊脉法也，由举而按，是为逆，从按而举，是为从，逆从而谨察之，则脏腑阴阳表里雌雄相应之纪，众人不知，己独知之，可以藏之心意，而合心于精。藏之心意，谓其理至微，难以语人也。合心于精，谓藏之心意，合心而归于精密也。非其人勿教，人难得也，非其真勿授，真难遇也。得人得真，自古难之，勿教勿授，自古秘之。金匮真言，此之谓也。

阴阳应象大论第五篇

阴阳者，太极初开，始为一画之所分也。应象者，天地之阴阳，人身之阴阳，皆有形象之可应也。天地之阴阳，应象于人身，人身之阴阳，应象于天地，五运五行，应象无方，此篇为《五运行大论》之提纲，故曰《阴阳应象大论》。

黄帝曰：阴阳者，天地之道也。

阴阳者，有名无形，本于太极，乃上天下地之道也。

万物之纲纪。

天地之大，万物生焉，故阴阳者，乃万物之纲纪。纲，大纲；纪，散纪也。

变化之父母。

万物之多，变化出焉。物极，谓之变；物生，谓之化；变者，化之渐；化者，变之成。变化之道，本于阴阳，故阴阳者，变化之父母。

生杀之本始。

变化之父母，即生杀之本始。杀，犹死也，化则生，变则死。本始，父母之谓也。

神明之府也。

阴阳主万物变化生杀，是神明之府也。阴阳不测之谓神，阴阳昭著之谓明。府者，神明之所居也。

治病必求于本。

神明所居，乃阴阳之本，故治病必求于本。如阴阳反作，病之逆从，必求于本之所在而治之。

故积阳为天，积阴为地。

阴阳者，天地之道也，故积阳为天，积阴为地。

阴静阳躁。

阴阳者，万物之纲纪，故阴静阳躁，静而有常，则为纲，躁而散殊，则为纪。

阳生阴长，阳杀阴藏。

长，上声，下同。藏，如字，下“收藏”同。阴阳者，生杀之本始，故阳生而阴长，阳杀而阴藏。

阳化气，阴成形。

阴阳者，变化之父母，故阳化气，阴成形，言阳化而为气，阴变而成形。

寒极生热，热极生寒，寒气生浊，热气生清，清气在下，则生飧泄，浊气在上，则生䐜胀，此阴阳反作，病之逆从也。

䐜，音真，余篇仿此。治病必求于本，故寒极生热，是热之本于寒也。热极生寒，是寒之本于热也。寒气为阴，故生浊；热气为阳，故生清。清气在下，则生飧泄，言轻清之气，不从于上，而逆于下，则生飧泄之病矣。浊气在上，则生䐜胀，言重浊之气，不从于下，而逆于上，则生䐜胀之病矣。是阴阳相反，从逆失宜，故曰此阴阳反作，病之逆从也，知反作逆从而为病，则治病必求于本矣。

故清阳为天，浊阴为地；地气上为云，天气下为雨；雨出地气，云出天气。故清阳出上窍，浊阴出下窍；清阳发腠理，浊阴走五脏；清阳实四肢，浊阴归六腑。

阴阳相通，上下相感，是神明之府也。故清阳为天，光明者也；浊阴为地，神变者也。地气上为云，阴通于阳也；天气下为雨，阳通于阴也。天气下为雨，而曰雨出地气，从下而上，然后从上而下也；地气上为云，而曰云出天气，自上而下，然后自下而上也。阴阳上下，既神且明，故清阳出上窍，浊阴出下窍，是九窍，神明之府也；清阳发腠理，浊阴走五脏，是外内，神明之府也；清阳实四肢，浊阴归六腑，是表里，神明之府也。下文云：清阳上天，浊阴归地，天地之动静，神明为之纲纪，此之谓也。此寒热清浊之阴阳，而应象于人身之上下者如此。

水为阴，火为阳，阳为气，阴为味。

在天为寒，在地为水，故水为阴。在天为热，在地为火，故火为阳。阳主轻清，故阳为气，阴主重浊，故阴为味。

味归形，形归气，气归精，精归化。

味归形，五味归于形脏也。形归气，形脏归于阳气也。气归精，阳气归于阴精也。精归化，阴精归于变化也。

精食气，形食味，化生精，气生形。

申明气归精，乃精食气也，味归形，乃形食味也。精归化者，化生精也，形归气者，气生形也。

味伤形，气伤精，精化为气，气伤于味。

又申明形虽食味，而味亦伤形；精虽食气，而气亦伤精；虽气化生精，而精化亦为气；虽气生此形，而气亦受伤于形。形者，味也，不言形而言味者，以味归形，形食味也。

阴味出下窍，阳气出上窍。

味为阴而重浊，故出下窍；气为阳而轻清，故出上窍。

味厚者为阴，薄为阴之阳；气厚者为阳，薄为阳之阴。

味为阴，而阴中有阳，故味厚者为阴，若味薄，则为阴中之阳；气为阳，而阳中有阴，故气厚者为阳，若气薄，则为阳中之阴。

味厚则泄，薄则通；气薄则发泄，厚则发热。

申明味厚为阴者，味厚则下泄也，薄为阴之阳者，味薄则宣通也。气薄为阳之阴者，气薄则发泄。言虽发散，仍下泄也。气厚为阳者，厚则发热，言既发散，且温热也。

壮火之气衰，少火之气壮；壮火食气，气食少火；壮火散气，少火生气。

少，去声。阴阳气味，贵得其平。壮火，亢盛之火，即相火也。少火，和缓之火，即君火也。亢盛之壮火宜衰，和缓之少火宜壮。夫壮火何以宜衰？以壮火食气故也。少火何以宜壮？以气食少火故也。所谓壮火食气，实壮火散气也。所谓气食少火，实少火生气也。

气味辛甘发散为阳，酸苦涌泄为阴。

阴胜则阳病，阳胜则阴病；阳胜则热，阴胜则寒；重寒则热，重热则寒。

重，平声。分而言之，气为阳，味为阴。合而言之，气不离味，味不离气，故气味辛甘，从中达外，主能发散，故为阳；气味酸苦，从中上下，主能涌泄，故为阴。阴胜则阳病者，酸苦之味太过，则阴胜而阳斯病矣；阳胜则阴病者，辛甘之味太过，则阳胜而阴斯病矣。夫阳胜则过热，阴胜则过寒，今阴胜则阳病，乃重寒则热之义也，阳胜则阴病，乃重热则寒之义也。

寒伤形，热伤气，气伤痛，形伤肿。故先痛而后肿者，气伤形也。先肿而后痛者，形伤气也。

寒为阴邪，故寒伤形。热为阳邪，故热伤气。气伤则痛，痛，周身无形之气也。形伤则肿，肿，周身有形之形也。故先痛而后肿者，先伤气而后伤形也；先肿而后痛者，先伤形而后伤气也。此水火气味之阴阳，而应象于人身之形气者如此。

风胜则动，热胜则肿，燥胜则乾，寒胜则浮，湿胜则濡泻。

乾，音干，下同，余篇仿此。五行之气，应于经脉，木气为风，故风胜则经脉为之振动矣。火气为热，热胜则经脉为之痈肿矣。痈肿为热，与上文周身之寒肿不同也。金气为燥，燥胜则经脉为之干枯矣。水气为寒，寒胜则经脉如运枢之外浮矣。土气为湿，湿胜则经脉为之濡润而下泻矣。

天有四时五行，以生长收藏，以生寒暑燥湿风。人有五脏化五气，以生喜怒悲忧恐。

天之四时五行，应人之五脏五气，四时则春生夏长，秋收冬藏。五行则水为寒，火为暑，金为燥，土为湿，木为风，故天有四时五行，以生长收藏，以生寒暑燥湿风。其在于人，有五脏化五气，心气主喜，肝气主怒，脾气主悲，肺气主忧，肾气主恐，以生喜怒悲忧恐。

故喜怒伤气，寒暑伤形；暴怒伤阴，暴喜伤阳。厥气上行，满脉去形，喜怒不节，寒暑过度，生乃不固。故重阴必阳，重阳必阴。故曰：冬伤于寒，春必病温；春伤于风，夏生飧泄；夏伤于暑，秋必痎疟；秋伤于湿，冬生咳嗽。

重，平声。人之志意起于内，故喜怒伤气，天之邪气起于外，故寒暑伤形，举喜怒而悲忧恐在其中，举寒暑而燥湿风在其中。在天则寒为阴，暑为阳，在人则怒为阴，喜为阳。故猝暴而怒，则伤吾身之阴气，猝暴而喜，则伤吾身之阳气。厥气上行者，真气有伤，则厥逆之气上行也。满脉去形者，厥逆之气满于经脉，则神离形体而去也。此喜怒不节，寒暑过度，则阴阳不和，生乃不固。夫喜怒不节，乃暴怒伤阴，暴喜伤阳；寒暑过度，未有明言，故又曰：重阴必阳，重阳必阴，如天寒而受寒邪，是谓重阴，重阴必有阳热之病，天暑而受热邪，是谓重阳，重阳必有阴寒之病，此亢害自然之理，故举《生气通天论》之言，以足上文之意。秋伤湿而冬咳嗽，冬伤寒而春病温，即重阴必阳之意也。春伤风而夏飧泻，夏伤暑而秋痎疟，即重阳必阴之意也。此四时五行之阴阳，而应象于人身之五脏五气者如此。

此一节，言天地之寒热清浊，水火

气味，四时五行，而应象于人身也。

帝曰：余闻上古圣人，论理人形，列别脏腑，端络经脉，会通六合，各从其经；气穴所发，各有处名；溪谷属骨，皆有所起；分部逆从，各有条理；四时阴阳，尽有经纪；外内之应，皆有表里，其信然乎？

别，音逼，下俱同。处，去声。帝既以寒热清浊，水火气味，四时五行，申明阴阳应象之理，义有未尽，谓上古圣人，能体天地之阴阳，而应象于人身，必能以人身之阴阳，而应象于天地，故问于岐伯曰：余闻上古圣人，论理人形，于人形之中，而列别脏腑，本脏腑而端络十二经脉。端，直；络，横也。于十二经脉之中，而会通手足三阳三阴之六合，其于脏腑经脉六合，各从其经；气穴所发，各有处有名；小会之溪，大会之谷，连属于骨，皆有所起；六气分部，或逆或从，各有条理；四时阴阳，尽有经常之纲纪；外内之应，皆有浅深之表里，其信然乎？

岐伯对曰：东方生风，风生木，木生酸，酸生肝，肝生筋，筋生心，肝主目。

岐伯举五运五行、三才相合之理以对曰：东方生风，谓风乃东方春生之天气也。风生木，木生酸，谓五行五味之归于地也。酸生肝，肝生筋，肝者，人之脏，筋者，人之体，谓五脏五体之属于人也。人有五体，而五体复有所生，故筋生心。人有五脏，而五脏各有所主，故肝主目。

其在天为玄，在人为道，在地为化。

人之脏体本于地，地之行味本于天，是天气之所在，即地气、人气之所在，故就天之至微者而推论之。其在天为玄，玄者，于穆而深微也；在天为玄，则在人为道，道者，平坦而共由也；在天为玄，则在地为化，化者，变化而生物也。

化生五味，道生智，玄生神。

所谓在地为化者，化生五味。所谓在人为道者，道生智。所谓在天为玄者，玄生神。

神在天为风，在地为木，在体为筋，在脏为肝，在色为苍，在音为角，在声为呼，在变动为握，在窍为目，在味为酸，在志为怒。

在天为玄，玄生神，是神者，天之主也，神为天之主，则无在非神，试就神之所在而推论之。神在天为风，则东方生风，神之所在也；在地为木，则风生木，神之所在也；在体为筋，在脏为肝，则肝生筋，酸生肝，亦神之所在也。至于在色、在音，在声、在变动、在窍、在味、在志，亦无非神之所在也，各随天之五气、地之五行、人之五脏，而应象者也，故为苍、为角、为呼、为握、为目、为酸、为怒，惟东方风木之肝脏为然耳。

怒伤肝，悲胜怒；风伤筋，燥胜风；酸伤筋，辛胜酸。

怒者肝之情，故怒伤肝，悲类乎忧，悲为脾情，亦为肺情，故悲胜怒，伤于情者，情相胜也。风伤筋，燥胜风，伤于气者，气相胜也。酸伤筋，辛胜酸，伤于味者，味相胜也，以明天地之气味而归于人也。

南方生热，热生火，火生苦，苦生心，心生血，血生脾，心主舌。

南方生热，谓热乃南方夏火之天气也，热生火，火生苦，火乃地之五行，苦乃物之五味，谓五行五味之归于地也。苦生心，心生血，心为人之脏，血为人之体，谓五脏五体之属于人也。五体复有所生，故血生脾。五脏各有所主，故心主舌。

其在天为热，在地为火，在体为脉，在脏为心，在色为赤，在音为徵，在声为笑，在变动为忧，在窍为舌，在味为苦，在志为喜。

神者，天之主也，其神在天为热，则南方生热，神之所在也。在地为火，则热生火，神之所在也。在体为脉，脉者血也。在脏为心，则心生血，苦生心，亦神之所在也。至于在色为赤，在音为徵，在声为笑，在变动为忧，在窍为舌，在味为苦，在志为喜，惟南方火热之心脏为然耳。

喜伤心，恐胜喜；热伤气，寒胜热；苦伤气，咸胜苦。

喜者，心之情，故喜伤心，恐者，肾之情，故恐胜喜，伤于情者，情相胜也。心脏，五脏之神，而属于阳，故不言脉而言气，热伤气，寒胜热，伤于气者，气相胜也。苦伤气，咸胜苦，伤于味者，味相胜也。

中央生湿，湿生土，土生甘，甘生脾，脾生肉，肉生肺，脾主口。

中央生湿，天也。湿生土，土生甘，地也。甘生脾，脾生肉，人也。肉体复有所生，故肉生肺。脾脏复有所主，故脾主口。

其在天为湿，在地为土，在体为肉，在脏为脾，在色为黄，在音为宫，在声为歌，在变动为哕，在窍为口，在味为甘，在志为思。

哕，音诲，余篇同。神者，天之主也，其神在天为湿，则中央生湿，神之所在也。在地为土，则湿生土，神之所在也。在体为肉，在脏为脾，则脾生肉，甘生脾，亦神之所在也。至于在色为黄，在音为宫，在声为歌，在变动为哕，在窍为口，在味为甘，在志为思，惟中央湿土之脾脏为然耳。

思伤脾，怒胜思；湿伤肉，风胜湿；甘伤肉，酸胜甘。

思者，脾之情，故思伤脾，而怒胜思，伤于情者，情相胜也。湿伤肉，风胜湿，伤于气者，气相胜也。甘伤肉，酸胜甘，伤于味者，味相胜也。

西方生燥，燥生金，金生辛，辛生肺，肺生皮毛，皮毛生肾，肺主鼻。

西方生燥，天也。燥生金，金生辛，地也。辛生肺，肺生皮毛，人也。皮毛复有所生，故皮毛生肾。肺脏复有所主，故肺主鼻。

其在天为燥，在地为金，在体为皮毛，在脏为肺，在色为白，在音为商，在声为哭，在变动为咳，在窍为鼻，在味为辛，在志为忧。

神者，天之主也。其神在天为燥，则西方生燥，神之所在也。在地为金，则燥生金，神之所在也。在体为皮毛，在脏为肺，则肺生皮毛，辛生肺，亦神之所在也。至于在色为白，在音为商，在声为哭，在变动为咳，在窍为鼻，在味为辛，在志为忧，惟西方燥金之肺脏为然耳。

忧伤肺，喜胜忧；热伤皮毛，寒胜

热；辛伤皮毛，苦胜辛。

忧伤肺，喜胜忧，伤于情者，情相胜也。热伤皮毛，寒胜热，伤于气者，气相胜也。辛伤皮毛，苦胜辛，伤于味者，味相胜也。伤于气者，皆本气自伤，此热伤皮毛，则金受火刑，以明自伤、受伤，皆可伤也，热伤皮毛则寒胜其热，乃自然之理也。

北方生寒，寒生水，水生咸，咸生肾，肾生骨髓，髓生肝，肾主耳。

北方生寒，天也。寒生水，水生咸，地也。咸生肾，肾生骨髓，人也。骨髓复有所生，故髓生肝，肾脏复有所主，故肾主耳。

其在天为寒，在地为水，在体为骨，在脏为肾，在色为黑，在音为羽，在声为呻，在变动为栗，在窍为耳，在味为咸，在志为恐。

神者，天之主也。其神在天为寒，则北方生寒，神之所在也。在地为水，则寒生水，神之所在也。在体为骨，在脏为肾，则肾生骨髓，咸生肾，亦神之所在也。至于在色为黑，在音为羽，在声为呻，在变动为栗，在窍为耳，在味为咸，在志为恐，惟北方肾脏之寒水为然耳。

恐伤肾，思胜恐；寒伤血，燥胜寒；咸伤血，甘胜咸。

恐伤肾，思胜恐，伤于情者，情相胜也。肾藏五脏之精[1]，而属于阴，故不言骨而言血，寒伤血，燥胜寒，伤于气者，气相胜也。咸伤血，甘胜咸，伤于味者，味相胜也。土能胜水，当云湿胜寒，今云燥胜，以明寒湿同类，燥土之气，以胜水气之寒也。此天之五方五气，地之五行五味，人之五脏五体，而有阴阳之应象者如此。

故曰：天地者，万物之上下也；阴阳者，血气之男女也；左右者，阴阳之道路也；水火者，阴阳之征兆也。

此举《天元纪大论》之言，以明天地、阴阳、水火之义。上天下地，万物在其中，故天地者，万物之上下也。血阴气阳，男女借以生，故阴阳者，血气之男女也。阴阳左右旋转，为血气循行之道，故左右者，阴阳之道路也。天一生水，地二生火，为天地阴阳之应验，故水火者，阴阳之征兆也。

阴阳者，万物之能始也。

天地之阴阳，血气之阴阳，左右之阴阳，水火之阴阳，凡此阴阳者，乃万物之能始也，易曰：坤以简能，乾知大始，此之谓也。

故曰：阴在内，阳之守也；阳在外，阴之使也。

《生气通天论》岐伯曰：阴者，藏精而起亟，即阴在内，而为阳之守也；阳者，卫外而为固，即阳在外而为阴之使也。岐伯举此，以明阴阳为万物之能始，故内外相应如是也。

帝曰：法阴阳奈何？

承岐伯阴阳应象之论，欲人取法阴阳而调治之，以合圣人论理人形之道，故问法阴阳奈何。

岐伯曰：阳胜则身热，腠理开，喘粗，为之俛仰，汗不出而热，齿干，以烦冤、腹满死。能冬不能夏。

俛，犹俯也。冤，屈抑也。法阴阳

[1] 精：浙江书局本为“情”，误。

者，阴阳不可偏胜，如阳胜则火热有余而身热，热气在表则腠理开，热气在里则喘粗，表里皆病则为之俯仰，汗不出而内外皆热也。齿干，津液竭也。以烦冤、腹满死者，津液既竭，又心烦而屈抑不舒，腹满而土气内绝，故死。虽不即死，也能冬不能夏，冬时寒冷，阳胜可容，夏时炎暑，不堪煎厥矣。

阴胜则身寒，汗出，身常清，数栗而寒，寒则厥，厥则腹满，死。能夏不能冬。

数，音朔。阴胜则水寒有余，而身寒。寒气在表，则汗出，身常清。寒气在里，则数栗而寒。表里不相接，故寒则四肢厥，四肢厥者，生阳不达于外，厥则腹满死者，土气复绝于内，故死。虽不即死，亦能夏不能冬，夏时炎暑，阴胜可容，冬时寒冷，不堪凛冽矣。

此阴阳更胜之变，病之形能也。

寒病而至于冬，则阴气更胜，热病而至于夏，则阳气更胜，故曰此阴阳更胜之变。或能冬而不能夏，或能夏而不能冬，故曰病之形能也。是阴阳不可偏胜，偏胜则病也。

帝曰：调此二者奈何？

承阴阳偏胜之意，复问调此二者奈何？

岐伯曰：能知七损八益，则二者可调，不知用此，则早衰之节也。

阴阳二气本于天真，能知天真之七损八益，则阴阳二者可调。七损者，女子以七为纪，月事贵乎时下，故曰损；八益者，男子以八为纪，精气贵乎充满，故曰益。知七损八益，则阴平阳秘，故二者可调。不知用此损益之法而调治之，则早衰之节也。节，犹候也。

年四十，而阴气自半也，起居衰矣。年五十，体重，耳目不聪明矣。年六十，阴痿，气大衰，九窍不利，下虚上实，涕泣俱出矣。故曰：知之则强，不知则老。

试举早衰之节而略言之，年四十而阴精之气，自失其半也，故起居衰矣。年五十，体重，则耳目不聪明矣。年六十，阴痿，则气大衰，九窍不利，下虚上实，涕泣俱出矣。故曰知之则强，能知七损八益，则身强。不知则老，不知七损八益，则身老也。

故同出而名异耳。

同出于斯世之中，而强、老之名则异耳。

智者察同，愚者察异。愚者不足，智者有余。有余则耳目聪明，身体轻强，老者复壮，壮者益治。

察同者，于同年未衰之日，而省察之，智者之事也。察异者，于强老各异之日而省察之，愚者之事也。愚者察异，故愚者不足，智者察同，故智者有余。有余，则年五十体重、耳目不聪明者，今则耳目聪明，而身体轻强；年六十阴痿、气大衰者，今则老者复壮；年四十而阴气自半者，今则壮者益治矣。

是以圣人为无为之事，乐恬憺之能，从欲快志于虚无之守，故寿命无穷，与天地终，此圣人之治身也。

圣人治世，本无为而有为，恬憺虚无，体同于天，故能论理人形，列别脏腑，端络经脉，会通六合，而如帝之所问也。此言阴阳秉在天之神，而应象无方，惟圣人能取法而调治之。

天不足西北，故西北方，阴也，而人右耳目不如左明也。地不满东南，故东南方，阳也，而人左手足不如右强也。

圣人寿命与天地终，则人之形体即天地之形体也。天为阳，人身耳目为阳，天不足西北，是阳体而不足于阴方，故西北方，阴也，人身右为西北，而人右耳目，不如左耳目之明也。地为阴，人身手足为阴，地不满东南，是阴体而不足于阳方，故东南方，阳也，人身左为东南，而人左手足，不如右手足之强也。

帝曰：何以然?

何以在左则耳目明，而手足不强，在右则手足强，而耳目不明。

岐伯曰：东方，阳也。阳者，其精并于上，并于上，则上明而下虚，故使耳目聪明而手足不便也。西方，阴也，阴者，其精并于下，并于下则下盛而上虚，故其耳目不聪明，而手足便也。

便，平声。人身南面而立，左东右西，左者乃东方阳也，阳者，其精并于上，并于上则上明而下虚，故使左耳目聪明，而左手足不便也，右者乃西方阴也，阴者，其精并于下，并于下，则下盛而上虚，故其右耳目不聪明，而右手足强便也。

故俱感于邪，其在上则右甚，在下则左甚，此天地阴阳所不能全也，故邪居之。

一身形气，俱感于邪，其病在上，则上为阳，而右虚，故右甚，右甚即阳体而不足于阴方之义，其病在下，则下为阴，而左虚，故左甚，左甚即阴体而不足于阳方之义。此天地阴阳之所不能全，而人身有左右阴阳之不足也，故邪居之。

故天有精，地有形，天有八纪，地有五里，故能为万物之父母。清阳上天，浊阴归地，是故天地之动静，神明为之纲纪。故能以生长收藏，终而复始。

里，理通。人身应天地者，以天地为万物之父母，而神明之所主也。精，精华也，故天有精。形，形体也，故地有形。八纪，春夏秋冬，二分二至，八节之大纪也，故天有八纪。五里，东南西北中，五方之道理也，故地有五里。既有精，有形，复有纪，有理，故能为万物之父母。清阳上天，天有精也，浊阴归地，地有形也，动者天之纪，静者地之理，是故天地之动静，皆神明为之纲纪，故能以生长收藏，终而复始，所以能为万物之父母也。

惟贤人上配天，以养头，下象地，以养足，中傍人事，以养五脏。

圣人为无为之事，乐恬憺之能，从欲快志于虚无之守，惟贤人则上配天以养头，下象地以养足，中傍人事以养五脏，盖圣人无为以合天地，贤人则有为以合天地也。

天气通于肺。

人身配天象地，而天地之气亦通于人。肺位居高，主周身之气，而天气与之相通。

地气通于嗌。

嗌，咽嗌也。嗌受水谷，下接胃口，而地气与之相通。

风气通于肝。

肝属木，其气风，故风动之气与之相通。

雷气通于心。

心属火，火炎上，故雷气与之相通。

谷气通于脾。

脾土之气，灌于四旁，故四方空谷之气与之相通。

雨气通于肾。

雨气即水气，肾寒主水，故雨水之气与之相通。

六经为川。

三阴之经主五脏，三阳之经主六腑，六经为川者，三阴三阳之六经，如川之流而脉络贯通也。

肠胃为海。

人借后天水谷以生，肠胃受盛水谷，如海之大，而众流所归也。

九窍为水注之气。

清阳出上窍，浊阴出下窍，耳、目、鼻、口、前后阴，皆有水津以贯注，故九窍为水注之气。

以天地为之阴阳，阳之汗，以天地之雨名之，阳之气，以天地之疾风名之。暴气象雷，逆气象阳。

五脏六经，肠胃九窍，上合天地，有阴有阳，皆以天地为之阴阳，故人身阳气宣发之汗，可以天地之雨名之，人身阳热运行之气，可以天地之疾风名之，其一时忿怒之暴气，可以象雷鸣之鼓击，其暴气未平之逆气，可以象阳火之亢热。

故治不法天之纪，不用地之理，则灾害至矣。

天地之阴阳，即人身之阴阳也，人身之阴阳，即天地之阴阳也。故治身而不法天之八纪，不用地之五理，则灾害至矣。

故邪风之至，疾如风雨。

灾害之至，起于瞬息，故邪风之至于人身而发病，则疾如风雨。

故善治者，治皮毛。

邪之中人，始伤皮毛，故善治者治皮毛。

其次治肌肤。

留而不去，则入于肌肤，故其次治肌肤。

其次治筋脉。

留而不去，则入于筋脉，故其次治筋脉。

其次治六腑。

留而不去，则入于腑，故其次治六腑。

其次治五脏。治五脏者，半死半生也。

留而不去，则入于脏，故其次治五脏，治及五脏，则半死半生，可不慎欤！

故天之邪气，感则害人五脏；水谷之寒热，感则害于六腑；地之湿气，感则害皮肉筋脉。

上文皮肌筋脉腑脏之病，有因于天者，有因于地者，有因于人者，故天之邪气，感于人身，则害人五脏。邪气，风寒暑湿燥火也。人之水谷之寒热，感于人身，则害六腑。水谷寒热，饮食失宜，或寒或热也。地之湿气，感于人身，则害皮肉筋脉，因于湿者，下先受之，故曰地之湿气。

故善用针者，从阴引阳，从阳引阴，以右治左，以左治右，以我知彼，以表知里，以观过与不及之理，见微得过，用之不殆。

承上文感害之意而言，故善用针以治之者，知阳病必行于阴也，当从阴以引之而出于阳；知阴病必行于阳也，当从阳以引之而离于阴。以右治左，以左治右，缪刺之法也。以我知彼，以我之神，会彼之神也。以表知里，视其表阳，知其里阴也。以观过与不及之理，言以我知彼，以表知里，所以观其太过与不及之理，而为用针之法也。故必见微得过，过，失也，病始于微萌，而得其过失之所在，然后用针以治之，而不至于危殆也。

善诊者，察色按脉，先别阴阳，审清浊，而知部分；视喘息，听音声，而知所苦；观权衡规矩，而知病所主；按尺寸，观浮沉滑涩，而知病所生。以治，无过；以诊，则不失矣。

分，去声。未针之先，必以脉诊，故善诊者，察色脉，别阴阳，审色之清浊，而知面王之部分。视气之喘息，听言之音声，而知脏腑之所苦。观权衡规矩，脉应四时，而知病之所主。按下尺上寸，以观三部之浮沉滑涩，而知病之所生。能如是也，以之施治，则无过愆，以之为诊，则不失矣。

故曰：病之始起也，可刺而已，其盛，可待衰而已，故因其轻而扬之，因其重而减之，因其衰而彰之。

言病之始起也，可刺之而已其病。方其盛也，可待其自衰，乃刺之，而已其病。故因其病轻之时，而发扬之，乃始起刺已之意也；因其盛重之时，而衰减之，乃其盛待衰之意也；因其衰减而彰明之，乃衰而刺已之意也，此善诊而为刺之之法也。

形不足者，温之以气；精不足者，补之以味。

不行刺法，但以气味之药治之。凡形体不足而羸瘦者，当以阳分之气药温之，阳气为能外达也；阴精不足而虚弱者，当以阴分之味药补之，阴味为能内滋也。

其高者，因而越之。

可吐而已。

其下者，引而竭之。

可下而已。

中满者，泻之于内。

可消而已。

其有邪者，渍形以为汗。其在皮者，汗而发之。

其有邪者，邪从汗解，故当渍形以为汗，申明渍形为汗，乃其邪病之在皮者，是可汗而发之也。

其慓悍者，按而收之。

病气慓悍，是当按收，恐正气之并脱也。

其实者，散而泻之。

病气内实，是宜散泻，恐邪气之过实也。

审其阴阳，以别柔刚，阳病治阴，阴病治阳，定其血气，各守其乡。血实，宜决之；气虚，宜掣引之。

掣，作掣，导也。凡此施治之法，当审其阴阳，以别柔刚，阴阳者，天地之道也，柔刚者，乾刚坤柔，亦天地之道也。阳盛则阴虚，故阳病当治其阴，阴盛则阳虚，故阴病当治其阳。定其血气，定其病之在血在气也。各守其乡，血病勿使伤气，气病勿使伤血也。血实宜决之，勿使伤气矣，气虚宜掣引之，勿使伤血矣。

此一节，言人身之阴阳形体，而应象于天地，是当法天地之阴阳，以为诊治之善也。

阴阳离合论第六篇

此承上篇阴阳应象，而复论阴阳之离合也。应象者，阴阳之征乎外也；离合者，阴阳之本乎内也。阴阳之理，本于太极，由阴而阳，故曰阴阳。离则有三，合则为一，从三而十百千万皆离也；三阳归于一阳，三阴归于一阴，皆合也。开阖枢者，开则为阳，阖则为阴，舍合则不能为开，舍开则不能为阖，是阴阳互见，开阖并呈也。其曰阴之绝阳，是纯阴无阳而归于太极也，又曰阴之绝阴，是纯阴无阴，而归于无极也。阴阳之理，从无极而太极，太极而阴阳，所以申明阴阳之离合者如此。

黄帝问曰：余闻天为阳，地为阴，日为阳，月为阴，大小月三百六十日，成一岁，人亦应之。今三阴三阳，不应阴阳，其故何也？

帝承上篇阴阳应象之意，问天地日月阴阳运行，以成一岁，人之阴阳，亦与相应。今人身三阴三阳，有不应天地日月阴阳之处，其故何也？帝承阴阳应象之意，而探阴阳之根本也。

岐伯对曰：阴阳者，数之可十，推之可百，数之可千，推之可万，万之大，不可胜数，然其要一也。

数，上声，下“可数”同。胜，平声。自阴阳之应乎外者言之，则数之可十，推之可百，数之可千，推之可万，至于万之大，尤不可胜数，然探其本原，则有要道，其要归于一也。

天覆地载，万物方生，未出地者，命曰阴处，名曰阴中之阴；则出地者，命曰阴中之阳。

试以天地万物言之，天覆于上，地载于下，而万物方生。其万物之未出地者，命曰阴处，名曰阴中之阴。夫未出地而名为阴中之阴，则出地者，当命曰阴中之阳。

阳予之正，阴为之主。故生因春，长因夏，收因秋，藏因冬，失常则天地四塞。

予，与同。长，上声。藏，如字。万物出乎阳，其体各正，是其正也，乃阳予之。万物主乎阴，其性始成，是其主也，乃阴为之。阳正于外，阴主于内，四时行焉，百物生焉。故生因春，长因夏，收因秋，藏因冬，此天地阴阳收藏之常。若失常，则天地四塞，天地四塞，则覆载无从[1]，而万物不生。

阴阳之变，其在人者，亦数之可数。

天地万物之阴阳，其变无穷，人身之阴阳，其变无穷，故阴阳之变，其在人者，亦不啻十百千万，数之可数，所以申明阴阳之至大，而为离者如此。

帝曰：愿闻三阴三阳之离合也。

三阴三阳，有离则有合，愿闻三阴三阳之离合，仍欲详明不应阴阳之义。

岐伯曰：圣人南面而立，前曰广明，后曰太冲，太冲之地，名曰少阴，少阴之上，名曰太阳。太阳根起于至阴，结于命门，名曰阴中之阳。

阳根于阴，三阳根于三阴，圣人南面而立，前曰广明，阳也，后曰太冲，阴也，故太冲之地，名曰少阴，少阴之

---

[1] 从：浙江书局本为“常”。

上，名曰太阳，是太阳之根于少阴也。故人身太阳之根，起于足小趾外侧之至阴，结于目中央之命门，是虽太阳，而名曰阴中之阳，此太阳之根于少阴者如此。

中身而上，名曰广明，广明之下，名曰太阴，太阴之前，名曰阳明，阳明根起于厉兑，名曰阴中之阳。

身半以上为阳，身半以下为阴。故中身而上，亦名曰广明，阳也，广明之下，名曰太阴，阴也，太阴之前，名曰阳明，是阳明之根于太阴也。故人身阳明之根，起于足大趾次趾之厉兑，是虽阳明，而名曰阴中之阳。此阳明之根于太阴者如此。

厥阴之表，名曰少阳，少阳根起于窍阴，名曰阴中之少阳。

少阳根于厥阴，故厥阴之表名曰少阳，人身少阳之根，起于足小趾次趾之窍阴，是虽少阳，而名曰阴中之少阳。夫太阳根于少阴，则曰少阴之上；阳明根于太阴，则曰太阴之前；少阳根于厥阴，则曰厥阴之表，以明上下前后表里，其义一也。

是故三阳之离合也，太阳为开，阳明为阖，少阳为枢，三经者不得相失也，抟而弗浮，名曰一阳。

抟，音团，余篇同。论三阳之离合，自其离者而言之，太阳为开，阳明为阖，少阳为枢；自其离而复合者言之，舍阖则不能为开，舍开则不能为阖，舍开阖则不能为枢，是三经者不得相失也。若不开、不阖、不枢，抟聚凝一而弗浮，但命曰一阳。所以申明三阳之至微，而为合者如此。

帝曰：愿闻三阴。

承上文三阳之意，而复愿闻三阴，

岐伯曰：外者为阳，内者为阴。

知阳者知阴，知阴者知阳。外者为阳，如南面而立，前曰广明，中身而上，名曰广明者是也；内者为阴，如后曰太冲，广明之下，名曰太阴者是也。

然则中为阴，其冲在下，名曰太阴。太阴根起于隐白，名曰阴中之阴。

由外阳内阴之义而推论之，然则中为阴，中亦内也，太阴坤土在内，而居中也。冲，太冲也。其冲在下者，太冲属少阴，在太阴之下，而其中则名曰太阴。故人身太阴经穴之根，起于足大趾之隐白，名曰阴中之阴，所以申明三阴之太阴也。

太阴之后，名曰少阴，少阴根起于涌泉，名曰阴中之少阴。

其冲在下，故太阴之后，名曰少阴。人身少阴经穴之根，起于足心之涌泉，名曰阴中之少阴，所以申明三阴之少阴也。

少阴之前，名曰厥阴，厥阴根起于大敦，阴之绝阳，名曰阴之绝阴。

太阴主开，厥阴主阖，少阴主枢，有开阖，而始有枢。是先厥阴而后少阴，故少阴之前，名曰厥阴。人身厥阴经穴之根，起于足大趾三毛之大敦。厥阴为阴之尽，而曰阴之绝阳，言纯阴而绝无阳也。名曰阴之绝阴，言纯阴而绝无阴也，绝阳绝阴，是太极而归于无极，所以申明三阴之厥阴也。

是故三阴之离合也，太阴为开，厥阴为阖，少阴为枢。三经者，不得相失也。抟而弗沉，命曰一阴。

若夫三阴之离合也，离则太阴为开，厥阴为阖，少阴为枢。离而复合，是三经者开阖相资，枢转相济，不得相失也。若不开、不阖、不枢，抟聚凝一而弗沉，命曰一阴，所以申明三阴之至微，而为合者如此。

阴阳䡅䡅，积传为一周，气里形表，而为相成也。

䡅，冲同。合上文三阳三阴而并论之，人身阴阳冲冲，冲冲，往来不绝也。积传为一周，谓一周十二时，漏水下百刻，二刻一小周，积传至百刻，则为日夜之一周也。气里形表，谓阴阳之气行于里，阴阳之形立于表，表里形气，互相资益，而为阴阳离合之相成也。

阴阳别论第七篇

此承上篇阴阳应象、阴阳离合，而复论阴阳之别也。阴中有阳，阳中有阴，阴阳之常也。无胃脘之阳，见真脏之阴，则为别阴；无柔和之阴，见结搏之阳，则为别阳。别阴、别阳，非阴阳之常，乃阴阳之别。常则和，别则病；常则顺，别则死。所以别阳、别阴，阳结、阴结，阳搏、阴搏，皆言病而言死也。

黄帝问曰：人有四经十二从，何谓？

四经十二从者，人身有四时之大经，十二脉之相从也。经，常也；从，顺也。帝问四经十二从，以明阴阳有经常从顺之道也。

岐伯对曰：四经应四时，十二从应十二月，十二月应十二脉。

四经，应春夏秋冬之四时；十二从，应一岁之十二月；十二月，复应人身之十二脉。脉，经脉也。《经脉歌》云：肺寅大卯胃辰宫，脾巳心午小未中，申胱酉肾心包戌，亥三子胆丑肝通。

脉有阴阳，知阳者知阴，知阴者知阳。

经脉脏腑相合，雌雄相应，故脉有阴阳。知阳者可以知阴，知阴者，可以知阳，此阴阳之相通也。

凡阳有五，五五二十五阳。所谓阴者，真脏也，见则为败，败必死也。所谓阳者，胃脘之阳也。别于阳者，知病处也；别于阴者，知死生之期。

阴阳互见，彼此相资。若以阳脉论之，凡阳有五，肝心脾肺肾，皆有和平之阳脉也。五五二十五阳者，肝脉应春，心脉应夏，脾脉应长夏，肺脉应秋，肾脉应冬。春时而肝心脾肺肾之脉，皆有微弦之胃脉；夏时而肝心脾肺肾之脉，皆有微钩之胃脉；长夏而肝心脾肺肾之脉，皆有微缓之胃脉；秋时而肝心脾肺肾之脉，皆有微毛之胃脉；冬时而肝心脾肺肾之脉，皆有微石之胃脉，是五五二十五阳。盖五脏三阴之脉，皆有阳和之胃脉。若无阳和之胃脉，则所谓阴者，乃三阴之真脏也，见则为败，败必死也。又申明所谓阳者，乃中焦胃脘之阳，而五脏借以资生者也。若无胃脘之阳，而别于阳者，知病所发之处也；见真脏之阴而别于阴者，则知死生之期。

三阳在头，三阴在手，所谓一也。别于阳者，知病忌时；别于阴者，知死生之期。

三阳在头，谓手太阳之脉，终于目内眦；足太阳之脉，起于目内眦，上额交巅；手阳明之脉，终于两鼻孔；足阳明之脉，起于鼻頞中，循发际，至额颅；手少阳之脉，终于目锐眦；足少阳之脉，起于目锐眦，上抵头角也。三阴在手，谓足厥阴之脉，注肺而终，交手太阴，出于手大指次指之内廉；足太阴之脉，注心中而终，交手少阴，循手小指之内而出；足少阴之脉，络心，注胸中而终，交手厥阴，循手小指次指而出也。夫三阳在头，三阴在手，一气运行，皆有胃脘之阳，故曰所谓一也。若无胃脘之阳，而别于阳者，不但知病处也，且知病死忌之时。无胃脘[1]之阳，见真脏之阴，而别于阴者，知死生之期。

谨熟阴阳，无与众谋。所谓阴阳者，去者为阴，至者为阳；静者为阴，动者为阳；迟者为阴，数者为阳。凡持真脉之脏脉者，肝至悬绝急，十八日死；心至悬绝，九日死；肺至悬绝，十二日死；肾至悬绝，七日死；脾至悬绝，四日死。

数，音朔。知病知忌，知死知生，众人不知，医独知之。故当谨熟阴阳，无与众谋。夫不与众谋，乃诊脉而得其微。故所谓阴阳者，即脉之去者为阴，脉之至者为阳；脉之静者为阴，脉之动者为阳；脉之迟者为阴，脉之数者为阳，此平人脉法也。凡持真脉之脏脉，而知死生之期者，如肝至悬绝急，十八日死。悬绝，真脏孤悬，与胃脘之阳相绝也。急，劲急也。十八日者，木之生数三，三而三之，则为九，再九而十八也。心至悬绝，九日死者，火之生数二，成数七，九日火之生成数也。肺至悬绝，十二日死者，金之生数四，三四而为十二也。肾至悬绝，七日死者，水之生数一，成数六，七日水之生成数也。脾至悬绝，四日死者，土位中央，灌溉四旁，上火下水，左木右金，土气不能四应，故四日死。此诊真脏之脉，而知死生之期者如此。

曰：二阳之病发心脾，有不得隐曲，女子不月，其传为风消，其传为息奔者，死不治。

皆为岐伯之言，史臣复加三"曰"者，承上文别阳知病之意，而复言二阳、三阳、一阳之病也。二阳，阳明胃土也。土借火生，胃由脾运，今病发心脾，是火不能生土，脾不能运胃也。二阳为水谷之海，精血之所资生。有不得隐曲者，男子精虚，不得为房帏之隐曲也。女子不月者，女子血虚，月事不以时下也。其传为风消，血虚风胜，而肌肉消枯也。其传为息奔，精虚气逆，而喘息奔迫也。有一于此，皆死不治。所以申明二阳病处，且知忌时也。

曰：三阳为病，发寒热，下为痈肿，及为痿厥，腨痟；其传为索泽，其传为癫疝。

腨，音善，痟，音渊，余篇皆同。三阳者，太阳膀胱寒水也。太阳本寒标热，故发寒热。太阳经脉，从头下项，挟脊贯臀，下抵腨足，故下为痈肿。下，臀下髀腘也。痈肿，经脉血气，逆于肉理也。及为痿厥，腿足痿痹而厥逆，筋虚则痿，气虚则厥也。腨痟，小腿酸疼也。其传为索泽，膀胱水泽枯索也。其传为癫疝，阴器睾丸，连膀胱而肿胀也。所以申明三阳病处也。

曰：一阳发病，少气，善咳，善泄；

---

[1] 脘：浙江书局本为"腕"，误。

其传为心掣，其传为膈。

膈，隔同，下仿此。一阳者，少阳初生，胆木也。病则初阳不升，故少气。真气少，则客气上逆，故善咳。阳气虚则土寒，故善泄。其传为心掣，木不生火，心气虚寒而掣痛也。其传为膈，火虚土寒，胸膈不利也。所以申明一阳病处也。

二阳一阴发病，主惊骇，背痛，善噫，善欠，名曰风厥。

夫病在阳而发于阴，病在阴而合于阳，故又举二阳一阴，二阴一阳，三阳三阴之发病也。二阳，阳明也。一阴，厥阴也。阳明厥阴主阖，如二阳一阴发病，则二阳不能为阳之阖，一阴不能为阴之阖，不能阖而乍阖，则主惊骇。背为阳，主开，不能转开为阖，故背痛。阴气上冲而复下，则善噫。噫，嗳也。阳气下行而复上，则善欠。欠，呵欠也。此一阴发病，为肝虚风胜，二阳发病，土受木克，故曰风厥，言风气盛，而中土厥逆也。

二阴一阳发病，善胀，心满，善气。

二阴，少阴也。一阳，少阳也。少阴少阳主枢，二阴一阳发病，则二阴不能枢转于内，一阳不能枢转于外，故善胀。申明善胀者，非肿胀之谓，乃心满善气。盖阴枢不转，则心满；阳枢不转，则善气。

三阳三阴发病，为偏枯、痿易，四肢不举。

三阳，太阳也。三阴，太阴也。太阳太阴主开，三阳三阴发病，则三阳不能开于阳，三阴不能开于阴，故为偏枯、痿易。偏枯，半身不遂，痿易，痿痹易常，是太阳不能为开也。四肢，太阴脾土之所主，不举，太阳不能为开也。所以申明别于阳，而知病处者如此。

鼓一阳曰弦，鼓一阴曰毛，鼓阳胜急曰钩，鼓阳至而绝曰石，阴阳相过曰溜。

旧本“弦”讹“钩”，“钩”讹“弦”，今改正。脉体内应五脏，外合四时，皆有胃气。故鼓一阳曰弦，鼓动一阳初升之气，则脉微弦，内应肝脏，外合春生之木气也。鼓一阴曰毛，鼓动一阴初升之气，则脉微毛，内应肺脏，外合秋收之金气也。鼓阳胜急曰钩，鼓动阳气，既胜既急，则脉微钩，内应心脏，外合夏长之火气也。鼓阳至而绝曰石，鼓动阳气，至而复绝，脉沉如石，内应肾脏，外合冬藏之水气也。春夏为阳，秋冬为阴，阴阳相过，其脉则滑，曰溜。内应脾脏，外合四时之土气也。

阴争于内，阳扰于外，魄汗未藏，四逆而起，起则熏肺，使人喘鸣。

藏，如字。阴阳内外彼此相济，如阴中无阳，则阴争于内；阳中无阴，则阳扰于外。阳扰于外，则皮毛之魄汗未藏。魄汗未藏，外而不内也。阴胜于内，则四逆而起，起则熏肺，使人喘鸣，逆起熏肺。喘鸣，内而不外也。

阴之所生，和本曰和。是故刚与刚，阳气破散，阴气乃消亡。淖，则刚柔不和，经气乃绝。

淖，音闹。独阳不生，独阴不长。阴之所生，和本曰和，言阴之所以能生万物者，以阴和而复本于阳和也。由此言之，则阴中有阳，阳中有阴。是故刚与刚，则为独阳，必阳气破散。阳气破散于外，则阴气乃消亡于内矣。此刚与刚，则为独阳，而阴阳不和也。若柔与柔，则为独阴。淖者，柔与柔相合也。故淖则刚柔不和。经气借阳和以运行，今惟阴无阳，则经气乃绝，此柔与柔则为独阴，而阴阳不和也。

死阴之属，不过三日而死。生阳之属，不过四日而死。

夫柔与柔，则为死阴，刚与刚，则为生阳。死阴、生阳，皆非正也。故死阴之属，不过三日而死，阳奇之数，从一而三，三日死，为其无阳也。生阳之属，不过四日而死，阴偶之数，由二而四，四日死，为其无阴也。

所谓生阳、死阴者，肝之心，谓之生阳；心之肺，谓之死阴；肺之肾，谓之重阴；肾之脾，谓之辟阴，死不治。

重，平声。辟，僻同。之，移也。所谓生阳、死阴者，肝移热于心，谓之生阳。肝木生火，脏热相移，故曰生阳，是即刚与刚也。《气厥论》云：肝移热于心则死。所以然者，火热自焚，心气厥逆也。心移寒于肺，谓之死阴。肺金如天，心火如日，火日衰微，若天无日，故曰死阴，是即柔与柔也。《气厥论》云：心移寒于肺，肺消，饮一溲二，死不治。所以然者，天日虚寒，水精不布也。不但此也，若肺之肾，谓之重阴，肾为阴寒之脏，肺寒而复移于肾，故曰重阴。肾之脾谓之僻阴，脾为阴中之至阴，肾寒而复移于脾，是阴寒入于幽僻，故曰僻阴。此生阳、死阴、重阴、僻阴，有一于此，皆死不治。此申明别阳知病忌，别阴知死期者如此。

结阳者，肿四肢。

承上文别阳、别阴，而复论阳结、阴结。结阳者，阳气自结，不和于阴也。四肢为诸阳之本，故结阳者肿四肢。此阳气为病，而征乎外也。

结阴者，便血一升，再结二升，三结三升。

结阴者，阴气自结，不和于阳也。血乃阴属，故结阴者，便血一升，瘀血❶去而阳气和。若阳气不和，仍为阴结之病，而便血一升，是再结二升也。瘀血去而阳气不和，仍为阴结之病，而便血一升，是三结三升也。此阴血为病，而征乎内也。

阴阳结斜，多阴少阳，曰石水，少腹肿。

斜，作邪。“少腹”之“少”，去声，余篇“少”同。阴阳结邪，阴阳并结而为邪病也。人身阳常有余，阴常不足，今阴阳并结，致多阴少阳，是阴寒盛，阳气虚，故曰石水。石水，肾水也。少阴主肾，位居少腹，故少腹肿。此言阴阳结邪，致阴盛阳虚，而病二阴之石水也。

二阳结，谓之消。

二阳，阳明也。阳明之上，燥气主之。结则燥气独盛，故饮水过多，而谓之消。

三阳结，谓之膈。

三阳，太阳也。太阳为诸阳主气，常从胸膈而入于中土，从中土而出于肤表，结则不能出入，故谓之膈。膈，犹隔也。

三阴结，谓之水。

三阴，太阴也。太阴之上，湿气主

---

❶ 血：浙江书局本为“息”，误。

之。结则湿气独盛，故谓之水，与少阴之石水不同也。

一阴一阳结，谓之喉痹。

一阴，厥阴也。一阳，少阳也。厥阴之上，风气主之。少阳之上，火气主之。阴阳皆结，风火炽而肺金伤，故谓之喉痹。喉为天气，肺实主之。痹者，闭也。此言阳结、阴结则病，是非阴阳之常，而为阴阳之别也。

阴搏阳别，谓之有子。阴阳虚，肠澼，死。

搏，音博，余篇同。阳结、阴结则病，阳搏、阴搏则死。故复论阴阳之搏。阴搏阳别，谓之有子，言阴气过盛，搏击于内，不与阳和，似乎别出，阴盛蓄阳，故在妇人谓之有子。若阴搏阳别而属阴阳正气之虚，症见肠澼而下泄者，死。即在妇人，亦非有子。所以申明阴搏，有属有子，有属病死也。

阳加于阴，谓之汗。阴虚阳搏，谓之崩。

阳加于阴谓之汗，言阳气有余，内加于阴，阴得阳而外出，故谓之汗。若阳加于阴，阴气内虚，不与阳和，阳气搏击，阳搏于内，则阴虚阳盛，故谓之崩。崩，血下堕也。所以申明阳搏，有属阴阳和而汗出，有属阴阳不和而血崩也。

三阴俱搏，二十日夜半死。

夫阴搏则阴盛，阳搏则阳盛，有属无病者，有属有病者，有属病死者。若经脉不和，手足阴阳俱搏者，死，故举三阴三阳而复论之。三阴俱搏者，手足太阴脾肺之气，俱搏击于内也。二十日夜半死者，土之成数十，金之成数九。夜半者，半夜子初，乃十九日之终，交二十日之子阳，而即死也。

二阴俱搏，十三日夕时死。

二阴俱搏者，手足少阴心肾之气，俱搏击于内也。十三日夕时死者，水之成数六，火之成数七，终水火之成数而死也。又曰夕时者，乃十三日之终，至戌亥方死，所以别上文二十日夜半之子阳也。

一阴俱搏，十日死。

一阴俱搏者，手足厥阴肝与心包之气，俱搏击于内也。十日死者，木之成数八，火之生数二也。十日者，终木之成数、火之生数而死也。此三阴五脏相搏，与之死期者如此。

三阳俱搏，且鼓，三日死。

三阳俱搏者，手足太阳膀胱小肠之气，俱搏击于内也。且鼓者，三阳既搏且鼓动，手足之一阳也。手之一阳，少阳三焦也；足之一阳，少阳胆经也。膀胱，水也；小肠、三焦，火也；胆，木也。三日死者，水之生数一，火之生数二，合而为三。又三者，木之生数。尽水火之生数而死于木也。

三阴三阳俱搏，心腹满。发尽，不得隐曲，五日死。

三阴三阳俱搏者，手足太阴合手足太阳之气，而相搏击也。手太阴肺金，天也；足太阴脾土，地也；手太阳小肠，火也；足太阳膀胱，水也。太阴，天地之气；太阳，水火之气。不和，故心腹满。三阴三阳俱搏，则肺之天气，脾之地气，膀胱之水气，小肠之火气，发泄已尽，不得有所隐曲也。隐，幽隐；曲，曲匿。与上文病发心脾之不得隐曲不同也。五日死者，土之生数五，天地水火不交会于中土而死也。

二阳俱搏，其病温，死不治，不过十日死。

二阳俱搏者，手足阳明胃与大肠之气相搏击也。温，热也。其病温，以阳明之阳，而见温热之病。阳亢津竭，故死不治。又曰不过十日死者，言上文不交会于中土，则五日死，此阳明土气亢热，亦不过十日死。五、十居中，皆土数也。此言阳搏、阴搏则死，是非阴阳之常，而为阴阳之别也。

帝问四经十二从，乃探阴阳之理，而求其常。岐伯不论阴阳之常，而论阴阳之别，意谓欲知阴阳之常，必知阴阳之别，不知阴阳之别，则阴阳之理，犹为未尽云尔。

灵兰秘典论第八篇

灵兰，藏书之室，谓神灵相接，其气如兰。秘典，帝以岐伯之言，藏灵兰之室，为秘密之典章。盖心为君主，主明则下安，不明则危，是君道之所系者大。帝闻岐伯之言，而悟为君之道，故尊奉其言，斋戒择吉，以藏灵兰之室，故曰灵兰秘典。

黄帝问曰：愿闻十二藏之相使，贵贱何如?

使，去声，下同。人身十二经脉，内合有形，皆谓之藏。藏者，脏也。十二脏中相为传使，有贵有贱，不可不知，故以为问。

岐伯对曰：悉乎哉问也！请遂言之。

十二脏相使，探其贵贱，故赞其所问之悉，而请直遂言之。

心者，君主之官也，神明出焉。

至贵者，莫如君。君者，人之主也。若以十二脏论之，则心者，君主之官也。虚灵万应，故神明出焉。首举心为君主，而郑重言之，所以示贵也。

肺者，相傅之官，治节出焉。

相，去声。位高近君，犹之相傅之官，受朝百脉，故治节由之出焉。

肝者，将军之官，谋虑出焉。

气勇善怒，犹之将军之官，运筹揆度，故谋虑由之出焉。

胆者，中正之官，决断出焉。

断，去声。生阳上升，无所偏倚，犹之中正之官，识量惟胆，故决断由之出焉。

膻中者，臣使之官，喜乐出焉。

膻中，即心包络。心包代君行令，犹之臣使之官，宣通络脉，故喜乐由之出焉。

脾胃者，仓廪之官，五味出焉。

胃主纳，脾主运，皆受水谷之精，犹之仓廪之官，主入主出，五味各走其道，故五味由之出焉。脾与胃，以膜相连，故合言之。

大肠者，传道之官，变化出焉。

糟粕所出，犹之传道之官，食化而变粪，故变化由之出焉。

小肠者，受盛之官，化物出焉。

盛，音成。受胃之浊，水谷未分，犹之受盛之官，腐化食物，先化后变，故化物由之出焉。

肾者，作强之官，伎巧出焉。

肾藏精，男女媾精，鼓气鼓力，故肾者，犹之作强之官，造化生人，伎巧由之出焉。

三焦者，决渎之官，水道出焉。

上焦如雾，中焦如沤，下焦如渎，故三焦者，犹之决渎之官，合中上而归于下，水道由之出焉。

膀胱者，州都之官，津液藏焉，气化则能出矣。

藏，如字，下同。位居胞中，故膀胱者，犹之州都之官，济泌别汁，循下焦而渗入，故津液藏焉。得阳热之气，而津液始达于皮肤，故气化则能出矣。此心为君主而诸官各守其职者如此。

凡此十二官者，不得相失也。故主明则下安，以此养生则寿，没世不殆，以为天下则大昌。

承上文而总结之。凡此十二官者，贵贱相使，不得相失也。主明，心主神明也。下安，诸官各安其职也。以此心主之神明，而养生，则寿也。没世不殆，寿及子孙也。以为天下则大昌，寿及万民也。

主不明，则十二官危，使道闭塞而不通，形乃大伤，以此养生则殃，以为天下者，其宗大危，戒之！戒之！

十二官以君为主，不明则危，贵贱混淆也。闭塞不通，十二官不相使也。形乃大伤，经脉之有形伤败也。以此养生则殃，言不但不能养生，而灾殃且至也。以为天下，其宗大危，言不但自身危困，而宗祧且大危也。君主之尊，神明之贵，乃如是也，故当戒之戒之。此申明十二脏之贵贱相使，而首重君主之神明者如此。

至道在微，变化无穷，孰知其原？窘乎哉！消者瞿瞿，孰知其要？闵闵之当，孰者为良？

当，去声。承上文大危之意，而言至道在微。上文大危，乃人心惟危之义。此至道在微，乃道心惟微之义。道惟微也，故变化无穷，既微且变，则人孰知其原！不知其原，故窘乎哉！消者瞿瞿，瞿瞿，惊顾貌，犹言探其消息，仍瞿瞿然惊顾，而孰知其至要之所在也。闵，忧也。闵闵，忧之深也。当，切当也。深忧道之切当，而仍不知孰者之为良也。所以叹道之至微而难明也。

恍惚之数，生于毫厘，毫厘之数，起于度量，千之万之，可以益大，推之大之，其形乃制。

承上文至道难明之意，而言恍惚难明之数，生于毫厘之至微。然虽至微，亦有可明，故又言毫厘之数，起于度量，可以度而知其长短，可以量而知其多少也。既可度量，则千之万之而微者可以益大。微者可大，则推之大之，而道之形体乃制。制，正也。所以承道之至微，而又叹道之至大也。

黄帝曰：善哉！余闻精光之道，大圣之业，而宣明大道。非斋戒择吉日，不敢受也。帝乃择吉日良兆，而藏灵兰之室，以传保焉。

帝闻岐伯之言，知神明之重，君主之贵，至道之微，至道之大，君臣契合，一德一心，故赞之曰：善哉，余今得闻精光之道，大圣之业，而宣明大道。谓心主神明，犹之精光之道也；主明下安，犹之大圣之业也；以心主神明，主明下安之意，而论至道之微，至道之大，犹之以精光之道，大圣之业，而宣明大道也。故非斋戒择吉日，不敢受也。史臣复记黄帝果择吉日良兆，书岐伯所授之言，藏诸灵兰之室，以传后世，而保守弗失焉。

卷　二

六节藏象大论第九篇

"大论"二字，旧本误传"四气调神"下，今各改正。

六节者，天以六为节，天气始于甲，地气始于子，子甲相合，六十日而甲子周，六六三百六十日，以成一岁，天有六六之节，地则以九九制会也。藏象者，神藏五，形藏四，合为九藏。神藏五，开窍于耳目鼻口，形藏四，开窍于前后二阴，窍虽有九，其位惟六，又神藏形藏，合于三阳三阴之六气，犹之以六为节，以九制会，故曰藏象。此篇为《六微旨大论》之提纲，故曰《六节藏象大论》。

黄帝问曰：余闻天以六六之节，以成一岁。人以九九制会，计人亦有三百六十五节，以为天地久矣。不知其所谓也？

阴阳之理，一奇二偶，合而为三，三而两之，为六，三而三之，为九，故天以六六之节以成一岁，而人则以九九制会。周天三百六十五度，计人亦有三百六十五节，以为人身之天地久矣。帝举以问，殆欲详明天人相应之道也。

岐伯对曰：昭乎哉问也，请遂言之。夫六六之节，九九制会者，所以正天之度、气之数也。天度者，所以制日月之行也；气数者，所以纪化生之用也。

天度，周天三百六十五度也。气数，二十四气之常数也。六六之节，九九制会，所以正天之度，正气之数也。故申明天度者，所以制日月之行，而有迟速也。气数者，所以纪化生之用，而有生杀也。

天为阳，地为阴；日为阳，月为阴；行有分纪，周有道理，日行一度，月行十三度而有奇焉，故大小月三百六十五日而成岁，积气余而盈闰矣。

奇，音箕。日月阴阳之行于天地也，行有分野之纪；日月阴阳之周于天地也，周有南北道之理。日行迟，月行疾，故日行一度，月行十三度而有奇焉，日一岁周天，月一月周天，故大小月三百六十五日而成岁，今只三百六十日，复有小月，是以积气之余，而有盈闰矣。

立端于始，表正于中，推余于终，而天度毕矣。

上古树八尺之臬，度日影以正东西，是立端于始也。参日中之影，与极星以正南北，是表正于中也。周天三百六十五度四分度之一，推日之行度，气盈五日有余，朔虚五日有余，以终一岁之数，是推余于终也。始、中、终，合气数以推之，而天度毕矣。

帝曰：余已闻天度矣，愿闻气数，何以合之？

天度积气余而盈闰，气数则十五日为一气，一岁二十四气，无有所余，故问何以合之而成闰。

岐伯曰：天以六六为节，地以九九制会。

天度者，天之道，气数者，地之理，故天以六六为节，地以九九制会。制会者，二九合三六，四九合六六，以成一岁，又四九合六六，又成一岁，其一九，则合六而余三，故两岁有余以成闰，此气数之合于天度，九九之制会于六六也。

天有十日，日六竟而周甲，甲六复而终岁，三百六十日法也。

天有十干之十日，日六竟而周甲，甲六复而终岁，此六六三百六十日之大法也。

夫自古通天者，生之本，本于阴阳，其气九州九窍，皆通乎天气。故其生五，其气三。

地之九州，人之九窍，皆通乎天气者，三才合一之道也，阴阳之理不外五行，故其生五，五行之理，通贯三才，故其气三，生五气三，上下相通，自古为然，此引《生气通天论》之言，以明三才合一，九九之制会于六六也。

三而成天，三而成地，三而成人，三而三之，合则为九，九分为九野，九野为九藏，故形藏四，神藏五，合为九藏以应之也。

由生五气三而推论之，三才各具五行，故三而成天，三而成地，三而成人，三而三之，合则为九，以九而分应乎地，则为九野。九野，即九州也。以九野而复应乎人，则为九藏，九藏，即九窍也。形藏四，谓膀胱、小肠、胃、大肠，所以藏有形之物，故曰形。神藏五，谓肝、心、脾、肺、肾，所以藏无形之气，故曰神。合为九藏以应之，谓膀胱、小肠，前阴主之，胃、大肠，后阴主之，是形藏四，而归窍于前后二阴也。心、肾主耳，肝主目，肺主鼻，脾主口，是神藏五而归窍于耳、目、口、鼻也。藏虽有九，其位惟六，是九九制会于六六，以明六节藏象之意。

帝曰：余已闻六六九九之会也，夫子言积气盈闰，愿闻何谓气？请夫子发蒙解惑焉。

承气余盈闰之言而复问也。

岐伯曰：此上帝所秘，先师传之也。

天无言而四时成，此上帝所秘，惟古圣能阐明之，先师传之也。

帝曰：请遂言之。

遂，犹直也。

岐伯曰：五日谓之候，三候谓之气，六气谓之时，四时谓之岁，而各从其主治焉。

五日谓之候，如立春五日，东风解冻，次五日，蛰虫始振，后五日，鱼陟负冰者是也；三候谓之气，一月凡二气，三候十五日为一气也；六气谓之时，一月二气，三月则六气而成时也；四时谓之岁，春夏秋冬四时，以成一岁也。一岁有一岁之主气，一时有一时之主气，而各从其主治焉。

五运相袭，而皆治之，终期之日，周而复始，时立气布，如环无端，候亦同法。

甲己之岁，土运治之，乙庚之岁，金运治之，丙辛之岁，水运治之，丁壬之岁，木运治之，戊癸之岁，火运治之，五运以次相袭，而一岁之中，各主时而皆治之。期，一岁也，至终一岁之日，则周而复始。时立气布，言一岁之中，四时立，节气布，更如环之无端也。候亦同法者，四时之岁，积候而成，与终期复始，同一法也。

故曰：不知年之所加，气之盛衰，虚实之所起，不可以为工矣。

此《灵枢·官针》篇之言，引之以明六气加临，而有盛衰虚实也。年之所加，随在泉之位，六气各有客气之相加也。气之盛衰，司天之气，有太过而盛，不及而衰也。虚实所起，因气之盛衰，而民病虚实，所由起也。必知此始为良工，如不知之，不可以为工矣。

帝曰：五运之始，如环无端，其太过不及何如？

承上文而问五运之周而复始，既如环无端，其运气有太过不及，则何如？

岐伯曰：五气更立，各有所胜，盛虚之变，此其常也。

更，平声。五运化气，更立其岁，甲己土胜，乙庚金胜，丙辛水胜，丁壬木胜，戊癸火胜，故各有所胜，其中有盛衰虚实之变，此岁气之常理也。

帝曰：平气何如？

无太过，无不及，谓之平气。

岐伯曰：无过者也。

无过，不愆常候也，无过，亦无不及矣。

帝曰：太过不及，奈何？

以盛虚之变为常，则太过不及，奈何？

岐伯曰：在经有也。

太过不及，为运气之常，故在经有也。此篇乃岁运六气之提纲，下经岁运诸大论，皆论太过不及，淫胜郁复之气。

帝曰：何谓所胜？

上文五气更立，各有所胜，乃五运化气，土金水木火相生，各主一岁，非胜克也，故复问之。

岐伯曰：春胜长夏，长夏胜冬，冬胜夏，夏胜秋，秋胜春，所谓得五行时之胜，各以气命其脏。

《金匮真言论》曰：春胜长夏，长夏胜冬，冬胜夏，夏胜秋，秋胜春，所谓四时之胜，盖四时者，五行也，故曰得五行时之胜，由此言之，各以五行四时之气，而命其脏。盖一岁之中，木火土金水，五行相生，以主四时之气，各以四时五行相生之气，而命其脏，其中即有相胜矣。命脏者，如春胜长夏，是肝木胜脾土也，余脏仿此。

帝曰：何以知其胜？

五行四时之胜，何以知之？

岐伯曰：求其至也，皆归始春。

五运主岁，六气主时，求其主时之气至也，皆归于始春之初气。《六元正纪大论》云：六气者，常以正月朔日平旦视之，睹其位而知其所在也。

未至而至，此谓太过，则薄所不胜，而乘所胜也，命曰气淫不分，邪僻内生，工不能禁。

未至而至，气候未至，主时之气先至也，故此谓太过，太过则薄所不胜，而乘所胜也。薄所不胜，则制我者，而我薄之，寡于畏矣；乘所胜，则我制者而我乘之，亢则害矣。命曰气淫不分，言主气淫纵太过，正气混淆不分别也。五脏应四时，气淫不分，则邪僻内生，发为民病，工不能禁。

至而不至，此谓不及，则所胜妄行，而所生受病，所不胜薄之也，命曰气迫。

至而不至，气候已至，主时之气未至也，故此谓不及。不及则所胜妄行，如木气不及，则我胜之土气妄行矣；所生受病，则生我之水气受病矣；所不胜薄之，则我不胜之金气，薄而侮之矣。命曰气迫，言主气不及，则所胜所生所不胜之气，交相逼迫而为病也。

所谓求其至者，气至之时也。谨候其时，气可与期，失时反候，五治不分，邪僻内生，工不能禁也。

申明所谓求其至者，乃四时气至之时，不但始春为然，谨候其春夏秋冬之时，则主时之六气，可与相期。若未至而至，至而不至，皆失时反候，则五行之主治不分，致邪僻内生，发为民病，工不能禁也。此复申明四时气候，各有主气，不必始春为然，所以补上文未尽之意。

帝曰：有不袭乎？

四时六气，始于厥阴，终于太阳，相为承袭，即五运相袭而皆治之之义，故复问，有不袭乎？

岐伯曰：苍天之气，不得无常也，气之不袭，是谓非常，非常则变矣。

苍天之气，不得无常，若主时之气，不相承袭，是谓非常，非常则变异而灾怪矣。

帝曰：非常而变奈何？

非常则变，其变无穷，故复问之。

岐伯曰：变至则病，所胜则微，所不胜则甚，因而重感于邪，则死矣。故非其时，则微，当其时，则甚也。

重，平声。变至则病，病有微甚，如风木之气，变为骤注，则有土湿之病，木能胜土，为病则微，如风木之气，变为肃杀，则有燥金之病，木不胜金，为病则甚，斯时而重感于邪，则死矣。故变气之至，非其克我之时，则病微，当其克我之时，则病甚也。

帝曰：善。余闻气合而有形，因变以正名，天地之运，阴阳之化，其于万物，孰少孰多，可得闻乎？

非常而变，即以胜相加之义，帝故善之。气合而有形，有形之体，本于无形之气也。因变以正名，命名之正，因于物极之变也。天地之气运，阴阳之变化，其于草木昆虫之万物，有禀四时五行之一二气者，有禀四时五行之二三气者，有禀四时五行之全气者，其气孰少孰多，可得闻乎。

岐伯曰：悉哉问也！天至广，不可度，地至大，不可量，大神灵问，请陈其方。

度，入声。量，平声。天体至广，不可以度度之；地理至大，不可以量量之。天地阴阳万物诚大哉，神灵之问，请陈其方。方，略也。

草生五色，五色之变，不可胜视，草生五味，五味之美，不可胜极，嗜欲不同，各有所通。

胜，平声。草类甚繁，有色有味。草生五色，而万物莫不有色，故五色之变，不可胜视；草生五味，而万物莫不有味，故五味之美，不可胜极；人之嗜欲不同，色味各有所通，盖五色通于神气，五味通于形藏也。

天食人以五气，地食人以五味。

食，音饲。气为阳，主天，故天食人以五气；味为阴，阴主地，故地食人以五味，

五气入鼻，藏于心肺，上使五色修明，音声能彰，五味入口，藏于肠胃，味有所藏，以养五气，气和而生，津液相成，神乃自生。

藏，如字，下封藏同。气无形，故五气入鼻，气为阳，故藏于心肺，心荣色华于面，故上使五色修明，肺主气，出音声，故音声能彰，此气为阳而上通于神气也。味有形，故五味入口，味为阴，故藏于肠胃，味有所藏，以养五脏之气，气和而生，则有形之津液相成，津液相成，则神乃自生，此味为阴通于形藏，而复为神气之所资生也。

帝曰：脏象何如？

形脏四，神脏五，其象何如？

岐伯曰：心者，生之本，神之变也，其华在面，其充在血脉，为阳中之太阳，通于夏气。

心者，身之主，故为生之本。心藏神以应万事，故为神之变也。心合脉，其荣色，故其华在面，其充在血脉，心属夏火，故为阳中之太阳，通于夏气。

肺者，气之本，魄之处也，其华在毛，其充在皮，为阳中之太阴，通于秋气。

肺者，脏之盖，受朝百脉，故为气之本。肺主气，而藏魄，故为魄之处也。肺合皮，其荣毛，故其华在毛，其充在皮。肺属秋金，故为阳中之太阴，通于秋气。

肾者，主蛰，封藏之本，精之处也，其华在发，其充在骨，为阴中之少阴，通于冬气。

肾者，受藏五脏六腑之精，如蛰虫周密，故主蛰，封藏之本，而为精之处也。肾合骨，其荣发，故其华在发，其充在骨。肾属冬水，故为阴中之少阴，通于冬气。

肝者，罢极之本，魂之居也，其华在爪，其充在筋，以生血气，其味酸，其色苍，此为阴中之少阳，通于春气。

罢，作羆。阴中，旧本讹“阳中”，今改正。肝者，将军之官，如熊羆之任劳，故为羆极之本。肝藏魂，故魂之居也。肝合筋，其荣爪，故其华在爪，其充在筋，华爪充筋，血气乃行，故以生血气。酸，肝味，苍，肝色也，肝属春木，故为阴中之少阳，通于春气。

脾者，仓廪之本，荣之居也，其华在唇四白，其充在肌，其味甘，其色黄，此至阴之类，通于土气。

旧本混入下段，今改正。唇，音纯，即口唇，余篇仿此。《灵兰秘典论》云：脾胃者，仓廪之官，故脾者，仓廪之本，消化水谷，谷消则脉道乃行，水化则其血乃成，故荣之居也。脾合肉，其荣唇，故其华在唇四白，四白，口四际之白肉也。肌，亦肉也，故其充在肌。甘，脾味，黄，脾色也，脾乃阴中之至阴，故为至阴之类，通于土气。此申明脏象，而为神脏五者如此。

胃、大肠、小肠、三焦、膀胱，名曰器，能化糟粕，转味而入出者也。

形脏四，胃、大肠、小肠、膀胱也，四者皆藏有形之物，故名曰器，又言三焦者，肠胃膀胱，皆三焦之所主也，《灵枢·荣卫生会》论云，上焦出于胃上口，

中焦亦并胃中，下焦别回肠，注于膀胱，而渗入焉，故水谷者，常并居于胃中，成糟粕而俱下于大肠，而成下焦，是上中下三焦之气，能化肠胃之糟粕，转味而入于肠胃，出于前后二阴者也，此申明形藏四，而禀气三焦者如此。

凡十一脏取决于胆也。

腑能藏物，亦谓之脏。胆为中正之官，决断所出，胆气升，则脏腑之气皆升，故凡十一脏，取决于胆也。上文五脏五腑，今云十一脏，包络与心相合也。

故人迎一盛，病在少阳，二盛病在太阳，三盛病在阳明，四盛以上，为格阳。

有形之脏腑经脉，合无形之三阳三阴，三阳主六腑，六腑以胃为本，故人迎之脉，以候三阳。人迎，结喉两旁之胃脉也，《经脉》论云：胃足阳明之脉，下人迎，故人迎一盛，病在少阳，少阳胆与三焦也，二盛病在太阳，太阳膀胱、小肠也，三盛，病在阳明，阳明胃与大肠也，四盛以上为格阳，格阳者，《终始》篇所谓“溢阳为外格”也。此以人迎胃脉，而候三阳之六腑也。

寸口一盛，病在厥阴，二盛病在少阴，三盛病在太阴，四盛以上，为关阴。

三阴主五脏，五脏以肺为先，故寸口之脉以候三阴。寸口，两手寸部之肺脉也，《经脉》论云，肺手太阴之脉，入寸口，盖寸口，谓之脉口，又谓之气口，脉口、气口，皆属太阴，《终始》篇云：人迎与太阴脉口俱盛，《五脏别论》云：气口亦太阴也，故寸口一盛，病在厥阴，厥阴肝与心包也，二盛病在少阴，少阴心、肾也，三盛病在太阴，太阴脾、肺也，四盛以上，为关阴。关阴者，《终始》篇所谓“溢阴为内关”也。此以寸口肺脉，而候三阴之五脏也。

人迎与寸口俱盛，四倍以上，为关格，关格之脉羸，不能极于天地之精气，则死矣。

羸，盈同。上文一盛二盛三盛，犹言一倍二倍三倍也，故人迎与寸口俱盛，至四倍以上，为内关外格，内关外格则亢盛盈满，无以复加，不能极于上天下地之精气，则死矣。此神脏形脏合于六气，六气贵得其平，经脉不宜亢盛也。

五脏生成篇第十篇

岐伯承上篇脏象之义，复论五脏之生成也。天主生，地主成。五脏之色征于外，天气之所主也。五脏之脉行于内，地气之所主也。色者气所附，脉者味所归，合色脉气味而五脏之生成备矣。

心之合脉也，其荣色也，其主肾也。

岐伯承上篇脏象之义，复论五脏之生成。五脏各有外合，脉者心之外合，故心之合脉也，五脏各有外荣，色者，心之外荣，故其荣色也，五脏各有所主，肾者，心之主，故其主肾也。外合外荣者，脏之成，主者，脏之生，五行之理，制而后生，主者生之谓也，火受水制，则水有余，而木气旺，木旺则生火，制之乃所以生之，心肺肝脾肾之次序，亦制生之意也。

肺之合皮也，其荣毛也，其主心也。

皮者肺之外合，故肺之合皮也，毛者肺之外荣，故其荣毛也，心者，肺之主，故其主心也，金受火制，则火有余，而土气旺，土旺则生金矣。

肝之合筋也，其荣爪也，其主肺也。

筋者，肝之外合，故肝之合筋也，爪者，肝之外荣，故其荣爪也，肺者，肝之主，故其主肺也，木受金制，则金有余，而水气旺，水旺则生木矣。

脾之合肉也，其荣唇也，其主肝也。

肉者，脾之外合，故脾之合肉也，唇者，脾之外荣，故其荣唇也，肝者，脾之主，故其主肝也，土受木制，则木有余，而火气旺，火旺则生土矣。

肾之合骨也，其荣发也，其主脾也。

骨者，肾之外合，故肾之合骨也，发者，肾之外荣，故其荣发也，脾者，肾之主，故其主脾也，水受土制，则土有余，而金气旺，金旺则生水矣。

是故多食咸，则脉凝泣而色变，多食苦，则皮槁而毛拔，多食辛，则筋急而爪枯，多食酸，则肉胝胎而唇揭，多食甘，则骨痛而发落，此五味之所伤也。

泣作涩，下同。胝，音支。制之乃所以生之，然未生之先，则有所伤。是故多食咸，则肾气太过，太过则心合之脉凝涩，而心荣之色变矣；多食苦，则心气太过，太过则肺合之皮槁，而肺荣之毛拔矣；多食辛，则肺气太过，太过则肝合之筋急，而肝荣之爪枯矣；多食酸，则肝气太过，太过则脾合之肉胝胎，而脾荣之唇揭矣；多食甘，则脾气太过，太过则肾合之骨痛，而肾荣之发落矣。此五行相制，制而未生，乃五味之所伤也。

故心欲苦，肺欲辛，肝欲酸，脾欲甘，肾欲咸，此五味之所合也。

多食则伤，适可则合，故心欲苦，肺欲辛，肝欲酸，脾欲甘，肾欲咸，此五味之所以合于五脏也，由此观之，五脏不但合脉皮筋肉骨，而且合于五味也。

五脏之气，故色见青如草兹者，死；黄如枳实者，死；黑如炲者，死；赤如衃血者，死；白如枯骨者，死。此五色之见死也。

炲，音台，余篇同。衃，音胚。有五脏之味，则有五脏之色，相生则生荣，见克则败死。五脏之色，即五脏之气也，五脏之气，以色验之。草兹，死草之色，青兼白也，故色见青如草兹者死，肝气败也。枳实，黄色兼青，故黄如枳实者死，脾气败也。炲，烟尘也，尘色黑兼黄，故黑如炲者死，肾气败也。衃血，凝聚之血，赤兼黑也，故赤如衃血者死，心气败也。枯骨，枯朽之骨，白兼青也，故白如枯骨者死，肺气败也。此五色之见克而死也。

青如翠羽者生，赤如鸡冠者生，黄如蟹腹者生，白如豕膏者生，黑如乌羽者生，此五色之见生也。

此举五色之正，光润华采，故生。

生于心，如以缟裹朱。生于肺，如以缟裹红。生于肝，如以缟裹绀。生于脾，如以缟裹瓜蒌实。生于肾，如以缟裹紫。此五脏所生之外荣也。

缟，素白也。五色之生，精华内藏，更有含蓄，皆如缟裹，则内光华，外润泽，故曰此五脏所生之外荣也，由此观之，五脏不但荣于色毛爪唇发，而且荣于面之五色也。

色味当五脏，白当肺辛，赤当心苦，青当肝酸，黄当脾甘，黑当肾咸。故白当皮，赤当脉，青当筋，黄当肉，黑当骨。

合五色五味而总论之，则色味当五脏，白色当肺脏，其味辛。赤色当心脏，其味苦。青色当肝脏，其味酸。黄色当脾脏，其味甘。黑色当肾脏，其味咸。夫五脏藏于内，外合合于外，五色当五脏，必于外合当之。故白当皮，皮者肺之合；赤当脉，脉者心之合；青当筋，筋者肝之合；黄当肉，肉者脾之合；黑当骨，骨者肾之合。

此一节，论五脏之生成，而推广五脏之外合、外荣也。

诸脉者，皆属于目。

五脏在内，气行周身，诸脉者，周身血气循行之脉道也。五脏精华，上注于目，故诸脉者，皆属于目。

诸髓者，皆属于脑。

诸髓者，周身血气凝聚之精髓也，脑为髓海，故诸髓者，皆属于脑。

诸筋者，皆属于节。

诸筋者，周身血气贯通之筋路也。筋连于节，能屈能伸，故诸筋者，皆属于节。

诸血者，皆属于心。

诸血者，周身经络内外之血也。心为君主，奉心化赤，故诸血者，皆属于心。

诸气者，皆属于肺。

诸气者，周身荣卫外内之气也，肺为脏长，受朝百脉，故诸气者皆属于肺。

此四肢八溪之朝夕也。

四肢者，两手、两足，八溪者，两肘、两臂、两腘、两髀，凡此血气周时环转，朝夕出入，故为四肢八溪之朝夕也。

故人卧，血归于肝。

人之朝夕，即天之昼夜，天昼明夜晦，人朝精夕瞑，朝则血外行，夕则血内藏，故人卧则血归于肝，盖冲任之血，外行则澹渗皮肤，内入则归肝脏也。

肝受血而能视，足受血而能步，掌受血而能握，指受血而能摄。卧出而风吹之，血凝于肤者，为痹；凝于脉者，为泣；凝于足者，为厥。此三者，血行而不得返其空，故为痹厥也。

冲任之血，上行头目，遍达四肢，故肝受血而目能视，足受血而足能步，掌受血而掌能握，指受血而指能摄。其血不但上行头目，遍达四肢，且外充皮肤，内荣经脉，下行足之三阴，故举风邪之凝于肤、凝于脉、凝于足以明之。人之卧也，必居户内，若卧出而风吹之，其冲任之血，外凝于肤表，则为痹，痹，转动不利也。内凝于经脉则为涩，涩，涩滞不通也。下凝于足之三阴，则为厥，厥，阴阳不相顺接而逆冷也。此凝于肤、凝于脉、凝于足，三者乃血外行而不得内返其骨空，故为痹以及于厥也。

人有大谷十二分，小溪三百五十四名，少十二俞，此皆卫气之所留止，邪气之所客也。针石缘而去之。

《气穴论》曰：肉之大会为谷，肉之小会为溪。盖会之所在，即分之所在，故人有大谷十二分。凡会之处，各有穴名，故小溪三百五十四名。《气穴论》凡三百六十六穴，今三百五十四名，尚少十二俞。少十二俞，即大谷十二分是也。凡此皆血气之循行，今血行而不得返其空，此皆卫气之所留止。卫气留止，即邪气之所客也。邪气所客，必借针石缘而去之，缘，因也，因此针石，去其病也。此一节承上文外合外荣，言血气遍行通体，留止不行，则为病也。

诊病之始，五决为纪，欲知其始，先建其母。所谓五决者，五脉也。

五脏之病，贵乎能诊，诊病之始，当有五决以为之纪。所谓诊病之始者，乃欲知其始，当先建其母。母，病本也。所谓五决为纪者，即以五脏之经脉而决之也。

是以头痛巅疾，下虚上实，过在足少阴、巨阳，甚则入肾。

巨阳，太阳也，足太阳之脉，上额交巅，下属膀胱，络肾脏，是以头痛巅疾，足巨阳经脉病也。下虚者，膀胱之气虚于下。上实者，头痛巅疾，实于上也。巨阳主表，少阴主里，故受病之，过在足少阴、巨阳，病不能愈，必从经脉而入脏，故甚则入肾。

徇蒙招尤，目冥耳聋，下实上虚，过在足少阳、厥阴，甚则入肝。

徇，作眴。冥，瞑同。眴，瞬视也，蒙，不明也。招，掉摇也。尤，甚也。足少阳之脉，起于目锐眦，从耳后入耳中，出走耳前。眴蒙而掉摇且甚，经脉虚而风气胜也。目瞑耳聋者，起于目，入于耳也。上文头痛为上实，此蒙招为上虚，故曰下实上虚，言胆木之邪实于下，少阳经脉虚于上也。少阳为表，厥阴为里，故受病之，过在足少阳、厥阴，设病不愈，必从经脉而入脏，故甚则入肝。

腹满䐜胀，支膈胠胁，下厥上冒，过在足太阴、阳明。

腹者，脾之部也，腹满䐜胀，脾土病也。支膈胠胁者，《灵枢·经脉》论云：脾足太阴之脉，其支者，复从胃，别上膈，谓䐜胀上连支膈，旁连胠胁也。下厥上冒者，太阴脾气不升，则下厥，阳明胃气不降，则上冒。阳明、太阴，相为表里，故过在足太阴、阳明，脾脏先病，故不言甚则入脾。

咳嗽上气，厥在胸中，过在手阳明、太阴。

咳嗽上气，肺病也。厥在胸中者，《经脉》论云：肺手太阴之脉，起于中焦，下络大肠，脏腑不和，故厥在胸，其受病之，过在手阳明、太阴。肺脏先病，故不言甚则入肺。

心烦头痛，病在膈中，过在手巨阳、少阴。

心烦头痛，心病也。病在膈中者，《经脉》论云：心手少阴之脉，下膈，络小肠，脏腑不和，故病在膈中，其受病之过，在手巨阳、少阴。心脏先病，故不言甚则入心。此论诊病之始，五决为纪，而及于五脏五腑，故不言手少阳厥阴也。

夫脉之大小滑涩浮沉，可以指别，五脏之象，可以类推，五脏相音，可以意识，五色微诊，可以目察。能合色脉，可以万全。

别，音逼。脉有阴阳，大为阳，小为阴，滑为阳，涩为阴，浮为阳，沉为阴。夫脉之大小滑涩浮沉，可以指按而别之。脉之阴阳，内合五脏，五脏阴阳之脉象，亦可以大小滑涩浮沉而类推之。如浮大为心肺，沉涩为肝肾，滑为脾脉者是也。五脏合五行，五音、五色亦合五行，故五脏相合于五音，可以意识，五脏合五色以微诊，可以目察。能合色脉而共诊之，可以万全。色脉共诊，有如下文所云也。

赤脉之至也，喘而坚，诊曰，有积气在中，时害于食，名曰心痹，得之外疾，思虑而心虚，故邪从之。

赤，心色也，赤脉，合色脉以为诊也。喘而坚，脉体急疾而牢实也，诊其色脉如是，则曰有积气在中，时害于食而不能食，病名曰心痹。心痹，心气闭而不舒也。盖积气非心脏之本病，故得之外疾，乃思虑而心虚，故邪从之而致心痹也。

白脉之至也，喘而浮，上虚下实，惊，有积气在胸中，喘而虚，名曰肺痹。寒热，得之醉，而使内也。

白，肺色也，白脉，合色脉以为诊也。喘而浮，脉体急疾而上浮也，上虚下实，言脉喘而浮，则有上虚下实之病。惊，上虚病也。有积气在胸中，下实病也。又曰喘而虚者，言脉喘而浮，则喘而虚也。此病名曰肺痹，而有皮毛之寒热，盖惊、积，非肺脏之本病，故得之醉，而使邪气之内入也。

青脉之至也，长而左右弹，有积气在心下支胠，名曰肝痹，得之寒湿，与疝同法，腰痛足清头痛。

弹，平声。青，肝色也，青脉，合色脉以为诊也，长而左右弹，脉体有余，左右两手之脉，如弦之弹指也。此有积气在心下支胠，心下，膈也，支胠，左右胁肋，乃肝脉之循行也，故病名曰肝痹。盖积气非肝脏之本病，故得之外感寒湿，疝病本于寒湿，故与疝同法。寒湿为病，则腰痛足清头痛，而致肝脏之病也，

黄脉之至也，大而虚，有积气在腹中，有厥气，名曰厥疝，女子同法，得之疾，使四肢汗出当风。

黄，脾色也，黄脉，合色脉以为诊也，大而虚，脉体张大而空虚也，此有积气在腹中，腹中，脾部也，有厥气，乃土受木克，土气厥逆而不达也，土受木克，故不名曰脾痹，名曰厥疝。疝，肝病也。女子同法者，女子无疝。肝木乘脾之法，则同也。夫厥疝非脾脏之本病，故得之疾，犹言得之外疾，使四肢汗出当风，以致脾脏之病也。

黑脉之至也，上坚而大，有积气在小腹与阴，名曰肾痹，得之沐浴清水，而卧。

黑，肾色也。黑脉，合色脉以为诊也。上坚而大，坚大之脉，上浮而不沉也，此有积气在小腹与阴。小腹者，肾之部，前阴者，肾之窍，故病名曰肾痹。夫积气非肾脏之本病，故得之沐浴于清水中，水气未散，而即卧之所致也，此以五脏色脉，诊五脏之病，如是以诊，可以万全矣。

凡相五色之奇脉，面黄目青、面黄目赤、面黄目白、面黄目黑者，皆不死也。

相，去声。奇，音箕。奇，阳也。以色为脉，故曰奇脉。凡相五色之奇脉，但以目视，不必手诊。目青、目赤、目白、目黑，皆有面黄中土之色，是有胃气，故皆不死。

面青目赤、面赤目白、面青目黑、面黑目白、面赤目青，皆死也。

面无中土之黄色，若面青、面赤、

面黑而兼目赤、目白、目黑、目青，皆死也。既曰面青目赤，又曰面青目黑者，言面青目赤为不宜，面青目黑亦不宜。引而伸之，青白皆不宜也。既曰面赤目白，又曰面赤目青者，言面赤目白为不宜，面赤目青亦不宜。引而伸之，赤黑皆不宜也。夫面青面赤如是，则面白面黑皆如是，此书不尽言，言不尽意，所以申明面无中土之黄色，则死，是以色脉而知其死生也。

此一节言诊色脉而知五脏之病，及于死生，以终五脏生成之义。

五脏别论第十一篇

此承上篇五脏生成，而复论五脏之别也，肝、心、脾、肺、肾，五脏之正也。脑、髓、骨、脉、胆、女子胞，五脏之别也。方术之士，五脏安和，更从事于脑、髓、肠、胃之间，因脑髓而及于骨、脉、胆、女子胞，六者为脏，因肠胃而及于三焦、膀胱，五者为腑，脏本有五，今举其六，腑本有六，今举其五，五脏藏精气，而脑髓为精气之主，六腑化水谷，而肠胃为水谷之主，因方士之所尚而推论之，以为五脏之别也。

黄帝问曰：余闻方士，或以脑髓为脏，或以肠胃为脏，或以为腑，敢问更相反，皆自谓是，不知其道，愿闻其说。

更，平声。方士，方术之士也。脑，头脑。髓，周身骨髓也。方术之士，修炼形身，运行精气，五脏无病，复蒸养脑髓，清漱肠胃，故问方士，或有以脑髓为脏者，或有以肠胃为脏者，或有以脑、髓、肠、胃为腑者，方士之中，更易其说，彼此相反，皆自谓是，余不知方士之道，愿闻其说。

岐伯对曰：脑、髓、骨、脉、胆、女子胞，此六者地气之所生也，皆藏于阴而象于地，故藏而不泻，名曰奇恒之腑。

藏，如字。下除五脏，余“藏”俱如字。方术之士，上通泥丸，薰灌脑髓，下养精血，以成胎息，故脑、髓、骨、脉、胆、女子胞，此六者，藏精藏血，胎息孕育，犹之地气之所生也，六者皆藏于阴，而象于地，故藏而不泻，此脑、髓、骨、脉、胆、女子胞六者，所以名脏也，或以为腑，亦不如六腑之传化，是名曰奇恒之腑。奇，异也。恒，常也。言异于常腑也。此方士以脑髓为脏，而或以为腑也。

夫胃、大肠、小肠、三焦、膀胱，此五者，天气之所生也。其气象天，故泻而不藏。此受五脏浊气，名曰传化之腑，此不能久留，输泻者也。

方术之士，炼液漱津，洗涤肠胃，又以肠胃为脏。夫胃、大肠、小肠以及三焦、膀胱，此五者，传导水谷，变化而出，犹之天气之所生也，从上而下，故其气象天，从上而下，故泻而不藏。若以为脏，此受五脏浊气，受而不藏者也。若以为腑，则名曰传化之腑，此虽受浊，不能久留。传化之腑，则输泻者也。此方士以肠胃为脏，而或以为腑也。

魄门亦为五脏使，水谷不得久藏。所谓五脏者，藏精气而不泻也，故满而不能实。六腑者，传化物而不藏，故实而不能满也。所以然者，水谷入口，则胃实而肠虚。食下，则肠实而胃虚。故曰实而不满，满而不实也。

使，去声。魄门，大肠之肛门也，大肠为肺腑，故名魄门。六腑为五脏之输泻，而魄门亦为五脏使。既为五脏使，则肠胃之水谷，不得久藏，是魄门合脏腑而总为之传使也，申明所谓五脏者，藏精气之凝结，而不输泻也。但藏精气，无有糟粕，故满而不能实。若六腑者，传化食物，输泻不藏，故实而不能满也。盖凝结之精气充足，则曰满，饮食之糟粕充足则曰实。又申明六腑之所以实而不满，五脏之所以满而不实者，水谷入口，则胃实而肠虚，食已而下，则肠实而胃虚，故曰六腑实而不满，五脏满而不实也。

此一节，言脑髓肠胃之所以为脏为腑，五脏精气之满，六腑水谷之实，皆脑髓肠胃之所主也。

帝曰：气口何以独为五脏主。

气口，两手寸口之肺脉也。魄门为五脏使，气口为五脏主，帝欲彰明其义，故以为问。

岐伯曰：胃者，水谷之海，六腑之大源也。五味入口，藏于胃，以养五脏气，气口亦太阴也。是以五脏六腑之气味，皆出于胃，变见于气口，故五气入鼻，藏于心肺，心肺有病，而鼻为之不利也。

见，音现。为，去声。水谷入胃，脉道乃行，故胃者水谷之海，乃六腑之大源也。凡五味入口，皆藏于胃，借足太阴脾气之转输，以养五脏气，今气口为五脏主，以气口肺脉，亦太阴也。是以五脏六腑之气味，始则五味入口，藏于胃，继则脾气转输，气味皆出于胃，循经脉而变见于气口，脉道之行，本于胃之气味，由下而上，故五脏之气入鼻，从心而肺，故曰藏于心肺，如心肺有病，而鼻窍为之不利也。所以申明足太阴主五脏之味，手太阴主五脏之气，气口所以为五脏主也，

凡治病必察其下，适其脉，观其志意，与其病也。拘于鬼神者，不可与言至德。恶于针石者，不可与言至巧。病不许治者，病必不治，治之无功矣。

恶，去声。此结上文之义，魄门为五脏使，故凡治病必察其下，察其大便之通闭也。气口为五脏主，故凡治病必适其脉，调适其气口之脉象也。更当观其志意之尚方术与不尚方术，与其病可治与不可治也。若尚方术，而拘于鬼神者，神道设教，不可与言天人之至德，尚方术而恶于针石者，自以为是，不可与言砭刺之至巧。凡此拘鬼神，恶针石，是有病而不许治也。病不许治者，其病必归不治，虽治之亦无功矣。此一节，承上文魄门为五脏使，因论气口为五脏主，故当察其下，适其脉，而方士不可与有为也。

异法方宜论第十二篇

异法者，一病而治各不同，有砭石、毒药、灸焫、微针、导引诸法也。方宜者，东方砭石，西方毒药，北方灸焫，南方微针，中央导引也。圣人杂合以治，用各不同，五方之病，皆得其宜，故曰异法方宜。

黄帝问曰：医之治病也，一病而治各不同，皆愈，何也？

即异法方宜之义。

岐伯对曰：地势使然也，故东方之域，天地之所始生也。鱼盐之地，海滨傍水，其民食鱼而嗜咸，皆安其处，美其食。鱼者，使人热中。盐者，胜血，故其民皆黑色疏理，其病皆为痈疡。其治宜砭石，故砭石者，亦从东方来。

砭，音边，余篇同。五方地势不同，致使为病各异，故东方之域，天地之所始生也。东方有鱼盐之利，故曰鱼盐之地。盐出海滨，鱼生水中，故曰海滨傍水。鱼盐之地，故其民食鱼而嗜咸。地虽傍水，而皆安其处，食鱼嗜咸，而皆美其食。鱼性善动，不为水寒，故多食鱼者，使人热中，盐性味咸，物着坚凝，故多食盐者，咸味胜血。傍水嗜咸，故其民皆黑色。热中胜血，故其民皆疏理。疏理，血弱而腠理空疏也。其病皆为痈疡，疏理之所致也。其治宜砭石，以石为针，所以治痈疡也。夫用砭石之治，是从东方而遍及于宇内[1]，故砭石者，亦从东方来。

西方者，金玉之域，沙石之处，天地之所收引也。其民陵居而多风，水土刚强，其民不衣而褐荐，其民华实而肥脂，故邪不能伤其形体。其病生于内，其治宜毒药，故毒药者，亦从西方来。

处，去声，下南方，“盛处”同。西方金体坚劲，故西方者金玉之域。沙藏金，石藏玉，故为沙石之处。西方主秋，乃天地之所收引也。地势高，故其民陵居。陵，高阜之岗陵也。陵居地高，故多风。西方金也，故水土刚强，刚强于外，其民不衣而褐荐。刚强于内，其民华实而肥脂。内外刚强，故邪不能伤其形体，其病皆生于内七情。水土刚强，借毒药以宣通，故其治宜毒药。毒药者，中品下品，有毒之药也。是毒药之治，始于西方，故毒药者，亦从西方来。

北方者，天地所闭藏之域也，其地高，陵居，风寒冰冽，其民乐野处而乳食。脏寒生满病，其治宜灸焫。故灸焫者，亦从北方来。

闭藏之藏，如字。焫，音热，余篇同。北方冬令阴寒，故天地所闭藏之域也。地余西北，故其地高，亦如西方之陵居也。风寒冰冽者，其地多风而寒，如冰之凛冽也。居，常居也；处，暂处也。其民乐野处，有时不欲居高也。旷野兽多，故乐野处而乳食。北方寒水气胜，内脏阴寒，多生胀满之病，其治宜艾火灸焫，以温脏寒，是灸焫之治，始于北方，故灸焫者，亦从北方来。

南方者，天地所长养，阳之所盛处也。其地下，水土弱，雾露之所聚也。其民嗜酸而食胕，故其民皆致理而赤色，其病挛痹，其治宜微针，故九针者，亦从南方来。

长，上声。胕，作腐。南方，火也，故为天地之所长养，阳气所盛之处也，地陷东南，故其地下。地高则刚，地下则柔，故水土弱，地土卑下，水湿从之，故雾露之所聚也。雾露所聚，其民故嗜酸而食腐。东南地弱，则嗜生我之味。其民嗜酸，木生火也。上文东方嗜咸，水生木也。西北地土有余，则不言所嗜矣。酸味收敛，故其民皆致理。致理，腠理致密也。嗜酸则木生火，故致理而

[1] 内：浙江书局本为“宙”。

赤色。水土弱，雾露聚，故其病挛痹。挛痹，拘挛痿痹也。其治宜微针。按《灵枢·九针》论，黄帝欲以微针通其经脉，微针，小针也。岐伯论小针而及于九针，故曰九针者，亦从南方来。

中央者，其地平以湿，天地所以生万物也众。其民食杂而不劳，故其病多痿厥寒热，其治宜导引按跷，故导引按跷者，亦从中央出也。

中央，土之正位也，故其地平以湿。平者，不高不陷，湿者，滋润也。平正滋润，万物乃生，故天地所以生万物也众。万物会聚，故其民食杂。四方来归，故其民不劳。不劳则四肢不强，故其病多痿厥。痿厥，痿痹厥逆也。食杂，则阴阳乖错，故其病多寒热。寒热，阴阳偏胜也。其治宜导引以和阴阳，按跷以和四肢，是导引按跷之治，始于中央，故导引按跷者，亦从中央出也。四方会聚，故曰来，中央四布，故曰出。

故圣人杂合以治，各得其所宜。故治所以异，而病皆愈者，得病之情，知治之大体也。

圣人不拘五方之病，不泥五方之宜。如东方砭石，而西北南中皆用之。西方毒药，而东北南中皆用之。北方灸焫，南方微针，中央导引按跷，而诸方皆用之。故杂合以治，各得其宜。治各不同，故治所以异，而病皆愈者，得病之情，知治之大体也。异法方宜，此之谓也。

移精变气论第十三篇

承上篇异法方宜之治，复论上古有移精变气之治也。精气者，人身之主宰，病则精气有亏，惟上古祝由治病，能移精变气，理色脉而通神明。以我之神，合彼之神，两神相合，精气相通，故可祝由而已。今时之人不能也。精气以神为主，故曰得神者昌，失神者亡。

黄帝问曰：余闻古之治病，惟其移精变气，可祝由而已。今世治病，毒药治其内，针石治其外，或愈或不愈，何也？

导引之谓移，振作之谓变。祝由者，祝其病所由来，以告于神也。上古毒药未兴，针石未起，惟其移精变气，可祝由而已其病。今世治病，祝由无裨，用毒药以治其内，针石以治其外，其病或愈或不愈，其故何也？

岐伯对曰：往古人居禽兽之间，动作以避寒，阴居以避暑，内无眷慕之累，外无伸官[1]之形。此恬憺之世，邪不能深入也。故毒药不能治其内，针石不能治其外，故可移精祝由而已。

往古穴居野处，人居禽兽之间，天寒则动作以避寒，天暑则阴居以避暑。避，犹辟也。内无眷慕之累。眷慕，眷恋思慕也。外无伸官之形，伸官，引伸五官，以为恭敬也。内外安和，此恬憺之世，而外邪不能深入也。内无病，故毒药不能治其内，外无病，故针石不能治其外。气机微有不和，故可移精变气，祝由以告于神，而病即已。

当今之世不然，忧患缘其内，苦形伤其外，又失四时之从，逆寒暑之宜，贼风数至，虚邪朝夕，内至五脏骨髓，外伤空窍肌肤。所以小病必甚，大病必

[1] 官：明·顾从德《素问》刻本为“宦”。

死，故祝由不能已也。

数，音朔，下同。空，上声。当今之世，不但内有眷慕之累，且忧患缘其内，不但外有伸官之形，且苦形伤其外，又失四时之从，逆寒暑之宜，以致贼风数至于身。虚邪朝夕相乘，内至五脏骨髓，为其精虚于内也，外伤空窍肌肤，为其气虚于外也。所以小病必甚，大病必死，故祝由不能已也。此今世之所以不同于往古也。

帝曰：善。余欲临病人，观死生，决嫌疑，欲知其要，如日月光，可得闻乎？

病人死生，嫌疑未决，若欲决之，必有要道，欲知其要，如日月光，始无遁情，故以为问。

岐伯曰：色脉者，上帝之所贵也，先师之所传也。上古使僦贷季，理色脉而通神明，合之金木水火土，四时八风六合，不离其常，变化相移，以观其妙，以知其要，欲知其要，则色脉是矣。色以应日，脉以应月，常求其要，则其要也。

僦，音就。上帝，上古之帝也。僦贷季，上古之师也。死生之要，在于色脉，故色脉者，上帝之所贵也。其理至微，幸先师之所传也。上古之世，曾使僦贷季，理人身色脉之道，而通日月之神明。以色脉而合五行之金木水火土，春夏秋冬之四时，四方四隅之八风，上下左右前后之六合，此五行四时八风六合，乃天人相应之常，故曰不离其常。夫色脉之道，不离其常，而常中有变，变中有化，变化相移，可以观其神妙，即可以知其要道。欲知其要，则色脉常变是矣。色主气为阳，故色以应日，脉主血为阴，故脉以应月，以阴阳之常，求其色脉之要，则得其大要也。

夫色之变化，以应四时之脉。此上帝之所贵，以合于神明也。所以远死而近生，生道以长，命曰圣王。

色为阳气，脉为阴血。阴血随阳气以运行，故夫色之变化，以应四时之脉，色脉相应，此上帝之所贵，以合于天地日月之神明也。上古之世，所以远死而近生，生道以长，命曰圣王，非今时所能及也。

中古之治，病至而治之，汤液十日，以去八风五痹之病，十日不已，治以草苏草荄之枝，本末为助，标本已得，邪气乃服。

荄，音该。汤液，五谷精汁为汤成液也。苏，叶也；荄，根也。中古之世，病至而后治之，故汤液十日，以去八风五痹之病。八风，八方之邪风。五痹，皮肌筋脉骨之痹也。若汤液十日，其病不已，则治以草苏草荄之枝，草苏草荄，毒药之类也。荄枝为本，苏枝为末，本末为助者，用以散邪而助正也。标本已得，邪气乃服者，《汤液醪醴论》曰：病为本，工为标；标本不得，邪气不服，今治病得宜，故标本已得，邪气乃服，此中古之世为然，而今时亦不能也。

暮世之病也，则不然，治不本四时，不知日月，不审逆从，病形已成，乃欲微针治其外，汤液治其内，粗工凶凶，以为可攻，故病未已，新病复起。

凶，上声。今暮世之治病也，则不然，治不本四时之五行，不知日月之色脉，不审逆从之标本，病形已成，乃欲微针治其外，汤液治其内。粗工凶凶，以为可攻，或攻以针石，或攻以毒药，本有之故病未已，妄攻之新病复起，此暮世不得同于中古，而大远于上古也。

帝曰：愿闻要道。

必愿闻要道，如日月光。

岐伯曰：治之要极，无失色脉，用之不惑，治之大则。逆从到行，标本不得，亡神失国，去故就新，乃得真人。

到，作倒。极，尽也，无以加也。治之要极，仍无失色脉。惟用之不惑，即治之大则。若逆从倒行，则工与病违。故标本不得，神不守形，故亡神失国。必去其逆从倒行之故疾，就色脉神变之日新，乃得同于上古，而称为真人。所以勉暮世之治，不但同于中古，而必同于上古也。

帝曰：余闻其要于夫子矣，夫子言不离色脉，此余之所知也。

帝始问欲知其要，如日月光。伯言色脉者上帝之所贵，复问愿闻要道，又言治之要极，无失色脉，岐伯之言，始终不离色脉，帝举以问，所以探其始终不离之义。

岐伯曰：治之极于一。

治之大要，研求其极，只有色脉一端，故治之极于一。

帝曰：何谓一？

求一之名。

岐伯曰：一者，因得之。

因病人之情意而得之。下文所谓得神者是也。

帝曰：奈何？

何以得其因？

岐伯曰：闭户塞牖，系之病者，数问其情，以从其意，得神者昌，失神者亡。

临病人，观死生，视听不妄，言动不苟，一似闭户塞牖，其心专系之病者然。数问其病情，以从其志意。情意之中，神所居也。有病而得神则生，失神则死，故得神者昌，失神者亡。审察其神，则得其因，得其因，则得其要矣。

帝曰：善。

祝由之移精变气，惟在得神，帝故善之。

汤液醪醴论第十四篇

汤液醪醴，作自上古，备而弗服。中古之世，服之万全。当今之世，虽有汤醪，不能已病，故有病起于极微，而即不可治者，有病干五脏，而疏涤以愈者。时世不同，治病亦异。所以追维上古，而重上古之全神也。

黄帝问曰：为五谷汤液及醪醴，奈何？

上篇《移精变气论》曰：汤液十日，以去八风五痹之病。帝承上篇之意。问上古为五谷汤液以及醪醴，其义奈何。

岐伯对曰：必以稻米，炊之稻薪，稻米者完，稻薪者坚。

汤液醪醴，黍、稷、稻、麦、豆，皆可为之。而秋成之稻谷尤佳，故必以稻米，炊之即以稻薪。盖稻米者，其质完备，稻薪者，其质坚劲也。

帝曰：何以然？

稻米何以完？稻薪何以坚？

岐伯曰：此得天地之和，高下之宜，故能至完，伐取得时，故能至坚也。

《六元正纪大论》云：岁半之前，天气主之；岁半之后，地气主之。稻米夏长秋成，此得天地之和。天体至高，地体至下，得天地之和，便得高下之宜。故稻米之质，能至完也。稻薪深秋而刈，色白似金，其时天气收，地气肃，伐取得时，故稻薪之质，能至坚也。

帝曰：上古圣人，作汤液醪醴，为而不用，何也？

汤液醪醴，古圣作之，为而不用，其故何也？

岐伯曰：自古圣人之作汤液醪醴者，以为备耳。夫上古作汤液，故为而弗服也。中古之世，道德稍衰，邪气时至，服之万全。

古圣作汤液醪醴，以备不虞。夫上古之世，恬憺虚无，真气从之，故为而弗服也。中古之世，道德稍衰，真气不从，邪气时至，故汤液醪醴，有病服之，可以万全。

帝曰：今之世，不必已，何也？

服之万全，其病必已。当今之世，服汤液醪醴，病不必已，其故何也。

岐伯曰：当今之世，必齐毒药攻其中，镵石针艾治其外也。

当今之世，忧患缘其内，苦形伤其外，故必齐毒药攻其中，镵石针艾治其外，但用汤液醪醴无裨也。

帝曰：形敝血尽，而功不立者何？

汤液、醪醴、毒药、针艾，并用而病不愈，直至形敝血尽，而功不立者何？

岐伯曰：神不使也。

使，去声，下同。人之一身，神气游行，内外传使，功不立者，神不使也。

帝曰：何谓神不使？神气在内，何谓不使？

岐伯曰：针石道也，精神不进，志意不治，故病不可愈。

针石之为道也，工之精神，与病之精神，工之志意，与病之志意，两相合也。今工之精神不进，志意不治，工与病违，故病不可愈。此工失其神，不相使也。

今精坏神去，荣卫不可复收，何者？嗜欲无穷，而忧患不止，精气弛坏，荣泣卫除，故神去之，而病不愈也。

泣，作涩。今时之人，精坏神去，则荣卫不可复收。何以精坏神去，盖嗜欲无穷，而忧患不止也。夫嗜欲无穷，则精气弛坏，忧患不止，则荣涩卫除。精气弛坏，荣涩卫除，故神去之，而病不愈也。此病失其神，不相使也。此一节，言汤液醪醴不能治病者，神去而不相使也。所以今时不得同于中古，而大远于上古也。

帝曰：夫病之始生也，极微极精，必先入结于皮肤，今良工皆称曰病成，名曰逆，则针石不能治，良药不能及也。今良工皆得其法，守其数，亲戚兄弟远近，音声日闻于耳，五色日见于目，而病不愈者，亦何暇不早乎？

病至不愈，病形已成。若夫病之始生也，起于极微极精，微犹轻也，精犹细也。必先入结于皮肤之毫毛，今良工治之，皆称曰病成，名之曰逆，则虽针石不能为治，则虽良药不能相及也。且今之良工，皆得其治病之法，守其常变之数，病者非亲戚则兄弟。亲戚兄弟或相疏而远，或相亲而近，其音声可以日闻于耳，五色可以日见于目，而病至不愈者，亦何其闲暇之甚，而不早为之计，以至病成而逆乎。

岐伯曰：病为本，工为标，标本不得，邪气不服，此之谓也。

病之始生，虽起于微，然有可治者，有不可治者。人身有病，则病为本，医工治之，则工为标。标本相得，则病可愈。标本不得，则邪气不服。邪气不服，是以不愈。即此始结皮肤，而病不愈之谓也。所以申明病虽始生，治之而不愈也。

帝曰：其有不从毫毛而生，五脏阳已竭也。津液充郭，其魄独居，精孤于内，气耗于外，形不可与衣相保，此四极急而动中，是气拒于内，而形弛于外，治之奈何？

郭，廓同。廓，空廓。四极，即四肢。急，胀急也。病生皮肤，即不能治，其有不从毫毛而生，则五脏之阳已竭也。津液充塞于空廓之间，为凝聚胀满之病。肺藏魄，为五脏之长，通调水道，下输四布，其魄独居，不能下输四布矣。肺主气，肾藏精，精气相交，今精孤于内，气耗于外，水天上下，不相通矣。形不可与衣相保者，形体浮肿不可与衣相为保合也，形不保衣，此四肢所以胀急，而喘动于中，是水气拒格于内，形体废弛于外，内外相失，阴阳不和，治之奈何？

岐伯曰：平治于权衡，去宛陈莝，微动四极，温衣，缪刺其处，以复其形。开鬼门，洁净府，精以时服，五阳已布，疏涤五脏，故精自生，形自盛，骨肉相保，巨气乃平。

缪，平声，余篇仿此。权，秤锤也。衡，平也。腐秽充塞，五脏不和，故当平治于权衡，如秤物而得其平也。宛，积也。陈，久也。莝，腐也。去宛陈莝，谓津液充廓，则去其积久之腐秽，以平之也。微动四极，乃助其阳热之气，使四肢温和，而微动也。谓四极急而动中，则微动四极以和之也。温衣，缪刺其处，以复其形，乃温厚其衣，左右交刺，以复其自然之形体也。谓形不与衣相保，则温衣缪刺以复其形也。开鬼门，乃开发毛腠而汗出也。洁净府，乃小便利而中渎之府清洁也。谓其魄独居，则开鬼门、洁净府，使肺魄外达于皮毛，下通于净府也。精以时服，五阳已布，乃肺气通调，则肾脏之精亦以时服，不致孤精于内，气耗于外矣。肺气通调，则五脏之阳亦已输布，不致五脏之阳已竭矣。凡此施治，所以疏涤五脏也。五脏疏涤，则正气来复，故精自生，形自盛，骨肉相保，而巨气乃平，始之气拒于内，而形弛于外者，至此则内外安和，形气调摄矣，所以申明病干五脏，治之而可愈也。

帝曰：善。

病生皮肤，标本不得，即不能治。病干五脏，平其权衡，犹为可治，轻重死生，神变莫测，故帝曰善。

此一节言暮世之病，与古不同，精神志意无所施也。

玉版论要论第十五篇

玉版，著之玉版也；论要，论色脉之大要也。色脉大要，以神为主。故首言神，次言色言脉，而论要毕矣。

黄帝问曰：余闻揆度奇恒，所指不同，用之奈何？

度，入声，下同。奇，异也。恒，常也。奇恒，异于恒常之病也。帝问揆度奇恒，所指不同，于十二经脉之循行，余欲用之以为治奈何？

岐伯对曰：揆度者，度病之浅深也，奇恒者，言奇病也。请言道之至数。

度病之浅深而为揆度，奇病而为奇恒，所指虽有不同，然道之至数，请得言之。

五色脉变，揆度奇恒，道在于一，神转不回，回则不转，乃失其机。

道之至数，有色有脉，五色与脉，其变无常，以五色脉变，而揆度于奇恒，则用之之道，惟在于一，一者神也，色脉本神气以运行，左旋右转而不回。若回则不能旋转，乃失其运行之机。

至数之要，迫近以微，著之玉版，命曰合玉机。

请言道之至数，其至数之要，迫近而在于色脉，以微而在于神机，色脉神机，可以著之玉版。合玉衡旋转之机，故命曰合玉机。著之玉版，则为玉版论要。合玉机，则为玉机真脏。帝闻岐伯之言，其后复有玉机真脏之论。

此言色脉，以神为主，神机合玉机，所以著之玉版也。

容色见上下左右，各在其要。

在，察也。所谓色变者，面容之色，见于上下左右，当各察其浅深顺逆之要。

其色见浅者，汤液主治，十日已。

色浅，乃微青微黄微赤微白微黑也。色浅则病亦浅，故以汤液主治。汤液者，五谷之汤液，十日已者，十干之天气周，而病可已，即《移精变气论所》所谓“汤液十日，以去八风五痹之病”者是也。

其见深者，必齐主治，二十一日已。

色深则病亦深，故其见深者，必齐毒药主治。齐，合也。即《汤液醪醴论》所谓“必齐毒药攻其中”者是也。二十日，则十干再周，二十一日，再周环复，其病可已。

其见大深者，醪酒主治，百日已。

色大深，则病亦大深，故其见大深者，醪酒主治，醪酒乃熟谷之液，其性慓悍滑疾，运行荣卫，通调经脉，故百日病已，百日则十干十周，气机大复也。

色夭面脱，不治，百日尽已，脉短气绝，死。病温虚甚，死。

颜色夭而面容脱，其病不治，至百日尽已。尽已，气血皆终也。若兼脉短气绝，即死。病温虚甚亦死，不能期之百日矣。

色见上下左右，各在其要，上为逆，下为从。

色，容色也，申明容色见上下左右，各在其要者。《灵枢·五色》论云：其色上行者，病益甚。故上为逆。其色下行，如云彻散者，病方已，故下为从。

女子右为逆，左为从；男子左为逆，右为从。

女子为阴，经脉之气，右旋左转，故病色见于右为逆，见于左则从左而散，故为从。男子为阳，经脉之气，左旋右转，故病色见于左，为逆；见于右，则从右而散，故为从。

易，重阳死，重阴死。

重，平声。易，交易也，女子左为

从，男子右为从者，女为阴而从阳，男为阳而从阴，乃阴阳交易之道也。女子右为逆，男子左为逆者，女为阴，右亦为阴，男为阳，左亦为阳，乃重阳死、重阴死之义也。

阴阳反他[1]，治在权衡相夺，奇恒事也，揆度事也。

阴阳相得则顺，反他则逆。若阴阳反他，则治之之法，在于权衡相夺。权衡者，得其平也。相夺者，夺其逆于右者从左，逆于左者从右。如汤液主治、必齐主治、醪酒主治，皆权衡相夺之义。夫阴阳反他，乃奇恒事也。治在权衡相夺，乃揆度事也。

此举色之大要，而有死生也。

搏脉痹躄，寒热之交。

所谓脉变者，正气与邪气相持，则为搏脉，病干形体，则为痹为躄，病干气机，则为寒热之交。

脉孤，为消气；虚泄，为夺血。孤为逆，虚为从。

脉者，气血之先，脉孤则阳气内损，故为消气。孤，谓弦钩毛石，少胃气也。脉虚泄，则阴血内亏，故为夺血。虚泄，谓脉气内虚，不鼓动也。脉孤而无胃气，则真元内脱，故为逆，虚泄而少血液，则血可渐生，故为从。

行奇恒之法，以太阴始。

人有奇恒之病，而揆度其脉，是行奇恒之法也。行奇恒之法，不离人身经脉之常，故以太阴始，肺手太阴之脉，为十二经脉之首，始于寅肺，终于丑肝，故当以之为始。

行所不胜曰逆，逆则死。行所胜曰从，从则活。

克我者，为所不胜，行所不胜，则有病之经脉受克，故曰逆，逆则死。我克者，为所胜，行所胜，则有病之经脉气盛，故曰从，从则活。

八风四时之胜，终而复始，逆行一过，不复可数。

数，上声。八方之风，主于四时，各有所胜，如东风主春木而胜土，南风主夏火而胜金，西风主秋金而胜木，北风主冬水而胜火，四隅应中土而胜水。八风四时之胜，各主其时，循环无端，故终而复始。一岁之中，木火土金水，以次相生，若逆行一过[2]则相生不次，故不复可数，而生气或几乎息矣。

此举脉之大要，而有死生也。

论要毕矣。

总结上文，合神机色脉论要毕矣。

诊要经终论第十六篇

诊视之要，在于经脉。春夏秋冬，各有所刺，所以治其经脉也。不知者反之，所以伤其经脉也；十二经脉之败，乃经脉之终也，故曰诊要经终也。

黄帝问曰：诊要何如？

此问诊要，下问经终，故以名篇。

岐伯对曰：正月、二月，天气始方，地气始发，人气在肝。

方，犹位也。正月、二月，天气从阴而阳，故天气始位。地气从下而上，故地气始发。肝主春木，故人气在肝。

三月、四月，天气正方。地气定发，

---

[1] 阴阳反他：林亿《素问·新校正》云："按《阴阳应象大论》云'阴阳反作'。"

[2] 一过：浙江书局本为"而复"。

人气在脾。

三月、四月，天气由东而南，始正其位，故天气正方，地气由生而长，发无余蕴，故地气定发。土生万物，于人为脾，故人气在脾。

五月、六月，天气盛，地气高，人气在头。

五月、六月，天暑地炎，天暑故天气盛，地炎故地气高，谓气机上而不下也。人气在头，亦上而不下之谓也。

七月、八月，阴气始杀，人气在肺。

春夏为阳，秋冬为阴。七月、八月，天地之气自阳而始阴，故阴气始有肃杀之意。肺主秋金，故人气在肺。

九月、十月，阴气始冰，地气始闭，人气在心。

九月、十月，自秋而冬，阴气凝聚，始有作冰之意。地气收敛，始有闭藏之机。人气在心合于手少阴也。

十一月、十二月，冰复，地气合，人气在肾。

复，犹伏也。十一月、十二月，水冰气伏，故冰伏。地气归藏，故地气合。肾水之气主于冬，故人气在肾，合于足少阴也。

故春刺散俞，及与分理，血出而止，甚者传气，间者环也。

散，上声；间，去声，下俱同。散俞，络脉之俞也。分理，分肉之腠理也。春气始生，故春刺络脉之散俞及与分肉之腠理间。血出则经络通而止针。如病甚者，当深取而传导其气，若虚实相间者，以针传气，而即环转也。

夏刺络俞，见血而止，尽气闭环，痛病必下。

络[1]俞，孙络之俞也。夏气开张，故浅刺络俞，微见其血而止针，若尽传其气，反闭其环转之机，而痛病必下入矣。

秋刺皮肤，循理，上下同法，神变而止。

秋时人气在肺，肺主皮肤，故秋刺皮肤，气机始收。故循皮肤之纹理而刺之，或刺上，或刺下，皆同于皮肤循理之法。故上下同法，若气机环转，则神气内变，而止针。

冬刺俞窍于分理，甚者直下，间者散下。

俞窍，乃俞穴之窍。冬气闭藏，其刺宜深，故冬刺俞穴之窍，在于窍之分理。病甚者，循俞直下。虚实相间者，循经散下。

春夏秋冬，各有所刺，法其所在。

总结上文之意。上文春夏秋冬，人气各有所在。春夏秋冬，浅深各有所刺。此言春夏秋冬，各有所刺，即法其人气之所在，以为刺也。

春刺夏分，脉乱气微，入淫骨髓，病不能愈，令人不嗜食，又且少气。

分，去声，下同。春夏秋冬各有所刺，若春刺夏分，心气妄伤，心合脉，故脉乱，脉乱则气无所附，故气微。脉乱气微，邪反内入，故入淫骨髓，而春病不能愈。夫脉乱必令人不嗜食。盖食气入胃，浊气归心，淫精于脉也，不但气微，又且少气。

春刺秋分，筋挛逆气，环为咳嗽，病不愈，令人时惊，又且哭。

春刺秋分，肺气妄伤。筋挛，肝病

[1] 络：浙江书局本为“络”，误。

也。筋挛逆气，肝病而逆于肺也。肝病逆肺，故转为咳嗽，环犹转也。春刺秋分，故春病不愈。东方肝木，其病发惊骇，故令人时惊。肝藏魂，肺藏魄，魂魄不安，故又且邪哭。

春刺冬分，邪气着藏，令人胀，病不愈，又且欲言语。

着，旧本讹“著”，今改，下“缴着”同。藏，如字。春刺冬分，肾气妄伤，肾主冬藏，故邪气着藏。水寒为病，故令人胀。刺失其宜，故春病不愈，言为心声，又且欲言语，不但病足少阴，兼病手少阴也，凡此皆春刺之失也。

夏刺春分，病不愈，令人懈惰。

夏刺春分，则夏病不愈。长夏属土，故令人懈惰。

夏刺秋分，病不愈，令人心中欲无言，惕惕如人将捕之。

夏刺秋分，则夏病不愈，夏火属心，心虚，故令人心中欲无言，不但无言，且惕惕如人将捕之。

夏刺冬分，病不愈，令人少气，时欲怒。

夏刺冬分，则夏病不愈，夏月阳气外张，故令人少气。气虚，则肝血无所附，故时欲怒，凡此皆夏刺之失也。

秋刺春分，病不已，令人惕然，欲有所为，起而忘之。

秋刺春分，则秋病不已。秋主收，刺春分，反导其气血上行，故令人惕然。肺位居高，治节出焉，故欲有所为。收气反散，故起而忘之。

秋刺夏分，病不已，令人益嗜卧，又且善梦。

秋刺夏分，则秋病不已。夏日人倦嗜卧，秋刺夏分，则令人益嗜卧。嗜卧阴也，梦为阴中之阴，既嗜卧矣，又且善梦。

秋刺冬分，病不已，令人洒洒时寒。

秋刺冬分，则秋病不已，冬时水旺气寒，冬脉虚，故令人洒洒时寒。凡此皆秋刺之失也。

冬刺春分，病不已，令人欲卧不能眠，眠而有见。

冬刺春分，则冬病不已。卧眠者，闭藏之象，冬刺春分，故欲卧而不能眠。气机外泄，故眠而有见。有见，以无为有也。

冬刺夏分，病不愈，气上，发为诸痹。

冬刺夏分，则冬病不愈。气上者，阳因而上，开泄之意也。发为诸痹者，冬气应藏而反开泄，留连时日，发为风寒湿诸痹之证也。

冬刺秋分，病不已，令人善渴。

冬刺秋分，则冬病不已，冬时水精内藏，刺秋分，则水精外泄于皮毛，故令人善渴，凡此皆冬刺之失也。

凡刺胸腹者，必避五脏。

春夏秋冬，刺失其分，则伤五脏之气。故凡刺胸腹之皮部者，必避五脏真元之气，当从之使出，不可逆之使入也。

中心者，环死。

中，去声，下中脾、肾、肺、膈皆同。若逆之使入，中伤心气者，周时环转而死。盖阳中之太阳，心也，如天之日，一日一周，今不能周，故环死。

中脾者，五日死。

脾者，土也，五乃土之生数，故中伤脾气者五日死。

中肾者，七日死。

肾者，水也，天一生水，地六成之，合而为七，故中伤肾气者，七日死。

中肺者，五日死。

肺者，金也，乾为金，为天。《易·系》曰：天数五，地数五。故中脾者五日死，此中肺气者，亦五日死。言五脏不及肝者，或简脱也。

中膈者，皆为伤中，其病虽愈，不过一岁，必死。

五脏之气，皆从胸膈以出入，故中伤膈气者，皆为伤中，其外病虽愈，亦不过一岁必死。一岁，尽四时五行之气也。

刺避五脏者，知逆从也。所谓从者，膈与脾肾之处，不知者反之。

处，去声。上文云凡刺胸腹者，必避五脏。此申明刺避五脏者，知逆从之道也。所谓从者，乃膈与脾肾之处，盖膈为阳，居上，脾属土，居中，肾为阴，居下，知膈与脾肾之处，则知上下出入之度，故为从。若不知膈与脾肾之处，宜上反下，宜出反入，不知者反之，则为逆矣。

刺胸腹者，必以布缴着之，乃从单布上刺。刺之不愈，复刺，刺针必肃，刺肿摇针，经刺勿摇，此刺之道也。

又申明凡刺胸腹者，必以布缴着之，乃从单布上刺，是刺之至浅也。刺之不愈，复刺者，言刺布不愈，当去布复刺也。刺针必肃者，复刺之针，必宜端肃，不若刺布之放纵也。刺肿摇针者，肌肉壅肿，则宜摇针以泻之。若肌肉不肿而为经脉之刺，仍宜端肃而勿摇。此刺胸腹必避五脏之要道也。

此一节言四时各有所刺。刺失其宜，则病不愈，刺伤五脏，则死有期，而为诊视之要也。

帝曰：愿闻十二经脉之终，奈何？

上文刺伤五脏乃无形之气机，非有形之经脉，故帝复愿闻十二经脉之终。

岐伯曰：太阳之脉，其终也，戴眼，反折，瘈疭，其色白，绝汗乃出，出则死矣。

太阳之脉，手足太阳之经脉也。终，绝也。戴眼，目上视也。反折，背反张也。瘈疭，手足抽掣也。手太阳之脉，止于目内眦，足太阳之脉，起于目内眦，故其终也，戴眼。太阳行身之背，故其终也，反折。手太阳之脉，循臂上肩，足太阳之脉，贯臀入腘，故其终也，瘈疭。手太阳主液，液脱血亡，故其色白。经脉终而汗出，则为绝汗，绝汗出则死矣。

少阳终者，耳聋，百节皆纵，目寰绝系。绝系，一日半死。其死也，色先青白，乃死矣。

寰，旧本讹瞏，今改。手足少阳之脉，从耳后入耳中，出走耳前，故其终也，耳聋。《灵枢·经脉》论云，胆足少阳之脉，主骨所生病。节者，骨之交，故其终也，百节皆纵。手少阳之脉止于目锐眦，足少阳之脉，起于目锐眦，故其终也，目寰绝系，谓目之寰宇与眼系相绝，不相维系也。系绝经终，故一日半死。《刺禁论》云：刺中胆者，一日半死。色先青白者，日半之前，先见木受金刑之色，乃死矣。

阳明终者，口目动作，善惊，妄言，色黄，其上下经盛，不仁，则终矣。

足阳明经脉，起于鼻頞中，上连于目，下连于口，故口目动作，动作牵引歪斜也。善惊，所谓闻木音则惕然而惊也。妄言，所谓甚则上高而歌也。色黄，土气外呈也。上下经盛，谓口目动作，善惊妄言色黄，皆足阳明经脉之病。从足而手，从下而上，则其上下经盛，手经足经皆病也。不仁者，身冷肤硬，阳明之经脉皆终矣。

少阴终者，面黑齿长而垢，腹胀闭，上下不通而终矣。

面黑，水气上泄也。齿长，骨属外浮也。垢，面齿不荣也。腹胀闭，少阴神机不从中土而转输也。手经足经不相通贯，则上下不通，而少阴之经脉皆终矣。

太阴终者，腹胀闭，不得息，善噫，善呕。呕则逆，逆则面赤。不逆则上下不通，不通则面黑，皮毛焦而终矣。

腹胀闭，足太阴脾气不升也。不得息，手太阴肺气不降也。善噫，脾病也。善呕，土虚也。呕则逆，不能四布也。逆则面赤，火色外呈，土无生源也。若不上逆则地气不升，故上下不通，不通则土不制水，故面黑；土不生金，故皮毛焦，而太阴之经脉皆终矣。

厥阴终者，中热，嗌干，善溺，心烦，甚则舌卷、卵上缩而终矣。

溺，鸟去声。卷，上声，余篇卷同。手厥阴心包之脉，起于胸中，故中热。足厥阴肝脉为病，则嗌干善溺。手厥阴心包为病，则心烦。此厥阴经脉之病，非经脉之绝。甚则舌卷，厥阴之脉绝于上也；卵上缩，厥阴之脉绝于下也。如是则厥阴之经脉皆终矣。

此十二经之所败也。

手足六经之终，乃十二经脉之终，故曰此十二经之所败也。

此一节承上文五脏气机内逆，而论十二经脉之终，所以为“诊要经终”也。

脉要精微论第十七篇

脉之大要，至精至微。切脉动静，视精明，察五色，观五脏有余不足，六腑强弱，形之盛衰，参伍以决死生，此脉要之精微也。脉其四时动，知病之所在，知病之所变，知病乍在内，乍在外，亦脉要之精微也。反复详明，而脉要精微，庶可知矣。

黄帝问曰：诊法何如？

欲悉脉之精微，先问诊法何如。

岐伯对曰：诊法常以平旦，阴气未动，阳气未散，饮食未进，经脉未盛，络脉调匀，气血未乱，故乃可诊有过之脉。

平旦之时，阴气静而未动，阳气聚而未散，斯时饮食未进，则经脉之气血未盛，络脉之气血调匀，未盛调匀则气血未乱，因而诊之，有过毕呈，故乃可诊有过之脉。

切脉动静，而视精明，察五色，观五脏有余不足，六腑强弱，形之盛衰，以此参伍，决死生之分。

诊脉之法，其一在于切脉动静，或阳动阴静，或阴动阳静也。其一在于视精明，视其人能审情辨物与不能审情辨物也。其一在于察五色，察人面容之色，藏而不露与露而不藏也。其一在于观五脏有余不足，有余则得其守，不足则失其守。其一在于观六腑强弱，形之盛衰，形盛则腑强，形衰则腑弱。以此五者，参伍揆度，可以决其死生之分，此诊脉之法也。

夫脉者，血之府也，长则气治，短则气病，数则烦心，大则病进，上盛则气高，下盛则气胀，代则气衰，细则气少，涩则心痛，浑浑革至如涌泉，病进而色弊，绵绵其去如弦绝，死。

数，音朔，下同。所谓切脉动静者，以脉主气，而为血之府也。脉长则阳气有余，故气治。脉短则阳气不足，故气病。脉数则火热内乘，故烦心。脉大则邪气有余，故病进。上盛，寸口脉盛也，寸口脉盛，主气上升，故气高。下盛，尺中脉盛也，尺中脉盛，主气下逆，故气胀。脉代，乃动而中止，不能自还，此阳气之衰也。脉细，乃萦萦如蜘蛛丝，此阳气之少也。脉涩乃来去不和，此血竭心虚，故心痛。浑浑，浊乱不次之意。革至如涌泉，应指杂遝❶之意，脉至如是，则知病进而神色内弊。绵绵，软散无伦之意，其去如弦绝，应指若无之意，脉去如是，则知气血内败而将死矣。此切脉动静之法❷也。

夫精明者，所以视万物，别白黑，审短长。以长为短，以白为黑，如是则精衰矣。

旧本在“其寿不久也”下，今改正于此。所谓视精明者，所以视万物之众，其间之白黑能别，短长能审，此人之精明者也。若不能审，而以长❸为短；不能别，而以白为黑，此人之不精明者也。故曰：如是则精衰。此视精明之法也。

夫精明五色者，气之华也。赤欲如白裹朱，不欲如赭；白欲如鹅羽，不欲如盐；青欲如苍璧之泽，不欲如蓝；黄欲如罗裹雄黄，不欲如黄土；黑欲如重漆色，不欲如地苍。五色精微象见矣，其寿不久也。

重，平声。所谓察五色者，面容之色，亦贵精明，故曰，夫精明五色者，乃神气之华于外也。色有赤白青黄黑，赤欲如白之裹朱，不欲如赭之纯赤；白欲如鹅羽之光润，不欲如盐之呆白，青欲如苍璧之滑泽，不欲如蓝之干枯；黄欲如丝罗之裹雄黄，不欲如黄土之槁燥；黑欲如重漆之光亮，不欲如地苍之黑黯。盖五色外呈，精微内藏。如五色精微之象，俱见于外，是露而不藏，故其寿不久也。此察五色之法也。

五脏者，中之守也，中盛脏满，气胜伤恐者，声如从室中言，是中气之湿也。言而微，终日乃复言者，此夺气也。衣被不敛，言语善恶，不避亲疏者，此神明之乱也。仓廪不藏者，是门户不约也。水泉不止者，是膀胱不藏也。得守者生，失守者死，夫五脏者，身之强也。

“不藏”之“藏”，如字。所谓观五脏有余不足者，以五脏神气在中，乃中之内守也。邪实则中盛，脏满正虚，则气胜伤恐。人之音声，起于肾，出于肺，会于中土。若中盛脏满，气胜伤恐者，则声如从室中言，此中土壅滞，致肺肾不交，故曰是中气之湿也。若言而微，终日乃复言者，此生气不能上出于肺，故曰此夺气也，此五脏神气不和于上下

❶ 遝，通“沓”。
❷ 法：浙江书局本为“要”。
❸ 长：浙江书局本为“衰”。

也。若五脏神气不和于外内，致衣被不敛，言语善恶不避亲疏者，此神明外脱而昏乱也。若仓廪不藏而洞泄者，是魄门幽户之不约也。水泉不止而遗溺者，是膀胱水津之不藏也。此神机内殒而泄注也。五脏者，中之守，得守则神气保固而生，失守则神气离脱而死。由此言之，夫五脏者，不但为中之内守，亦为身之外强也。此观五脏有余不足之法也。

头者，精明之府，头倾视深，精神将夺矣。背者，胸中之府，背曲肩随，府将坏矣。腰者，肾之府，转摇不能，肾将惫矣。膝者，筋之府，屈伸不能，行则偻附，筋将惫矣。骨者，髓之府，不能久立，行则振掉，骨将惫矣。得强则生，失强则死。

所谓观六腑强弱，形之盛衰者，以在外之形身论之，则头背腰膝骨，皆谓之府。人身精气上会于头，神明上出于目，故头者，精明之府。若头倾视深，则精气神明，不上行于头，而精神将夺矣。胸在内，背在外，故背者胸中之府。若背曲肩随，则胸中之气，不行于背，而府将坏矣。肾居腰内，故腰者肾之府。若转摇不能，则腰骨空虚，而肾将惫矣。大筋联属于膝，故膝者筋之府。若屈伸不能，行则伛偻依附，膝软不坚，而筋将惫矣。髓藏骨内，故骨者髓之府。若不能久立，行则振掉，则精髓内枯，而骨将惫矣。此六腑强弱，属于形之盛衰，故以头背腰膝骨为府。得强则形身之府气盛，故生；失强则形身之府气衰，故死。此观六腑强弱、形之盛衰之法也。

岐伯曰：反四时者，有余为精，不足为消。应太过，不足为精，应不足，有余为消。阴阳不相应，病名曰关格。

上二“应”，平声。精，精强也。消，消弱也。上文切脉动静五者，岐伯皆申明之，而参伍以决死生，未有申明，故岐伯复言以告帝。脉之大体，有余则为精，不足则为消。若反四时者，为精为消，失其常度。故春夏之时，脉应太过，太过当以有余为精，今应太过，而以不足为精；秋冬之时，脉应不足，不足当以不足为消，今应不足而以有余为消，此脉与四时之阴阳不相应，病名曰关格。关，不得小便也；格，吐逆也。脉反四时，得其病情，更当以此参伍，决其死生，故复言之。

此一节，论诊脉之大纲，而为脉要之精微也。

帝曰：脉其四时动奈何？知病之所在奈何？知病之所变奈何？知病乍在内奈何？知病乍在外奈何？请问此五者，可得闻乎？

帝承岐伯之论，复举五者以问。以此五者，亦脉要之精微也。

岐伯曰：请言其与天运转大也。万物之外，六合之内，天地之变，阴阳之应，彼春之暖，为夏之暑，彼秋之忿，为冬之怒，四变之动，脉与之上下。

人之阴阳升降，如天运之环转广大，故曰请言其与天运转大也。天运转大，包乎万物之外，行于六合之内，天施地生，则有天地之变，人之阴阳应乎天地，则有阴阳之应。天地有四时之气，故彼春之暖，为夏之暑，彼秋之忿，为冬之怒。夫春暖夏暑，秋忿冬怒，乃四变也，有是变，则有是气，乃四变之动也。人之脉象，与四变之动气相为上下也。

以春应中规，夏应中矩，秋应中衡，冬应中权。

应，平声。中，去声。所以与之上下者，春时天气始生，脉应软弱浮滑，则圆转而中规之度矣。夏时天气正方，脉应洪大周遍，则充满而中矩之度矣。秋时天气始降，脉应平静轻虚，则平准而中衡之度矣。冬时天气闭藏，脉应沉石深重，则下沉而中权之度矣。此四变之动，而脉与之上下也。

是故冬至四十五日，阳气微上，阴气微下；夏至四十五日，阴气微上，阳气微下。阴阳有时，与脉为期，期而相失，知脉所分，分之有期，故知死时。

脉与四时阴阳，相为上下，不可相失。是故冬至四十五日，冬至一阳初生，从冬至至立春，阳气微上。阳气微上，则阴气微下矣。夏至四十五日，夏至一阴初生，从夏至至立秋，阴气微上。阴气微上，则阳气微下矣。阴阳上下有时，即与人身之脉为期，至期而不上下，是期而相失也。分别其阳气不上、阴气不上，是知脉所分也。阳气不上，死于春；阴气不上，死于秋。是分之有期，故知死时也。

微妙在脉，不可不察，察之有纪，从阴阳始，始之有经，从五行生，生之有度，四时为宜，补泻勿失，与天地如一，得一之情，以知死生。

人身之脉，一如天地，至微至妙，故微妙在脉，不可不察也。察之有纪，从阴阳始，即冬至阳气微上，夏至阴气微上也。始之有经，从五行生，谓冬至至立春，水生木也；夏至至立秋，火生土，土生金也。生之有度，四时为宜，言木火土金水五行相生，有其常度，与春夏秋冬四时相合而为宜也。四时之气有太过，有不及，不及补之，太过泻之。补泻勿失，则人身阴阳，与天地如一，得其如一之情，可以知其死生矣。

是故声合五音、色合五行、脉合阴阳。是知阴盛则梦涉大水恐惧，阳盛则梦大火燔灼，阴阳俱盛则梦相杀毁伤；上盛则梦飞，下盛则梦堕；甚饱则梦予，甚饥则梦取；肝气盛则梦怒，肺气盛则梦哭；短虫多则梦聚众，长虫多则梦相击毁伤。

人身动静，皆有阴阳。是故声合五音，声有阴阳也；色合五行，色有阴阳也；脉合阴阳，脉有阴阳也。得其相合之义，不但日之声色，合于阴阳，即夜之梦象，亦合阴阳。是知阴盛，则梦涉大水恐惧。水，阴象也；恐惧，肾病也。阳盛则梦大火燔灼。火，阳象也，燔灼，心病也。阴阳俱盛则水火亢害，故梦相杀毁伤。相杀，争战也；毁伤，俱败也。上盛则气并于上，故梦飞。飞者，肝藏魂而上升也。下盛则气并于下，故梦堕。堕者，肺藏魄而下降也。此水阴火阳，木浮金沉之义。若饱若饥，脾土主之。甚饱，则土气有余，故梦予；甚饥则土气不足，故梦取。肝气盛则梦怒，怒则气上也，肺气盛则梦哭，哭则气下也。虫生于胃，短虫多则相聚成群，故梦聚众；长虫多则彼此参商，故梦相击毁伤。此五脏阴阳而形诸梦，亦声合五音，色合五行，脉合阴阳之义。

是故持脉有道，虚静为保。春日浮，如鱼之游在波；夏日在肤，泛泛乎万物有余；秋日下肤，蛰虫将去：冬日在骨，蛰虫周密，君子居室。

四时之脉，各不同形，是故持脉有道，虚静为保。虚，清虚。静，宁静。保，保守勿失也。春日，气机从下而上，故春日脉浮，其形如鱼之游在波；夏日，气机充满于外，故夏日之脉在肤，其形泛泛乎如万物之有余；秋日，气机从外而内，故秋日之脉下肤，其形如蛰虫之将去；冬日，气机内藏而伏，故冬日之脉在骨，其形如蛰虫之周密，复如君子之居室。

故曰：知内者按而纪之，知外者终而始之。此六者，持脉之大法。

春夏脉浮，其形在外；秋冬脉沉，其形在内。重手按脉，纪其至数，则知在内之脉，故曰：知内者按而纪之。轻按为始，重按为终，由重而轻，则知在外之脉，故知外者终而始之。此内外按纪终始六者，乃持脉之大法。以上答帝脉其四时动之问者如此。

心脉搏坚而长，当病舌卷不能言；其软而散者，当消，环自已。

散，上声，下同。搏坚，邪正相持之脉也；长，脉体有余也；软散，脉体不及也。心脉搏坚而长，则心气受邪而壅滞，故当病舌卷不能言；其软而散者，此为不及之脉，心液内虚，故当消渴。心藏神，神机环转，消渴自愈，故环自已。

肺脉搏坚而长，当病唾血；其软而散者，当病灌汗，至令不复散发也。

“散发”之“散”，如字。肺脉搏坚而长，则邪实于肺，金受火刑，故当病唾血；其脉软而散者，肺气不能通调，故当病灌汗。灌汗，脾土灌溉之汗也。脾津外泄，至令肺气不复散发也。散，四散；发，宣发也。

肝脉搏坚而长，色不青，当病坠，若搏，因血在胁下，令人喘逆；其软而散，色泽者，当病溢饮。溢饮者，渴暴多饮，而易入肌皮肠胃之外也。

易，去声。肝脉搏坚而长，则邪实于肝，肝病色青，今色不青，是伤其形体，不涉气分，故当病坠若搏。坠，堕伤也。搏，击伤也。坠若搏，因而血在胁下。血在胁下，则枢机不利，升降不和，故令人喘逆。其脉软而散，其色不但不青，反润泽者，当病溢饮。溢饮乃肝血不能热肉充肤，致有水泛之病，故申明溢饮者，乃渴暴多饮，其饮不能疏泄于下，而易入肌皮肠胃之外也。

胃脉搏坚而长，其色赤，当病折髀；其软而散者，当病食痹。

折，音舌，下同。胃脉搏坚而长，则邪实于胃，阳明多气多血，故色赤；不能下络于脾，故当病折髀。其脉软而散，则中焦不能腐化，故当病食痹。

脾脉搏坚而长，其色黄，当病少气；其软而散，色不泽者，当病足骱肿，若水状也。

脾脉搏坚而长，则邪实于脾，土气外浮，故其色黄。太阴地气，不交于肺，故当病少气。其脉软而散，则气不外荣，其色但黄不华泽者，乃火不生土，火土皆虚，故当病足骱肿，若水状也。

肾脉搏坚而长，其色黄而赤者，当病折腰；其软而散者，当病少血，至令不复也。

肾脉搏坚而长，则邪实于肾，其色黄而赤者，土制其水，水不胜火也；脉体实而正气虚，故当病折腰，腰乃肾之外候也。其脉软而散，则心肾不交，故当病少血；水火皆虚，至令少血而不复也。

帝曰：诊得心脉而急，此为何病？病形何如？

病发于内，形见于外，复举心脉之急，以探病形。

岐伯曰：病名心疝，少腹当有形也。

心脉急，故名心疝。心疝之病，少腹当有形也。

帝曰：何以言之？

心疝，何以少腹有形？

岐伯曰：心为牡脏，小肠为之使，故曰少腹当有形也。

为、使，皆去声。阳中之阳，心也，故心为牡脏。心络小肠，故小肠为之使。心疝，则小肠不为之使，故曰少腹当有形也。举心与小肠，则凡脏与腑合之脉，可类推其因脏病腑矣。

帝曰：诊得胃脉，病形何如？

五脏心为主，六腑胃为主。诊得胃脉有病，病形何如。

岐伯曰：胃脉实则胀，虚则泄。

胃脉有余而实，则胀。胀，腹胀，脾实之病也。胃脉不足而虚，则泄。泄，溏泄，脾虚之病也。举胃与脾，则凡腑与脏合之脉，可类推其因腑病脏矣。以上答帝知病所在之问者如此。

帝曰：病成而变何谓？

以次言之，当论病之所变，故因问之。

岐伯曰：风成为寒热，瘅成为消中，厥成为巅疾，久风为飧泄，脉风成为疠，病之变化，不可胜数。

胜，平声。数，上声。风者百病之长，善行数变，故风成则或为寒变，或为热变。瘅，火热病也。瘅成则津液内竭，故为消中之变。厥，手足逆冷也。厥成则阴阳不和，气上不下，故为头痛巅疾之变。春伤于风，至夏变为飧泄，故久风为飧泄。风伤经脉，变为癞疾之疠疡，故脉风成为疠。凡此皆为病变，究之病之变化，不可胜数。

帝曰：诸痈肿筋挛骨痛，此皆安生？

风成诸变，乃成于内而变于外，若诸痈肿，以及筋挛骨痛，则病已变于外，故问此皆安生。

岐伯曰：此寒气之肿，八风之变也。

此寒气之肿，言痈肿之生于寒也。八风之变，言筋挛骨痛之生于风也。以明病之所生，即病之所变也。

帝曰：治之奈何？

治寒风之法奈何。

岐伯曰：此四时之病，以其胜治之愈也。

寒风者，四时不正之邪。治之之法，当求其胜以治之，则愈也。如寒淫于内，治以甘热；风淫于内，治以辛凉之义。

帝曰：有故病五脏发动，因伤脉色，各何以知其久暴至之病乎？

人身之病，久暴不同，有五脏故病，发动于外，因伤脉色，非一时生变之暴病，各何以知其久至与暴至之病乎。

岐伯曰：悉乎哉问也！征其脉小，色不夺者，新病也；征其脉不夺，其色夺者，此久病也；征其脉与五色俱夺者，此久病也；征其脉与五色俱不夺者，新病也。

论病变而及于久暴，病无遁情，是

悉乎哉问也。病之发也，脉小色不夺，为新病之征；脉不夺其色夺，为久病之征；脉色俱夺，亦久病之征；脉色俱不夺，亦新病之征。此病之见色脉，而有久暴也。

肝与肾脉并至，其色苍赤，当病毁伤，不见血，已见血，湿，若中水也。

当、中，俱去声。此举毁伤暴病，以足上文之义。肝与肾脉并至，肝主筋，肾主骨也；其色苍赤，肝色苍，心色赤也；当病，暴病也；毁伤，毁伤其筋骨也。毁伤筋骨，应不见血，若已见血，则心气并伤，如汗出身湿，若中于水，水从汗孔而伤其心气也。当病毁伤，肝与肾脉所以并至也。已见血，其色所以苍赤也。以上答帝知病所变之问者如此。

尺内两旁，则季胁也，尺外以候肾，尺里以候腹。

病之内外，随乎经脉，故举脉体以明之。尺内犹言尺中，两旁犹言左右，谓尺中左右两手之脉，则主人身之季胁也。季胁，胁之尽处也。腰肾居季胁之外，故两手尺外以候肾。腹居季胁之内，故两手尺里以候腹。脉气自下而上，故先论尺部之左右外内也。

中附上，左外以候肝，内以候膈；右外以候胃，内以候脾。

中附上者，自左右两尺中，而至于关上也。左外以候肝，内以候膈者，左手关部之外，以候肝脉；关部之内，以候膈中脉也。右外以候胃，内以候脾者，右手关部之外，以候胃脉；关部之内，以候脾脉也。脉气自下而中，故次论关部之左右外内也。

上附上，右外以候肺，内以候胸中；左外以候心，内以候膻中。

上附上者，自左右两关上，而至于寸上也。右外以候肺，内以候胸中者，右手寸外以候肺脉；寸内以候胸中脉也。左外以候心，内以候膻中者，左手寸外[1]以候心脉；寸内以候心包之膻中脉也。脉气自中而上，故终论寸部之左右外内也。

前以候前，后以候后。

脉有外内，复有前后。前以候前，尺前关前寸前，以候形身之前也；后以候后，寸后关后尺后，以候形身之后也。

上竟上者，胸喉中事也；下竟下者，少腹腰股膝胫足中事也。

脉有外内前后，复有上下，是脉体之六合也。上竟上者，自寸上而竟上于鱼际也。喉主天气，位居胸上，故为胸喉中事，乃上以候上也。下竟下者，自尺下而竟下于肘中也。足履乎地，股膝胫足，居腰与少腹之下，故为少腹腰股膝胫足中事，乃下以候下也。

粗大者，阴不足阳有余，为热中也。来疾去徐，上实下虚，为厥颠疾；来徐去疾，上虚下实，为恶风也。

上文以脉体而候脏腑形身之位，此以脉象而候阴阳上下之病也。脉粗大者，乃阴气不足，阳气有余，故为热中病也。热中，阳盛于内也。脉来疾去徐，来盛而去微也。来疾，故主上实；去徐，故主下虚。上实下虚，则气惟上逆，阴阳不和，故为厥，厥，手足逆冷也；气惟上逆，上而不下，故为颠疾，犹言厥成为颠疾也。脉来徐去疾，来微而去盛也。

---

[1] 外：浙江书局本为“脉”。

来徐，故主上虚；去疾，故主下实。上虚下实，则经脉不和，故为恶风也。恶风，疠风也。

故中恶风者，阳气受也。有脉俱沉细数者，少阴厥也；沉细数散者，寒热也；浮而散者，为眴仆。

中，去声。眴，瞬同，余篇仿此。此复举恶风厥热颠疾脉证，各有不同，以足上文未尽之义。恶疠之风，伤其经脉，必从表入，故申明中恶风者，始于阳气之受邪也。厥有阴阳，申明有脉俱沉细而数者，非阳气上逆之厥，为少阴厥也。热有阴阳，申明有脉沉细而数散者，非粗大有余之阳热，为阴盛阳虚之寒热也。颠疾亦有阴阳，实则有余，虚则不足，申明有脉浮而散者，非上实有余之巅疾，为里虚不足之眴仆也。

诸浮不躁者，皆在阳，则为热；其有躁者，在手。诸细而沉者，皆在阴，则为骨痛；其有静者，在足。数动一代者，病在阳之脉也，泄及便脓血。诸过者切之，涩者，阳气有余也，滑者，阴气有余也。阳气有余，为身热无汗；阴气有余，为多汗身寒；阴阳有余，则无汗而寒。

此复以浮沉代涩滑之脉，而明阴阳内外之病也。左右三部诸脉，俱浮而不躁疾者，皆病在阳，阳病则为外热。其有浮而躁疾者，亦在手之经脉。手，阳也。左右三部诸脉，细而沉者，皆病在阴，阴病则内为骨痛。其有沉细而静者，亦在足之经脉。足，阴也。诸脉数动一代者，数动为阳，故病在阳之脉也，数动一代，则阳中有阴，故当病泄及便脓血。诸有过之脉，必须切之，乃得其真。诸脉涩者，内之阴血不足，阴血不足，则外之阳气有余也。诸脉滑者，阳气从阳入阴，阳气入阴，则内之阴气有余也，阳气有余则病在阳，不得阴气以和之，故身热无汗。阴气有余，则病在阴，不得阳热以相济，故多汗身寒。若阴阳皆有余，阳盛则无汗，阴盛则身寒，故无汗而寒。

推而外之，内而不外，有心腹积也。推而内之，外而不内，身有热也。推而上之，上而不下，腰足清也。推而下之，下而不上，头项痛也。按之至骨，脉气少者，腰脊痛而身有痹也。

推，退平声。承上文上下外内之病，而言诊脉，亦有外内上下之法也。推而外之者，医之手指，向外以按之。脉偏盛于内而不外，此有心腹之积病也。推而内之者，医之手指向内以按之，脉偏盛于外而不内，此身形有邪热也。推而上之者，医之手指向寸关尺之上以按之，脉随应指，上而不下，此上盛下虚，故腰足当清冷也。推而下之者，医之手指向寸关尺之下以按之，脉随应指，下而不上，此下盛上虚，故头项当强痛也。若按之至骨，不应于指，脉气少者，此阴盛阳虚，生阳之气不能上行，当腰脊痛而身有痹病也。承上文上下外内之病，而言诊脉，亦有外内上下之法也，以上答帝知病乍在内乍在外之问者如此。

此一节，承上文五者之问，而一一以对，亦为脉要之精微也。

平人气象论第十八篇

平人气象者，无病人之脉气与脉象

也。欲识平人之脉，当以病脉死脉参之，欲识病脉死脉当以胃脉准之。五脏四时之脉，皆以胃气为本，盖五脏之气，生于胃，而胃腑之气，生于水谷也。

黄帝问曰：平人何如？

承上篇脉要精微，而问平人之脉也。

岐伯对曰：人一呼，脉再动，一吸，脉再动，呼吸定息，脉五动，闰以太息，命曰平人。平人者，不病也。

一呼一吸为一息，平人之脉一呼再动，一吸再动，合呼吸定息之时，亦当一动，故脉五动。所以为五动者，乃闰以太息，如积余成闰，在于息之太过也。命曰，不病之平人。

常以不病，调病人，医不病，故为病人平息以调之为法。

上“为”，去声。不病则呼吸均调，病则短长乖错，故常以医之不病，而平息以调病人之脉，是为诊候之法。

人一呼，脉一动，一吸，脉一动，曰少气。

一呼脉一动，一吸脉一动，减于平人过半，故曰少气，谓正气衰微也。

人一呼，脉三动，一吸，脉三动，而躁，尺热，曰病温。尺不热，脉滑，曰病风。脉涩，曰痹。

躁，犹疾也。滑，流利也。涩，凝滞也。人一呼脉三动，一吸脉三动，而为躁疾之脉也，脉躁疾而尺肤热，则曰病温。尺肤不热，脉不躁疾，其脉流利而滑，则曰病风。其脉不滑，凝滞而涩，则曰痹病也。

人一呼，脉四动以上，曰死。脉绝不至，曰死。乍疏乍数，曰死。

数，音朔，下同。人一呼，脉四动以上，则太过之极。脉绝不至，则不及之极。乍疏乍数，则错乱之极，故皆曰死。

平人之常气禀于胃：胃者，平人之常气也。人无胃气，曰逆，逆者死。

平人受谷以生，故平人之常气禀于胃，胃者，即平人之常气也。谷入于胃，五脏六腑皆以受气，故人无胃气而绝食，则曰逆，逆者死。

春胃微弦，曰平。弦多胃少，曰肝病。但弦无胃，曰死。胃而有毛，曰秋病。毛甚，曰今病。脏真散于肝，肝藏筋膜之气也。

肝“藏”，如字，下心、脾、肾之“藏”同。胃者，中土柔和之气，五脏四时之所需也。春得胃脉，其脉微弦，则曰平脉。弦多胃少，则曰肝病。但弦无胃，则曰死脉。胃而有毛者，其脉微弦，兼得轻浮之毛脉也。毛乃秋脉，见于春时，金虚其位，故至秋当病。若毛脉过甚，木受金刑，不必至秋，今当病也。夫肝之所以为弦脉者，乃脏真之神气散于肝，而肝复藏筋膜之气也。

夏胃微钩，曰平。钩多胃少，曰心病。但钩无胃，曰死。胃而有石，曰冬病。石甚，曰今病。脏真通于心，心藏血脉之气也。

夏得胃脉，其脉微钩，则曰平脉。钩多胃少，则曰心病。但钩无胃，则曰死脉。胃而有石者，其脉微钩，兼得下沉之石脉也。夏得冬脉，水虚其位，故曰冬病。石甚，则火受水刑，故今病也。夫心之所以为钩脉者，乃脏真之神气通于心，而心复藏血脉之气也。

长夏胃微软弱，曰平。弱多胃少，

曰脾病。但代无胃，曰死。软弱有石，曰冬病。弱甚，曰今病。脏真濡于脾，脾藏肌肉之气也。

长夏得胃脉，而微软弱，则曰平脉。弱多胃少，则曰脾病。代，软弱之极也。软弱极而无胃气，则曰死脉。软弱有石者，以明水气乘土，至冬水气内虚，故曰冬病。弱甚，则脾脉大虚，故今病也。夫脾脉之所以为软弱者，乃脏真之神气濡于脾，而脾复藏肌肉之气也。

秋胃微毛，曰平。毛多胃少，曰肺病。但毛无胃，曰死，毛而有弦，曰春病。弦甚，曰今病。脏真高于肺，以行荣卫阴阳也。

秋得胃脉，其脉微毛，则曰平脉。毛多胃少，则曰肺病。但毛无胃，则曰死脉。毛而有弦者，木气乘金，至春木气内虚，故曰春病。若弦甚，则木气虚而乘侮至，故今病也。夫肺之所以为毛脉者，乃脏真之神气高于肺，肺朝百脉，以行荣卫阴阳也。

冬胃微石，曰平。石多胃少，曰肾病。但石无胃，曰死。石而有钩，曰夏病。钩甚，曰今病。脏真下于肾，肾藏骨髓之气也。

冬得胃脉，其脉微石，则曰平脉。石多胃少，则曰肾病。但石无胃，则曰死脉。石而有钩者，火气乘水，至夏火气内虚，故曰夏病。若钩甚，亦本气虚而乘侮至，故今病也。夫肾之所以为石脉者，乃脏真之神气下于肾，而肾复藏骨髓之气也。盖肝主疏泄，故曰散。心主血脉，故曰通。脾主灌溉，故曰濡。肺位居上，故曰高。肾为水脏，故曰下也。春言胃而有毛，金刑木也。夏言胃而有石，水刑火也。长夏秋冬，一言软弱有石，一言毛而有弦，一言石而有钩，皆我胜者而反乘之。盖胜我者刑之，由于本气之虚，我胜者乘之，亦由本气之虚也。又春夏今病，皆言受克，长夏今病，则言本虚，秋冬今病，则言乘侮，以明受克乘侮，皆因本气之虚，错综其意，欲人彼此互推，知其由也。

胃之大络，名曰虚里，贯膈络肺，出于左乳下，其动应衣，脉宗气也。

五脏之脉，资生于胃，胃为中土，气通四旁，故胃之大络，名曰虚里。大络，胃外之络脉也。虚里，四通之义也。其络，中贯膈，上络肺，横出于左乳之下，其动则外应于衣，是经脉之宗气也。是知胃络，不但通四旁，贯膈络肺，而且合于宗气，此言胃络之平气也。

盛喘数绝者，则病在中，结而横，有积矣。

盛喘而数，其气欲绝者，是宗气不上出于肺，以司呼吸，则其病在膈中也。病在膈中，故宗气内结而横逆，结而横，则膈中有积矣，此言胃络之病气也。

绝不至，曰死。乳之下，其动应衣，宗气泄也。

宗气脱而绝不至，则曰死。所以然者，以宗气出于乳之下，其动应衣，今绝不至，是宗气泄也。泄，犹脱也。此言胃络之死气也。是不但五脏之脉，有平脉、病脉、死脉；而宗气之脉，亦有平气、病气、死气也。

欲知寸口太过与不及，寸口之脉，中手短者，曰头痛。寸口脉，中手长者，曰足胫痛。寸口脉，中手促，上击者，曰肩背痛。寸口脉，沉而坚者，曰病在中。寸口脉，浮而盛者，曰病在外。寸口脉，沉而弱，曰寒热，及疝瘕，少腹痛。寸口脉，沉而横，曰胁下有积，腹中有横积痛。寸口脉，沉而喘，曰寒热。

上三“中”，去声。横，去声。胃脉属土，位居关部，上寸下尺，亦以胃气为本，故举寸口尺中之脉以明之。欲知寸口太过与不及之脉病，须以长短浮沉之脉而知之。寸口之脉中于手指之下，脉气短者，短则气虚。不及于上，故头痛。头痛，正虚于上也。寸口脉中于手指之下，脉气长者，长则气盛，太过于下，故足胫痛。足胫痛，邪实于下也。寸口脉中于手指之下，脉气促，而上击者，促则内虚，不及于内，上击则外实，太过于外，故肩背痛。肩背痛，内虚外实也。寸口脉，沉而坚者，太过于内也，故病在中。寸口脉，浮而盛者，太过于外也，故病在外。寸口脉，沉而弱者，不及于内也，故为寒热及疝瘕，而少腹痛。寸口脉，沉而横者，太过于内也。故胁下有积，而腹中亦有横积痛。寸口脉，沉而喘者，或太过，或不及，故但为寒热，寒热之证，有有余，有不足也。横，横逆。喘，喘急。横与喘，言脉之形象，非谓病也。

脉盛滑坚者，曰病在外。脉小实而坚者，曰病在内。脉小弱以涩，谓之久病。脉滑浮而疾者，谓之新病。脉急者，曰疝瘕，少腹痛。脉滑者曰风。脉涩者，曰痹。缓而滑，曰热中。盛而紧，曰胀。

此复言太过不及之脉病，以足上文未尽之意。脉盛滑坚，则阳气太过，故曰病在外。脉小实而坚，则阴气太过，故曰病在内。脉小弱以涩，则气血不及，故谓久病。脉滑浮而疾，则气血太过，故谓新病。疝瘕少腹痛，有虚有实，上文寸口脉沉弱，病疝瘕少腹痛，乃正气不足也。此脉急而曰疝瘕少腹痛，乃邪气有余也。脉滑为风者，风为阳邪，善行数变，故脉滑也。脉涩为痹者，痹主闭拒，血气凝滞，故脉涩也。脉缓而滑者，土气内虚，阳热过盛，故曰热中。脉盛而紧者，土气有余，邪气内实，故曰胀也。此论太过不及之脉，而知有余不足之病，不但寸口为然，所以足上文未尽之意者如此。

脉从阴阳，病易已。脉逆阴阳，病难已。脉得四时之顺，曰病无他。脉反四时，及不间脏，曰难已。

易、间，皆去声。太过不及之脉，而有有余不足之病，尤贵阴阳之相从，故脉从阴阳，其病易已，脉逆阴阳，其病难已。所谓脉从阴阳者，脉得四时之顺也。顺者，春弦、夏钩、秋毛、冬石也。得顺，则虽病无他。无他，无他变也。所谓脉逆阴阳者，脉反四时也。反者，胃而有毛，胃而有石，毛而有弦，石而有钩也。间脏者，外淫之邪，始伤皮毛，肺先受之，肺欲传肝，而肾间之，肾欲传心，而肝间之，肝欲传脾，而心间之，心欲传肺，而脾间之，脾欲传肾，而肺间之，乃子母相生，脏不受刑，今不间脏，则脏受刑，故病难已。

臂多青脉，曰脱血。尺脉缓涩，谓之解㑊安卧。脉盛，谓之脱血。尺涩脉滑，谓之多汗。尺寒脉细，谓之后泄。脉尺粗常热者，谓之热中。

解，懈同；㑊，音亦，余篇“解㑊”同。上文诊寸口而知病之所在，此诊尺脉而知病之所在也。自此至妇人妊子，其辞意与《灵枢·论疾诊尺》论大略相同。臂多青脉者，自尺脉而至于臂，臂内络脉之色多青也。肝色青，肝藏血，臂多青脉，则知肝血不能热肉充肤，澹渗皮毛，故曰脱血。若尺脉缓涩，则气血内虚，故谓之解㑊安卧。解㑊，犹懈怠。安卧，犹嗜卧也。不但臂多青脉曰脱血，若尺脉强盛，则阴气不和，亦谓之脱血。尺涩，尺肤涩也。脉滑，尺脉滑也。肤涩脉滑，则气机从阴出阳，故谓之多汗。尺寒，尺肤寒也。脉细，尺脉细也。肤寒脉细，则生阳之气不能外达，故谓之后泄。粗，犹大也，尺粗，尺脉大也。常热，肤常热也。脉粗肤热，则阳气有余，故谓之热中。此诊尺脉尺肤，而知病之所在也。

颈脉动喘疾咳，曰水。目内微肿，如卧蚕起之状，曰水。溺黄赤安卧者，黄疸。已食如饥者，胃疸。面肿，曰风。足胫肿，曰水。目黄者，曰黄疸。

溺，鸟去声。更有不待诊尺，但论疾而知其病之所在者，如颈脉动喘疾咳，则知水气内动，故曰水。目内微肿，如卧蚕起之状，则知水气外呈，故亦曰水。若溺黄赤安卧，则知湿热在中，而为黄疸。已食如饥，则知邪热在中，而成胃疸。论其面肿，则知风动于上，故曰风；论其足胫肿，则知水动于下，故曰水。所谓黄疸者，不但溺黄赤安卧，必目黄者，始曰黄疸。上文未言目黄，故重言以申明之。此论疾而知其病之所在也。

妇人手少阴动甚者，妊子也。

少阴，尺脉也，诊尺之法，即知病之所在，亦可知妇人之有妊。妇人两手少阴脉动甚者，则知肾气有余，感天一所生之气，故妊子也。

脉有逆从，四时未有脏形。春夏而脉瘦，秋冬而脉浮大，命曰逆四时也。

脉有逆从，即上文脉从阴阳，脉逆阴阳之谓也。四时未有脏形，至春夏而脉未弦钩，至秋冬而脉未毛石也。春生夏长，其气外盛，而脉反瘦，秋收冬藏，其气内敛，而脉反浮大，与时不顺，命曰逆四时也。

风热而脉静；泄而脱血，脉实；病在中，脉虚；病在外；脉涩坚者，皆难治。命曰反四时也。

有病之脉，亦贵阴阳外内之相应。如风热之病，阳气盛也，脉应洪大，而反静；泄而脱血，阴虚病也，脉应内虚，而反实；病在中，则邪实于内，脉应沉实，而反虚；病在外，则邪盛于外，脉应浮大，而反涩坚，此脉不应病，病不应脉，皆为难治。亦命曰反四时也。

人以水谷为本，故人绝水谷，则死。脉无胃气，亦死。所谓无胃气者，但得真脏脉，不得胃气也。所谓脉不得胃气者，肝不弦，肾不石也。

人借水谷以生，是人以水谷为本。人非水谷不生，故人绝水谷则死。人绝水谷则死，而脉无胃气亦死。所谓无胃气者，但得真脏脉，不得柔和之胃气也。所谓脉不得胃气者，至春而肝不微弦，至冬而肾不微石也。此脉本于胃，而胃本于水谷也。

太阳脉至，洪大以长。少阳脉至，乍数乍疏，乍短乍长。阳明脉至，浮大而短。

此举三阳之脉象，以明胃气合于三

阳之六腑。下文平脉、病脉、死脉，以明胃气合于三阴之五脏也。太阳，巨阳也，太阳脉至，则洪大以长，此阳气有余，而主开之象也。少阳，初阳也，少阳脉至，则乍数乍疏，乍短乍长，此初阳渐生，而主枢之象也。阳明，二阳也。阳明脉至，则浮大而短，浮大，阳也，浮大而短，阳明主阖之象也。三阳主六腑，胃气合于六腑，故举三阳之脉以明之。

夫平心脉来，累累如连珠，如循琅玕，曰心平，夏以胃气为本。病心脉来，喘喘连属，其中微曲，曰心病。死心脉来，前曲后居，如操带钩，曰心死。

五脏有平脉、病脉、死脉，皆以胃气为本。夫平心脉来，其脉来累累然如连珠之滑利，复如循琅玕之平和，心脉如是，则心气通调，故曰心平。心主夏火，故夏以胃气为本。若病心脉来，其脉喘喘急疾而连属，不若累累之连珠也，其中微曲，不若循琅玕之平和也。心脉如是，则心气不和，故曰心病。若死心脉来，前诊则脉曲如钩，后则居而不动，其曲也如操带钩，无柔和之胃气，故曰心死。

平肺脉来，厌厌聂聂，如落榆荚，曰肺平，秋以胃气为本。病肺脉来，不上不下，如循鸡羽，曰肺病。死肺脉来，如物之浮，如风吹毛，曰肺死。

厌，平声。厌厌聂聂，安静而轻小也。如落榆荚，轻薄而不虚也。此乃肺之平脉，肺主秋金，故秋以胃气为本，不上不下，似浮非浮，似沉非沉，而非厌厌聂聂也。如循鸡羽，极轻极虚，不若榆荚之落也，故曰肺病。如物之浮，虚而无根也。如风吹毛，散而不收也。脉无胃气，故曰肺死。

平肝脉来，软弱招招，如揭长竿末梢，曰肝平，春以胃气为本。病肝脉来，盈实而滑，如循长竿，曰肝病。死肝脉来，急益劲，如新张弓弦，曰肝死。

软弱招招，柔和而起伏也，如揭长竿末梢，应指而上下也，此乃肝之平脉。肝主春木，故春以胃气为本，盈实而滑，不软弱矣。如循长竿，其体坚硬，不若末梢之上下矣，故曰肝病。急益劲者，较之滑脉而且急，较之长竿而益劲，其劲急也，如新张之弓弦，无柔和之胃气，故曰肝死。

平脾脉来，和柔相离，如鸡践地，曰脾平，长夏以胃气为本。病脾脉来，实而盈数，如鸡举足，曰脾病。死脾脉来，锐坚，如乌之喙，如鸟之距，如屋之漏，如水之流，曰脾死。

喙，音诲，余篇同。和柔相离，本中土和柔之气，而离散于四旁也。如鸡践地，鸡足四爪践地，犹脾土和柔而濡润也。此脾之平脉，合于季土，故长夏以胃气为本。实而盈数，其脉牢固有余，不和柔而四散也。如鸡举足，其脉拳而收敛，不如践地之舒布也，故曰脾病。锐坚，锐利坚固，不柔和也。其锐也，如乌之喙，尖而不和，其坚也，如鸟之距，着实而强，此脾土之不行也。其行，则如屋之漏，点滴稀疏，如水之流，去而不返，夫脾土中和，刚劲之极，散漫之极，皆为死脉，故曰脾死。

平肾脉来，喘喘累累如钩，按之而坚，曰肾平，冬以胃气为本。病肾脉来，如引葛，按之益坚，曰肾病。死肾脉来，发如夺索，辟辟如弹石，曰肾死。

喘喘累累如钩，乃水中之生阳上升，其气喘喘，其象累累，其生长如钩，从下而上，故按之而坚。此肾之平脉，合于冬水，故冬以胃气为本。如引葛，如引葛藤之上延，散而且蔓，不若如钩之有本矣。按之益坚，乃石多胃少，沉实太过，不若按之而坚矣。发如夺索，脉气之至，彼此牵引，如夺索然也。辟辟，来去不伦也。如弹石，圆硬不软也。此但石无胃，故曰肾死。

肝见庚辛，死。心见壬癸，死。脾见甲乙，死。肺见丙丁，死。肾见戊己，死。是谓真脏见者，死。

旧本在“臂多青脉”段之下，今改正于此。计其五脏死期，逢十干相克而死。死肝脉见，则逢庚辛死，金克木也。死心脉见，则逢壬癸死，水克火也。死脾脉见，则逢甲乙死，木克土也。死肺脉见，则逢丙丁死，火克金也。死肾脉见，则逢戊己死，土克水也。是谓真脏见者死，犹云是即所谓但得真脏，不得胃气者，则死也，且明五见，而属于真脏之见也。五脏四时之脉，皆以胃气为本，是知平人气象，亦以胃气为本也。

玉机真脏论第十九篇

帝与岐伯论脉之大要，著之玉版。藏之藏府，每旦读之，名曰玉机，故名《玉机真脏论》。玉机者，心之神机，真脏者，脏之元真，神机转而不回，脏真藏而不见，若回则不转，真脏脉见，则死。帝反复申详，以明玉机真脏之义。

黄帝问曰：春脉如弦，何如而弦？

承上篇弦钩毛石，而问所以致弦之故。

岐伯对曰：春脉者，肝也，东方木也，万物之所以始生也。故其气来，软弱轻虚而滑，端直以长，故曰弦，反此者病。

五脏之脉，主于四时，故春脉者，肝也。五脏应五方，合五行，故东方木也。春生夏长，秋收冬藏，是春者，万物之所以始生也，故其脉气之来，当软弱轻虚而滑，且端直以长，此胃而有弦，故名曰弦，若春时而反此脉者病。

帝曰：何如而反？

春时反脉何如？

岐伯曰：其气来实而强，此谓太过，病在外；其气来不实而微，此谓不及，病在中。

气，脉气也，太过则外强，故病在外。不及则内虚，故病在中。

帝曰：春脉太过与不及，其病皆何如？

太过在外，不及在中，皆为何病？

岐伯曰：太过则令人善忘，忽忽眩冒而巅疾。其不及，则令人胸痛引背，下则两胁胠满。

肝脉太过，则令人善忘。《伤寒论》云：本有久瘀血，故令喜忘。忽忽眩冒者，风木上乘也。巅疾者，肝合督脉会于巅顶也。其肝脉不及，不能贯膈注肺，则令人胸痛引背，不能合少阳而枢转，下则两胁胠满。

帝曰：善。夏脉如钩，何如而钩？

岐伯曰：夏脉者，心也，南方火也，万物之所以盛长也，故其气来盛去衰，故曰钩，反此者病。

长，上声，下同。来盛者，夏火之有余也；去衰者，如钩环转，稍末轻微也。此胃而有钩，故名曰钩。若夏时而反此脉者病。

帝曰：何如而反？岐伯曰：其气来盛，去亦盛，此谓太过，病在外；其气来不盛，去反盛，此谓不及，病在中。

来盛去亦盛，则脉气太过，故病在外；来不盛，则里气内虚，去反盛，则胃气不谐，此脉气不及，故病在中。

帝曰：夏脉太过与不及，其病皆何如？岐伯曰：太过，则令人身热而肤痛，为浸淫；其不及，则令人烦心，上见咳唾，下为气泄。

心脉太过，则火气外浮，故令人身热而肤痛，热伤肤表，故为浸淫而成疮。其心脉不及，则心气内虚，故令人烦心，虚于上，则见咳唾，咳唾，咳唾涎沫也；虚于下，则为气泄，气泄者，后气下泄也。

帝曰：善。秋脉如浮，何如而浮？岐伯曰：秋脉者，肺也，西方金也，万物之所以收成也。故其气来轻虚以浮，来急去散，故曰浮，反此者病。

轻虚以浮，毛而浮也，来急去散，则从内而毛浮于外，胃而有毛，故名曰浮。若秋时而反此脉者病。

帝曰：何如而反？岐伯曰：其气来毛，而中央坚，两旁虚，此谓太过，病在外；其气来毛而微，此谓不及，病在中。

毛脉而中央坚，两旁虚，则脉气太过，故病在外。毛脉而复微，此脉气不及，故病在中。

帝曰：秋脉太过与不及，其病皆何如？岐伯曰：太过则令人逆气而背痛，愠愠然。其不及，则令人喘，呼吸少气而咳，上气见血，下闻病音。

肺俞在背，肺脉太过，故令人逆气而背痛，肺气内郁，故愠愠然。肺脉不及，则内虚，故令人喘，其呼出吸入皆少气而咳，咳伤肺络，则上气见血，气上不下，则下闻病音。病音，呻吟声也。呻吟者，下虚也。

帝曰：善。冬脉如营，何如而营？岐伯曰：冬脉者，肾也，北方水也，万物之所以合藏也。故其气来沉以抟，故曰营，反此者病。

藏，如字。营，犹石也，深藏之义也。抟，抟聚也。沉以抟，此胃而有营，故名曰营。若冬时而反此脉者病。

帝曰：何如而反？岐伯曰：其气来如弹石者，此谓太过，病在外；其去如数者，此谓不及，病在中。

数，音朔。来如弹石者，上下有力而强硬也，此脉气太过，故病在外。其去如数者，弹石一至而即去，去之疾也，此脉气不及，故病在中。

帝曰：冬脉太过与不及，其病皆何如？岐伯曰：太过则令人解㑊，脊脉痛而少气不欲言。其不及，则令人心悬如病饥，眇中清，脊中痛，少腹满，小便变。帝曰：善。

眇，杪同，音渺，余篇仿此。解㑊，犹懈怠也。眇中，胁骨之末，胁稍处也。清，微冷也。肾脉太过，则水寒之气外盛，故令人解㑊。脊脉痛，水寒有余，火气不足，故少气不欲言。其肾脉不及，则水不济火，故令人心悬如病饥，火不济水，故眇中清，脊中痛，少腹满，小便变。

帝曰：四时之序，逆从之变异也。然脾脉独何主？

总承上文而言，春夏秋冬四时之序，逆其所从，而有脉病之变异也，然四时之脉，只合四脏，而脾脉独何至？

岐伯曰：脾脉者，土也，孤脏以灌四旁者也。

土王四时，各十八日，脾脉属土，位居中央，不得独主于时，故为孤脏，以灌四旁者也。

帝曰：然则脾善恶，可得见之乎？岐伯曰：善者不可得见，恶者可见。

脾脉之善，在于各脏，故善者不可得见，脾脉不濡，则诸脏有太过不及，故恶者可见。

帝曰：恶者如何可见？岐伯曰：其来如水之流者，此谓太过，病在外；如乌之喙者，此谓不及，病在中。

灌溉太过，脾气之来，如水之流者，则湿气浸淫，此谓土湿太过，病当在外；灌溉不及，脾气不舒，如乌之喙者，则坚劲自止，此谓土气不及，病当在中，凡此皆可见也。

帝曰：夫子言脾为孤脏，中央土，以灌四旁。其太过与不及，其病皆何如？

上文岐伯云：脾脉者土也，孤脏以灌四旁，帝举其言，问太过不及之病，其病在脾者，皆何如？

岐伯曰：太过，则令人四肢不举；其不及，则令人九窍不通，名曰重强。

重，平声。强，去声。脾脉太过，湿气浸淫，流于四末，则令人四肢不举。脾脉不及，坚劲自止，不能灌溉，则令人九窍不通。脾脉不和而四肢不举，脾脉不和而九窍不通，是脾病而上下四旁皆病，故名曰重强。强，不和也。

帝瞿然而起，再拜而稽首曰：善。吾得脉之大要，天下至数，五色脉变，揆度奇恒，道在于一，神转不回，回则不转，乃失其机，至数之要，迫近以微，著之玉版，藏之藏府，每旦读之，名曰玉机。

度，入声。上"藏"，如字。瞿然，惊顾貌。藏府，密室也。帝闻岐伯之言，瞿然惊顾而起，再拜稽首，而善其说，谓吾今乃得脉之大要，因举《玉版论要》之言，以发明之。天下至数，道之广也；五色脉变，理之微也；揆度奇恒，治之善也。道在于一，神相守也。神机运行，左旋右起，是神转不回。若右旋左起，是回则不转，不转乃失其运行不息之机，而有下文之病死也。然此至数，无容外求。故曰至数之要，迫近以微。迫近，色脉也；以微，神机也。史臣复记黄帝以脉之大要而著之玉版，藏之藏府，每旦读之，名曰玉机。机，神机也；著之玉版，故曰玉机。此一节，言以脉之大要，著之玉版，所以名为玉机也。

黄帝曰：五脏受气于其所生，传之于其所胜。气舍于其所生，死于其所不胜。病之且死，必先传行，至其所不胜，病乃死。此言气之逆行也，故死。

"黄帝曰"三字，旧本在"五脏相通"上，今改正于此。受，当作"授"，下同。脉之大要，有正脉、病脉、死脉。五脏之气，有正气、病气、死气。故帝举五脏而复论之。五脏授气于其所生者，五脏正气授于所生之子也，传之于其所胜者，五脏病气传于己所胜之脏也。我生生我，皆为所生，气舍于其所生者，五脏正气舍于所生之母也。死于其所不胜者，五脏死气死于受克，乃己所不胜之脏也。凡此四者，下文复申详之，而病之且死，不遽死也，必先传行于诸脏后，至其所不胜之脏，则病乃死。又申明此之传行，乃言气之逆行也，故死。

肝受气于心，传之于脾，气舍于肾，至肺而死。心受气于脾，传之于肺，气舍于肝，至肾而死。脾受气于肺，传之于肾，气舍于心，至肝而死。肺受气于肾，传之于肝，气舍于脾，至心而死。肾受气于肝，传之于心，气舍于肺，至脾而死。此皆逆死也。一日一夜五分之。此所以占死生之早暮也。

此承上文而申言之。五脏授气于其所生者，如肝授气于心，是授气于我生之子也。传之于其所胜者，肝传之于脾，是传于己所胜之土也。气舍于其所生者，肝气舍于肾，舍于生我之母也。死于其所不胜者，肝至肺而死，死于己所受克之脏也。心授气于脾，授气于我生之子也，心传之于肺，传之于其所胜也，心气舍于肝，舍于生我之母也，心至肾而死，死于其所不胜也。脾授气于肺，授气于所生之子也，传之于肾，传之于其所胜也，气舍于心，舍于所生之母也，至肝而死，死于其所不胜也。肺授气于肾，授气于所生之子也，传之于肝，传之于其所胜也，气舍于脾，舍于所生之母也，至心而死，死于其所不胜也。肾授气于肝，授气于所生之子也，传之于心，传之于其所胜也，气舍于肺，舍于所生之母也，至脾而死，死于其所不胜也。上文云，此言气之逆行也，故死。故曰：此皆逆死也。一日一夜，气合四时，以五行而五分之，可以占死生之早暮也。五分者，寅卯主木，巳午主火，申酉主金，亥子主水，辰戌丑未主土。肝至肺而死，死于申酉；心至肾而死，死于亥子；脾至肝而死，死于寅卯；肺至心而死，死于巳午；肾至脾而死，死于辰戌丑未也。

五脏相通，移皆有次。五脏有病，则各传其所胜，不治，法三月，若六月，若三日，若六日，传五脏而当死，是顺传所胜之次。

此亦申明上文之义，言顺传所胜，亦死也。上文五脏授气于其所生，气舍于其所生者，乃五脏相通，而移皆有次也，肝心脾肺肾，以次相通，相通而授气之所在，即气舍之所在也。上文传之于其所胜者，乃五脏有病，则各传其所胜也。木土水火金，相胜而传，传之为所胜，则受传即为所不胜也。上文病之且死，必先传行，是当治之，若不治，则法三月，若六月，若三日，若六日，传五脏而当死。法三月者，病在于肝，越夏三月，至秋则金克木而死。若六月者，病在于肝，剧于孟春，越春夏六月，至秋，则金克木而死。五脏仿此，可以类推。若三日者，肝病土虚，剧于戊己，从戊至庚，三日也，至辛则肺金克脾，故三日乃死。若六日者，肝病木虚，剧于甲乙，从甲至己，六日也，至庚则木受金刑，故六日乃死，五脏仿此，亦可类推。夫四时之五行，十干之五行，皆木火土金水，以次相生，此三月六月，三日六日，传五脏而死，是顺传而有所胜之次，不若上文气之逆行而死也。

故曰：别于阳者，知病从来，别于阴者，知死生之期，言知至其所困，乃死。

引《阴阳别论》之言，以明上文病死，言当知至其所困乃死。困，受克也。

是故风者，百病之长也。今风寒客于人，使人毫毛毕直，皮肤闭而为热，当是之时，可汗而发也。

病之从来，由外而内，是故风者，百病之长也。今风寒客于人，从毫毛而入于皮肤，故使人毫毛毕直，然后皮肤闭拒而为热，当是之时，知病从来，可汗而发散其风寒也。

或痹不仁，肿痛，当是之时，可汤熨，及火灸刺，而去之。

痹，痿痹。不仁，强急。肿，痈肿也。或痹不仁，邪入于经脉也。肿痛，邪伤其肌肉也。当是之时，知病从来，可汤熨，及火灸刺，而散去之。

弗治，病入舍于肺，名曰肺痹，发咳上气。

病腑弗治，则入于脏，故病入舍于肺，名曰肺痹。言邪入于肺，而为痹也。肺痹，则发咳上气。

弗治，肺即传而行之肝，病名曰肝痹，一名曰厥胁痛，出食。当是之时，可按，若刺耳。

病肺弗治，肺即传所胜而行之肝，病名曰肝痹，肝脉布胁肋，肝气厥逆，故一名曰厥胁痛。食气入胃，散精于肝，肝气逆，故出食，当病肝之时，气血不和，则可按摩，若针刺耳。

弗治，肝传之脾，病名曰脾风发瘅，腹中热，烦心，出黄，当此之时，可按，可药，可浴。

病肝弗治，肝即传所胜而行之脾，风木伤脾，火气乃生，故病名曰脾风发瘅。腹中热，热邪上蒸，则烦心，热邪下泄，则溺出黄。当病脾之时，脾络不通，可按摩以通之。脾气内虚，可甘药以补之。脾湿不行，可汤浴以散之。

弗治，脾传之肾，病名曰疝瘕。少腹冤热而痛，出白，一名曰蛊，当此之时，可按，可药。

病脾弗治，脾即传所胜而行之肾。水湿下凝，故病名曰疝瘕，疝瘕在少腹之处，故少腹冤热而痛。冤热，热极无伸也。少腹热痛，内则虚寒，故溺出白，此疝瘕之病，外实内虚，故一名曰蛊。当脾病传肾之时，亦可按而可药。

弗治，肾传之心，病筋脉相引而急，病名日瘈。当此之时，可灸，可药。弗治，满十日，法当死。

瘈，音炽，余篇同。病肾弗治，肾即传所胜而行之心，心主血脉，血不荣筋，故病筋脉相引而急。引急者，拘牵之意，故病名曰瘈。瘈，搐搦也。当肾病传心之时，亦可灸、可药。若失而弗治，满十日，法当死。十日则十干尽，而五脏周，故死。

肾因传之心，心即复反传而行之肺，发寒热，法当三岁死，此病之次也。

心主神明多不受邪，故肾传之心，心即复反传而行之肺，病肺，故发寒热。病从内发，故法当三岁死，三岁死者，此病传所胜之次也。肾因传心，水胜火也，心复传肺，火胜金也，一岁则金胜木，二岁则木胜土，三岁则土胜水，传五脏而当死。上文五脏相通，移皆有次者，相生之次也，此病之次，乃相胜之次也。

然其卒发者，不必治其传，或其传化有不以次，不以次入者，忧恐悲喜怒，令不得以其次，故令人有大病矣。因而喜大，虚则肾气乘矣，怒则肝气乘矣，悲则肺气乘矣，恐则脾气乘矣，忧则心气乘矣，此其道也。故病有五，五五二十五变，及其传化。传，乘之名也。

卒，音促，下同。肺病发寒热，然其寒热卒发者，乃外邪暴至，不必治其传，言不必以心脏传肺之法，而治之也。上文肾因传心，心复传肺，此病之次也。或其传化有不以次，所以不以次入者，乃忧恐悲喜怒，五志内伤，令不得以其次，故令人有大病矣。或因而喜大，心气内虚，则肾气乘心矣。或因而怒大，肝气内逆，则肝气乘脾矣。或因而悲大，肺气内郁，则肺气乘肝矣。或因而恐大，肾气内虚，则脾气乘肾矣。或因而忧大，肺气内虚，则心气乘肺矣。此五志内动，传化之道也。五志属五脏，故病有五，一脏有五脏之传，故五五二十五变，及其传化，所谓传者，即肾气乘，肝气乘，肺气乘，脾气乘，心气乘，故曰传，乘之名也。不言脾情者，脾土寄王于四脏也，悲言肺情者，言不但肝怒有余，本气乘于他脏，即肺悲不足，本气亦乘于他脏也。

大骨枯槁，大肉陷下，胸中气满，喘息不便，其气动形，期六月死，真脏脉见，乃予之期日。

便，平声；见，音现；予，与同。下俱仿此。大骨大肉，两臂两股之骨肉也。大骨枯槁，肾病也。大肉陷下，脾病也。胸中气满，喘息不便，肺病也。便，犹利也。下文重言，义俱仿此。其气动形，言喘息不便，则气之出入不利，身形为之振动也。期六月死者，能冬不能夏，能夏不能冬，半岁而死也。真脏脉见者，即下文真脏至“如循刀刃责责然”等是也。乃予之期日者，即《平人气象论》“肝见庚辛死”等是也。五脏真气，转而不回，真脏脉见，则回而不转，故死也。

大骨枯槁，大肉陷下，胸中气满，喘息不便，内痛引肩项，期一月死。真脏见，乃予之期日。

承上文肾病、脾病、肺病，而言内痛引于肩之项，则循经而病于风府，故期一月死。盖卫气之行，循于经脉，一日一夜，大会于风府，日下一节，二十一日，至于伏冲，三十日出于缺盆，不能复会于风府，则死。若真脏脉见，乃予之期日。

大骨枯槁，大肉陷下，胸中气满，喘息不便，内痛引肩项，身热，脱肉破䐃，真脏见，十月之内，死。

肌膝曰肉，脂膏曰䐃。承上文肾病、脾病、肺病、风府病，言兼身热，脱肉破䐃，则阴血虚而中土败，若真脏脉见，则十日之内死，土之生数五，成数十，十日之内，不逾土数也。

大骨枯槁，大肉陷下，肩髓内消，动作益衰，真脏未见，期一岁死。见其真脏，乃予之期日。

未，旧本误“来”，今改。肩髓内消，动作益衰，言始则痛引肩项，今则肩髓内消，始则脱肉破䐃，动作已衰，今则动作益衰，承上文而更进也。真脏未见，期一岁周环则死，若见其真脏，乃予之期日。

大骨枯槁，大肉陷下，胸中气满，腹内痛，心中不便，肩项身热，破䐃脱肉，目眶陷，真脏见，目不见人，立死。其见人者，至其所不胜之时，则死。

“见人”之“见”，如字。肾病骨枯，脾病肉陷，肺病气满，肝木乘脾，则腹内痛，神气内虚，则心中不便。此承上文之意，而言五脏皆病也。肩项，所痛引肩项也；肩项身热，破䐃脱肉，亦承上文而言也。目眶陷，则阳明胃气并绝，若真脏脉见，目不见人，神气先亡，故立死。其见人者，神气未亡，至其所不胜之时，则死。时，一日十二时也。

急虚、身中、卒至，五脏绝闭，脉道不通，气不往来，譬于堕溺，不可为期，其脉绝不来，若人一息五六至，其形肉不脱，真脏虽不见，犹死也。

中，去声。承上文之意，而言人有急病，刻时身死，难以脉诊，不可与之期日也。急虚，正气一时暴虚也。身中，外邪陡中于身也。卒至，客邪卒至于脏也。此病脏真之神机，不病经脉之有形，故五脏之气一时绝闭，周身脉道一时不通，气机环转一时不相往来，仓猝之病，死于倾刻，譬于堕溺，不可为期。急虚之病，其脉内脱，则绝不来，其脉外脱，则平人一息脉五六至，其形肉虽不脱，其真脏虽不见，而犹之死也。此举一时暴死，不可为期，不必真脏脉见，所以补上文未尽之义。

真肝脉至，中外急，如循刀刃，责责然，如按琴瑟弦，色青白不泽，毛折乃死。真心脉至，坚而搏，如循薏苡子，累累然，色赤黑不泽，毛折乃死。真肺脉至，大而虚，如以毛羽中人肤，色白赤不泽，毛折乃死。真肾脉至，搏而绝，如指弹石，辟辟然，色黑黄不泽，毛折乃死。真脾脉至，弱而乍数乍疏，色黄青不泽，毛折乃死。诸真脏脉见者，皆死不治也。

折，音舌。“中人”之“中”，去声。弹，平声。数，音朔。所谓真脏脉见者，如真肝脏之脉至，则中外劲急，其劲急也，如循刀刃，责责然，责责，不流通也。如按琴瑟弦，按之一线，不柔和也。有绝脉必有绝色，故色青白不泽，青者肝之色，白者金刑木也。夫脉自内以达外，故真脏脉见，必皆毛折乃死，所以然者，本末皆尽也。如真心脏之脉至，则坚而搏，坚者牢实，搏者搏击，复如循薏苡子，累累然者，坚急而无根也。色赤黑不泽，水刑火也，亦必毛折乃死。如真肺脏之脉至，则大而虚，谓无本也，如以毛羽中人肤，谓无末也，色白赤不泽，火刑金也，亦必毛折乃死。若真肾脏之脉至，则搏而绝，搏者，转索之状，搏而绝者，转索而若断也。如指弹石，辟辟然者，硬而呆实，无胃气也，色黑黄不泽，土刑水也，亦必毛折乃死。如真脾脏之脉至，脏气虚，故脉弱，不能达于四脏，故乍数乍疏，色青黄不泽，木刑土也，亦必毛折乃死。此明真脏之脉象，必本末皆尽而后死，亦补上文未尽之义。

黄帝曰：见真脏曰死，何也？

真脏之脉，藏而不见，见则必死，帝既反复详明，更欲推其所以死之故，故探诸岐伯以发明之。

岐伯曰：五脏者，皆禀气于胃，胃者五脏之本也。脏气者，不能自致于手太阴，必因于胃气，乃至于手太阴也。故五脏各以其时，自为而至于手太阴也。故邪气胜者，精气衰也。故病甚者，胃气不能与之俱至于手太阴。故真脏之气独见，独见者，病胜脏也，故曰死。帝曰：善。

真脏者，脉无胃气也。夫五脏者，皆禀气于胃，是胃者，乃五脏之本也。肺朝百脉，手太阴主之，然脏气者，不能自致于手太阴，必因于胃气，乃至于手太阴也。故肝心脾肺肾五脏，各以其时，自为弦钩毛石之脉，而至于手太阴也。故邪气胜者，由于五脏之精气衰也。故病甚者，胃气不能与之俱至于手太阴，脉无胃气，故真脏之气，独见于脉。独见者，病气胜于脏也。病气胜脏，故曰死。此亦回则不转，乃失其机之义，故帝曰善。

此一节，帝承玉机之义，而申明真脏也。

黄帝曰：凡治病，察其形气色泽，脉之盛衰，病之新故，乃治之，无后其时。

帝既明玉机真脏之义，而形气色脉，皆有神机，故复言之。凡治病者，必察其形之与气，及色之润泽，脉之盛衰，与病之新故，乃立法以治之，更须无后其时。

形气相得，谓之可治。色泽以浮，谓之易已。脉从四时，谓之可治。肺弱以滑，是有胃气，命曰易治，取之以时。

易，去声。试以形气色脉之顺者言之。形气和谐而相得，病可治也。面色润泽外浮，病易已也。春弦夏钩，秋浮冬营，脉从四时，病可治也。脉弱以滑，是有胃气，病易治也。形气色脉皆顺，虽久病亦为可治。治之无后其时，故曰取之以时。

形气相失，谓之难治；色夭不泽，谓之难已；脉实以坚，谓之益甚；脉逆四时，为不可治，必察四难而明告之。

四难，形气色脉也。试以形气色脉之逆者言之，形弱气强，形强气弱，是相失也，病必难治。面色夭折，无有润泽，病必难已。脉实以坚，是无胃气，病必益甚。脉逆四时，脏气受刑，病不可治。形气色脉皆逆，虽新病亦不可治。告之无后其时，故必察四难而明告之，无容缓也。

所谓逆四时者，春得肺脉，夏得肾脉，秋得心脉，冬得脾脉，其至皆悬绝沉涩者，命曰逆四时。未有脏形，于春夏而脉沉涩，秋冬而脉浮大，名曰逆四时也。

申明上文所谓脉逆四时者，春得肺脉，金刑木也。夏得肾脉，水刑火也。秋得心脉，火刑金也。冬得脾脉，土刑水也。其脉之至，皆悬绝无根，或沉涩不起者，是无胃气，命曰逆四时也。未有脏形者，至春夏而脉未弦钩，至秋冬而脉未浮营也。春生夏长，于春夏而脉沉涩，秋收冬藏，于秋冬而脉浮大，亦名曰逆四时也。

病热脉静，泄而脉大，脱血而脉实，病在中脉坚实，病在外脉不坚实者，皆难治。

脉病相反，亦谓之逆。病热则气血不和，今病热而脉静；下泄则土气内虚，今泄而脉大；脱血，则阴津下泄，今脱血而脉实；病在中，则正气虚，今病在中，脉实坚；病在外，则邪气实，今病在外，脉不实坚。此脉病相反，即逆四时，故皆难治。

黄帝曰：余闻虚实，以决死生，愿闻其情。

帝既明形气色脉之要，而形气色脉，有虚有实，有死有生，故探诸岐伯以明之。

岐伯曰：五实死，五虚死。

五实，五脏之邪气实也。五虚，五脏之正气虚也。病干脏气，虚实皆能死也。

帝曰：愿闻五实五虚。岐伯曰：脉盛，皮热，腹胀，前后不通，闷瞀，此谓五实。脉细，皮寒，气少，泄利前后，饮食不入，此谓五虚。

瞀，音茂，余篇同。脉者，心之主也。心受邪，故脉盛。皮者，肺之主也，肺受邪，故皮热。腹者，脾之主也，脾受邪，故腹胀。肾开窍于前后二阴，肾受邪，故前后不通。肝开窍于目，肝受邪，故闷瞀。闷，郁也。瞀，目不明也。此谓五实。心气虚，则脉细。肺气虚，则皮寒。肝气虚，则气少。肾气虚，则泄利前后。脾气虚，则饮食不入，此谓五虚。

帝曰：其时有生者，何也？岐伯曰：浆粥入胃，泄注止，则虚者活。身汗得后利，则实者活，此其候也。

五脏之气，生于胃土，主于三焦，胃土调和，则浆粥入胃，泄注止，如是则虚者活。三焦通畅于外，则身汗，通畅于内，则得后利，如是则实者活。此其虚实死生之候也。

此一节，论形气色脉、虚实死生，以终玉机真脏之义。

卷　三

三部九候论第二十篇

原名《决死生》，王冰改为《三部九候》，今从之。

三部者，头面为上部，胸膈为中部，胁腹为下部也。九候者，一部之中，各有三候，三三而为九候也。通体形气，太阳主之，故两举太阳经脉，明其死生，皆必指而导之，乃以为真，此三部九候之大法也。

黄帝问曰：余闻九针于夫子，众多博大，不可胜数。余愿闻要道，以属子孙，传之后世，着之骨髓，藏之肝肺，歃血而受，不敢妄泄。令合天道，必有终始，上应天光，星辰历纪，下副四时五行，贵贱更互，冬阴夏阳，以人应之，奈何？愿闻其方。

胜，平声。数，上声。藏，如字。更，平声。此篇论三部九候，故帝问：余闻九针于夫子，而九针之数，众多博大不可胜数，今余愿闻九候之要道以属我子孙，而使传之后世，其理至微，故当着之骨髓，藏之肝肺。其道至尊，故当歃血而受，不敢妄泄。令合天道者，令人身而合于天道也。必有终始者，自始至终，终而复始也。合天道则上应天光，而星辰可以历纪；有终始则下副四时五行。贵贱更互，寒往暑来，暑往寒来，而冬阴夏阳，凡此皆天地阴阳之要道。以人应之，奈何？而愿闻其方。方，犹法也。

岐伯对曰：妙乎哉问也！此天地之至数。

伯赞其问，言九候要道，此天地之至数。

帝曰：愿闻天地之至数，合于人形血气，通决死生，为之奈何？

愿闻天地之至数，而合于人形血气，通决死生，即上文以人应之之意。

岐伯曰：天地之至数，始于一，终于九焉。一者天，二者地，三者人，因而三之，三三者九，以应九野。故人有三部，部有三候，以决死生，以处百病，以调虚实，而除邪疾。

一者，数之始；九者，数之终。故始于一，终于九焉。一者，奇也，阳也，故一者天；二者，偶也，阴也，故二者地；三者，参也，参于天地之间，故三者人。因而三之，则天有天地人，地有天地人，人有天地人，故三三者九。以至数而合于天地，故以应九野。九野，地理之合于天度也。以至数而合于人身，故人有三部，一部各有三候，可以决死生，处百病，调虚实，而除邪疾，此天地之至数，合于人形血气，而通决死生也。

帝曰：何谓三部？

三部何在？

岐伯曰：有下部，有中部，有上部。部各有三候，三候者，有天有地有人也。必指而导之，乃以为真。

阴阳之理，从阴而阳，自下而上，故曰有下部、有中部、有上部。而一部之中，各有三候，三候者，各有天有地有人也。必以指循切而按导之，乃为部候之真。有如后文所云也。

上部天，两额之动脉，上部地，两颊之动脉，上部人，耳前之动脉。

是头面之候有三，而为上部也。详见下文。

中部天，手太阴也，中部地，手阳明也，中部人，手少阴也。

是手阴阳之候有三，而为中部也。详见下文。

下部天，足厥阴也，下部地，足少阴也，下部人，足太阴也。故下部之天以候肝，地以候肾，人以候脾胃之气。

是足三阴之候有三，而为下部也。足厥阴，肝也，故下部之天以候肝；足少阴，肾也，故下部之地以候肾；足太阴，脾也，故下部之人以候脾，而合于胃之气。

帝曰：中部之候奈何？

下部既明，中部之候奈何。

岐伯曰：亦有天，亦有地，亦有人。天以候肺，地以候胸中之气，人以候心。

手太阴，肺也，故天以候肺。手阳明大肠，肺之府也，故地以候胸中之气。手少阴，心也，故人以候心。

帝曰：上部何以候之？

下部中部既明，上部何以候之。

岐伯曰：亦有天，亦有地，亦有人。天以候头角之气，地以候口齿之气，人以候耳目之气。

上部天，两额之动脉，故天以候头角之气；上部地，两颊之动脉，故地以候口齿之气；上部人，耳前之动脉，故人以候耳目之气。由此观之，则头面为上部，胸膈为中部，胁腹为下部也。

三部者，各有天，各有地，各有人，三而成天，三而成地，三而成人，三而三之，合则为九。九分为九野，九野为九藏。故神藏五，形藏四，合为九藏。五脏已败，其色必夭，夭必死矣。

上文三部者，各有天，各有地，各有人，乃三而成天，三而成地，三而成人，一部三候，三而三之，合则为九。以至数而合于天地，则九分为九野。以天地而合于人形，则九野为九藏。九藏者，肝肺心脾肾，藏魂魄神意志，故神藏五；大肠、小肠、胃与膀胱，藏水谷糟粕，故形藏四，合神藏形藏而为九藏。若五脏之神气已败，不荣于外，则其色必夭，夭必死矣。

此一节论人身三部九候，合于天地之至数也。

帝曰：以候奈何？

上节论三部九候，此下但论九候之法，故问以候奈何？

岐伯曰：必先度其形之肥瘦，以调其气之虚实，实则泻之，虚则补之。必先去其血脉，而后调之。无问其病，以平为期。

度，入声。九候主周身之形气，故必先度其形之肥瘦，以候其外。调其气之虚实，以候其内，如实则泻之，如虚则补之。必先去其血脉之凝滞，而后调补其血脉之不足，无问其病之外内，要以血脉之平为期，此候之之法也。

帝曰：决死生奈何？

九候何以决死生。

岐伯曰：形盛脉细，少气不足以息者，危。形瘦脉大，胸中多气者，死。形气相得者，生。叁伍不调者，病。三部九候皆相失者，死。

形与脉气贵相合也，如形盛脉细而少气，不足以息者，是形体有余，脉气反衰，故危。如形瘦脉大，而胸中多气者，是形体不足，脉气反强，故死。是必形气相得者，生。若形气相为参伍而不调者，病。若三部九候皆相失者，死。

上下左右之脉，相应如参舂者，病甚。上下左右相失，不可数者，死。

数，上声。夫参伍不调，而上下左右之脉，相应于指，如参舂者，则病甚。参舂者，此上彼下，彼上此下，不相合也。三部九候皆相失，而上下左右，相失不可数者，死。不可数者，脉体错乱，不可数其至数也。

中部之候虽独调，与众脏相失者，死。中部之候相减者，死。目内陷者，死。

夫上下左右，相应如参舂，上下左右，相失不可数，设中部之候虽独调，究与上下左右之众脏相失，是上下左右不归于中土，故死。若上下左右之候有余，而中部之候相减，是中土不达于上下左右，故亦死。夫上下左右，归于中部，而五脏之精，皆注于目，今目内陷，则五脏俱绝，故死。此九候以决死生之法也。

帝曰：何以知病之所在？

欲决死生，必识病因，帝故问之。

岐伯曰：察九候独小者病，独大者病，独疾者病，独迟者病，独热者病，独寒者病，独陷下者病。

欲知病之所在，须察九候而诊视之。如察九候，其脉有独小者病，有独大者病；其脉有独疾者病，有独迟者病；脉中有独热者病，有独寒者病；有生阳之气，不能上升，独陷下者病，是察九候而有七诊之病也。

以左手足上，上去踝五寸，按之，庶右手足当踝而弹之，其应过五寸以上，蠕蠕然者不病；其应疾，中手浑浑然者，病；中手徐徐然者，病；其应上不能至五寸，弹之不应者死。

踝，蛙去声。弹，平声。蠕，音蝉。踝、蠕余篇同。中，去声。上文小大疾迟寒热为病，其病犹轻，若陷下则生阳之气不升，其病必危。故当以两手而按其足踝，其法以左手于病者足上，上去踝五寸按之。夫足外踝上七寸，乃承山之穴，属足太阳，今去踝五寸，则在承山之下，庶右手于病者足上，当踝而弹之，盖左手按脉，右手导引，其脉气之应，过五寸以上，而至于承山。蠕蠕然动者，气之和也，故为不病。其脉应手疾，而中手浑浑然者，乃气盛太过，故病，若中手徐徐然者，乃气虚不足，故亦病。若其应，上不能至五寸，右手弹之而不应者，乃生阳之气，绝灭于下，故死。

是以脱肉，身不去者死；中部乍疏乍数者死。

数，音朔，下同。上文言生阳绝灭者死，此言生阳之气，不能外达，不能上下者皆死。是以脱肉，乃生阳之气，不能外达，身有病而不去者死。中部人，其气上通于天，下交于地，中部之脉，乍疏乍数，乃生阳之气不能上下，故亦死。

其脉代而钩者，病在络脉。

代者，乍疏之象也。代而钩者，乍数之象也。承上文乍疏乍数而言。若其脉代而钩者，乃经络内外不通，故病在络脉，不死也。

九候之相应也，上下若一，不得相失，一候后，则病，二候后，则病甚，三候后，则病危。所谓后者，应不俱也。

总承上文而言九候之相应也。阴阳上下，其动若一，不得独小独大，独疾独迟而相失也。脉有浮中沉三候，一候后者，浮以候之，脉不应指，不应则病矣。二候后者，中以候之，脉不应指，不应则病甚。三候后者，沉以候之，脉不应指，不应则病危。申明所谓后者，应不俱也，谓浮中沉之脉，不俱应于指下也。凡此皆指而导之之法也。

察其腑脏，以知死生之期。

九候以决死生，以知病之所在，故察其腑脏，以知死生之期，病在腑则生，病在脏则死也。

必先知经脉，然后知病脉。真脏脉见者，胜死。

见，音现。夫察腑知病，必先知经脉，然后知病脉，察脏知死，须知真脏脉见者，至胜克之日而死。

足太阳气绝者，其足不可屈伸，死必戴眼。

九候主周身形气，而太阳经脉之气，运行于通体，故足太阳之气绝者，其足不可屈伸，死必戴眼。其足不可屈伸，经绝也。死必戴眼，脉绝也。太阳经脉之气，行于通体，故论九候，而举太阳经脉以明之。

此一节论九候以决死生，以知病之所在，必指而导之，乃以为真也。

帝曰：冬阴夏阳，奈何？

帝愿闻要道，有冬阴夏阳，以人应之之语，故复问之。

岐伯曰：九候之脉，皆沉细悬绝者为阴，主冬，故以夜半死；盛躁喘数者为阳，主夏，故以日中死。

冬阴夏阳，乃一岁之阴阳，夜半日中，乃一日之阴阳，九候之脉，皆沉细悬绝者，为阴脉，阴主冬，故以夜半死；若九候之脉，皆盛躁喘数者，为阳脉，阳主夏，故以日中死。

是故寒热病者，以平旦死；热中，及热病者，以日中死；病风者，以日夕死；病水者，以夜半死。其脉乍疏乍数，乍迟乍疾者，日乘四季死。

一日之内，亦有四时，是故寒热病者，肝血内虚，为寒为热也。平旦，乃寅卯之时，肝木主气，肝脏病，故以平旦死。热中及热病者，心火燔灼，内外皆热也，日中乃巳午之时，心火主气，心脏病，故以日中死。病风者，秋金肃杀之气，病于肺也，日夕，乃申酉之时，肺金主气，肺脏病，故以日夕死。病水者，冬令寒水之气，病于肾也，夜半乃亥子之时，肾水主气，肾脏病，故以夜半死。脾脏属土，土灌四旁，若其脉乍疏乍数，乍迟乍疾，乃中土内虚不能四布，故以一日所乘之四季死。辰戌丑未，寄王于平旦、日中、日夕、夜半也。

形肉已脱，九候虽调，犹死。

立形定气，命之曰人。若形肉已脱，坤土内败，诸脏无以资生，九候之脉虽调，犹之死也。

七诊虽见，九候皆从者，不死。

见，音现。小大疾迟寒热陷下，七诊之脉虽见，非同土败，故九候皆从者不死。

所言不死者，风气之病，及经月之病，似七诊之病而非也，故言不死。若有七诊之病，其脉候亦败者死矣。必发哕噫。

小大疾迟寒热，为病犹轻，陷下则病非轻，故申明所以言不死者，或病气机而为风气之病，或病经脉而为经月之病，生阳之气犹能上升，似七诊之病而不陷下，故曰非也。此所以言不死也。若有七诊之病，而正气陷下，其脉候亦败者死矣。生阳不升，故必发哕噫。甚则为哕，土气败也，微则为噫，土气虚也。是知七诊之病，不陷下者不死，陷下则死也。

必审问其所始病，与今之所方病，而后各切循其脉，视其经络浮沉，以上下逆从循之。其脉疾者不病，其脉迟者病，脉不往来者死。皮肤着者死。

病有新故，善诊者，必审问其所始病，与今之所方病，然后以证合脉，以脉合证，而各切循其脉，并视其经络之浮沉，以上下逆从而循之，其脉疾者，经络有余，故不病。其脉迟者，经络内虚，故病。脉不往来，则气血内绝，故死。皮肤着者，久病肉脱，皮肤着骨故死。

帝曰：其可治者奈何？

脉不往来者死，皮肤着者死，其可治者奈何。

岐伯曰：经病者治其经，孙络病者治其孙络血。

其可治者，仍当视其经络之浮沉，以上下逆从而循之，乃为治法也。经居络内，故经病者治其经，孙络居络外，故孙络病者治其孙络，见血而愈。

血病，身有痛者，治其经络。

经络皆主血，若经络之血病，而身有痛者，治其经络。

其病者在奇邪，奇邪之脉，则缪刺之。

奇邪者，邪不入于经，流溢于大络，而生奇病也。若其病者，在奇邪，夫奇邪之脉，则当缪刺以治之。缪刺者，左病刺右，右病刺左也。

留瘦不移，节而刺之。

始为奇邪之病，治之不愈，邪留日深，病在于骨，肌肉瘦而邪不移，故当取其骨节而刺之。

上实下虚，切而从之，索其结络脉，刺出其血，以见通之。

《灵枢·刺节真邪》论曰：六经调者，谓之不病。一经上实下虚而不通者，此必有横络盛加于大经，令之不通，视而泻之，此所谓解结也。此上实下虚者，有横络加于经外，外为上，内为下，故上实下虚。切而从之者，切其经之所阻而从治之。索其结络脉者，索其络脉之结也。刺出其血，以见通之者，血出结去，见其络脉之通，病可愈也。凡此皆视其经络浮沉，以上下逆从而循之之法也。

瞳子高者，太阳不足；戴眼者，太

阳已绝。此决死生之要，不可不察也。手指及手外踝上五指留针。

经脉血气，本于先天水火之所生，故举太阳以终经脉之义。瞳子高者，乃太阳水火之精，不足于上。戴眼者，乃太阳生阳之气，已绝于下，此以先天水火之精，决死生之要，以九候而决死生者，不可不察也。夫病在阴者，补阳以治之，病在足者，补手以治之，此阴阳上下，相为表里之义。手指及手外踝上五指留针者，言足太阳经脉不足，当补手太阳以治之，手太阳之脉，起于小指之端，循手外侧，出踝中，故太阳不足，当取手指及手指外踝之上，乃第五指者，留针以补之，使手太阳之经脉充溢，而交于足太阳，乃为治之之法也。

此一节，言九候七诊，经络浮沉，以决死生，以知病之所在，亦必指而导之，乃以为真也。

经脉别论第二十一篇

经脉始于肺，终于肝，环转运行，度数有常，若惊恐恚劳，喘汗生病，脏气独至，失其常度，是谓经脉之别。知其正，则知其别，故论饮食输散之常；知其别，欲知其正，故论阴阳藏象之体，而反复明之。

黄帝问曰：人之居处动静勇怯，脉亦为之变乎？

脉，经脉也。人之经脉，行有常度，如居处之动静，用力之勇怯，经脉亦为之变乎？帝问脉变，所以为经脉之别也。

岐伯对曰：凡人之惊恐恚劳动静，皆为变也。

不但居处之动静，用力之勇怯，凡人之惊恐恚劳动静，经脉失常，皆为变也。

是以夜行，则喘出于肾，淫气病肺；有所堕恐，喘出于肝，淫气害脾；有所惊恐，喘出于肺，淫气伤心；度水跌仆，喘出于肾与骨。

平人之气，和于经脉，劳动喘急，则经脉失常，是以夜行劳动，气不闭藏，则喘出于肾，肾为本，肺为末，故淫气病肺，失其常矣；有所堕恐，因堕而内恐也，堕伤筋，肝主筋，故喘出于肝，肝木侮脾，故淫气害脾，失其常矣；有所惊恐，因惊而内恐也，惊恐则气机内乱，肺主气，故喘出于肺，肺为心之盖，故淫气伤心，失其常矣；度[1]水跌仆，则既堕且惊，甚于夜行，故喘出于肾与骨，不能上合于肺，淫气害骨，故曰与骨，更失其常矣。此五脏病喘，经脉失常，而为经脉之变也。

当是之时，勇者气行，则已；怯者，则着而为病也。故曰诊脉之道，观人勇怯，骨肉皮肤，能知其情，以为诊法也。

承上文，而言当夜行堕恐惊恐跌仆之时，勇者经脉有余，不能为病，故气行则已；怯者经脉受伤，则着而为病，有如上文所云也。夫勇者则已，怯者为病，故曰诊脉之道，观人勇怯，骨肉皮肤，知其内外浅深之情，可以为诊法也。

故饮食饱甚，汗出于胃；惊而夺精，汗出于心；持重远行，汗出于肾；疾走恐惧，汗出于肝；摇体劳苦，汗出于脾；故春秋冬夏四时，阴阳生病，起于过用，

---

[1] 度：同“渡”。

此为常也。

气机不和则喘，经脉不和则汗，故举汗出以明之。饮食饱甚，则胃络不和，故汗出于胃；惊而夺精，则心脉不和，故汗出于心；持重远行，则伤肾主之骨，故汗出于肾；疾走恐惧，则伤肝主之筋，故汗出于肝；摇体劳苦，则伤脾主之肌肉，故汗出于脾。不言肺者，以汗皆出于肺主之皮肤也。五脏之气，合于四时，故春秋冬夏四时，其阴阳不和而生病，皆起于过用。过用，即饱甚夺精远行恐惧劳苦也。此为常也，言以此过用为常也，过用为常，则失经脉之正矣。

食气入胃，散精于肝，淫气于筋；食气入胃，浊气归心，淫精于脉。脉气流经，经气归于肺。肺朝百脉，输精于皮毛。毛脉合精，行气于腑。腑精神明，留于四脏，气归于权衡。权衡以平，气口成寸，以决死生。

胃者，五脏之本，六腑之大源也。故食气入胃，助东方木气上达，而散精于肝，肝则淫气于筋。淫，浸灌也。食气入胃，助君火神气运行，而浊气归心，心则淫精于脉，肝受精，则淫气，心受气，则淫精，是食之精，即食之气，食之气，即食之精也。脉气留经者，无形之脉气流入于经，而合有形也。经气归于肺者，经脉之气，肺居其首，故归于肺也。肺朝百脉者，肺受百脉之朝也。输精于皮毛者，皮毛受肺精之输布也。毛脉合精，行气于腑者，皮毛百脉，合肺输之精，而行气于六腑也。腑精神明，留于四脏者，六腑之精，合心脏之神明，留于肺肝脾肾四脏也。皮毛百脉，六腑五脏之气，外内相应，太过不及，皆能为病，故气归于权衡。权衡，秤物而得其平也。故权衡以平，则气口成寸。气口，即左右手之脉口，寸部是也。脉之大会，在于寸口。故诊寸口之脉，可以决其死生。此食气入胃，行散转输，而为经脉之正也。

饮入于胃，游溢精气，上输于脾，脾气散精，上归于肺，通调水道，下输膀胱，水精四布，五经并行，合于四时五脏阴阳，揆度以为常也。

度，入声。上文言食，此则言饮。饮入于胃，与食不同，游溢胃腑之精气，而上输于脾，脾气散胃腑之精，而上归于肺。肺，天也，脾，地也，脾气散精，则地气上升，而通调水道矣。上归于肺，则天气下降，而下输膀胱矣。夫水道通调，则水精四布，下输膀胱，则五经并行。四布则合天之四时，五经则合人之五脏。故合于四时、五脏，四时之阴阳，即五脏之阴阳，五脏之阴阳，即四时之阴阳，故阴阳揆度，天人合一，以为人身经脉之常也。此饮入于胃，行散转输而为经脉之正也。

此一节，论喘汗失常，以明经脉之别；饮食输散，以明经脉之正。知其别，必知其正，知其正，则知其别也。

太阳脏独至，厥喘，虚气逆，是阴不足，阳有余也，表里当俱泻，取之下俞。

十二经脉，合手足之三阳三阴，故复论三阳三阴之常变以明之。三阳主六腑，腑能藏物亦谓之脏。太阳脏独至者，阳气不和于阴，太阳脏气独至也。厥喘者，下厥冷，上喘急也。虚气逆者，言厥而喘，为虚气之上逆也。厥喘气逆，是真阴不足，太阳脏独至，为阳热有余也。太阳之气，起于水府，通于皮毛，故表里当俱泻。太阳之脉，起于足小趾之至阴，故当取之下俞。俞，俞穴也。

阳明脏独至，是阳气重并也。当泻阳补阴，取之下俞。

重，平声。重并者，太阳少阳之气，皆并于阳明也。故当泻阳之有余，补阴之不足。阳明之脉，起于足大、次趾之厉兑，故亦当取之下俞。

少阳脏独至，是厥气也。跷前卒大，取之下俞。

卒，音促。少阳者，初阳也，生于厥阴。少阳脏独至，阳气未盛，是阴厥之气也。初阳不升，故跷前卒大，少阳经脉在阳跷之前也。少阳起于足小、次趾之窍阴，故亦当取之下俞。

少阳独至者，一阳之过也。

太阳为三阳，阳明为二阳，少阳为一阳，故申明少阳独至者，乃一阳之过也。过，犹失也。由少阳而推论之，则阳明独至者，二阳之过也，太阳独至者，三阳之过也。

太阴脏搏者，用心省真，五脉气少，胃气不平，三阴也。宜治其下俞，补阳泻阴。

太阴脏搏者，足太阴脾脏、手太阴肺脏，两脏之气相搏也。用心省真者，或病足，或病手，当用心省察其真。肺朝百脉，五脉气少，手太阴也。脾胃相连，胃气不平，足太阴也。此气少不平，虽分手足，皆属太阴，故曰三阴也。病在三阴，宜治其下俞，阴气相搏，则阳气不足，故当补阳泻阴。

一阳独啸，少阳厥也。阳并于上，四脉争张，气归于肾。宜治其经络，泻阳补阴。

一阳，少阳也。少阳，三焦也。《灵枢·本输》论云：少阳属肾，此论一阳，所以言肾也。一阳独啸，上焦之气，独发于上也。上焦独发，则下焦之气，厥逆于下，故曰少阳厥也。一阳独啸，则阳并于上。少阳厥也，则四脉争张。四脉，肝脾心肺也。争张，不和也。四脉争张，由于肾气之不达，故气归于肾，言脉之争张，归过于肾也。经络内通五脏，故宜治其经络，当泻上焦之独啸，补下焦之肾厥，故泻阳补阴。

一阴至，厥阴之治也。真虚痟心，厥气留薄，发为白汗，调食和药，治在下俞。

一阴，厥阴也。不曰一阴独至，曰一阴至，则阴中有阳，故为厥阴之治也。真虚，犹言真假。痟，忧也。言厥阴治之真假，当忧心以审之，即太阴之用心省真也。厥阴为经脉之终，复注于肺，厥气留薄者，厥阴之气，留于肝而薄于肺也。薄于肺，则发为白汗。此厥阴之治，非厥阴之病，但当调食和药，以治其汗，治在下俞，以固其阴。

帝曰：太阳脏何象？

承上文脏气不和，而详明其本然之脉象，

岐伯曰：象三阳而浮也。

其本然之脉象，象三阳而外浮。

帝曰：少阳脏何象？岐伯曰：象一阳也。一阳脏者，滑而不实也。

其本然之脉象，象一阳初生，滑而不实。滑者，紧之浮也。滑而不实，则生阳渐升矣。

帝曰：阳明脏何象？岐伯曰：象大浮也。

两阳合明，谓之阳明，故其本然之脉象，象大而且浮。

太阴脏搏，言伏鼓也。

帝问三阳之脏象，而伯复告以三阴。太阴脏搏之脉象，乃天地脾肺之气，相为搏激，言伏鼓也。伏鼓者，从下而上，从地而天之义也。

二阴搏至肾，沉不浮也。

二阴搏者，心肾相搏也。心肾相搏之脉象，搏至肾而沉，沉不浮也。沉不浮者，从上而下，从心而肾，即少阳厥，而气归于肾之义。不言厥阴搏者，以厥阴之治也。

此与上节同义。脏气独至，以明经脉之别。脏象本体，以明经脉之正。知其别，必知其正，知其正，益知其别也。

脏气法时论第二十二篇

脏气，五脏之气也。法时，法天之四时也。天行四时，地生百物，人备五脏，皆合五行。天有一岁之五行，有十干之五行，有一日之五行；地有五谷、五果、五畜、五菜、百药，各具五味，各有五行；人之五脏五行，合于天地。合天，则有五色六气之上承，合地，则有五苦五欲之下应，故曰脏气法时也。

黄帝问曰：合人形以法四时五行而治，何如而从？何如而逆？得失之意，愿闻其事。

合人形通体经脉，外而皮毛，内而腑脏，以法天地之四时五行而诊治之，何如？则法天地而从，何如？则不法天地而逆，反逆为从则得，反从为逆则失，愿闻从逆得失之事，而探诸岐伯也。

岐伯对曰：五行者，金木水火土也。更贵更贱，以知死生，以决成败，而定五脏之气，间甚之时，死生之期也。

更，平声。间，去声，下间甚同。四时之气，不外五行，五行者，金木水火土也。贵者，水旺于春，火旺于夏；贱者，水败于秋，火灭于冬。更贵更贱者，生化叠乘，寒暑往来也。以更贵更贱之理，以知病之死生，以决治之成败，而五脏之正[1]气可定，病之间甚，死生之期，皆可定也。

帝曰：愿卒闻之。

卒，犹尽也。

岐伯曰：肝主春，足厥阴少阳主治，其日甲乙。肝苦急，急食甘以缓之。

肝心脾肺肾，人之五脏也。于脏为肝，于时为春，故肝主春。足厥阴，乙木也，足少阳，甲木也，故春时而足厥阴少阳主治，其日甲乙。肝主春木，有生阳渐长之机，若急而不和，肝所苦也，治之之法，当急食甘味以缓之。

心主夏，手少阴太阳主治，其日丙丁。心苦缓，急食酸以收之。

手少阴，丁火也，手太阳，丙火也，故夏时而手少阴太阳主治，其日丙丁。心主夏火，有炎上迅速之机，若缓而不速，心所苦也，治之之法，当急食酸味以收之。酸收者，助心气而使之上炎也。

脾主长夏，足太阴阳明主治，其日戊己。脾苦湿，急食苦以燥之。

足太阴，己土也，足阳明，戊土也，

[1] 正：浙江书局本为“王”。

故长夏而足太阴阳明主治，其日戊己。脾属阴土，借阳明燥气以相资，若湿而不燥，脾所苦也，治之之法，当急食苦味以燥之，苦为火味，故能燥也。

肺主秋，手太阴阳明主治，其日庚辛。肺苦气上逆，急食苦以泄之。

手太阴，辛金也，手阳明，庚金也，故秋时而手太阴阳明主治，其日庚辛，肺主秋金，有收敛清肃之机，若气上逆，肺所苦也，治之之法，当急食苦味以泄之，苦寒注下，故能泄也。上文言苦燥，此言苦泄，盖禀君火之气而味苦，则燥，禀寒水之气而味苦，则泄，于物性之运气推之，则得矣。

肾主冬，足少阴太阳主治，其日壬癸。肾苦燥，急食辛以润之，开腠理，致津液通气也。

足少阴，癸水也，足太阳，壬水也。故冬时而足少阴太阳主治，其日壬癸。水王于冬，肾气主之，燥而不润，肾所苦也，治之之法，当急食辛味以润之，夫辛主发散，何以能润？以辛能开腠理，致在内之津液而通气于外，在下之津液而通气于上，故能润也。

病在肝，愈于夏，夏不愈，甚于秋，秋不死，持于冬，起于春，禁当风。

肝，木也，夏，火也，火为木之子，故病在肝，愈于夏。子气王而病不愈，至秋则金克木而病甚矣。秋不死，持于冬，水生木也。至春则木气复王，故起于春。风气通于肝，故禁当风。此脏气法一岁之四时也。

肝病者，愈在丙丁，丙丁不愈，加于庚辛，庚辛不死，持于壬癸，起于甲乙。

肝病愈在丙丁，即上文“病在肝，愈于夏”也。丙丁不愈，加于庚辛，即上文“夏不愈，甚于秋”也。庚辛不死，持于壬癸，即上文“秋不死，持于冬”也。起于甲乙，即上文“起于春”也。此脏气法十干之四时也。

肝病者，平旦慧，下晡甚，夜半静。

慧，爽慧也。静，安静也。平旦乃木王之时，平旦慧，即上文“起于春”、“起于甲乙”之意也。下晡乃金王之时，金克木，故下晡甚，即上文“甚于秋”、“加于庚辛”之意也。夜半乃水王之时，水生木，故夜半静，即上文“持于冬”、“持于壬癸”之意也。此脏气法一日之四时也。

肝欲散，急食辛以散之，用辛补之，酸泻之。

肝病则木郁，故肝欲散，治之之法，当急食辛味以散之，辛主散也。肝气郁而欲散，散之即所以补之，故用辛补之。夫辛散为补，则酸收为泻，故酸泻之。此脏气法地之五味也。

病在心，愈在长夏。长夏不愈，甚于冬，冬不死，持于春，起于夏，禁温食、热衣。

心，火也。长夏，土也。土为火之子，故病在心，愈在长夏。子气王而病不愈，至冬则水克火，而病甚矣。冬不死，持于春，木生火也。至夏则火气复王，故起于夏。火气通于心，故禁温食、热衣。此脏气法一岁之四时也。

心病者，愈在戊己。戊己不愈，加于壬癸。壬癸不死，持于甲乙，起于丙丁。

心病愈在戊己，即“病在心，愈在

长夏”也。戊己不愈，加于壬癸，即“长夏不愈，甚于冬”也。壬癸不死，持于甲乙，即“冬不死，持于春”也。起于丙丁，即“起于夏”也。此脏气法十干之四时也。

心病者，日中慧，夜半甚，平旦静。

日中乃火王之时，故日中慧，即“起于夏”、“起于丙丁”也。夜半乃水王之时，水克火，故夜半甚，即“甚于冬”、“加于壬癸”也。平旦乃木王之时，木生火，故平旦静，即“持于春”、“持于甲乙”也。此脏气法一日之四时也。

心欲软，急食咸以软之，用咸补之，甘泻之。

心病则火炎，故心欲软。治之之法，当急食咸味以软之，咸能软坚也。心气炎而欲软，软之即所以补之，故用咸补之。咸软为补，则甘缓为泻，故甘泻之。此脏气法地之五味也。

病在脾，愈在秋，秋不愈，甚于春。春不死，持于夏，起于长夏。禁湿食饱食、湿地濡衣。

湿食，旧本误“温食”，今改。湿食，水湿之食也。濡衣，濡润之衣也。脾，土也，秋，金也。金为土之子，故病在脾，愈在秋。子气王而病不愈，至春则木克土，而病甚矣。春不死，持于夏，火生土也，至长夏则土气复王。故起于长夏。湿气通于脾，故禁湿食饱食、湿地濡衣。此脏气法一岁之四时也。

脾病者，愈在庚辛。庚辛不愈，加于甲乙。甲乙不死，持于丙丁，起于戊己。

脾病愈在庚辛，即“病在脾，愈在秋”也。庚辛不愈加于甲乙，即“秋不愈，甚于春也”。甲乙不死，持于丙丁，即“春不死，持于夏”也。起于戊己，即“起于长夏”也。此脏气法十干之四时也。

脾病者，日昳慧，日出甚，下晡静。

昳，音迪。昳，昃也。日昳乃午后未分，土王之时，故日昳慧，即“起于长夏”、“起于戊己”也。日出乃木王之时，木克土，故日出甚，即“甚于春”“加于甲乙”也。下晡乃申酉金王之时，土生金，故下晡静。以肝心为例，当日中火王而静，今下晡静者，以明子母气王，皆能静也。此脏气法一日之四时也。

脾欲缓，急食甘以缓之，用苦泻之，甘补之。

脾病则土不柔和，故脾欲缓。治之之法，当急食甘味以缓之，甘能缓中也。脾气欲缓，苦泄则泻，故用苦泻之。苦泄为泻，则甘缓为补，故甘补之。此藏气法地之五味也。

病在肺，愈在冬。冬不愈，甚于夏。夏不死，持于长夏，起于秋。禁寒饮食、寒衣。

肺，金也，冬，水也，水为金之子，故病在肺，愈在冬。子气王而病不愈，至夏，则火克金而病甚矣。夏不死，持于长夏，土生金也。至秋则金气复王，故起于秋。饮冷形寒则伤肺，故禁寒饮食寒衣。此脏气法一岁之四时也。

肺病者，愈在壬癸。壬癸不愈，加于丙丁。丙丁不死，持于戊己，起于庚辛。

肺病愈在壬癸，即“病在肺，愈在冬”也。壬癸不愈，加于丙丁，即“冬不愈，甚于夏”也。丙丁不死，持于戊己，即“夏不死，持于长夏”也。起于庚辛，即“起于秋”也。此脏气法十干之四时也。

肺病者，下晡慧，日中甚，夜半静。

下晡，乃金王之时，故下晡慧，即“起于秋”、“起于庚辛”也。日中乃火王之时，火克金，故日中甚，即“甚于夏”、“加于丙丁”也。夜半，乃水王之时，金生水，故夜半静，亦子气王而安静也。此脏气法一日之四时也。

肺欲收，急食酸以收之，用酸补之，辛泻之。

肺病则气散，故肺欲收，治之之法，当急食酸味以收之。酸主收也，肺气散而欲收，收之即所以补之，故用酸补之。酸收为补，则辛散为泻，故辛泻之。此脏气法地之五味也。

病在肾，愈在春。春不愈，甚于长夏。长夏不死，持于秋，起于冬。禁犯焠㶼热食、温炙衣。

焠，音翠，余篇同。㶼，音衰。焠㶼热食，火燔之食也。温炙衣，火焙之衣也。肾，水也，春，木也，木为水之子，故病在肾，愈在春。子气王而病不愈，至长夏，则土克水而病甚矣。长夏不死，持于秋，金生水也。至冬，则水气复王，故起于冬。肾为水脏，燥而不润，肾所苦也，故禁犯焠㶼热食、温炙衣。此脏气法一岁之四时也。

肾病者，愈在甲乙。甲乙不愈，加于戊己。戊己不死，持于庚辛，起于壬癸。

肾病愈在甲乙，即“病在肾，愈在春”也。甲乙不愈，加于戊己，即“春不愈，甚于长夏”也。戊己不死，持于庚辛，即“长夏不死，持于秋”也。起于壬癸，即“起于冬”也。此脏气法十干之四时也。

肾病者，夜半慧，四季甚，下晡静。

夜半，乃水王之时，故夜半慧，即“起于冬”、“起于壬癸”也。四季，乃辰戌丑未，土王之时，土克水，故四季甚，即“甚于长夏”、“加于戊己“也。下晡，乃金王之时，金生水，故下晡静，即“持于秋”、“持于庚辛”也。此脏气法一日之四时也。

肾欲坚，急食苦以坚之，用苦补之，咸泻之。

肾病则水泛，故肾欲坚，治之之法，当急食苦味以坚之，苦为火味，故能坚也。肾濡欲坚，坚之即所以补之，故用苦补之。苦坚为补，则咸软为泻，故咸泻之。此脏气法地之五味也。

夫邪气之客于身也，以胜相加，至其所生而愈，至其所不胜而甚，至于所生而持，自得其位而起。必先定五脏之脉，乃可言间甚之时，死生之期也。

总结上文之义，上文病肝心脾肺肾，皆邪气之客于身，故曰：夫邪气之客于身也，乃以胜相加，如燥金伤肝、寒水凌心、风木乘脾、火热烁肺、濡湿侵肾是也。上文病五脏而能愈，皆至其所生而愈也。病五脏而致甚，皆至其所不胜而甚也。五脏病甚而能持，皆至于所生而持也。持而能起，皆自得其位而起也。决其间甚死生，必诊脉而知之，故必先定五脏之脉，乃可言其间甚之时，以及死生之期。有如上文之所云尔。

此一节，言五脏之气，法天之四时、

地之五味也。

肝病者，两胁下痛引少腹，令人善怒，虚则目䀮䀮无所见，耳无所闻，善恐，如人将捕之。取其经，厥阴与少阳。气逆则头痛，耳聋不聪，颊肿取血者。

䀮，音荒，余篇同。厥阴肝脉布胁肋，抵小腹，故肝病者两胁下痛引少腹。怒者肝之情，肝病故令人善怒。若肝气内虚，不能上升，则目䀮䀮无所见，耳无所闻。生气不达，则善恐，如人将捕之，而有惊骇之状，取其厥阴与少阳之经，而治之。盖少阳者，厥阴中见之气也。若肝气上逆，则头痛颊肿，耳聋不聪，当取厥阴少阳之经而出其血者。

心病者，胸中痛，胁支满，胁下痛，膺背肩甲间痛，两臂内痛。虚则胸腹大，胁下与腰相引而痛，取其经，少阴太阳，舌下血者。其变病，刺郄中血者。

甲，胛同。此论心病，而言心包之经脉，以明心不受病也。《灵枢·经脉》论云：心主包络之脉，起于胸中，循胸出胁，故心病者，胸中痛，胁支满，胁下痛。又云：循臑内，行太阴少阴之间。太阴，肺也，少阴，心也，故膺背痛而病心，肩胛痛而病肺。又云：入肘中，下臂，故两臂内痛。心火内虚，土无所生，则腹大连胸，故虚则胸腹大。经脉不能循胸出胁，循胁出背，故胁下与腰相引而痛。取其少阴太阳之经而治之，少阴者心也，心气和，则心包亦和，太阳者，心为阳中之太阳也。舌下血者，取心之开窍，而刺出其血也。其变病者，言始病心包之经脉，今变病太阳之孙络。当刺郄中，而取其血者，郄中，足太阳之委中，乃腘中央之合穴也。

脾病者，身重，善肌肉痿，足不收，行善瘈，脚下痛。虚则腹满，肠鸣飧泄，食不化。取其经，太阴阳明少阴血者。

周身肌肉，脾土主之，故脾病者，身重，善肌肉痿。痿，犹痹也。脾足太阴之经脉，起于足大趾，循胫上膝，脾病，故足不收，行善瘈，脚下痛。脾土内虚，不能四布，则腹满。土气虚寒，则肠鸣飧泄，食不化。取其经脉而治之，则在太阴阳明。兼及少阴者，火土相生之义。血者，通其经脉也。

肺病者，喘咳逆气，肩背痛，汗出，尻、阴、股、膝、髀、腨、胻、足皆痛。虚则少气，不能报息，耳聋嗌干。取其经，太阴，足太阳之外，厥阴内血者。

尻，考平声，余篇仿此。肺气不利，则喘咳逆气。肺之经脉不和，则肩背痛、汗出。太阳合肺，行于皮毛，太阳经脉，从腰脊，贯臀入腘，至腨抵足，今太阳之气，不和于肺，故尻、阴、股、膝、髀、腨、胻、足皆痛。厥阴之脉，贯膈注肺，今肝气内虚，不能贯膈注肺，故少气不能报息。息，呼吸也。从厥阴而出于肺，故曰报也。肝木之气，不能上升则耳聋嗌干。取其经脉而治之，则在太阴，太阴者肺也。又曰：足太阳之外，厥阴内者，言尻、阴、股、膝、髀、腨、胻、足皆痛，乃病足太阳之经脉于外。少气不能报息，耳聋嗌干，乃病足厥阴之经脉于内。在外者治其外，在内者治其内。血者，通其经脉也。

肾病者，腹大胫肿喘咳，身重，寝汗出，憎风。虚则胸中痛，大腹小腹痛，清厥，意不乐。取其经，少阴太阳血者。

肾为水脏，水逆于下，故腹大胫肿。

肾为生气之原，奔气上迫，故喘咳。生阳之气，不周于身，故身重。寝则阳气归阴，阴虚故汗出，汗出故憎风。肾气虚微，心肾不交，则胸中痛。胸者，心之宫城也，大腹属坤土，小腹主生阳，生阳气虚，不温其土，故大腹小腹皆痛。阴寒盛，阳气虚，故清厥。清厥，微冷厥逆也。心有所忆，谓之意，心肾不和，故意不乐。取其经脉而治之，则在少阴太阳。少阴者，肾也。太阳者，心为阳中之太阳也。血者，通其经脉也。

此一节，言五脏病气在于经脉，当取三阴三阳之经脉而治之。

肝色青，宜食甘，粳米、牛肉、枣、葵皆甘。

此举五谷五畜五果五菜，以明上文五苦之意。肝主春，其色青。肝苦急，急食甘以缓之，故宜食甘。稽其谷畜果菜，而合于甘之味，则粳米、牛肉、枣、葵皆甘。

心色赤，宜食酸，小豆、犬肉、李、韭皆酸。

心主夏，其色赤。心苦缓，急食酸以收之，故宜食酸。稽其谷畜果菜，而合于酸之味，则小豆、犬肉、李、韭皆酸。

肺色白，宜食苦，麦、羊肉、杏、薤皆苦。

肺主秋，其色白。肺苦气上逆，急食苦以泻之，故宜食苦。稽其谷畜果菜，而合于苦之味，则麦、羊肉、杏、薤皆苦。

脾色黄，宜食咸，大豆、豕肉、栗、藿皆咸。

脾主长夏，其色黄。脾苦湿，急食苦以燥之。夫脾苦湿，亦苦燥，若脾苦燥，则宜食咸。稽其谷畜果菜，而合于咸之味，则大豆、豕肉、栗、藿皆咸。诸脏皆合上文，脾脏不合者，以上文两言苦味，一言苦以燥之，一言苦以泄之，盖苦味主泄，未必能燥，故此则曰宜食咸，咸以泄之也。宜食咸，必脾脏之苦燥矣。脾脏属土，贵得其平，既苦湿，亦苦燥，故彼此更易其辞，圣人立教之旨，贵学者之能悟也。

肾色黑，宜食辛，黄黍、鸡肉、桃、葱皆辛。

肾主冬，其色黑。肾苦燥，急食辛以润之，故宜食辛。稽其谷畜果菜，而合于辛之味，则黄黍、鸡肉、桃、葱，皆辛。

辛散、酸收、甘缓、苦坚、咸软，毒药攻邪。

此举药之辛散、酸收、甘缓、苦坚、咸软，以明上文五欲之意。肝欲散，急食辛以散之，故辛散；肺欲收，急食酸以收之，故酸收；脾欲缓，急食甘以缓之，故甘缓；肾欲坚，急食苦以坚之，故苦坚；心欲软，急食咸以软之，故咸软。夫谷畜果菜，皆有辛酸甘苦咸之味，而散收缓坚软，莫若毒药，其力乃倍，以明上文诸急食者，急以毒药攻邪，得其平也。

五谷为养，五果为助，五畜为益，五菜为充，气味合而服之，以补精益气。

五谷，所以养五脏者也，故五谷为养；五果，所以助五脏者也，故五果为助；五畜，所以益五脏者也，故五畜为益；五菜，所以充五脏者也，故五菜为充。谷果畜菜有气有味，味入口，气归鼻，气味合而服之，可以补有形之精，益无形之气，而不同于毒药也。

此五者，有辛酸甘苦咸，各有所利，或散或收，或缓或急，或坚或软，四时五脏，病随五味所宜也。

此谷果畜菜药五者，皆有辛酸甘苦咸之味，五味合五脏，故各有所利。利，犹宜也。或肝欲散，或肺欲收，或脾欲缓，或肝苦急，或肾欲坚，或心欲软，此散收缓坚软，五脏之所欲也。五脏各有所欲，各有所苦，或急者，肝苦急也。兼言或急，则心或苦缓，脾或苦湿，肾或苦燥，肺或苦气上逆，皆在其中。天行四时，人具五脏，地生五味，四时五脏之病，随五味所宜，以为脏气法时也。

此一节，言谷畜果菜药，各有五味之五行，以明脏气法天之四时，更法地之五味也。

宣明五气篇第二十三篇

上篇论五脏之气，上法天时；此岐伯承上篇之义，宣明五气。盖天地之数，不外于五，人身形脏，总属于气。故举五味所入，五气所病，五精所并，五脏所恶，五脏化液，五味所禁，五病所发，五邪所乱，五邪所见，五脏所藏，五脏所主，五劳所伤，五脉应象，而宣明五气也。

五味所入：酸入肝，辛入肺，苦入心，咸入肾，甘入脾，是谓五入。

地之五味，养人五脏，五味入五脏，是谓五入。

五气所病：心为噫，肺为咳，肝为语，脾为吞，肾为欠，为嚏，胃为气逆，为哕，为恐，大肠小肠为泄，下焦溢为水，膀胱不利为癃，不约为遗溺，胆为怒，是谓五病。

溺，鸟去声。五气所病者，五脏本气为病也。病气在心，则为噫，噫，微嗳也；病气在肺，则为咳，咳，气上逆也；病气在肝，则为语，语，多言也；病气在脾，则为吞，吞，舌本不和也；病气在肾，则为欠为嚏，欠者阴阳相引，嚏者，阴出于阳也。此五脏本气不和而为病也。五脏不和则六腑不利，故胃病，则为气逆；不能上出于肺，则为哕，哕，呃也，不能下交于肾，则为恐，恐，戊癸不合也；大肠小肠病，则为泄，泄，水谷下注也；下焦病，不能决渎，则泛溢而为水；膀胱病，气滞不利，则为癃，气虚不约，则为遗溺；胆病郁而不舒，则为怒。此五气为病，及于六腑，凡此是谓五病。

五精所并：精气并于心，则喜；并于肺，则悲；并于肝，则忧；并于脾，则畏；并于肾，则恐，是谓五并，虚而相并者也。

五精所并者，脏虚而精气并之也。精者，阴精，气者，阳气。精气并于心，则心受所并而为喜，喜，心之情也；并于肺，则肺受所并而为悲，悲，肺之情也；并于肝，则肝受所并而为忧，肝主怒，今曰忧者，上文胆为怒，故此肝为忧，怒为有余，忧为不足也；并于脾，则脾受所并而为畏，思虑者，脾之情，今曰畏者，虑之至也；并于肾，则肾受所并而为恐，恐，肾之情也。凡此是谓五并，申明此之五并，乃虚而相并者也。是知精气并，乃精气之不足矣。

五脏所恶：心恶热，肺恶寒，肝恶风，脾恶湿，肾恶燥，是谓五恶。

恶，去声。热气伤心，故心恶热；寒气伤肺，故肺恶寒；风气伤肝，故肝恶风；湿气伤脾，故脾恶湿；燥气伤肾，故肾恶燥。凡此是谓五恶。

五脏化液：心为汗，肺为涕，肝为泪，脾为涎，肾为唾，是谓五液。

化液者，水谷入口，津液各走其道。五脏受水谷之精，淖注于窍，化而为液也。汗乃血液，心所主也，故心为汗；涕出于鼻，肺所主也，故肺为涕；泪出于目，肝所主也，故肝为泪；涎出于口，脾所主也，故脾为涎；唾属水精，肾所主也，故肾为唾，凡此是谓五液。《灵枢·根结》论云：少阴根于涌泉，结于廉泉。廉泉，舌下窍也。是肾为水脏，从下而上，液虽有五，肾实主之，是以五液皆咸，咸，水味也。

五味所禁：辛走气，气病无多食辛；咸走血，血病无多食咸；苦走骨，骨病无多食苦；甘走肉，肉病无多食甘；酸走筋，筋病无多食酸。是谓五禁，无令多食。

五味各有偏胜，故禁多食。味之辛者则走气，气病肺虚，无多食也；味之咸者则走血，血病心虚，无多食也；味之苦者则走骨，骨病肾虚，无多食也；味之甘者则走肉，肉病脾虚，无多食也；味之酸者则走筋，筋病肝虚，无多食也。凡此是谓五禁。申明禁者，非禁绝之谓，乃无令多食也。

五病所发：阴病发于骨，阳病发于血，阴病发于肉，阳病发于冬，阴病发于夏，是谓五发。

五脏阴阳之病，各有所发。《金匮真言论》云：阴中之阴，肾也；阳中之阳，心也；阴中之至阴，脾也；阴中之阳，肝也；阳中之阴，肺也。肾为阴，其主在骨，故肾阴之病发于骨；心为阳，其主在血，故心阳之病发于血；脾为阴，其主在肉，故脾阴之病发于肉；肝为阳，于时为春，冬失其藏，春无以生，故肝阳之病发于冬；肺为阴，于时为秋，夏失其长，秋无以收，故肺阴之病发于夏。凡此阴病、阳病，各有所发，是谓五发。

五邪所乱：邪入于阳，则狂；邪入于阴，则痹；搏阳则为巅疾；搏阴则为喑；阳入之阴则静；阴出之阳则怒。是谓五乱。

喑，音因，余篇同。此举五邪所乱，以足上文之义。上文阳病发于血，心也；阳病发于冬，肝也，故正为邪乱，而入于心肝之阳分，则狂。上文阴病发于骨，肾也；阴病发于肉，脾也；阴病发于夏，肺也，故以邪乱正，而入于肾脾肺之阴分，则痹。痹者，邪留皮肉与骨，而为痹痛也。搏阳则为巅疾，所以足阳狂之意，言邪入于阳则狂。亦有邪搏于阳，而为巅疾者矣。搏阴则为喑，所以足阴痹之意，言邪入于阴则痹，亦有邪搏于阴，而为喑哑者矣。夫搏者，阴阳相搏也。搏阴为喑，乃阳入之阴，则静而为喑也；搏阳为巅疾，乃阴出之阳，则怒而为巅疾也。凡此，皆五脏阴阳为邪所乱，是谓五乱，以明五病所发，乃乱而始发，或发而更乱也。

五邪所见：春得秋脉，夏得冬脉，长夏得春脉，秋得夏脉，冬得长夏脉，名曰阴出之阳，病善怒，不治。是谓五邪皆同，命死不治。

见，音现。五邪所见者，五脏受邪，见于脉也。春得秋脉，金克木也；夏得冬脉，水克火也；长夏得春脉，木克土也；秋得夏脉，火克金也；冬得长夏脉，土克水也，名曰阴出之阳，言邪病五脏之阴，出于经脉之阳也。病善怒，言春得秋脉，肝木受刑，故善怒也。当亟治之，若不治，则邪干五脏。是谓五邪皆同，言五脏受邪，同于木受金刑之义。命死不治，言五脏受刑，其人虽存，其命已死，是不治也。

五藏所藏：心藏神，肺藏魄，肝藏魂，脾藏意，肾藏志，是谓五藏所藏。

除“五藏”，余“藏”，如字。言心肺肝脾肾，藏神魄魂意志，是谓五脏而各有所藏也。

五脏所主：心主脉，肺主皮，肝主筋，脾主肉，肾主骨，是谓五主。

言心肺肝脾肾，主脉皮筋骨肉，是五脏外合，而谓之五主也。

五劳所伤：久视伤血，久卧伤气，久坐伤肉，久立伤骨，久行伤筋，是谓五劳所伤。

言久视、久卧、久坐、久立、久行为五劳，劳则五脏因之以伤。心主血，久视则伤之；肺主气，久卧则伤之；脾主肉，久坐则伤之；肾主骨，久立则伤之；肝主筋，久行则伤之。凡此是谓五劳所伤。

五脉应象：肝脉弦，心脉钩，脾脉代，肺脉毛，肾脉石，是谓五脏之脉。

言肝心脾肺肾，五脏之脉，应弦钩代毛石，四时五行之脉象也。天地之道，不外五行，人身形脏，不离乎气，承脏气法时而宣明五气者如此。

血气形志篇第二十四篇

人之有身，不离血气；人之应物，不离形志。形者，血气之立乎外者也。志者，血气之存乎内者也。血气有多少，形志有苦乐，天人有常数，灸刺有所宜。此岐伯继上篇宣明五气，而更为血气形志之说也。

夫人之常数，太阳常多血少气，少阳常少血多气，阳明常多气多血。

人之常数，后天之数也。后天之数，从太而少，由三而一。太阳，三阳也，少阳，一阳也，阳明，太少两阳相合而成也。太阳常多血少气者，阳至于太，阳气已极，阳极则阴生。血，阴也，阴生故常多血；气，阳也，阳极故常少气。少阳常少血多气者，阳始于少，阳气方生，阴气未盛，故常少血；阳气方生，莫可限量，故常多气。阳明常多气多血者，有少阳之多气，有太阳之多血，以征太少相合成阳明也。此言人之常数也。

少阴常少血多气，厥阴常多血少气，太阴常多气少血，此天之常数。

先天之数，自少而太，由一而三，先[1]言少阴，自少而太也，次言厥阴，终言太阴。由一而三也[2]，少阴阴未盛，故常少血，少阴为生气之源，故常多气；厥阴肝脉下合冲任，故常多血，厥阴为一阴，而生微阳，故常少气；太阴为三阴，阴极则阳生，故常多气，阴极当衰，

---

[1] 先：浙江书局本为“也”。
[2] 也：浙江书局本为“先”。

故常少血。夫由一而三，自少而太，此天之常数也；人之常数，而论三阳，阳予之正也，天之常数，而论三阴，阴为之主也。知天人阴阳之常数，则知人之血气矣。

足太阳与少阴为表里，少阳与厥阴为表里，阳明与太阴为表里，是为足阴阳也；手太阳与少阴为表里，少阳与心主为表里，阳明与太阴为表里，是为手之阴阳也。

三阳三阴，阴阳之六气也，以阴阳六气，合人身十二经脉，则有足之三阳三阴，手之三阳三阴。阳主表，阴主里，知表阳之所在，即知里阴之所在。故足太阳与少阴为表里，少阳与厥阴为表里，阳明与太阴为表里，是为足阴阳之六气也；手太阳与少阴为表里，少阳与心主为表里，阳明与太阴为表里，是为手阴阳之六气也。此手足三阴三阳，合人身十二经脉之血气，则知血气之阴阳矣。

今知手足阴阳所苦，凡治病必先去其血，乃去其所苦，伺之所欲，然后泻有余，补不足。

苦，犹病也。承上文手足阴阳表里之义，而言今知手足阴阳之所病。血有形属阴，气无形属阳；有形阴血，必先去，无形阳气勿先伤，故凡治病必先去其血。去其血，乃去其所苦之病也。伺之所欲，窥伺其欲散、欲软、欲缓、欲收、欲坚之意也。如是则知某经有余，某经不足，然后泻有余补不足。泻有余补不足，即九候已备，后乃存针之意。

欲知背俞，先度其两乳间，中折之。更以他草，度去半已，即以两隅相拄也。乃举以度其背，令其一隅居上，齐脊大椎，两隅在下，当其下隅者，肺之俞也。复下一度，心之俞也，复下一度，左角，肝之俞也，右角，脾之俞也，复下一度，肾之俞也。是谓五脏之俞，灸刺之度也。

前三“度”，音铎，后四“度”，如字。五脏之俞，皆在于背，欲知背俞，先以草度其两乳间，而对中折之，更以他草，亦度两乳间，而去半已，即以其草左右两隅相拄也。两隅犹言两边，拄之乃举以度其背。背，背俞也。其法令其一隅横居于上，齐脊大椎，两隅相拄，则两隅在下，当其下隅，乃左右肺之俞也。复下一度，左右心之俞也。复下一度左角，则肝之俞也，右角则脾之俞也。复下一度，左右肾之俞也。此肺心肝脾肾，是谓五脏之俞，而为灸刺之度也。

形乐志苦，病生于脉，治之以灸刺。

上文论阴阳血气，而有灸刺之度，此下言形志苦乐，而有灸刺之度也。形见乎外，志存乎内，形乐则身体安和，志苦则内扰经脉，故病生于脉。脉者，心之所主也。治之以灸刺者，或灸以补之，或刺以通之。

形乐志乐，病生于肉，治之以针石。

形乐志乐，则过于安逸，无有动作。故病生于肉，肉者，脾之所主也。治之以针石者，或针以刺之，或石以砭之。

形苦志乐，病生于筋，治之以熨引。

形苦志乐，则情逸身劳，故病生于筋。筋者，肝之所主也。治之以熨引，使血脉荣养于筋也。

形苦志苦，病生于咽嗌，治之以甘药。

咽主地气属阴，嗌主天气属阳，形志皆苦，则阴阳并竭，故病生于咽嗌。

咽纳水谷，胃所主也；嗌司呼吸，肺所主也，咽嗌皆病，肺胃咸虚，故当治以甘药。《灵枢·终始》篇[1]云：阴阳俱不足，补阳则阴竭，泻阴则阳脱，如是者，可将以甘药，不可饮以至剂，如是者勿灸，即此义也。

形数惊恐，经络不通，病生于不仁，治之以按摩醪药。

数，音朔。惊恐，因惊致恐，志之苦也。经络不通，劳其经络，形之苦也。形数惊恐，经络不通，即上文形苦志苦也。病生于不仁者，恐伤骨，肾主骨，骨属屈伸不利，故不仁也。治之按摩以通其经络，醪药以资其肾精。

是谓五形志也。

总结上文，而言形志苦乐。病生于脉，病生于肉，病生于筋，病生于咽嗌，病生于不仁，是谓五脏苦乐之形志也。

刺阳明，出血气；刺太阳，出血恶气；刺少阳，出气恶血；刺太阳，出气恶血；刺少阴，出气恶血；刺厥阴，出血恶气也。

恶，去声。此因三阴三阳，血气多少而为刺法也。阳明常多血多气，故刺阳明，出血气；太阳常多血少气，故刺太阳，出血恶气；少阳常少血多气，故刺少阳，出气恶血；太阴常多气少血，故刺太阴，出气恶血；少阴常少血多气，故刺少阴，出气恶血；厥阴常多血少气，故刺厥阴，出血恶气也。此血气有多少，形志有苦乐，天人有常数，灸刺有常度，而申明上篇未尽之义者如此。

宝命全形论第二十五篇

宝命全形者，宝天命以全人形也。形之疾病，则命失其宝，形不能全。若欲全形，必先治神。治神，所以宝命，宝命，则能全形矣。

黄帝问曰：天覆地载，万物悉备，莫贵于人。人以天地之气生，四时之法成，君王众庶，尽欲全形，形之疾病，莫知其情，留淫日深，着于骨髓，心私虑之。余欲针除其疾病，为之奈何？

为，去声。万物皆在天地覆载之中，惟人超乎万物之上，参天两地，故莫贵焉。然推人之所以生，本于天地之气生，人之所以成，同于四时之法成，今君王之贵，众庶之贱，尽欲全形，卒不能者，以形之疾病，莫知其情，不知其情，则病留淫于肌肉经脉之内，日益深重，而且着于骨髓，病益深，则处治益难，故心私虑之。欲以针刺之法，除其疾病，疾病除则形可全，命可宝。为之奈何，探其治也。

岐伯对曰：夫盐之味咸者，其气令器津泄；弦绝者，其音嘶败；木敷者，其叶发，病深者，其声哕。

嘶，音西。形之疾病，则形不能全，凡物皆然，不但于人，故夫盐之味咸者，盐质多润，如以盐着物，则其气令物器之津而外泄矣。弦音安和，若弦将绝者，则音声不和，而嘶败矣；木体坚贞，若木敷散者，则枝叶不固，而发落矣。此物病而形不全，何况于人，若人病深者，则三焦不和，土气不达，故其声哕。哕，呃也，呃者，气机内逆，土将败也。

人有此三者，是谓坏腑，毒药无治，短针无取，此皆绝皮伤肉，血气争黑。

[1] 篇：浙江书局本为“节”。

承上文而言，若人有此津泄音嘶叶发三者之病，是谓坏腑，腑坏则毒药无治，短针无取，虽欲针除其疾病，为不可得，故曰此皆绝皮伤肉，血气争黑。盖木之滋灌，只在于皮，木敷叶发，是绝皮矣。弦之铿鸣，纯本乎肉，弦绝音嘶，是伤肉矣。盐之味咸，其色主黑，器津外泄，是血气争黑矣。人之坏腑，犹之绝皮伤肉，血气争黑，故曰皆也。

此一节，言物坏而形不全，不能宝命全形，虽欲治之，不能治也。

帝曰：余念其痛心，为之乱惑反甚，其病不可更代，百姓闻之，以为残贼，为之奈何？

三“为”，俱去声。更，平声，下同。帝闻岐伯之言，有痛于心，故曰余念其痛心，为之乱惑反甚。病而能治，可以更代，今毒药无治，短针无取，是其病不可更代。百姓闻之，以为残忍贼害，然余必欲治之，为之奈何？

岐伯曰：夫人生于地，悬命于天，天地合气，命之曰人。

天施地生，故夫人生于地，悬命于天。人禀天地阴阳交合之气而生成，故天地合气，命之曰人。

人能应四时者，天地为之父母，知万物者，谓之天子。

天地之气，征于四时，人能应四时春夏秋冬之气者，则天地为人之父母。四时之气，征于万物，能知万物生长收藏之理者，则人谓之天之子。

天有阴阳，人有十二节；天有寒暑，人有虚实。

天有阴阳，人有十二节者，人身手足十二骨节之气，开阖运行，一如天昼开夜阖之阴阳也；天有寒暑，人有虚实者，人身十二节气，有有余不足之虚实，一如天之寒冷为虚，暑热为实也。

能经天地阴阳之化者，不失四时，知十二节之理者，圣智不能欺也，能存八动之变，五胜更立，能达虚实之数者，独出独入，呿吟至微，秋毫在目。

日月运行，一寒一暑，能经理天地阴阳之气化者，则不失四时之气化；人有十二节，时有十二节，能知十二节之理者，则天人合一，虽圣智不能欺也；能存心于八方风动之变，则春胜长夏，长夏胜冬，冬胜夏，夏胜秋，秋胜春，五胜更立之变，亦能知之。五胜更立，虚实存焉，能达虚实之数者，则众人不知，我独知之，故独出独入，而游行于天地之间，呿吟之下，得其至微，秋毫纤悉，毕在于目，能如是也，可以宝命全形矣。

帝曰：人生有形，不离阴阳，天地合气，别为九野，分为四时，月有大小，日有短长，万物并至，不可胜量，虚实呿吟，敢问其方？

别，音逼。胜，平声，下同。量，平声。承岐伯之言而复问也。伯云：天有阴阳，而人生有形，不离阴阳。又云天地合气，命之曰人。而天地合气，各有分别，在地则别为九野，在天则分为四时，由四时而计其月，则月有大小，由月而计其日，则日有短长。又云知万物者，谓之天子，今万物并至，不可胜量。又云达虚实之数者，呿吟至微，今虚实呿吟，敢问其方。

岐伯曰：木得金而伐，火得水而灭，土得木而达，金得火而缺，水得土而绝，万物尽然，不可胜竭。

阴阳万物，不外五行制化之道。金能制木，故木得金而伐；水能制火，故火得水而灭；木能制土，始焉木王，既则木之子火亦王，火王生土，故土得木而达；火能制金，故金得火而缺；土能制水，故水得土而绝。万物皆有制克之道，故万物尽然，制而复生，无有穷尽，故不可胜竭。不可胜竭，所以申明土得木达之义。

故针有悬布天下者五，黔首共余食，莫知之也。一曰治神，二曰知养身，三曰知毒药为真，四曰制砭石小大，五曰知腑脏血气之诊，五法俱立，各有所先。

共，供同。上古之世，以针治病，故针有悬布天下者，其法有五。黔首黑发之民，于力田纳税之外，仅供余食于家，而莫知之也。一曰治神，以我之神合彼之神，得神者昌，故治神为先。二曰知养身，一身血气得其所养，则运行不息，故以养身为次。三曰知毒药为真，毒药攻邪，知之不真，则用之不当，故必知毒药为真。四曰制砭石小大，上古之世，冶铸未兴，砭石为针，则小大之制宜审也。五曰知腑脏血气之诊，人之有形，不外腑脏血气，不明其诊，无以行针，故必知腑脏血气之诊。凡此五法，俱布立于天下，各有所宜者，而先施之，此用针可以全形，全形可以保命也。

今末世之制也，虚者实之，满者泄之，此皆众工所共知也。若夫法天则地，随应而动，和之者若响，随之者若影，道无鬼神，独来独往。

和，去声。制，制针之小大也。今末世之制，但知治形，故虚者实之，满者泄之，此众工所共知也。若夫治神，则上法天，下则地，可以随应而动，随应而动，则和之者若响，随之者若影，此治神之道，无有鬼神，介绍于其间，而独来独往。此举针刺之神，以明万物虚实之数，呿吟至微之方也。

帝曰：愿闻其道。

愿闻治神之道。

岐伯曰：凡刺之真，必先治神，五脏已定，九候已备，后乃存针。

一曰治神，故凡刺之真，必先治神，五脏已定，九候已备，所以敛神也。后乃存针，神先针后也。

众脉不见，众凶弗闻，外内相得，无以形先。

神先针后，通其经脉，而众脉若不见；神先针后，除其凶疾，而众凶若弗闻。合外以为内，合内以为外，故外内相得；必先治神，后乃存针，故无以形先。

可玩往来，乃施于人。人有虚实，五虚弗近，五实弗远。

往来者，气机出入也，得神则可玩往来。施于人者，刺其病也，得神乃可施刺于人。人有虚实，谓人之虚实不同也。五虚，五脏正气虚也，虚则不可针，故曰弗近；五实，五脏邪气实也，实则宜针，故曰弗远。

至其当发，间不容瞚。

瞚，瞬同。发，举也。瞚，转目也。至其举针之际，其间不容于转目尔。

手动若务，针耀而匀。

务，专一也。匀，圆活也。手动若务者，以手按穴，似专一而不移。针耀而匀者，行针之时，复光耀而圆活也。

静意视义，观适之变。

适，自得也。清静其意，以视行针之义，可以观其自得之变。变，通变也，言不执着之。

是谓冥冥，莫知其形。

冥冥，静之至也。莫知其形，变之至也。夫静意视义，观适之变者，是谓冥冥，而莫知其形也。

见其乌乌，见其稷稷，从见其飞，不知其谁。

乌乌，乌之叠至也。稷稷，稷之叠聚也。从见其飞，见其针之飞耀也。不知其谁，针圆活而难按也。夫手动若务，针耀而匀者，一如见其乌乌之至，见其稷稷之聚，从见其针之飞耀圆活，而不知其谁也。

伏如横弩，起如发机。

伏如横弩，针之未举也。起如发机，针之已施也。夫至其当发，间不容瞚者，言未针如横弩之伏，至其当发，如机之速，其间不容转瞚也。此皆治神之道也。

帝曰：何如而虚，何如而实？

五虚弗近，五实弗远，是但刺其实，不刺其虚。帝欲合虚实而咸刺之，故问何如而治其虚，何如而治其实。

岐伯曰：刺虚者须其实，刺实者须其虚。

刺虚须实者，刺虚人须内其气而实之也。刺实须虚者，刺实人须泄其气而虚之也。

经气已至，慎守勿失，深浅在志，远近若一，如临深渊，手如握虎，神无营于众物。

经脉之气，已至于针孔，则当专心致志，而慎守勿失也。夫针之深浅，皆慎守勿失，故曰深浅在志，而气之远近，亦皆慎守勿失，故曰远近若一。其慎守也，则如临深渊，其勿失也，则手如握虎，其深浅在志，而远近若一也，则神无营于众物。

此一节，言知天人合一之理，针刺神明之道，可以宝命，可以全形也。

八正神明论第二十六篇

八正，天地八方之正位也。天之八正，日月星辰也。地之八正，四方四隅也。合人形于天地四时，阴阳虚实，以为用针之法，神乎神，独悟，独见，独明，故曰八正神明也。

黄帝问曰：用针之服，必有法则焉，今何法何则？

服，事也。上篇云凡刺之真，必先治神，然虽治神，必有法则，以为用针之事，帝故问之。

岐伯对曰：法天则地，合以天光。

天光，日月星辰也。用针之道，上法天时，下则地理，更合天之日月星辰，以为法则也。

帝曰：愿卒闻之。

法天则地，合以天光，愿尽闻之。

岐伯曰：凡刺之法，必候日月星辰，四时八正之气，气定乃刺之。

合以天光者，凡刺之法，必候日月星辰也。法天者，候四时之气也。则地者，候八正之气也。定，安静也。人气安静乃行针以刺之。此为用针之事也。

是故天温日明，则人血淖液，而卫气浮，故血易泻，气易行；天寒日阴，则人血凝泣，而卫气沉。

易，去声。泣，作涩。人身血气，上应于天，是故天气温和，日色光明，则人血淖液，而卫气浮。淖液，滋灌也。浮，外行也。血淖液，故血易泻；卫气浮，故气易行。若天不温和而寒，日不光明而阴，则人血凝涩而卫气沉。凝涩，不淖液也。沉，不浮也。

月始生，则血气始精，卫气始行；月郭满，则血气实，肌肉坚；月郭空，则肌肉减，经络虚，卫气去，形独居。是以因天时而调血气也。

人身血气，不但应天日，且应天月也。月始生，月朔也，月望[1]之日，卫气大会于风府，则血气始精，卫气始行；月郭满，月望也，月望则血气充盛，故血气实，而肌肉坚；月郭空，月晦也，月晦则血气虚微，故肌肉减，经络虚，卫气去，形独居，《伤寒论》云“血弱气尽，腠理开”者是也。是以人当因天时而调血气也。

是以天寒无刺，天温无凝，月生无泻，月满无补，月郭空无治，是谓得时而调之。

因天时而调血气，是以天寒无刺，寒则坚凝，故无刺也；天温无凝，温则流通，故无凝也；月生无泻，不伐其生气也；月满无补，不益其有余也；月郭空无治，正气虚，邪不能去也，凡此是谓得时而调之。

因天之序，盛虚之时，移光定位，正立而待之。

得时而调，乃因天序之盛虚，故曰因天之序，盛虚之时也。移光，去形晦而光明也。定位，日月中天而位定也。正立而待，整肃其体，待天人气盛，然后行针以刺也，凡此皆得时而调也。

故曰：月生而泻，是谓脏虚；月满而补，血气扬溢，络有留血，命曰重实；月郭空而治，是谓乱经，阴阳相错，真邪不别，沉以留止，外虚内乱，淫邪乃起。

重，平声。别，音逼。月生无泻，故曰月生而泻，是谓脏虚；月满无补，月满而补，则血气扬溢，扬溢于外，则络有留血，命曰重实；月郭空无治，月郭空而治，是谓乱经，乱经则阴阳相错，阴阳相错，则真邪不别，真邪不别，则邪气内沉，沉以留止，真气不充，则外虚；邪气相薄，则内乱。外虚内乱，则淫邪乃起，凡此皆不能得时而调也。

帝曰：星辰八正何候？

星辰躔度，八正定位，何以候之？

岐伯曰：星辰者，所以制日月之行也。八正者，所以候八风之虚邪，以时至者也。四时者，所以分春秋冬夏之气所在，以时调之也。八正之邪虚，而避之勿犯也。

日月之行，星辰为之卫，是星辰者，所以制日月之行也。知日月之行，则星辰可候矣。八风之邪，八正为之位，是八正者，所以候八风之虚邪以时至者也。知八风之邪，则八正可候矣。天有四时，四时者，所以分春秋冬夏之气所在，人候其气，以时调之也。春秋之气温和，冬夏之气寒暑，以时调之，则八正之虚邪，而避之勿犯也。

以身之虚，而逢天之虚，两虚相感，其气至骨，入则伤五脏，工候救之，弗

---

[1] 望：浙江书局本为“生”。

能伤也。

人之受邪，身之虚也。天之有邪，天之虚也。以身之虚，而逢天之虚，两虚相感，其气内至于骨，内至于骨，则入伤五脏，其两虚相感之时，而工候救之，弗能入伤五脏也。

故曰：天忌不可不知也。

《灵枢·九针论》云：“大禁太一所在之日，及诸戊己。凡此九者，善候八正所在之处，所主左右上下，身体有痈肿者，欲治之，无以其所直之日溃❶治之，是谓天忌日也。”故曰天忌不可不知也。凡此皆星辰八正之候也。

此一节，言法日月星辰，四时八正之气，以为刺法也。

帝曰：善！其法星辰者，余闻之矣，愿闻法往古者。

上古之世，以针治病，故承上文法星辰之义，而愿闻法往古者。

岐伯曰：法往古者，先知《针经》也。

黄帝法往古而著《针经》，《针经》，《灵枢经》也。《灵枢》首篇，黄帝有先立《针经》之语，故欲法往古者，先知《针经》也。

验于来今者，先知日之寒温，月之虚盛，以候气之浮沉，而调之于身，观其立有验也。

法往古而知《针经》，必有验于来今。夫验于来今者，先知日之寒温，月之虚盛，如冬日寒而夏日温，晦朔虚而弦望盛也。即以日❷月而候四气之浮沉，如春夏日月则气浮，秋冬日月则气沉也。以四气浮沉而调之于身，可观其气之立有验于身也。

观其冥冥者，言形气荣卫之不形于外，而工独知之，以日之寒温，月之虚盛，四时气之浮沉，参伍相合而调之，工常先见之，然而不形于外，故曰观于冥冥焉。

法往古而知《针经》，可以观其冥冥。夫观其冥冥者，言形气荣卫之不行于外，冥冥然也，而工独知之，有可观矣。工之所以独知者，亦以日之寒温，月之虚盛，并四时气之浮沉，与人参伍相合而调之，日月四时之理明，则人身之理亦明，故工常先见之。然理微而不形于外，故曰观于冥冥焉尔。

通于无穷者，可以传于后世也，是故工之所以异也。然而不形见于外，故俱不能见也。视之无形，尝之无味，故谓冥冥，若神仿佛。

“形见”之“见”，去声。法往古而知《针经》，可以通于无穷。夫通于无穷者，可以传于后世也。可传后世，是故工之所以异也。然而不形见于外，故俱不能见也，而工独知之，惟不形见于外，故视之无形，尝之无味。视无形，尝无味，故谓冥冥而若神仿佛也。

虚邪者，八正之虚邪气也。正邪者，身形若用力，汗出腠理开，逢虚风，其中人也微，故莫知其情，莫见其形。

中，去声，下同。邪之中人，有虚邪，有正邪。虚邪者，乃八正之虚乡邪气，而中于人身也。正邪者，身形若用力，用力则汗出，汗出则腠理开，腠理开，而逢虚风，不同于八正之邪，故中

❶ 溃：《灵枢·九针论》为“溃”。

❷ 日：浙江书局本为“十”。

人也微，微则莫知其情，莫见其形也。

上工救其萌芽，必先见三部九候之气尽调，不败而救之，故曰上工。

萌芽，病之微也。上工治病，救其萌芽，必先见三部九候之气尽调，乘其正气不败而救之，故曰上工。

下工救其已成，救其已败。救其已成者，言不知三部九候之相失，因病而败之也。

若邪病已成，正气已败而救之，斯为下工。救其已成者，言不知三部九候之相失，而病已成也。救其已败者，因病而败之也。

知其所在者，知诊三部九候之病脉处而治之，故曰守其门户焉，莫知其情，而见邪形也。

处，去声。虚邪正邪，深浅不同，知其所在者，知诊三部九候之病脉处而调治之，使经脉无伤，正气内存，故曰守其门户焉。能如是也，是虽莫知其情，而能见邪形也。上文云莫知其情，莫见其形，今莫知其情者，而能知其情，莫见其形者，而能见邪形也。

帝曰：余闻补泻，未得其意。

补正泻邪，各有其法，帝故问之。

岐伯曰：泻必用方。方者以气方盛也，以月方满也，以日方温也，以身方定也，以息方吸，而内针，乃复候其方吸，而转针，乃复候其方呼而徐引针，故曰泻必用方，其气而行焉。

内，音纳。刺欲泻之，则大指退后，食指进前，其孔似方，故泻必用方。就方义而申解之，则方者以天人之气方盛也。天气盛，以月方满也，以日方温也；人气盛，以身方定也，以息方吸也。息方吸，气始入，故方吸而内针，复候其方吸而转针，复候其方呼，气出之始，而徐引针。引，犹出也，故泻必用方，候其气盛而行焉尔。

补必用员。员者，行也。行者，移也。刺必中其荣，复以吸排针也。故员与方，非针也。

员，圆通。刺欲补之，则大指进前，食指退后，其孔似员，故补必用员。就员义而申解之，则员者，员活其气，行于周身，故员者行也，行者移其有余，补其不足，故行者移也。深入为补，故刺必中其荣。排，转也，复从吸排针，候吸入而转针也。吸入而转，所以补之，故员与方乃气之员活，气之方盛，非但针之方员也。

故养神者，必知形之肥瘦，荣卫血气之盛衰。血气者，人之神，不可不谨养。

泻之补之，贵得其神，故养神者，必知形之肥瘦，荣卫血气之盛衰。知形之肥瘦，则知用针之浅深矣，知荣卫血气盛衰，则知方员之补泻矣。由此观之，则血气者，乃人之神，而不可不谨养也。

帝曰：妙乎哉论也！合人形于阴阳四时虚实之应，冥冥之期，其非夫子孰能通之，然夫子数言形与神，何谓形，何谓神，愿卒闻之。

数，音朔。承知形养神之论，而赞其妙，因举形神而复问之。

岐伯曰：请言形，形乎形，目冥冥，问其所病，索之于经，慧然在前，按之不得，不知其情，故曰形。

未言神，先言形。形乎形，是有形之可形也。目冥冥，是无形之可形也。

有形可形，当问其所病，而索之于经。无形可形，则慧然在前，而按之不得。此有形无形之间，而不知其情，故曰形。情，犹实也，若泥迹求形，则非形矣。

帝曰：何谓神？岐伯曰：请言神，神乎神，耳不闻，目明心开而志先，慧然独悟，口弗能言，俱视独见，适若昏，昭然独明，若风吹云，故曰神。

神乎神，是至神而莫若神也。耳不闻，是无声也。虽曰无声，觉目明心开，而志先慧然独悟矣。口弗能言，是无臭也，虽曰无臭，觉与众俱视而我独见矣。适若昏，是无象也，虽曰无象，觉昭然独明，若风吹云而见苍天矣。夫无声、无臭、无象，而独悟，独见，独明，故曰神。

三部九候为之原，九针之论，不必存也。

诊三部九候之法，而以形神为之原，则《灵枢》九针之论，所言天忌者，可不必存于胸中也。

此一节，言用针之道，贵得其神，得其神而形可不存也。

离合真邪论第二十七篇

离合真邪者，真气邪气，彼此相离，勿使合也。邪入经脉，则真邪相合，从而察之，必使真气弗失，邪气弗入。盖邪之新客来也，未有定处，推之则前，引之则止，逢而泻之，其病立已，泻之立已，则合者使离，故曰离合真邪也。

黄帝问曰：余闻《九针》九篇，夫子乃因而九之，九九八十一篇，余尽通其意矣。

承上篇先知《针经》之意，而言九针之道，备载《针经》八十一篇，余已尽通其意。

经言气之盛衰，左右倾移，以上调下，以左调右，有余不足，补泻于荣输，余知之矣。

《针经》大意如此，余已知之。

此皆荣卫之倾移，虚实之所生，非邪气从外入于经也。余愿闻邪气之在经也，其病人何如，取之奈何？

《针经》多论正气之虚实，未详邪气入经，故以为问。

岐伯对曰：夫圣人之起度数，必应于天地，故天有宿度，地有经水，人有经脉。

起，犹立也。圣人立人身脉度循行之数，必上应天，下应地。故天有二十八宿之度，人有十二经脉，以应于天；地有十二经水，人有十二经脉，以应于地。

天地温和，则经水安静；天寒地冻，则经水凝泣；天暑地热，则经水沸溢；卒风暴起，则经水波涌而陇起。

泣，作涩；卒，音促，俱下同。地之经水，气通于天，故天地温和，则经水安静。如天寒地冻，则经水凝涩。凝涩，不行也。天暑地热，则经水沸溢。沸溢，泛滥也。若阴阳不和，卒风暴起，风行水涣，则经水波涌而陇起。

夫邪之入于脉也，寒则血凝泣，暑则气淖泽，虚邪因而入客，亦如经水之得风也，经之动脉，其至也，亦时陇起，其行于脉中，循循然。

人之经脉，合于经水，气通于天。若夫邪气之入于脉也，天寒则人血凝涩，犹之天寒地冻，经水凝涩也。天暑则人气淖泽，犹之天暑地热，经水沸溢也。虚乡之邪，因人经脉虚而入客，犹之卒风暴起，故亦如经水之得风也。经之动脉犹言风入于经，而动其脉也。其至也亦时陇起，犹之经水遇风，波涌而陇起也。其不因于邪，则血气之行于脉中，循循然。循循，次序貌，犹之天地温和，而经水安静也，此人之度数，所以应于天地也。

其至寸口中手也，时大时小，大则邪至，小则平，其行无常处，在阴与阳，不可为度，从而察之，三部九候，猝然逢之，早遏其路。

中，去声。处，去声，下“处”同。脉之大会，在于寸口，其至寸口而中手也，则时大时小，大则脉气有余，故邪至；小则脉气凝实，故平。邪气之至，其行无常处，或在血分之阴，或在气分之阳，而不可为度，从其在阴在阳而察之，审其三部九候之中，邪之所在，猝然逢之，勿使真邪相合，是当早遏其路。下文云：逢而泻之，其病立已，同一义也。

吸则内针，无令气忤；静以久留，无令邪布。吸则转针，以得气为故，候呼引针，呼尽乃去，大气皆出，故命曰泻。

内，音纳，下“内针”之“内”同。忤，逆也。大气，针下所聚之气也。方吸则内针，其气始行，无令逆也。宁静其心，久留其针，以针引邪，无令邪之四布也。方吸则转针，欲以得气，为复其故。候呼则引针，呼尽针乃去，使针下所聚之气皆出，此泻邪之法，故命曰泻。

此一节，言人身经脉，应于天地，邪气卒至，当急泻之，勿使真邪相合也。

帝曰：不足者补之，奈何？

邪气卒至，当急泻之，真气不足，则当补之，故为此问。

岐伯曰：必先扪而循之，切而散之，推而按之，弹而怒之，抓而下之，通而取之，外引其门，以闭其神，呼尽内针，静以久留，以气至为故，如待所贵，不知日暮，其气以至，适而自护，候吸引针，气不得出，各在其处，推阖其门，令神气存，大气留止，故命曰补。

推，退平声，下同。弹，平声。“以至”之“以”，已通，下“以合”之“以”同。抓，犹引也。补不足者，当知其经脉之不足，故必先以手扪而循之，得其穴道之真，次则切而散之，推而按之，分掰其穴，不使倾移，然后弹而怒之，以进其针，引而下之，以深其针，通而取之，以调其经，外引其门，使气脉流通，以闭其神，使真气内存。针刺留呼，其数不同，留呼数尽，更当内针，而静以久留，久留者，欲以气至，为复其故。候气之法，如待所贵，不知日暮，其气已至，仍当调适而自护。上文候呼引针，大气皆出，此候吸引针，使气不得出，各在其针刺之处，推阖其门，令神气存，针下所聚之大气，留止于内，此补正之法，故命曰补。

帝曰：候气奈何？

如待所贵，不知日暮，其气已至，适而自护，此候气之法，帝复问之。

岐伯曰：夫邪去络入于经也，舍于血脉之中，其寒温未相得，如涌波之起也，时来时去，故不常在，故曰：方其来也，必按而止之，止而取之，无逢其冲而泻之。真气者，经气也，经气大虚，故曰其来不可逢，此之谓也。

邪之中人，由络而经，由经而脉，故邪去络入于经也，则舍于血脉之中，邪气始入，未为寒病，未为温病，其寒温未相得时，如涌波之初起也，起如涌波，则时来时去，时来时去，故不常在，邪不常在，治之当早，故曰：方其来也，必按而止之，止而取之。邪气冲突，宜避其锐，无逢其冲而泻之，逢冲而泻，伤其经气，则真气亦伤。夫真气者，经气也，泻之则经气大虚，故《九针十二原》论曰：其来不可逢，即此无逢其冲而泻之之谓也。

故曰：候邪不审，大气已过，泻之则真气脱，脱则不复，邪气复至，而病益蓄。故曰其往不可追，此之谓也。

上文言大盛不可泻，此言已过亦不可泻。故曰候邪不审，针下所聚之大气已过，而复泻之，则真气外脱，脱则不复矣。由是则邪气复至，而病益蓄，故《九针十二原》论曰：其往不可追，即此大气已过，不可泻之之谓也。

不可挂以发者，待邪之至时，而发针泻矣。若先若后者，血气已尽，其病不可下。故曰：知其可取，如发机，不知其取，如扣椎。故曰：知机道者，不可挂以发，不知机者，扣之不发，此之谓也。

针道至微，先后之间，不差毫发。不可挂以发者，待邪气之至时，而发针以泻矣。发针不得其时，若先若后者，伤其血气，则血气已尽，其病留中，而不可下。下，犹退也。取刺之道，贵得其时，故曰知其可取而取之，则如发机之神速，不知其可取而取之，则如扣椎之钝朴。故《九针十二原》论曰：知机道者，不可挂以发，不知机者，扣之不发，即此知其可取如发机，不知其取如扣椎之谓也。

帝曰：补泻奈何？

帝先问补不足，未问泻有余，故为是问。

岐伯曰：此攻邪也。

不足者补之，帝先问之矣，此复为补泻之问，则所问专在于泻，故曰此攻邪也。犹言此攻邪之问也。

疾出以去盛血，而复其真气，此邪新客，溶溶未有定处也。推之则前，引之则止，逆而刺之，温血也，刺出其血，其病立已。

溶溶，流动貌。逆，迎也。温，通调也。攻邪之法，当疾出其针，以去盛血，而复其真气，所以然者，此邪新客于身，流动而未有定处也。未有定处，故推之则可前，引之则可止，若迎而刺之，所以通调其血也。通调而刺出其血，其病立已。此攻邪之法为然，不使真邪相合也。

帝曰：善。然真邪以合，波陇不起，候之奈何？

伯言经之动脉，其至也，亦时陇起，又言寒温未相得，如涌波之起，然有真邪相合，而波陇不起，则候之奈何？

岐伯曰：审、扪、循三部九候之盛虚而调之，察其左右上下相失，及相减者，审其病脏以期之。不知三部者，阴阳不别，天地不分。地以候地，天以候天，人以候人，调之中府，以定三部。故曰：刺不知三部九候病脉之处，虽有大过且至，工不能禁也。

别，音逼。邪入而波陇不起，则真气内虚，邪气内陷。候之之法，当以心审之，以手扪之，循其三部九候之盛虚而调之，察其左右上下之相失，及相减者，审其病脏以期之。《三部九候论》云：上下左右相失者死，中部之候相减者死。期者，计其死生之时日也。不知三部者，不能循三部之盛虚而调之也。阴阳不别，不能察其左右。天地不分，不能察其上下矣。地以候地，天以候天，人以候人，不能察其相失及相减矣。能循三部之盛虚而调之，必调之中府，以定三部，三部之中，胃气为本，中府，胃腑也。三部之中，又有九候，故曰刺不知三部九候病脉之处，则不能审其病脏以期之。虽有死期之大过且至，而工不能禁也。大过，死期也。工不能禁，不能预料也。

诛罚无过，命曰大惑，反乱大经，真不可复。用实为虚，以邪为真，用针无义，反为气贼，夺人正气。

无过诛罚，则攻邪不当，故命曰大惑。大经反乱，则正气受伤，故真不可复。用实为虚，则虚实不明。以邪为真，则真邪不别。如是以治，则用针无义，反为气贼，而夺人正气矣。

以从为逆，荣卫散乱，真气已失，邪独内着，绝人长命，予人夭殃。不知三部九候，故不能久长。

予，与同。用针无义，必至以从为逆，而荣卫散乱。反为气贼，必至真气已失，而邪独内着。夺人正气，必至绝人长命，而予人夭殃。此因不知三部九候之理，故不能使人久长于人世也。

因不知合之四时五行，因加相胜，释邪攻正，绝人长命。

不知人之三部九候，因不知合之天之四时，地之五行，不知人之三部九候，因不知天之六气，因加地之五运相胜，邪反释之，正反攻之，而绝人长命矣。

此一节，申明候气补泻，当知三部九候，以为补正泻邪之法也。

邪之新客来也，未有定处，推之则前，引之则止，逢而泻之，其病立已。

上文已言者，而复言之，以明邪气新客，当急治之，勿使真邪相合也。

通评虚实论第二十八篇

通评虚实，犹言统论虚实也，大义邪气盛，则实；精气夺，则虚，二语尽之。然有气热脉满，而为重实者，有脉虚气虚，而为重虚者，有寒满热喘，肠澼，癫疾，消瘅，痈疽，腹满霍乱，五脏痫惊，内外上下，阴阳脏腑诸病，而或死或生，或实或虚者，故曰通评虚实也。

黄帝问曰：何谓虚实？

人身经脉贵得其平，故为虚实之问。

岐伯对曰：邪气盛则实，精气夺则虚。

虚实者，非但经脉血气之虚实，乃邪气盛于人身则实，精气夺于内脏则虚，是邪实而正虚也。

帝曰：虚实何如？

既虚既实，人之脏腑血气当何如？

岐伯曰：气虚者，肺虚也，气逆者，

足寒也，非其时则生，当其时则死，余脏皆如此。

气主于肺，行于内外，故气虚者乃肺虚也。气机运行，从下而上，故气逆者，乃足寒也。邪逆正虚，伤其内脏，故非其克制之时则生，当其克制之时则死。不特肺受火克，诸脏皆有所克，故余脏皆如此。

帝曰：何谓重实？

重，平声，余同。因上文虚实而问重实。

岐伯曰：所谓重实者，言大热病，气热脉满，是谓重实。

重实者，言人身大热之病，气盛而热，脉盛而满，阴阳血气皆实，是谓重实。

帝曰：经络俱实何如，何以治之？

气热脉满，则经络俱实，故为此问，而探其治。

岐伯曰：经络皆实，是寸脉急而尺缓也，皆当治之。

经络皆实，气血盛于阳分，是寸脉当急，而尺则缓也。经实者治其经，络实者治其络，经络皆实，皆当治之。

故曰：滑则从，涩则逆也。

经络内通血脉，外通皮肤，经络盛则皮肤滑泽，经络衰则皮肤涩滞，故曰滑则从，涩则逆也。

夫虚实者，皆从其物类始，故五脏骨肉滑利，可以长久也。

物，犹形也。类，犹合也。物类者，五脏在内，皮肉筋脉骨，有形在外，而合于五脏也。始，先见也。皮涩而虚，则肺脏亦虚，皮滑而实，则肺脏亦实，故夫虚实者，皆从其有形之外合，以先见也。皮合肺，肉合脾，脉合心，筋合肝，骨合肾，故五脏调和于内，骨肉滑利于外，可以长久而永天命也。

帝曰：络气不足，经气有余何如？

承上文经络皆实，言更有络满经虚，经满络虚之不同，故有络气不足，经气有余，并下经虚络满之问。

岐伯曰：络气不足，经气有余者，脉口热而尺寒也，秋冬为逆，春夏为从。治主病者。

脉口，寸口也。经气有余，则脉口肤热，络气不足，而尺肤寒也。《荣卫生会》论云：荣出于中焦，卫出于下焦，故以寸肤候经，荣为经也，尺肤候络，卫为络也。秋冬之气降而沉，故寸热尺寒为逆，春夏之气升而浮，故寸热尺寒为从。经络外通皮肉，内通筋骨，肤之寒热，其病有皮肉脉筋骨，浅深不同，贵[1]得其主病之所在而治之，故曰治主[2]病者。

帝曰：经虚络满何如？

经虚则经气不足，络满则络气有余。

岐伯曰：经虚络满者，尺热满，脉口寒涩也，此春夏死，秋冬生也。

虚，不足也。满，有余也。上文以尺候络，故络满者，尺肤热而满，以寸候经，故经虚者，脉口寒而涩也。寸为阳，主春夏，脉口寒涩，故春夏死，尺为阴，主秋冬，尺热满，故秋冬生。承上文从逆而言，故曰此也。

帝曰：治此[3]者奈何？

上文言治主病者，此不言治，帝故

[1] 贵：浙江书局本为“实”。
[2] 主：浙江书局本为“其”。
[3] 此：浙江书局本为“之”。

问之。

岐伯曰：络满经虚，灸阴刺阳，经满络虚，刺阴灸阳。

此络满经虚，当灸阴刺阳，灸阴所以补经虚，刺阳所以泻络满。上文经满络虚，当刺阴灸阳，刺阴所以泻经满，灸阳所以补络虚。此以灸刺通于上文，则上文治主病者，亦当通于此矣。

帝曰：何谓重虚？

因上文重实而问重虚。

岐伯曰：脉气上虚，尺虚，是为重虚。

人身阴阳，不外脉气，故提脉气二字。上虚者，脉气虚于上之寸部。尺虚者，脉气虚于下之尺部。脉主阴血，气主阳气，脉虚气虚，则阴阳血气皆虚，是谓重虚。

帝曰：何以治之？岐伯曰：所谓气虚者，言无常也；尺虚者，行步恇然；脉虚者，不象阴也。如此者，滑则生，涩则死也。

知其气脉死生，则知施治之法，故复言气脉，不言治也。所谓气虚者，虚于寸部之阳，则言语无常，而心主之神明不聪也；虚于尺部之阴，而为尺虚者，则足骨屈伸不利，故行步恇然，恇然，虚怯貌。此言气之虚也。脉之大体，有阴有阳，若脉虚者，浮泛于上，有阳无阴，不能效象于阴也，此言脉之虚也。如此者，指气虚脉虚也。气虚脉虚，诊得皮肤滑泽则生，涩滞则死也。盖气脉既虚于内，皮肤不可不荣于外，明气脉之虚而知其死生，则知治之之法矣。

帝曰：寒气暴上，脉满而实何如？

承上文气热脉满之意，言气热脉满，是谓重实，有寒气暴上，脉满而实何如。暴，卒暴也。

岐伯曰：实而滑则生，实而逆则死。

上文云滑则从，涩则逆，下文云从则生，逆则死，故曰实而滑则生，实而逆则死，是知逆者因涩而逆也。

帝曰：脉实满，手足寒，头热何如？

脉实满，手足寒，是实而逆则死，今寒不尽寒，而头复热何如？

岐伯曰：春秋则生，冬夏则死，脉浮而涩，涩而身有热者，死。

手足寒而头热，乃寒中有热，热中有寒，春时则寒中有热，秋时则热中有寒，故春秋则生。冬气全寒，夏气全热，今寒中有热，热中有寒，不合天时，故冬夏则死。若脉浮而涩，乃越于外而虚于内，涩而身有热，乃虚于内而越于外，此根气不足，故皆死。

帝曰：其形尽满何如？

承经络皆实之意而言，经脉络脉，统于周身，不但经络皆实，而其形且尽满，何如？形，形身也。满，犹实也。

岐伯曰：其形尽满者，脉急大坚，尺涩而不应也。

其形尽满者，阳气浮越于外，故脉急大坚，而余于外，尺涩不应，而虚于内也。

如是者，故从则生，逆则死。帝曰：何谓从则生，逆则死？岐伯曰：所谓从者，手足温也；所谓逆者，手足寒也。

上文云：滑则从，涩则逆，今脉急大坚，尺涩不应，如是者，故滑从则生，涩逆则死，帝复问之。而所谓从者，手足温和，温和则滑也，所谓逆者，手足寒冷，寒冷则涩也，反复辨论，仍明滑则从，涩则逆也。

帝曰：乳子而病热，脉悬小者何如？

承上文寒气暴上，脉满而实之意，复问乳子病热，脉悬小者何如？

岐伯曰：手足温则生，寒则死。

乳子秉质未充，借后天乳食以生，故胃气行于四肢，而手足温则生，胃气不行于四肢，而手足寒则死。

帝曰：乳子中风热，喘鸣肩息者，脉何如？

中，去声，下同。上文乳子病热而脉悬小，此言乳子中风热而脉实大，但举喘鸣肩息，借岐伯以申明之。

岐伯曰：喘鸣肩息者，脉实大也，缓则生，急则死。

乳子既中风热，复喘鸣肩息，其脉当实大也。脉实大而缓，脉有胃气则生，脉实大而急，脉无胃气则死。

帝曰：肠澼便血何如？

因上文喘鸣病肺，而问大肠之肠澼也。肠澼者，寒热之邪，伤其阴络，泄泻下利也。热气盛而血溢肠外，则便血，寒气盛而津溢肠外，则下白沫，寒热相持，血与白沫相兼而下，则下脓血，帝故各举以问。

岐伯曰：身热则死，寒则生。

肠澼，便血则阴虚于内，身热则阳虚于外。《阴阳别论》云：阴阳虚，肠澼死。故身热则死。寒者，身不热也，不热则阴虚而阳不虚，故生。

帝曰：肠澼下白沫，何如？岐伯曰：脉沉则生，脉浮则死。

肠澼下白沫，乃寒汁下泄。脉沉则血气内守，故生；脉浮则血气外驰，故死。

帝曰：肠澼下脓血，何如？岐伯曰：脉悬绝则死，滑大则生。

肠澼下脓血，乃血与白沫相兼而下。其脉悬绝，则津血内脱，生阳不升[1]，故死；脉滑大，则阴阳和合，血气充盛，故生。

帝曰：肠澼之属，身不热，脉不悬绝，何如？岐伯曰：滑大者曰生，悬涩者曰死，以脏期之。

泄泻下利，属于肠澼，非便血白沫脓血之肠澼，故曰肠澼之属。上文言身热则死，又言脉悬绝则死，帝承上文之意而言，身不热，脉不悬绝何如？帝承上文之意以问，伯亦承上文之意以对。夫滑大者，既曰生，则悬涩者曰死。悬涩，悬绝之渐也。须知肠澼之脉，不宜悬涩矣。悬涩将绝，当以五脏之死日期之。《阴阳别论》云：肝至悬绝，十八日死；心至悬绝，九日死；肺至悬绝，十二日死；肾至悬绝，七日死；脾至悬绝，四日死。

帝曰：癫疾何如？

承上文肺病之喘鸣，大肠之肠澼，而问心病之癫疾消瘅。心者，君主之官，神明出焉，癫疾则心不神明，病当何如？

岐伯曰：脉搏大滑，久自已；脉小坚，急死不治。

心不受邪，脉搏大滑，则正气内持，邪不干脏，故病久当自已；脉小坚急，乃正气不足，邪必干脏，故死不治。

帝曰：癫疾之脉，虚实何如？

心不受邪，则癫疾之脉，宜虚乎，抑宜实乎？

---

[1] 升：浙江书局本为“生”。

岐伯曰：虚则可治，实则死。

心不受邪，其脉宜虚，故虚则可治；实则邪气内入，故实则死。

帝曰：消瘅虚实何如？

癫疾则心气寒，消瘅则心气热，故问消瘅之脉，虚实当何如？

岐伯曰：脉实大，病久可治；脉悬小坚，病久不可治。

火热而渴，消瘅病也，其脉实大，脉病皆为有余，虽久可治；脉悬小坚，则病有余，脉不足，久则正气益虚，故不可治。

帝曰：形度、骨度、脉度、筋度，何以知其度也？

形度者，肺之合；骨度者，肾之合；脉度者，心之合；筋度者，肝之合。承上文诸病，而问形骨脉筋之度，必知内外相合之度，始知致病之由，故复问之。

岐伯曰：春亟治经络，夏亟治经俞，秋亟治六腑，冬则闭塞，闭塞者，用药而少针石也。

“岐伯”二字，旧本讹“帝”，今改正。度有浅深，合于四时，故春亟治经络，经络无病，筋度和矣；夏亟治经俞，经俞无病，脉度和矣；秋亟治六腑，六腑无病，通体之形度和矣；冬则闭塞，闭塞者，宜用药调之，而少针石也，闭塞内藏，骨度和矣。

所谓少针石者，非痈疽之谓也，痈疽不得顷时回。

申明所谓少针石者，乃骨度无病，勿针石以泄之，非痈疽发于骨度之谓也。若痈疽发于骨度，乃少阴神机所主，当亟刺以泄其毒，不得顷时之缓，而使神机之回也，此言痈疽发于骨度也。

痈不知所，按之不应手，乍来乍已，刺手太阴旁三痏，与缨脉各二。

痏，音委[1]，余篇同。骨度为阴，故言痈疽，形度、脉度、筋度为阳，故言痈，不言疽。痈发于通体之形度，或上或下，或左或右，故不知其所，将成未成，故按之不应手，时肿时消，故乍来乍已。肺主周身之气，故刺手太阴旁三痏。手太阴旁，膺胸之旁也。痏，针眼如小疮也。三痏，针疮凡三也。缨脉，结缨两旁之脉也。各二，左右各刺其二也。此言痈发于形度也。

腋痈大热，刺足少阳五，刺而热不止，刺手心主三，刺手太阴经络者，大骨之会各三。

胁上曰腋，少阳行身之侧部，合于腋，故腋痈大热，当刺足少阳五，以泄其热。刺之而热不止，则刺手心主三，心主包络之脉上抵腋下也。更刺手太阴经络者，大骨之会各三。大骨之会，臂骨与手交会之处也，此言痈发于脉度也。

暴痈筋软，随分而痛，魄汗不尽，胞气不足，治在经俞。

暴，凶暴也。毒气深入，内伤其筋，则为暴痈。筋软，随大筋之分理而痛，谓不掀[2]痛于外，而隐痛于内也。皮毛之魄汗，不尽出于外，由胞中血海之气，不足于内也。筋软，胞虚不可以刺，故治在经俞。治，调治也。使胞中血气，由内达外，则软者强，壅者通，此言痈发于筋度也。

腹暴满，按之不下，取手太阳经络

---

❶ 委：浙江书局本为“季”。

❷ 掀：通焮，烧、灼意。

者，胃之募也。少阴俞，去脊椎三寸，旁五，用员利针。

腹中卒暴而满，太阴脾土病也。按之不下，既满且硬，不应指而下也。取手太阳经络者，以小肠居胃下，化物而出，乃胃之募也。取而刺之，以泻腹满。又取少阴俞，去脊椎三寸旁五。少阴俞，即肾俞也，两旁去脊椎各开三寸。共刺其五，用员利针者，《九针十二原》论曰：针大如牦，且员且锐，中身微大，以取暴气。盖肾俞两旁，不可深刺，故用牦针泄肾脏之水气，以治腹满，上文形度、骨度、脉度、筋度，未及于脾，此举脾病，以足形度之义。

霍乱，刺俞旁五，足阳明及上旁三。

霍乱，胃病也。霍乱之病，脾胃不和，故亦刺少阴俞旁五。病在阳明，故刺足阳明及上旁三。阳明胃俞，在肾俞之上，故曰及上旁。三者，两旁各三刺也。本经论五脏，必兼言胃，故举胃病以足五脏之义。

刺痫惊脉五，针手太阴各五，刺足太阳五，刺手少阴经络旁者一，足阳明一，上踝五寸，刺三针。

足太阳，旧本讹"经太阳"，今改。痫，癫痫也。惊，震惊也。痫惊之病，病在于脉，故刺痫惊脉有五，其一针手太阴各五。肺手太阴之脉起于中焦，出腋下，循臑内，各五者，左右各为五刺，刺之所以和金气也。其一刺足太阳五，膀胱足太阳之脉，起于目内眦，上额交巅，循足太阳之脉，而五刺之，所以和水气也。其一刺手少阴经络旁者一，心手少阴之脉，起于心中，出属心系，心系不可刺，故刺经络之傍，刺之所以和火气也。其一刺足阳明一，胃足阳明之脉，起于鼻之交頞中，下循鼻外，上入齿中，刺之所以和土气也。其一取足上踝五寸，上踝五寸，胆足少阳光明穴也，刺三针，光明之上下也，刺之所以和木气也。痫惊之病，阴阳不交，水火不济[1]，故为脏腑五行之刺，以足脏腑五行之义。

凡治消瘅，仆击，偏枯，痿厥，气满发逆，肥贵人，则高梁[2]之疾也；隔塞闭绝，上下不通，则暴忧之病也；暴厥而聋，偏塞闭不通，内气暴薄也；不从内外中风之病，故瘦留着也；蹠跛，寒风湿之病也。

暴，卒也。蹠，践履也。跛，不正也。治病之法，各有内外上下之因，当从其因而察之。凡治消瘅病起于内，仆击病起于外，邪在上则偏枯，邪在下则痿厥，邪在中则气满发逆。此消瘅、仆击、偏枯、痿厥、气满发逆之病，有虚有实，若肥贵人，则膏梁之疾，而为有余也。气机隔塞而闭绝，以致上下不通，推其致病之由，则卒忧之病也。猝然厥逆，不通于上，则暴厥而聋，不通于下，则二便不调，偏塞闭不通，此暴忧内因之病，故曰内气暴薄也。不从内暴忧外中风之病，则秉质故瘦，留着而不去之病也。若足践履而行不正，非故瘦之疾，乃寒风湿外因之病也。凡此诸病，虚实不同，当察其因而治之。

黄帝曰：黄疸暴痛，癫疾厥狂，久逆之所生也。五脏不平，六腑闭塞之所

[1] 济：浙江书局本为"齐"。
[2] 梁：《素问》王冰注："梁，粱字也。"

生也。头痛耳鸣，九窍不利，肠胃之所生也。

帝因岐伯之言，申明脏腑受病，各有所生，知其所生，则知虚实之因，而治之不难矣。黄疸暴痛，癫疾厥狂，病虽发于一时，乃久逆之所生也。五脏之气，贵得其平，五脏不平，由六腑不和，故六腑闭塞之所生也，头痛耳鸣，致上下九窍不利，由谷气少入，谷神内虚，乃肠胃之所生也。

太阴阳明论第二十九篇

太阴，脾土也。阳明，胃土也。胃纳水谷，借脾气运行，充于腑脏，而经脉以和，四肢以荣，土者生万物而法天地，故为《太阴阳明论》。

黄帝问曰：太阴阳明为表里，脾胃脉也，生病而异者，何也？

阳明为表，太阴为里，太阴主脾，阳明主胃，脾胃表里，皆属乎土，何以生病而异？

岐伯对曰：阴阳异位，更虚更实，更逆更从，或从内，或从外，所从不同，故病异名也。

更，平声。太阴，阴也，阴在内；阳明，阳也，阳在外，是阴阳异位也。春夏为阳，则阳实阴虚，秋冬为阴，则阴实阳虚，是更虚更实也。春夏为阳而阴盛则逆，秋冬则从；秋冬为阴而阳盛则逆，春夏则从，是更逆更从也。阴在内，为阳之守，阳在外，为阴之使，秋冬从阴，春夏从阳，阴阳互从，是或从内，或从外也。一岁之中，所从不同，故发而为病，亦有阴阳之异名也。

帝曰：愿闻其异状也。

有异名必有异状。状，名之实也。

岐伯曰：阳者，天气也，主外，阴者，地气也，主内，故阳道实，阴道虚。故犯贼风虚邪者，阳受之；食饮不节，起居不时者，阴受之。阳受之则入六腑，阴受之则入五脏，入六腑则身热，不时卧，上为喘呼，入五脏则䐜满闭塞，下为飧泄，久为肠澼。

天为阳，故阳者，天气也，主外；地为阴，故阴者，地气也，主内。阳刚有余，阴柔不足，故阳道实，阴道虚。阳主外，故犯贼风虚邪者，阳受之；阴主内，故食饮不节，起居不时者，阴受之。腑为阳，故阳受之则入六腑；脏为阴，故阴受之则入五脏。入六腑，则阳气外浮，不归于阴，故身热不能时卧，而上为喘呼；入五脏，则阴寒内盛，不和于阳，故䐜满闭塞，下为飧泄，而久为肠澼。此阴阳不同，而腑脏外内之病，所以异也。

故喉主天气，咽主地气。故阳受风气，阴受湿气。故阴气从足上行至头，而下行循臂，至指端；阳气从手上行至头，而下行至足。故曰：阳病者，上行极而下；阴病者，下行极而上。故伤于风者，上先受之；伤于湿者，下先受之。

喉司呼吸，肺气所出，故喉主天气；咽纳水谷，下通于胃，故咽主地气。风为阳邪，故阳受风气；湿为阴邪，故阴受湿气。阴气从下而上，上而外，故阴气从足上行至头，而下行循臂，至手指之端；阳气从外而上，上而下，故阳气从手上行至头，而下行至足。阳气在上，极则乃下；阴气在下，极则始上，故曰阳病者，上行极而下，阴病者，下行极而上。故伤于风者，上先受之，极乃下也；伤于湿者，下先受之，极乃上也。此阴阳不同，而风湿上下之病，所以异也。

此一节，论腑脏外内风湿上下，而太阴阳明之病，所以异也。

帝曰：脾病而四肢不用，何也？

上文言腑脏外内，风湿上下受病之异，未明其状，故有脾病而四肢不用之问。四肢不用，其状异矣。

岐伯曰：四肢皆禀气于胃，而不得至经，必因于脾，乃得禀也。今脾病不能为胃行其津液，四肢不得禀水谷气，气日以衰，脉道不利，筋骨肌肉，皆无气以生，故不用焉。

为，去声，下同。禀，犹受也。四肢皆受气于胃，而阳明胃气不得至于四肢之经，必因于脾，乃得至经而受气于胃也。今脾病不能为胃行其津液，则四肢不得受胃中水谷之气，而水谷之气，外行四肢，内资五脏，气日以衰，肺主气也，脉道不利，心主脉也，而肝主之筋，肾主之骨，脾主之肌肉，皆无水谷之气以生，故四肢不用焉，所以脾病而四肢不用也。

帝曰：脾不主时，何也？

肝心肺肾，主春夏秋冬四时，脾不主时，故举以问。

岐伯曰：脾者，土也，治中央，常以四时长四脏，各十八日寄治，不得独主于时也。

长，上声。脾不主时者，以脾脏属土，位治中央，常以春夏秋冬四时，为肝心肺肾四脏之长，一时各十八日寄治，一岁[1]之中，共主七十二日，所以不得独主于时也。

脾脏者，常著胃土之精也。土者，生万物而法天地，故上下至头足，不得主时也。

著，昭著也。胃土水谷之精，昭著于外，由脾脏之气运行，故脾脏者，常著胃土之精也，万物皆生于土，故土者生万物而法天地。经脉上下资生于土，故上至头，下至足，无处不周，虽欲主时，不可得也。

帝曰：脾与胃，以膜相连耳，而能为之行其津液，何也？

上文云脾病不能为胃行其津液，故问脾胃皆属土，以膜相连，何以能为胃行其津液。

岐伯曰：足太阴者，三阴也，其脉贯胃，属脾络嗌，故太阴为之行气于三阴。阳明者，表也，五脏六腑之海也，亦为之行气于三阳。

厥阴为一阴，少阴为二阴，太阴为三阴，故足太阴者，三阴也。足太阴主脾，其脉中贯胃，下属脾，上络嗌，而脾土之气通于五脏之阴，故太阴为之行气于三阴。三阴，主五脏也。阴主里，阳主表，故阳明者表也。胃纳水谷为五脏六腑之海也，禀太阴之运动，而亦为之行气于三阳。三阳，主六腑也。

脏腑各因其经，而受气于阳明，故为胃行其津液。四肢不得禀水谷气，日以益衰，阴道不利，筋骨肌肉，无气以生，故不用焉。

太阴行气于三阴，阳明禀太阴之气，

[1] 岁：浙江书局本为“脏”，误。

而行气于三阳，是五脏六腑，各因其经，而受气于阳明，受气于阳明，实受气于太阴，故脾脏为胃行其津液，所以以膜相连，而能为之行其津液也。若脾脏不为胃行其津液，则四肢不得禀阳明水谷之气，气日益衰，肺气虚也。阴道不利，即脉道不利，心气虚也。而肝主之筋，肾主之骨，脾主之肌肉，皆无阳明水谷之气以生，故四肢不用焉。

此一节，言太阴脾脏，为胃行其津液，而充于腑脏，达于四肢，所以脾病而四肢不用也。

阳明脉解论第三十篇

承上篇《太阴阳明论》，而更为阳明脉解也。阳明属土，故恶木；阳明热甚，故恶火；阳明厥逆，故恶人；四肢实，则登高；热盛则弃衣；不欲食，则妄走。皆阳明经脉之病，有生死虚实之殊，故以为解。

黄帝问曰：足阳明之脉病，恶人与火，闻木音，则惕然而惊。钟鼓不为动，闻木音而惊何也？愿闻其故。

恶，去声，下同。《灵枢·经脉》论云：胃足阳明之脉病，则恶人与火，闻木音则惕然而惊，帝引此以问。

岐伯对曰：阳明者，胃脉也。胃者土也。故闻木音而惊者，土恶木也。

闻木音而惊者，阳明胃脉属土，土恶木克之义。

帝曰：善。其恶火何也？岐伯曰：阳明主肉，其脉血气盛，邪客之则热，热甚则恶火。

其恶火者，阳明主肉，其脉血气皆盛，邪客之，则热甚而恶火也。

帝曰：其恶人，何也？岐伯曰：阳明厥，则喘而惋，惋则恶人。

厥，厥逆也。惋，惊顾也。阳明恶人者，胃络之脉，不能上行外达，则厥逆，厥逆则喘急而惊顾，惊顾则恶人也。

帝曰：或喘而死者，或喘而生者，何也？

喘惋之证，有死有生，故复问之。

岐伯曰：厥逆连脏则死，连经则生。

胃络上合心包，旁通支腋，今胃气厥逆，病连少阴之心脏则死，病连心包之经脉则生。

帝曰：善。病甚，则弃衣而走，登高而歌，或至不食数日，逾垣上屋，所上之处，皆非其素所能也，病反能者，何也？

阳明病甚，则发狂，故举以问。

岐伯曰：四肢者，诸阳之本也，阳盛，则四肢实，实则能登高也。

手之三阳，从手走头，足之三阳，从头走足，故四肢者，诸阳之本也，今阳气有余而盛，则充溢四肢而实，实则能登高也。

帝曰：其弃衣而走者何也？岐伯曰：热盛于身，故弃衣欲走也。

其弃衣而走者，阳明火热，盛于周身，故弃衣欲走也。

帝曰：其妄言骂詈，不避亲疏而歌者，何也？

詈，音利，下同。登高弃衣，外狂也；妄言骂詈，不避亲疏而歌，内狂也，故复问之。

岐伯曰：阳盛，则使人妄言骂詈，不避亲疏。

阳气，火气也，心之所主也。阳气亢盛，则心主血脉不和，故使人妄言骂詈，不避亲疏而歌也。

而不欲食，不欲食，故妄走也。

上文有不食数日逾垣上屋之问，故言而不欲食，惟不欲食，故逾垣上屋而妄走也。不欲食而妄走，是四肢禀气于胃，胃以饮食为本之义。

热论第三十一篇

此论经脉之热病也。厥阴之上，风气主之；少阴之上，热气主之；太阴之上，湿气主之；少阳之上，火气主之；阳明之上，燥气主之；太阳之上，寒气主之。风热湿火燥寒，六气之本也。厥阴、少阴、太阴、少阳、阳明、太阳，六气之标也。凡人之生，主气之次，始于厥阴，终[1]于太阳，从阴而阳，循环无已，所谓神转不回。若病伤寒，则始于太阳，终于厥阴，从阳而阴，所谓回则不转，乃失其机。此云巨阳、阳明、少阳等，乃人身三阳三阴之经脉也。巨阳受之、阳明受之、少阳受之等，乃三阳三阴，各受寒邪而病热也。一日巨阳、二日阳明、三日少阳等，乃以六日而明六经也。三阳三阴，各受为病，一日受者，七日愈；二日受者，八日愈；三日受者，九日愈；四日受者，十日愈；五日受者，十一日愈：六日受者，十二日愈，究而言之，皆一日受而七日愈，期虽有次，非一定也。两感于寒，则阴阳俱病，腑脏皆伤，不免于死。气化无形，经脉有形，故下即有刺热之篇，复有评热之论。此篇只论人身经脉受病，不论标本气化，后仲景《伤寒论》，论标本气化者，与此热论不同也。

黄帝问曰：今夫热病者，皆伤寒之类也，或愈或死，其死皆以六七日之间，其愈皆以十日以上者，何也？不知其解，愿闻其故。

人身经脉调和，则无寒无热；经脉不和，则或寒或热，故热病者，皆伤寒之类。其病或愈或死，期日不同，故以为问。

岐伯对曰：巨阳者，诸阳之属也，其脉连于风府，故为诸阳主气也。

巨阳，太阳也。阳热之气，病于通体，故曰巨阳。诸阳之气，皆巨阳通体所主，故巨阳者，诸阳之属也。若论其脉，则上连督脉之风府，督脉督于阳，故为诸阳主气也。

人之伤于寒也，则为病热，热虽甚不死，其两感于寒而病者，必不免于死。

热病者[2]，伤寒之类，故人之伤于寒也，则为病热。热者，人身阳热之气，阳常有余，故热虽甚不死。其两感于寒而病者，阳脉受寒，阴脉亦受寒，阴阳皆受，腑脏俱伤，故必不免于死。所以或愈或死也。

帝曰：愿闻其状。

病经脉之有形，则有诸脉受病之状，故愿闻之。

岐伯曰：伤寒一日，巨阳受之，故头项痛，腰脊强。

强，去声。试以六经受病言之，如伤寒一日，通体之巨阳受之，上文云其脉连

[1] 终：浙江书局本为“从”。

[2] 者：侣本为“皆”，于义不通。浙江书局本为“者”，义顺，据改。

于风府，风府，项也，从项而上，故头项痛，从项而下，故腰脊强，此巨阳之脉受病为然。今以一日受之而明其状。

二日阳明受之，阳明主肉，其脉挟鼻络于目，故身热目疼而鼻干，不得卧也。

阳明之脉，则以二日受之，而明其状。阳明者，土也，故阳明主肉，其脉起于鼻交頞中，旁约太阳之脉，故挟鼻络于目。主肉，故身热；络于目，故目疼；挟鼻，故鼻干；阳明胃不和，故不得卧也。

三日少阳受之，少阳主胆，其脉循胁，络于耳，故胸胁痛而耳聋。

少阳之脉，则以三日受之，而明其状。少阳者木也，故少阳主胆。其脉下胸中，循胁里，其支从耳后，入耳中，出走耳前，故循胁络于耳。循胁，故胸胁痛，络耳，故耳聋。

三阳经络，皆受其病，而未入于脏者，故可汗而已。

结上文三阳受病，非必一日太阳，二日阳明，三日少阳，故三阳经络，一日皆受其病，三阳主六腑，而未入于三阴之五脏，故可汗而已，此热虽甚不死也。

四日太阴受之，太阴脉布胃中，络于嗌，故腹满而嗌干。

太阴之脉，则以四日受之而明其状。其脉属脾络胃，挟咽，连舌本，故太阴脉布胃中，络于嗌。布胃中，故腹满，络于嗌，故嗌干。

五日少阴受之，少阴脉贯肾，络于肺，系舌本，故口燥舌干而渴。

少阴之脉，则以五日受之，而明其状。其脉从肾，上贯肝膈入肺中，循喉咙，挟舌本，故少阴脉贯肾，络于肺，系舌本。少阴水火不相交济，故口燥舌干而渴。

六日厥阴受之，厥阴脉循阴器，而络于肝，故烦满而囊缩。

厥阴之脉，则以六日受之，而明其状。厥阴肝脉过阴器，抵小腹，故厥阴脉循阴器而络于肝。厥阴木气逆，火气盛，故烦满。循阴器，故囊缩。

三阴三阳，五脏六腑皆受病，荣卫不行，五脏不通，则死矣。

则，犹即也。结上文三阴受病，非必四日太阴、五日少阴、六日厥阴，故内之三阴，外之三阳，内之五脏，外之六腑，一日皆受其病，致荣卫不行，五脏不通，即死矣。较之两感于寒不免于死者更甚也。

其不两感于寒者，七日巨阳病衰，头痛少愈；八日阳明病衰，身热少愈；九日少阳病衰，耳聋微闻；十日太阴病衰，腹减如故，则思饮食；十一日少阴病衰，渴止，不满，舌干已，而嚏；十二日厥阴病衰，囊纵，少腹微下，大气皆去，病日已矣。

其不两感于寒，属经脉之热病，皆以七日环复，病衰而愈，由此观之，则上文所云，一日受、二日受者，乃循次言之，非一定不移之期日也。会悟圣经，当勿以辞害意。

帝曰：治之奈何？

治得其宜，不必七日始愈，故以为问。

岐伯曰：治之各通其脏脉，病日衰已矣。

脏脉者，如上文太阴脾脏之脉、少

阴肾脏之脉、厥阴肝脏之脉也。治之而各通其脏脉，则病日渐衰而可已，如是则免于死矣。

其未满三日者，可汗而已；其满三日者，可泄而已。

若病在三阳，其未满三日而在外者，可汗而已；其满三日而在内者，可泄而已，如是，不必七日环复而始愈矣。

帝曰：热病已愈，时有所遗者，何也？

承汗已泄已之意，而问时有所遗，未全愈者何也？

岐伯曰：诸遗者，热甚而强食之，故有所遗也。若此者，皆病已衰，而热有所藏，因其谷气相薄，两热相合，故有所遗也。

强，上声。食，音饲。藏，如字。诸遗者，乃热甚之时，而强食之，故有所遗也。又言若此者，皆外热之病已衰，而内热有所藏，因其谷气与所藏之热相薄，相薄则阳明胃热与所藏之热，两热相合，故有所遗也。

帝曰：善。治遗奈何？

病遗未愈，何以治之。

岐伯曰：视其虚实，调其逆从，可使必已矣。

视其经脉之虚实，调其阴阳之逆从，如是以治，可使病之必已，而无遗矣。

帝曰：病热当何禁之？

病有所遗，而复治之，不若当其病时而禁忌之，故问病热何禁。

岐伯曰：病热少愈，食肉则复，多食则遗，此其禁也。

病热少愈，未全愈时，毋食肉，毋多食。食肉则重浊难消，热病当复；多食则谷气相薄，病有所遗。食肉、多食，此其禁也。

帝曰：其病两感于寒者，其脉应与其病形何如？

应，平声。形，犹状也。诸脉受病之状，上文详言之，此复问两感于寒之脉状。

岐伯曰：两感于寒者，病一日，则巨阳与少阴俱病，则头痛、口干而烦满；二日则阳明与太阴俱病，则腹满、身热、不欲食、谵言；三日则少阳与厥阴俱病，则耳聋、囊缩而厥、水浆不入、不知人，六日死。

所谓两感于寒者，巨阳与少阴、阳明与太阴、少阳与厥阴，皆表里雌雄相应。故病一日，则巨阳与少阴俱病。病巨阳之脉状，则头痛，病少阴之脉状，则口干而烦满。二日则阳明与太阴俱病，病太阴之脉状，则腹满身热，病阳明之脉状，则不欲食、谵言。三日则少阳与厥阴俱病，病少阳之脉状，则耳聋，病厥阴之脉状，则囊缩而厥。夫三阳以胃气为本，三阴以神气为先，水浆不入，胃气绝矣，不知人，神气亡矣。至六日，则不能环复而死，言巨阳少阴、阳明太阴、少阳厥阴皆以六日为期而死，则一日二日三日，有次序而非一定，亦当意会者也。

帝曰：五脏已伤，六腑不通，荣卫不行，如是之后，三日乃死，何也？

承上文三阴三阳、五脏六腑皆受病，荣卫不行、五脏不通，则死之意，而问三日乃死，非即死矣。

岐伯曰：阳明者，十二经脉之长也，其血气盛，故不知人三日，其气乃尽，故死矣。

长，上声。五脏六腑，神气运行，皆禀气于胃，故阳明者，乃十二经脉之长也。阳明多气多血，故其血气盛，不知人，则神气已绝。而阳明之气未绝，故不知人三日，其阳明之气乃尽，故死矣。虽不即死，犹之死也。

凡病伤寒而成温者，先夏至日者为病温，后夏至日者为病暑。暑当与汗皆出，勿止。

冬伤于寒，春必病温，故凡病伤寒而成温者，先夏至日而发者为病温，后夏至日而发者为病暑。温，犹热也。暑，热之极也。暑热之病，汗出而散，温热之病，亦当汗出，故暑当与汗而皆出勿止，汗虽多不可止之也。上文热病随感随发，与寒气留连伏匿而发者不同，故举温暑以别上文热病之意。

刺热篇第三十二篇

岐伯承上篇《热论》，而立刺热之篇，以明热病之在经脉也。经脉内连五脏，故上篇言经脉之热，此言五脏之热。而五脏之热，有在于脉者，有见于色者。在脉在色，证有先兆，知其先兆而刺治之，则得矣。

肝热病者，小便先黄，腹痛，多卧，身热，热争则狂言及惊，胁满痛，手足躁，不得安卧。庚辛甚，甲乙大汗，气逆则庚辛死，刺足厥阴、少阳。其逆，则头痛员员，脉引冲头也。

腹，小腹也。员员，周转也。肝主疏泄，故肝热病者，小便先黄。肝脉过阴器，抵小腹，故腹痛。木气不达，故多卧，火气有余，故身热。邪正相持，则为热争，热争则狂言，热伤血分也。及惊，东方肝木，其病发惊骇也。胁满痛，肝脉布胁肋，邪客之而满痛也。手足躁，风淫末疾，肝病风生，则躁扰也。不得安卧，卧则血归于肝，肝病而血不归也。庚辛甚，金克木也。甲乙大汗，自得其位而起也。气逆，肝气自逆也。始焉热争，继则气逆，不但庚辛甚，而庚辛且死。治之之法，当取阴阳脏腑之相为表里者，而均刺之，故刺足厥阴、少阳。申明气逆者，其经脉之气自逆也。肝与督脉会于巅，故其逆，则头痛员员而周转。所以致头痛员员者，以肝脉与督脉，相引而上冲于头也。

心热病者，先不乐数日，乃热，热争则卒心痛，烦闷，善呕，头痛面赤，无汗，壬癸甚，丙丁大汗，气逆则壬癸死。刺手少阴、太阳。

卒，音促。乐，喜乐也。心气舒缓则乐，故心热病者，先不乐数日，然后乃热。邪正相持，而热争，则卒心痛，而烦闷也。善呕，火热上炎也。头痛，阳气上逆也。面赤，心热也。无汗，不得阴液以相滋也。壬癸甚，水克火也。丙丁大汗，自得其位而起也。气逆，心气自逆也。始焉热争，继则气逆，故气逆则壬癸死，当急刺手少阴太阳，以救其逆。

脾热病者，先头重，颊痛，烦心，颜青，欲呕，身热。热争则腰痛不可用俯仰，腹满、泄，两颔痛，甲乙甚，戊己大汗，气逆则甲乙死。刺足太阴、阳明。

头重，土虚疲倦之象，故脾热病者，先头重。头重下视，则颊痛。脾络注心中，故烦心。土虚木刑，故颜青。脾病善噫，故欲呕。脾热病故身热，邪正相持而热争，致身半以下、身半以上气机不和，则腰痛而不可用俯仰也。腹满、泄，脾热下行也。两颔痛，脾热上行也。甲乙甚，水克土也。戊己大汗，自得其位而起也。始焉热争，继则气逆，逆则甲乙死。当急刺足太阴、阳明以救其逆。

肺热病者，先淅然厥起毫毛，恶风寒，舌上黄，身热。热争则喘咳，痛走胸膺背，不得太息，头痛不堪，汗出而寒，丙丁甚，庚辛大汗。气逆，则丙丁死，刺手太阴、阳明。

恶，去声。淅然，如水洒身之意。厥，寒厥也。肺主皮毛，故肺热病者，先淅然寒厥。从毫毛而起，厥起毫毛，故恶风寒。舌上黄，内热也。身热，外热也，邪正相持而热争，则喘咳。肺主膺胸，其俞在背，故痛走胸膺背。既喘既咳，则不得太息。气上不下，则头痛不堪。皮毛开发，肌表不和，故汗出而寒。丙丁甚，火克金也。庚辛大汗，自得其位而起也。肺气自逆，则丙丁死，当急刺手太阴、阳明以救其逆。

肾热病者，先腰痛，骱酸，苦渴，数饮，身热。热争则项痛而强，骱寒且酸，足下热，不欲言。其逆则项痛员员，澹澹然，戊己甚，壬癸大汗，气逆则戊己死。刺足少阴、太阳。

数，音朔。强，去声。腰乃肾府，故肾热病者，先腰痛，肾主骨，故骱酸。肾为水脏，不能上济其火，故苦渴，数饮水。肾虚病热，故身热。邪正相持而热争，争于上则项痛而强，争于下则骱寒且酸、足下热，争于中则不欲言。其肾气自逆，精髓不能循脊注项，故项痛员员。申明员员者，乃精气不充，而澹澹然，非若头痛员员之周转也。戊己甚，土克水也，壬癸大汗，自得其位而起也。肾气逆，则戊己死，当急刺足少阴、太阳，以救其逆。

出血如大豆，立已。

此七字旧本在“刺手太阴阳明”下，今改正于此。承上文诸刺，而言若出针之时，出血如大豆，则邪热去而经脉和，其病当立已。

诸汗者，至其所胜日，汗出也。

此衍文也，下文云诸当汗者，至其所胜日，汗大出也，误重于此。

肝热病者，左颊先赤，心热病者，颜先赤，脾热病者，鼻先赤，肺热病者，右颊先赤，肾热病者，颐先赤。病虽未发，见赤色者，刺之，名曰治未病。

上文五脏热病，在于经脉，此言五脏热病，见于气色也。热，火病也。赤，火色也。肝木居左，故肝热病者，左颊先赤。心火居上，故心热病者，颜先赤。《五色》论云：庭者，颜也。庭，犹额也。脾土居中，故脾热病者，鼻先赤。肺金居右，故肺热病者，右颊先赤。肾水居下，故肾热病者，颐先赤。颐，腮间口角也。五脏病虽未发，先见赤色于面部者，当即刺之，勿使其病，此名曰治未病也。

热病从部所起者，至期而已，其刺之反者，三周而已，重逆则死。诸当汗者，至其所胜日，汗大出也。诸治热病以饮之寒水，乃刺之，必寒衣之，居止寒处，身寒而止也。

重，平声。总结上文之义而言寒可

治热也，热病从部所起者，如肝热病，小便先黄。心热病，先不乐。脾热病，先头重。肺热病，先淅然。肾热病，先腰痛。又如肝热病，左颊先赤。心热病，颜先赤。脾热病，鼻先赤。肺热病，右颊先赤。肾热病，颐先赤者是也。至期而已者，如肝病期甲乙，心病期丙丁，脾病期戊己，肺病期庚辛，肾病期壬癸。至本位日期而病已也。其刺之反者，如肝病刺足厥阴少阳，心病刺手少阴太阳，脾病刺足太阴阳明，肺病刺手太阴阳明，肾病刺足少阴太阳。皆刺之，而反逆为从，至三周而病已。三周，三日也。重逆则死者，如肝病气逆庚辛死，心病气逆壬癸死，脾病气逆甲乙死，肺病气逆丙丁死，肾病气逆戊己死。气逆而治之复逆，是谓重逆，重逆则死，不待庚辛壬癸等日也。诸当汗者，至其所胜日，汗大出，如甲乙大汗、丙丁大汗等，乃本气胜王之日而大汗也。诸热病者，如五脏经脉热病，五脏气色热病也。治之之法，以饮之寒水，乃刺之，以治其热。里热既愈，外热未除，必寒衣之，居止寒处，至身寒无热而止也。总结上文，而言热以寒治也。

热病先胸胁痛，手足躁，刺足少阳，补足太阴，病甚者，为五十九刺。

足少阳之脉，循胸过胁，故热病先胸胁痛，胸胁痛，则手足躁，当刺足少阳，以通其经，少阳病不已，应传太阴，故补足太阴，以御其传。刺之不愈，而病甚者，当为五十九刺。《水热穴论》云：头上五行行五者，以越诸阳之热也。大杼、膺俞、缺盆、背俞，此八者以泻胸中之热也。气街、三里、巨虚上、下廉，此八者以泻胃中之热也。云门、髃骨、委中、髓空，此八者，以泻四肢之热也。五脏俞旁五，此十者，以泻五脏之热也。凡此五十九穴者，皆热之左右也。

热病始手臂痛者，刺手阳明、太阴，而汗出止。

始，犹先也。手阳明之脉，起于手指，循臂而上，故热病始手臂痛者，当刺手阳明、太阴。而汗出止，手太阴之脉，亦循手臂，故兼言之。

热病始于头首者，刺项太阳，而汗出止。

足太阳之脉，上额交巅，络脑下项，故热病始于头首者，当刺项太阳，而汗出止，项太阳，犹言足太阳也。

热病始于足胫者，刺足阳明，而汗出止。

足阳明之脉，循胫下足，故热病始于足胫者，当刺足阳明而汗出止。

热病先身重，骨痛，耳聋，好瞑，刺足少阴，病甚，为五十九刺。

好，去声。热病先身重者，少阴枢转不利也。少阴主骨，故骨痛。肾气不注于耳，故耳聋。肾精不充于目，故好瞑。当刺足少阴，以通其经，刺之不愈，而病甚者，亦为五十九刺。

热病先眩冒而热，胸胁满，刺足少阴、少阳。

眩冒而热，乃少阴肾精不升，热病之起于少阴也。胸胁满，乃少阳经脉不和，热病之起于少阳也。少阴为阴枢，少阳为阳枢，枢转有乖而病热，故合少阴少阳而并刺之。

太阳之脉，色荣颧骨，热病也，荣

未交，曰今且得汗，待时而已。与厥阴脉争见者，死期不过三日。其热病内连肾，少阳之脉色也。

见，音现，下同。脉，经脉也，色，赤色也。颧骨属肾，少阴之所主也。上文热病，有在脉者，有在色者，此合脉色而并论之，故言太阳之脉，而赤色荣于颧骨，是太阳脉色之热病也。其病但在于脉，未荣颧骨之时，则荣未交，医工必曰今且得汗，待其王时，而病可已。若王时无汗，病不能已，复与厥阴经脉相争，而见赤色者，虚阳外浮，死期不过三日。盖六气运行，三日三阳，三日三阴，阴病不能出阳，阳病不能合阴，则死。申明色荣颧骨，是其热病内连于肾。《本俞》论云：少阳属肾，故曰少阳之脉色也。

少阳之脉，色荣颊前，热病也。荣未交，曰今且得汗，待时而已。与少阴脉争见者，死期不过三日。

面旁曰颊。颊前，亦颧骨也。夫少阳虽属肾，而少阳为阳，少阴为阴，故少阳热病之脉色，亦与少阴争见，大义与上文同。

热病气穴，三椎下间，主胸中热；四椎下间，主膈中热，五椎下间，主肝热；六椎下间，主脾热；七椎下间，主肾热，荣在骶也。项上三椎，陷者中也。

热病气穴，犹言热病刺法，当取气穴而刺之也。三椎下间，主刺胸中之肺热。四椎下间，主刺膈中之心热。五椎下间，主刺肝热。六椎下间，主刺脾热。七椎下间，主刺肾热。此五脏气分之热病，而取气穴以刺之。盖气为阳，主上，荣为阴，主下。若荣血之热病，其穴在脊骨尽处，故曰荣在骶也。申明三椎者，从项上数之而为三椎也，下间者，椎下椎上，陷者中也。盖大椎乃脊骨之第一椎，从项上数之，则大椎为三椎，如是推之，诸椎皆得矣。

颊下逆颧，为大瘕，下牙车，为腹满，颧后为胁痛，颊上者，膈上也。

观面色所见之部，而知内脏所主之病。颊下赤色，上逆于颧，则为大瘕，而主肾病；其色下逆于牙车，则为腹满而主脾病；其色逆于颧后，则为胁[1]痛而主肝病；其色在于颊上者，则病在膈上，而为心肺之病也。此复举面部上下所见之色，以征五脏热病之义。

评热病论第三十三篇

热论，论热病之在脉；刺热，论热病之先见；评热，论热病之变证。风厥、劳风、肾风、风水，皆热病之变。举而评之，故曰《评热病论》。

黄帝问曰：有病温者，汗出，辄复热，而脉躁疾，不为汗衰，狂言不能食，病名为何？

温，犹热也。温热之病，汗出当愈。今汗出辄复热，而脉更躁疾，不为汗衰，且神志不守而狂言，胃气不和而不能食，此热病变证，病名为何？

岐伯对曰：病名阴阳交，交者死也。

汗乃阴液，外出于阳，阳热不从汗解，复入之阴，名曰阴阳交，交者，正不胜邪，邪复伤正，故死也。

帝曰：愿闻其说。

---

[1] 胁：浙江书局本为“腰”。

愿闻阴阳交而致死之说。

岐伯曰：人所以汗出者，皆生于谷，谷生于精，今邪气交争于骨肉，而得汗者，是邪却而精胜也。精胜则当能食而不复热。复热者，邪气也。汗者，精气也。今汗出而辄复热者，是邪胜也。不能食者，精无俾也。病而留者，其寿可立而倾也。且夫《热论》曰：汗出而脉尚躁盛者死。今脉不与汗相应，此不胜其病也，其死明矣。狂言者是失志。失志者死。今见三死，不见一生，虽愈必死也。

胃腑水谷之精，出而为汗，故人所以汗出者，皆生于谷之精，今邪气交争于骨肉，而得汗者，是邪却而谷精胜也。精胜则当能食，而不复热。复热者，邪气也。汗者，谷精之气也。今汗出而辄复热者，是邪胜也。能食则谷之精专，补益经隧，今不能食者，精无俾也。俾，补益也。不能食，精无俾，致热病留而不去者，其寿可立而倾也。且夫《灵枢·热病》论曰：汗出而脉尚躁盛者死。今脉躁疾不与汗相应，此正气不胜其病也，其死明矣。狂言者，是失肾脏之志，神志相依，失志则失神，故失志者死。夫不能食，一死也，汗出而脉躁疾，二死也，狂言失志，三死也。今见三死，不见一生，始之病温虽愈，亦必死也。所以详明阴阳交而致死之说也。

帝曰：有病身热汗出，烦满，烦满不为汗解，此为何病？

承上文汗出复热之死证，复举汗出烦满之病以问之。

岐伯曰：汗出而身热者，风也。汗出而烦满不解者，厥也，病名曰风厥。

风为阳邪，性主开发，凡汗出而身发热者，风也。汗乃阴液，外出于阳，今汗出而心烦胸满不解者，乃阴竭阳虚，不相交济，是为厥也。此因风致汗，因汗致厥，病名曰风厥。

帝曰：愿卒闻之。

愿尽闻风厥之义。

岐伯曰：巨阳主气，故先受邪，少阴与其为表里也，得热则上从之，从之则厥也。

通体之气，巨阳主之，故先受邪，巨阳主表，少阴主里，故少阴与其为表里也。巨阳少阴相为表里，故巨阳得表热之病，则少阴里阴之气上从之，从之而阴加于阳，则厥也。

帝曰：治之奈何？岐伯曰：表里刺之，饮之服汤。

厥则外阳内阴，不调和矣。治之之法，当表里刺之，和其外内，饮之服汤，调其阴阳，此详明热病汗出烦满而为风厥之变证也。

帝曰：劳风为病，何如？

劳，烦劳也。劳风，烦劳内虚，生风病也。承上文风厥而问劳风，亦热病之变证也。

岐伯曰：劳风，法在肺下，其为病也，使人强上冥视，唾出若涕，恶风而振寒，此为劳风之病。

强、恶，俱去声。肺下，心也。烦劳则伤心，故劳风之病，法在肺下。心脉从心系，上挟咽，系目系，病则不能挟咽系目，故其为病也，使人强上冥视，火气内炎，故唾出若涕，风淫经脉，故恶风而振寒。凡此皆为劳风之病。

帝曰：治之奈何？岐伯曰：以救俯仰，巨阳引精者，三日；中年者，五日；

不精者，七日。咳出青黄涕，其状如脓，大如弹丸，从口中若鼻中出，不出则伤肺，伤肺则死也。

治之之法，当调和经脉以救俯仰，经脉调和，则俯仰自如，强上可愈。巨阳之脉，起于目内眦，上额交巅，从巅络脑，救其俯仰，不使强上，斯时巨阳能引精上行者，三日而冥视愈。中年精气稍虚者，五日而冥视愈。老年不足于精者，七日而冥视愈。始则唾出若涕，至此复咳出青黄涕，其状如脓，大如弹丸，从口中若鼻中出，则病当愈。若不能出，则火热伤肺。伤肺则死，此言劳风为病，火气盛而肺金伤，则死也。

帝曰：有病肾风者，面胕庬然，壅害于言，可刺不？

庬，音芒，余篇同。不，否同。皮里肉外曰胕，庬然，肿貌。气道不利，则壅害于言，此肾风之病，可刺治否？心肾皆属少阴，承上文心病之劳风，而复问肾风也。

岐伯曰：虚不当刺，不当刺而刺，后五日其气必至。

面胕肿而难言，肾气虚也，虚不当刺，不当刺而刺，后五日，其肾脏之气必至而为病。一日一脏，五日之后，复至其脏而发病也。

帝曰：其至何如？

其气至之病何如？

岐伯曰：至必少气，时热。时热从胸背上至头，汗出手热，口干苦渴，小便黄，目下肿，腹中鸣，身重难以行，月事不来，烦而不能食，不能正偃，正偃则咳，病名曰风水。论在《刺法》中。

偃，犹卧也。肾为生气之原，气至而病必少气，少气则时热，其时热也，从胸背上至于头。经脉虚，故汗出手热。津液虚，故口干苦渴。气不化，故小便黄。水道不利，故目下肿，肠胃虚寒，故腹中鸣，足膝不力，故身重难以行。任脉虚，故月事不来，土气虚，故烦不能食，肺肾不交，故不能正偃，正偃则咳，此肾风之病。肾受风邪，风行水涣，故病名曰风水。论在《刺法》中者，《水热穴论》云：肾汗出逢于风，传为胕肿，本之于肾，名曰风水。

帝曰：愿闻其说。

帝欲详明其义，故下文岐伯一一以明之。

岐伯曰：邪之所凑，其气必虚，阴虚者，阳必凑之，故少气时热，而汗出也。

申明少气时热汗出者，凡邪之所凑，其气必虚，如阴气虚者，阳必凑之，故少气时热而汗出也。

小便黄者，少腹中有热也。

申明小便黄者，膀胱之气，不合太阳而外出，是少腹中有热也。

不能正偃者，胃中不和也。正偃则咳甚，上迫肺也。

申明不能正偃者，乃胃中土气不和也，正偃则咳甚者，肾邪上迫于肺也。

诸有水气者，微肿先见于目下也。

申明目下肿者，凡诸有水气者，微肿先见于目下也。

帝曰：何以言？

申明未尽故复探之。

岐伯曰：水者阴也，目下亦阴也。腹者至阴之所居，故水在腹者，必使目下肿也。

水者，阴类也。目下，亦阴也。脾为阴中之至阴，而主腹，是腹者，至阴之所居，故水在腹者，必使目下肿也。此复申明水气之目下肿也。

真气上逆，故口苦舌干。

口干苦渴者，口苦舌干也。津液内竭，真脏之气上逆，故口苦舌干。此申明口干苦渴之义也。

卧不得正偃，正偃则咳出清[1]水也。诸水病者，故不得卧，卧则惊，惊则咳甚也。

卧不能正偃者，乃卧不得正偃，正偃则咳者，乃正偃则咳出清水也。凡诸水病者，水气上逆，故不得卧，不但胃中不和也，卧则惊，惊则咳甚，不但上迫肺也。此复申明不能偃，乃水气上逆，正偃则咳甚，乃水气凌心，不但胃不和，上迫肺也。

腹中鸣者，病本于胃也。

肠胃居于腹中，虚寒则鸣，故腹中鸣者，病本于胃也。此申明腹中鸣之义也。

薄脾则烦不能食，食不下者，胃脘隔也。

脾脉从胃上膈，注心中，邪薄于脾，则烦而不能食。夫胃主纳，脾主运，食不下者，由于胃脘之阻隔也。此申明烦不能食之义也。

身重难以行者，胃脉在足也。

胃脉循胫下足，身重难以行者，由胃脉在足，而胃之经脉虚也。此申明身重难行之义也。

月事不来者，胞脉闭也。胞脉者，属心而络于胞中，今气上迫肺，心气不得下通，故月事不来也。

胞脉主冲任之血，月事不来者，乃胞脉闭也。中焦取汁，奉心化赤，血归胞中，故胞脉者，属心而络于胞中，今水气上迫肺，心气不得下通，故月事不来也。此申明月事不来之义也。

帝曰：善。

冲脉任脉，皆起于胞中，循背里，散胸中，会咽喉，络唇口，澹渗皮肤，行于周身，月事不来，由于胞脉之闭，则热从胸背上至头手热，亦由胞脉之热。帝故善之，不复问也。

逆调论第三十四篇

调，调和也；逆调，逆其寒热水火荣卫之气，不调和也。寒热逆调，则为烦为痹。水火逆调，则为肉烁，为挛节。荣卫逆调，则为肉苛。脏气逆调，则为息喘也。

黄帝问曰：人身非常温也，非常热也。为之热而烦满者，何也？

此承上篇之意而复问也。上篇云有病温者，汗出辄复热，故问人身非常温也，非常热也。又云有病身热汗出烦满，故问为之热而烦满者，何也？

岐伯对曰：阴气少，而阳气胜，故热而烦满也。

温病热病，热而烦满，皆由阴气少，而阳气胜；阴气少故热，阳气胜，故热而烦满也，温热无异，故总答之。

帝曰：人身非衣寒也，中非有寒气也，寒从中生者何？

寒者热之对，故因热而问寒，人身非衣寒，表无寒也，中非有寒气，里无

[1] 清：浙江书局本为“青”。

寒也，寒从中生者，寒气从内而外出也。

岐伯曰：是人多痹气也，阳气少，阴气多，故身寒如从水中出。

阳主热，阴主寒，病在阴者，名曰痹，寒从中生，是人多痹气也。多痹气，由于阳气少，阴气多，阳气少，故身寒，阴气多，故身寒如从水中出。此言寒热逆调而为烦为痹也。

帝曰：人有四肢热，逢风寒，如炙如火者，何也。

人身之热，逢风之寒，则减；人有四肢热，逢风之寒，更如炙如火，其热不减，其故何也？

岐伯曰：是人者，阴气虚，阳气盛，四肢者阳也，两阳相得，而阴气虚少，少水不能灭盛火，而阳独治。独治者，不能生长也，独胜而止耳，逢风而如炙如火者，是人当肉烁也。

长，上声，下同。热者，阳气也，是人有热者，乃阴气虚，阳气盛，身在内，四肢在外，故四肢者阳也。以气盛之阳，合四肢之阳，两阳相得，而阴气虚少，阳者火也，阴者水也，阴气虚少，则少水不能灭两阳相得之盛火，而阳独治，独阳不生，故独治者，不能生长也，惟此独胜而止耳。独胜而止，肌肉如焚，故逢风而如炙如火者，是人当肉烁也。

帝曰：人有身寒，汤火不能热，厚衣不能温，然不冻栗，是为何病？

人身之寒，温热可愈，有身寒而汤火不能热，厚衣不能温，寒之极矣。然不冻栗，是为何病？亦因上文极热而问极寒也。

岐伯曰：是人者，素肾气胜，以水为事，太阳气衰，肾脂枯不长，一水不能胜两火，肾者水也，而生于骨，肾不生，则髓不能满，故寒甚至骨也。

"一水不能胜两火"七字在下，误重于此，衍文也。寒者，阴气也，是人有寒者，平素肾气胜，肾气胜则以水为事，以水为事，故太阳阳气衰。太阳气衰，则为孤阴，孤阴不长，故肾脂枯不长。夫肾者，水也，而精水生于骨，肾脂枯不长，则肾不生；肾不生，则骨髓不能满，故寒甚至于骨，所以汤火不能热，厚衣不能温也。

所以不能冻栗者，肝一阳也，心二阳也，肾孤脏也。一水不能胜二火，故不能冻栗，病名曰骨痹。是人当挛节也。

寒甚至骨，宜冻栗矣。所以不能冻栗者，肾水生肝木，肝为阴中之阳，故肝一阳也。少阴合心火，心为阳中之阳，故心二阳也。肾为阴中之阴，故肾孤脏也。一阳二阳，火也，孤脏，水也，今一水不能胜二火，故虽寒甚至骨，而不能冰栗也，寒在于骨，病名曰骨痹。骨痹者，骨节拘挛，是人当挛节也。此言水火逆调而独阳不生，则为肉烁；孤阴不长，则为挛节也。

帝曰：人之肉苛者，虽近衣絮，犹尚苛也，是谓何疾？

苛，犹疟也，承上文寒热之义，言人有不因寒热，而肌肉如虐，虽近衣絮，尚不能和，是谓何疾？

岐伯曰：荣气虚，卫气实也。荣气虚则不仁，卫气虚则不用，荣卫俱虚，则不仁且不用，肉如故也。人身与志不相有，曰死。

荣卫之气，相将而行，若荣气虚，则卫气实也。申明荣气虚则不仁，不仁，不知痛痒也。卫气虚则不用，不用，不能转舒也。荣卫俱虚则不仁且不用，而肉苛如故也。人身荣卫，与五脏之神志相依，若人身与志不相有，则形志相离，故死。此言荣卫逆调，则为肉苛也。

帝曰：人有逆气不得卧，而息有音者；有不得卧，而息无音者；有起居如故，而息有音者；有得卧行而喘者；有不得卧不能行而喘者；有不得卧，卧而喘者，皆何脏使然？愿闻其故。

同是逆气不得卧，而息有音，息无音则异，同是息有音，而起居如故与不得卧则异。喘病相同，有得卧行而喘，有不得卧行而喘则异。此脏气逆调而息喘，故问何脏使然？

岐伯曰：不得卧而息有音者，是阳明之逆也。足三阳者下行，今逆而上行，故息有音也。阳明者，胃脉也，胃者六腑之海，其气亦下行，阳明逆，不得从其道，故不得卧也。本经曰：胃不和，则卧不安，此之谓也。

“本”讹“下”，今改。不得卧而息有音者，是阳明经脉之逆也。足三阳之脉，皆从头走足，故足三阳者下行，今逆而上行，故息有音也。盖阳明者，胃脉也，胃者六腑之海，其气亦下行，今阳明气逆，不得从其下行之道，故不得卧也。《评热论》云：不能正偃者，胃中不和也。正偃，安卧也。举本经之言而言“胃不和，则卧不安”，即此“阳明逆，不得从其道”之谓也。此申明不得卧而息有音也。

夫起居如故而息有音者，此肺之络脉逆也，络脉不得随经上下，故留经而不行，络脉之病人也微，故起居如故而息有音也。

夫起居如故而息有音者，此肺脏之络脉逆也。络脉在外，内通于经，今络脉不得随经上下，故肺气留经而不行于络。络脉在外，病人也微，病微，故起居如故。留经不行，故息有音也。此申明起居如故而息有音也。

夫不得卧，卧则喘者，是水气之客也。夫水者，循津液而流也。肾者水脏，主津液，主卧与喘也。

夫不得卧，卧则喘者，是水寒之气客于肺也。夫水者，循肠胃之津液而流行也。肾为水脏，津液之主，今水气之客，故主不得卧与喘也。此申明不得卧，卧而喘也。

帝曰：善。

不得卧而息有音，由于胃气之逆，则不得卧而息无音，亦由胃气之逆。起居如故，而息有音，由于肺络之逆，则得卧行而喘，亦由肺络之逆。不得卧，卧而喘，由于水气之客，则不得卧不能行而喘，亦由水气之客。帝故默会其义而善之。此言脏气逆调，则为息喘也。

卷　四

疟论第三十五篇

风雨寒暑，皆为疟病。日作之疟，卫气应乃作，邪客脊背，循风府而日下一节，则发日晏。出于风府，注伏膂而上出缺盆，则发日早。邪薄五脏，横连募原，则间日乃作。邪与卫气，客于六腑，循行失度，则间二日，或休数日乃作。夏伤水寒，秋伤于风，则为先寒后热之寒疟。冬中风寒，藏于骨髓，夏暑乃发，则为先热后寒之温疟。肺素有热，用力劳形，气不归阴，内藏于心，舍于分肉，则为但热不寒之瘅疟。

黄帝问曰：夫痎疟皆生于风，其蓄作有时者，何也？

痎疟，阴疟也。《生气通天论》云：夏伤于暑，秋为痎疟。帝问痎疟皆生于风，谓痎疟不必尽生于暑，而有生于风者。痎，阴疟也；疟，阳疟也，故曰皆也。蓄，犹藏也。作，犹发也有时，或日发或间日发也。

岐伯对曰：疟之始发也，先起于毫毛伸欠，乃作寒栗鼓颔，腰脊俱痛，寒去，则内外皆热，头痛如破，渴欲冷饮。

伸欠，欲伸而欠不自如也。凡疟之始发也，先起于毫毛之伸欠，乃作寒栗鼓颔，而腰脊俱痛。始则寒栗鼓颔，继则寒去，内外皆热。始则腰脊俱痛，继则头痛如破，内外皆热，则渴欲冷饮。

帝曰：何气使然？愿闻其道。

道，犹路也。寒热之作，何气使然？而愿闻其出入之道。

岐伯曰：阴阳上下交争，虚实更作，阴阳相移也。

更，平声，下同。疟之发也，阴气不和于阳，阳气不和于阴，故阴阳上下交争。阳争于上，则阳实阴虚；阴争于下，则阴实阳虚；上下交争，则虚实更作。交争更作，则阴阳相移也。

阳并于阴，则阴实而阳虚。

相移者，相并之义。如阳气相移而并于阴，则阴实而阳虚，须知阴气相移而并于阳，则阳实而阴虚，不言者，省文也。

阳明虚，则寒栗鼓颔也。巨阳虚，则腰背头项痛。三阳俱虚，则阴气胜，阴气胜则骨寒而痛。寒生于内，故中外皆寒。

所谓阴实阳虚者，如阳明虚则寒栗鼓颔也。阳明经脉，行身之前。颔，面下也。巨阳虚，则腰背头项痛。巨阳经脉，行身之背，从头至腰，皆在背也。阳明太阳既虚，而少阳亦虚，则三阳俱虚，俱虚则阴气胜，阴气胜则骨寒而痛。少阳属肾主骨，此寒生于内，故中外皆寒，少阳经脉，行身之侧，枢转阴阳，司中外也。此申明阳并于阴，则阴实阳虚也。

阳盛则外热，阴虚则内热，外内皆热，则喘而渴，故欲冷饮也。

申明阳实阴虚者，阳主外，阳盛则外热；阴主内，阴虚则内热。外内皆热，阳气过盛，则喘而渴，故欲冷饮也。此申明阴并于阳，则阳实阴虚也。由此推之，则上文之寒栗鼓颔，腰背俱痛，内外皆热，头痛如破，渴欲冷饮，皆病三阳之气，亦阴实阳虚、阳实阴虚之所致也。

此皆得之夏伤于暑，热气盛，藏于皮肤之内、肠胃之外，此荣气之所舍也。此令人汗空疏，腠理开，因得秋气，汗出遇风，及得之以浴水气，舍于皮肤之内，与卫气并居。卫气者，昼日行于阳，夜行于阴。此气得阳而外出，得阴而内薄，内外相薄，是以日作。

藏，如字。空，孔通。通承上文之意，而言此三阳疟病，皆得之夏伤于暑，暑热气盛，藏于皮肤之内、肠胃之外。夫皮肤之内、肠胃之外，此荣气之所舍也。暑热伤荣，则肌表不和，此令人汗孔疏而腠理开也。汗孔疏，腠理开，暑月之时，因得秋凉之气，是汗出遇风及得之以浴水气，风水之气舍于皮肤之内，则与卫气并居也。夫卫气者，昼日行于阳二十五周，夜行于阴二十五周，疟之发也，必卫气应乃作。此卫气得日阳而外出，得夜阴而内薄。内外相薄，遇邪则发，是以日作。此言暑风寒水之气，而有三阳之疟病也。

帝曰：其间日而作者，何也？

间，去声，下“间日”之“间”同。承上文日作，而问间日之作也。

岐伯曰：其间日发者，由邪气内薄于五脏，横连募原也。其道远，其气深，其行迟，不能与卫气俱行，不得皆出，故间日乃作也。

此段，旧本在“故作日益早也”之下，今改正于此。其疟间日发者，由邪气内薄于五脏之阴，横连膏膜之募原也。其道远，其气深，道远气深，其行于皮肤也迟。卫气夜行于阴，日行于阳，一日乃出。五脏之气，三日乃出，不能与卫气俱行，一日不得皆出，故间日乃作，而交于三日之首也。

其气之舍深，内薄于阴，阳气独发，阴邪内着，阴与阳争，不得出，是以间日而作也。

此复申明上文之意，横连募原，则其气之舍深，薄于五脏，则内薄于阴，道远气深行迟，则阳气独发，阴邪内着矣。不能与卫气俱行，不得皆出，则阴与阳争不得出矣，是以交三日之首，间日而作也。

帝曰：善。其作日晏，与其日早者，何气使然？

间日之疟，其气舍深，日作之疟，气舍不深，帝故善之。其疟日作而早晏不同，则何气使然？

岐伯曰：邪气客于风府，循膂而下，卫气一日一夜大会于风府，其明日日下一节，故其作也晏，此先客于脊背也。

疟邪随经，经气不足，病气下入，则疟作日晏。经气有余，病气上出，则疟作日早，故假邪气之入于风府，出于风府者，以明之，邪气客于风府，经气不足，则循膂而下，卫气一日一夜常大会于风府，卫气之行，其明日日下一节，周时至于风府，不与邪遇，必循膂而下乃遇，故其作也晏。此从风府而下，乃邪气之先客于脊背也。

每至于风府，则腠理开，腠理开则邪气入，邪气入则病作，以此日作稍益晏也。

申明邪气之所以客于风府者，以卫气每至于风府，则腠理开，腠理开则邪气入，邪气入则疟病作，邪气循膂而下，以此日作稍益晏也。益者，渐次之谓。

其出于风府，日下一节，二十一日，下至骶骨。二十二日，入于脊内，注于伏膂之脉，其气上行，九日出于缺盆之中，其气日高，故作日益早也。

若其气不循膂而下，则出于风府。夫卫气之行，日下一节。二十一日，下至骶骨。二十二日，入于脊内，注于伏膂之脉，今病气不循膂而下，则其气上行，卫气循经，一月一周，故九日出于缺盆之中，其气上行，则其气日高，故作日益早也。此假病气之入于风府，则从上而下，出于风府，则从下而上，以明日作之疟，而有早晏之不同也。

帝曰：夫子言卫气每至于风府，腠理乃发，发则邪气入，入则病作。今卫气日下一节，其气之发也，不当风府，其日作者奈何？

复举岐伯之言，而问卫气日下一节，其气之发，不当风府，其日作而不早晏者，奈何？

岐伯曰：此邪气客于头项，循膂而下者也。故虚实不同，邪中异所，则不得当其风府也。故邪中于头项者，气至头项而病；中于背者，气至背而病；中于腰脊者，气至腰脊而病；中于手足者，气至手足而病。卫气之所在，与邪气相合则病作，故风无常府，卫气之所发，必开其腠理，邪气之所合，则其府也。

中，去声。此言卫气与邪相合之处，即为风府，邪中异所，无常府也。卫气日下一节，不当风府者，此邪气客于头项，循膂而下者也。经气虚则循膂而下，经气实则其气上行，故虚实不同，有从风府而入，有不从风府而入，是邪中异所，不得定当其风府也。故邪中于头项者，卫气至头项而病；中于背者，卫气至背而病；中于腰脊者，卫气至腰脊而病；中于手足者，卫气至手足而病。此卫气循行之所在，与邪气相合，则病乃作，故风无常府，卫气之所发，必开其腠理，与邪气之所合，则其府也。愚按：上文风邪客于头项，行身之背，太阳经气之疟也。其气上行，出于缺盆之中，行身之前，阳明经气之疟也。此邪中于头项背腰手足，无有定处，少阳经气之疟也。

帝曰：善。夫风之与疟也，相似同类，而风独常在，疟得有时而休者，何也？

风邪合而为府，不必定当风府，帝故善之。复问风之与疟，风则善行数变，疟则寒热更移，相似同类，而风伤经脉，风独常在，疟之发也，得有时而休，其故何也？

岐伯曰：风气留其处，故常在。疟气随经络，沉以内薄，故卫气应，乃作。

处，去声，下同。风伤经脉则风气留其处，故常在。疟气外发，随经络而沉以内薄，则有时而休，故明日卫气应乃复作。

此一节，论阴阳寒热之疟，有日发、间日之浅深，早晏经络之虚实也。

帝曰：疟先寒而后热者，何也？岐伯曰：夏伤于大暑，其汗大出，腠理开发，因遇夏气凄沧之水寒，藏于腠理皮肤之中，秋伤于风则病成矣。夫寒者，阴气也，风者，阳气也，先伤于寒，而后伤于风，故先寒而后热也，病以时作，名曰寒疟。

藏，如字。先寒后热，名曰寒疟，夏暑无寒，有凄沧之水寒，至秋复伤于风。先伤寒，后伤风，故先寒后热，病以时作者，发作有时，无早晏也。

帝曰：先热而后寒者，何也？岐伯曰：此先伤于风，而后伤于寒，故先热而后寒也，亦以时作，名曰温疟。

先热后寒，名曰温疟，乃先伤于风，后伤于寒，故先热后寒，亦以时作，无早晏也。

其但热而不寒者，阴气先绝，阳气独发，则少气烦冤，手足热而欲呕，名曰瘅疟。

承上文温疟而言，其但热不寒者，名曰瘅疟，绝无阴寒之气，是阴气先绝，阴气先绝，故不寒，独有阳气之发，是阳气独发，阳气独发，故但热。阴气先绝，水不济火则少气烦冤，阳气独发，火热上炎，故手足热而欲呕。瘅疟之外，更有牝疟，见《金匮要略》中。

帝曰：夫经言有余者泻之，不足者补之。今热为有余，寒为不足。夫疟者之寒，汤火不能温也，及其热，冰水不能寒也，此皆有余不足之类，当此之时，良工不能止，必须其自衰乃刺之。其故何也？愿闻其说。

疟必自衰乃刺，故引《灵枢·根结》论之言，而言当寒热之时，虽良工不能止，其故何也？

岐伯曰：经言无刺熇熇之热，无刺浑浑之脉，无刺漉漉之汗，故为其病逆，未可治也。

为，去声，下同。《灵枢·逆顺》论云，《刺法》曰：无刺熇熇之热，无刺漉漉之汗，无刺浑浑之脉，无刺病与脉相逆者，故为其病逆，犹言其病与脉相逆也，此皆未可刺治也。引经言，而对帝之经言也。

夫疟之始发也，阳气并于阴，当是之时，阳虚而阴盛，外无气，故先寒栗也。

疟发有先寒栗者，故夫疟之始发也，阳气内并于阴，当阳气并阴之时，则阳虚而阴盛；阳主外，主气，阳虚故外无气，外无气而阴盛，故先寒栗也。

阴气逆，极则复出之阳，阳与阴复并于外，则阴虚而阳实，故先热而渴。

疟发有先热渴者，阴气虚而内逆，极则阴气复出之阳，是阳与阴复并于外，并于外则阴虚而阳实，阴虚则热，阳实则渴，故先热而渴也。

夫疟气者，并于阳则阳胜，并于阴则阴胜，阴胜则寒，阳胜则热。疟者，风寒之气不常也，病极则复至。

疟发先寒则后热，先热则后寒。故夫疟气者，并于阳则阳胜而热，并于阴则阴胜而寒。风气为阳，阳胜则热，寒气为阴，阴胜则寒。是疟者，风寒之气不常也。寒极则热，热极则寒，故病极则复至。

病之发也，如火之热，如风雨不可

当也。故经言曰，方其盛时，必毁，因其衰也，事必大昌，此之谓也。

经言，《灵枢·逆顺》论之言也。毁，伤也。疟病之发也，热如火之热，寒如风雨不可当。故经言曰，方其盛时而治之，正气必毁，因其衰也而治之，事必大昌，即此火热风雨不可当之谓也。

夫疟之未发也，阴未并阳，阳未并阴，因而调之，真气得安，邪气乃亡，故工不能治其已发，为其气逆也。

自衰乃刺，不若因其未发而调治之，故夫疟之未发也，阴未并阳，阳未并阴，因而调之，真气得安，邪气乃亡，疟之已发，虽良工不能治，为其气之逆乱也。

帝曰：善。攻之奈何？早晏何如？

攻，治也。早谓治其未发，晏谓治其已衰，承上文治其未发，刺其已衰之意，而复问也。

岐伯曰：疟之且发也，阴阳之且移也，必从四末始也，阳已伤，阴从之，故先其时，坚束其处，令邪气不得入，阴气不得出。审候见之，在孙络盛坚而血者皆取之，此真往而未得并者也。

刺其已衰，上文已详言之，故此但言治其未发。且者，未定之辞，疟之将发未发也，阴阳之将移未移也，必从手足之四末始也。盖三阴三阳之气，从手足之井荥而出入更移，如病在阳，而阳已伤，则阴从之而亦伤，故当先其未发之时，坚束其四末之处，令邪气之在此经者，不得入于彼经，彼经之阴气，不得出而并于此经，审候其脉，而见其证，见其在孙络盛坚而血者，皆取刺之，此真气自往而未得交并之时也，此治未发之道也。

帝曰：疟不发其应何如？

承上文治未发之意，问疟病不发之时，其脉候证候，何如而应。

岐伯曰：疟气者，必更盛更虚。当气之所在也，病在阳则热而脉躁，在阴则寒而脉静，极则阴阳俱衰，卫气相离，故病得休。卫气集则复病也。

疟气者，寒热相胜，阴阳交极，故必更盛更虚，无有定也。由此言之，则疟不发，无所应矣。惟当疟气之所在也，如病在阳则身热而脉躁，病在阴则身寒而脉静，此其应也。病极则阴阳之气俱衰，阴阳俱衰则卫气与邪气相离，故病得休，此其所以不发也。如明日卫气集与邪相遇，则复病也。

帝曰：时有间二日，或至数日发，或渴，或不渴，其故何也？

帝承相离则休之意，问疟发时有间二日，或至数日；当其发也，有热甚而渴，有热不甚而不渴，其故何也。

岐伯曰：其间日者，邪气与卫气客于六腑，而有时相失，不能相得，故休数日乃作也。

其间二日或数日者，邪气与卫气并客于六腑，卫气入腑，周时不能外出，而有时相失矣，有时相失，不能与病气相得，故间二日，或休数日乃作也。

疟者，阴阳更胜也，或甚，或不甚，故或渴，或不渴。

帝有或渴或不渴之问，故曰疟者乃阴阳之气，更相胜也。或阳热之气过甚则渴，或阳热之气不甚，则不渴也。

帝曰：论言夏伤于暑，秋必病疟，今疟不必应者，何也？

《生气通天论》云：夏伤于暑，秋

为痎疟，帝举以问，今疟有不必如是者，何也？

岐伯曰：此应四时者也，其病异形者，反四时也。其以秋病者寒甚，以冬病者寒不甚，以春病者恶风，以夏病者多汗。

恶，去声。邪气伏藏而病疟，此应四时之升降出入者也。其病异形者，感一时之气而为疟，此反四时也。其以秋时病疟者，秋伤于湿，人气始收，故寒甚。以冬时病疟者，冬伤于寒，阳气内藏，故寒不甚。以春时病疟者，春伤于风，气机始发，故恶风。以夏时病疟者，夏伤于暑，腠理开，故多汗。此春夏秋冬，皆能病疟，所以明其不必应也。

帝曰：夫病温疟与寒疟，而皆安舍，舍于何脏？

上文夏受水寒，秋伤于风，藏于腠理皮肤之中，发则先寒后热，名曰寒疟。温疟只言先伤于风，后伤于寒，未言所受之时，未明所藏之处，帝欲详明温疟之由，故问温疟与寒疟，而皆安舍，舍于何脏。上文因寒疟而及温疟，故寒疟详而温疟略，此问温疟而兼寒疟，故下文但论温疟，而不复言寒疟也。

岐伯曰：温疟者，得之冬中于风寒，气藏于骨髓之中，至春则阳气大发，邪气不能自出，因遇大暑，脑髓烁，肌肉消，腠理发泄，或有所用力，邪气与汗皆出，此病藏于肾，其气先从内出之于外也。如是者，阴虚而阳盛，阳盛则热矣。衰则气复返入，入则阳虚，阳虚则寒矣。故先热而后寒，名曰温疟。

上“中”，去声。藏，如字，下同。温疟者得之冬中于风寒，邪气藏于骨髓之中，至春则阳气大发，邪在骨髓，气行经脉，故邪气不能自出，至夏因遇大暑，暑热上炎，则脑髓烁，暑行肌肉，则肌肉消，暑开腠理，则腠理发泄，或有所用力，劳其形体，则骨髓之邪气，与汗皆出而为疟，此病邪藏于肾，其气先从内之骨髓，而出于肌肉腠理之外也。如是者，大暑消烁，阴虚而阳盛，阳盛则热矣。阳热衰，则气复返入，既衰返入则阳虚，阳虚则寒矣，故先热后寒，名曰温疟。寒疟已悉于前，故不复论。

帝曰：瘅疟何如？

因温疟而复问但热不寒之瘅疟也。

岐伯曰：瘅疟者，肺素有热，气盛于身，厥逆上冲，中气实而不外泄，因有所用力，腠理开，风寒舍于皮肤之内、分肉之间而发，发则阳气盛，阳气盛而不衰，则病矣。其气不返于阴，故但热而不寒，气内藏于心，而外舍于分肉之间，令人消烁脱肉，故命曰瘅疟。

反，旧本误“及”，今改。瘅疟者，其人肺素有热，肺主气，肺热则气盛于身，肺气不能外出于皮毛，则厥逆上冲。上冲者，中气实，而不能外泄也，肺热而实，因有所用力，劳其形体，则腠理开，腠理在皮肤之内、分肉之间，因其开也，风寒复舍于皮肤之内、分肉之间，而发为疟病。发则阳气盛，故先热，阳气盛而不衰，故但热不寒，则病瘅疟矣。上文温疟，气复返入，故先热后寒，瘅疟其气不返于阴，故但热而不寒，申明气不返阴，但热不寒者，邪热之气，内藏于心，而外舍于分肉之间，令人消烁脱肉，是以气不反阴，但热不寒，故命曰瘅疟，所以详明瘅疟之所藏者如此。

帝曰：善。

由瘅疟而推之，则上文少气烦冤，手足热而欲呕，亦火热之气内藏于心，帝故善之。

此一节，论寒疟、温疟、瘅疟之所由来，及治疟早晏之法也。

刺疟篇第三十六篇

帝承上篇疟论，而申明刺疟之法。举三阳三阴、五脏胃腑之疟，以及风疟、温疟，各有刺治，因名刺疟。

足太阳之疟，令人腰痛、头重。寒从背起，先寒后热，熇熇暍暍然，热止，汗出难已，刺郄中，出血。

足太阳之脉，从头下背挟脊抵腰，故足太阳之疟，令人腰痛、头重。寒从背起，病太阳之本气，故先寒；病太阳之标气，故后热。其热也，如火之熇熇，暑之暍暍然，热止则汗出多而难已。郄中，腘中央，委中也。刺郄中出血，以治太阳之疟。

足少阳之疟，令人身体解㑊，寒不甚，热不甚，恶见人，见人心惕惕然，热多汗出甚，刺足少阳。

恶，去声，下同。解㑊，犹懈惰，枢转不力也。足少阳之脉，行身之侧，枢转运行，疟病则枢转不力，故令人身体解㑊。枢转在中，以司开合，开出为阳，合入为阴，阴阳皆虚，故寒不甚，热不甚。少阴阳气不足，故恶见人，见人则心惕惕然，既见而心惕惕，则热多，汗出甚，当刺足少阳，以治少阳之疟。

足阳明之疟，令人先寒洒淅，洒淅寒甚，久乃热。热去汗出，喜见日月光火气，乃快然，刺足阳明跗上。

《经脉》论云：足阳明是动，则病洒洒振寒。故足阳明之疟，令人先寒洒淅，洒淅寒甚，寒久则乃热，热去则阴阳和，故汗出。阳明虚，故喜见日月光火气。喜见者，得之乃快然也。当刺足阳明跗上之冲阳，以治阳明之疟。

足太阴之疟，令人不乐，好太息，不嗜食，多寒热、汗出，病至则善呕，呕已乃衰，即取之。

好，去声。足太阴疟病，脾脉不上注于心，故令人不乐。脾气不上交于肺，故好太息。脾胃不和，故不嗜食。脾气不充于肌腠，故多寒热。脾土内虚，水津外泄，故汗出。疟病方至，正气不能上行外达则善呕，呕则太阴之气从下而上，故呕已乃衰。病衰，当即取太阴之经而刺治之。

足少阴之疟，令人呕吐甚，多寒热，热多寒少，欲闭户牖而处，其病难已。

足少阴疟病，阴寒上逆，故令人呕吐甚。从阴出阳，水火主气，故多寒热。气越于外，阳盛阴虚，故热多寒少。少阴神气，热甚而虚，故欲闭户牖而处，阴阳水火皆病，神气复虚，故其病难已。病难已，故不言刺也。

足厥阴之疟，令人腰痛，少腹满，小便不利如癃状，非癃也，数便，意恐惧，气不足，腹中悒悒，刺足厥阴。

数，音朔。足厥阴之脉，合督脉而上行，故足厥阴之疟，令人腰痛。其脉过阴器抵小腹，故少腹满。少腹满，则小便不利。小便不利则如癃状。如癃状，究之非癃也。数便，则小便少而不利尔。生阳之气，根于厥阴，阴极而阳不生，故意恐惧，意恐惧则气不足，气不足不能上出于阳，故腹中悒悒。悒悒，郁而不舒也。当刺足厥阴以治厥阴之疟。

肺疟者，令人心寒，寒甚热，热间，善惊，如有所见者，刺手太阴阳明。

间，去声，下“间日”之“间”同。肺，天也。心，日也。肺疟者，令人心寒，天日虚寒也。天日为阳，故寒已而甚热，热间则气血皆虚，故善惊。其惊也，如有所见者。当刺手太阴，兼及手阳明，而治其肺疟焉。

心疟者，令人烦心甚，欲得清水，反寒多，不甚热，刺手少阴。

心，火也。火热则烦，故心疟者，令人烦心甚，心烦既甚，欲得清水以济其热，得水则真火被却，故反寒多而不甚然，当刺手少阴，而治其心疟焉。

肝疟者，令人色苍苍然，太息，其状若死者，刺足厥阴，见血。

苍，青色，肝木色青，故肝疟者，令人色苍苍然。肝脉上注于肺，肝气不上，故太息，色苍苍而太息，其状若死者，当刺足厥阴，见血，而治其肝疟焉。

脾疟者，令人寒，腹中痛，热则肠中鸣，鸣已，汗出，刺足太阴。

脾主寒湿，故脾疟者，令人寒。腹为脾部，脾寒，故腹中痛。脾土有湿寒之气，有湿热之气，故热则肠中鸣，鸣已则湿热外行，故汗出，当刺足太阴，而治其脾疟焉。

肾疟者，令人洒洒寒，腰脊痛，宛转，大便难，目眴眴然，手足寒，刺足太阳、少阴。

肾为寒水之脏，故肾疟者，令人洒洒寒。腰者，肾之府。肾病，故腰脊痛。腰脊痛则转输不利，故宛转。《灵枢·五邪》篇云：邪在肾，则骨痛阴痹，大便难。《至真要大论》云：大便难，阴气不用。故肾疟，而大便难。骨之精为瞳子，肾主骨，故目眴眴然。眴眴，摇动不明也。下焦生阳之气不充于四肢，故手足寒，当刺足少阴，兼足太阳而治其肾疟焉。

胃疟者，令人且病也，善饥，而不能食，食而支满，腹大，刺足阳明、太阴，横脉出血。

且，姑且也。且病，病而将愈之意。横脉，络脉也，经直络横之意。五脏疟病，至于胃腑，则从阴出阳，其病将愈。故胃疟者，令人且病也，将愈未愈，故善饥而不能食。脾胃之络脉不和，故食而支满，腹大，当刺足阳明，兼足太阴之横脉，而刺出其血焉。

疟发，身方热，刺跗上动脉，开其空，出其血，立寒。疟方欲寒，刺手阳明、太阴，足阳明、太阴。

空，孔同。此复申明胃疟之义。跗上动脉，足阳明冲阳之脉也。胃疟之发，其身方热，当刺足跗上阳明冲阳之动脉，摇针以开其穴孔，泻出其血，则身立寒。胃疟之发，身方欲寒，此阳明之气，内合太阴，故当刺手阳明兼手太阴、足阳明兼足太阴也。

疟脉满大急，刺背俞，用中针，旁五胠俞，各一，适肥瘦，出其血也。疟脉小实急，灸胫少阴，刺指井。

此言经脉之疟而有五俞之刺法也。中针，不大不小之针也。胠，胁旁连背处也。疟脉满大急，经脉之气有余也。五脏之俞，皆在于背，故刺背俞。五脏之俞，在背两行，两行之外，复有两行，所谓胠也，肺曰魄户，心曰神堂，肝曰魂门，脾曰意舍，肾曰志室，故用中针，旁五胠俞，各刺其一。肥者，深刺之。瘦者，浅刺之，适肥瘦，以为刺，而出其血，以泻经脉之有余也。疟脉小实急，经脉之气不足也。有余泻之，不足补之。脉小，正气虚也，故当灸胫少阴之太溪，以启生阳之气。实急，邪气实也，又当刺足小趾至阴之井穴，先灸后刺，助正散邪之法也。

疟脉满大急，刺背俞，用五胠俞、背俞各一，适行至于血也。疟脉缓大虚，便宜用药，不宜用针。

上文刺背俞，旁五胠俞各一，乃合背俞、胠俞而皆刺之，故于此复明之。所谓疟脉满大急，刺背俞者，乃用中针，五胠俞与背俞各刺其一。适肥瘦以行针，而至于出血也。疟脉缓大虚，承疟脉小实急，而言疟脉不急而缓，不小而大，不实而虚也。如是，便当补之，不当泻之，故曰便宜用药，不宜用针，又不但先灸后针也。此承上文而申明之也。

凡治疟，先发如食顷，乃可以治，过之则失时也。

凡治疟者，统承上文刺法而言也。先发如食顷，乃可治者，治之宜先也。过之者，过其食顷之时，则为失时，失时而治，治无益也。

诸疟，而脉不见，刺十指间出血，血去必已，先视身之赤如小豆者，尽取之。

诸疟者，统承上文疟病而言也。脉不见者，不见满大急、小实急、缓大虚之脉也。病不在脉，但当刺手十指间井穴出血，血去必已。更当先其未发之时，视身之皮肤赤点，如小豆者，尽取而刺之。夫所出为井，皮肤主表，病不在脉，故如是以刺之。

十二疟者，其发各不同时，察其病形，以知其何脉之病也。先其发时如食顷而刺之，一刺则衰，二刺则知，三刺则已。不已，刺舌下两脉，出血；不已，刺郄中盛经，出血，又刺项以下挟脊者，必已。舌下两脉者，廉泉也。刺疟者，必先问其病之所先发者，先刺之，先头痛及重者，先刺头上及两额两眉间，出血；先项背痛者，先刺之；先腰脊痛者，先刺郄中，出血；先手臂痛者，先刺手少阴、阳明十指间；先足胫酸痛者，先刺足阳明十指间出血。

上文三阳三阴五脏胃腑，合十二经脉，故曰十二疟者，其发各不同时，当先其时，而察其病形，以知其何脉之病也，知其病之所在，更当先其发时如食顷而刺之，刺之得宜，一刺则衰。衰，邪气少去也。二刺则知。知，小便利，腹中和也。三刺则已。已，病邪皆去，正将复也。设三刺不已，更刺舌下之两脉，出血；刺两脉不已，更刺郄中盛经，出血，又刺项以下挟脊者，其病必已。申明舌下两脉者，廉泉也。夫一刺、二刺、三刺之刺疟者，必先问其病之所先发者，先刺之，如先头痛及头重者，先刺头上，以治其痛，及两额两眉间，出血，以治其重。先项背痛者，先取项背而刺之。先腰脊痛者，先刺太阳之郄中，出血。先手臂痛者，先刺手少阴、阳明，在手十指间之少冲、商阳。先足胫酸痛者，先刺足阳明，在足十指间之厉兑，出血。此统承三阳三阴、五脏胃腑十二经脉之疟，而言刺治之宜先也。

风疟，疟发，则汗出恶风，刺三阳经背俞之血者。

风疟，因风病疟也。疟发则汗出恶风，风伤太阳之肌腠也。太阳，三阳也。刺三阳经背俞之血者，所以治太阳之风疟也。

骱酸痛甚，按之不可，名曰附髓病，以镵针，针绝骨，出血，立已。

附，旧本讹“胕”，今改。骱酸痛甚，因风而酸痛也。按之不可，痛在骨也。髓藏于骨，故名曰附髓病。《经脉》论云：胆足少阳之脉，直下抵绝骨之端，是主骨所生病者。故以镵针，针少阳之绝骨，出血，立已。

身体小痛，刺至阴。诸阴之井，无出血，间日一刺。

身体小痛，不若骱酸痛甚也，痛不在骨，在太阳之通体，故刺太阳经之至阴。不言出血者，以诸阴之井，无出血。至阴之穴，交于涌泉，阴可知矣，且当间日一刺。

疟不渴，间日而作，刺足太阳。渴而间日作，刺足少阳。

间日一刺，其疟亦必间日而作，太阳之上，寒气主之，故疟不渴。间日而作者，刺足太阳、少阳之上。火气主之，故渴而间日作者，刺足少阳。

温疟汗不出，为五十九刺。

五十九刺，见《水热穴论》，温疟汗不出，是邪气藏于肾，不能外出之阳，故为五十九刺，以泻少阴肾脏之热，而发越于外。凡此，皆刺疟之法，所以承上篇而申明之。

气厥论第三十七篇

五脏六腑，主十二经脉，一气运行，环转不息，脏腑不和则气厥，气厥则寒热相移，寒热相移，此皆得之气厥，故帝问寒热相移，伯举而论之，终言得之气厥也。

黄帝问曰：五脏六腑，寒热相移者何？

五脏六腑，一气运行，寒热相移，由于气厥，帝故问之。

岐伯对曰：肾移寒于脾，痈肿，少气。

脾，旧本误“肝”，今改。五脏之气，以肾为本。如肾脏受寒，转移于脾，脾主肌肉，故痈肿，痈肿则腠理不能外通皮毛，内合三焦，故少气。

脾移寒于肝，痈肿筋挛。

脾脏受寒，转移于肝，肝血凝聚，则痈肿。痈肿则筋不柔和，故筋挛。

肝移寒于心，狂，隔中。

肝脏受寒，转移于心，心者，火也，寒逆于心则狂，申明狂者由寒气之隔于中，故曰隔中。

心移寒于肺，肺消，肺消者，饮一溲二，死不治。

心脏受寒，转移于肺，则为肺消。申明肺消者，消渴欲饮，饮一溲二也。水精不布，下而不上，故死不治。

肺移寒于肾，为涌水。涌水者，按腹不坚，水气寒于大肠，疾行，则鸣濯濯，如囊裹浆，水之病也。

肺脏受寒，转移于肾，则为涌水。申明涌水者，土虚水泛，土虚则按腹不坚，水泛则水气客于大肠，疾行则肠鸣而濯濯有声，如囊之裹浆，此为涌水之病也。

脾移热于肝，则为惊衄。

承上文移寒，而复论移热也，脾脏受热，转移于肝，肝气热则惊，肝血热则衄，故为惊衄。

肝移热于心，则死。

肝脏受热，转移于心，心者火也，火烈自焚，故死。

心移热于肺，传为膈消。

心脏受热，转移于肺，膈之上，心肺也，故传为膈消。消，消渴也。

肺移热于肾，传为柔痓。

肺脏受热，转移于肾，肾主骨，骨属屈伸，故传为柔痓。

肾移热于脾，传为虚肠澼，死不可治。

肾脏受热，转移于脾，脾者，土也，虚则清浊不分，故传为虚肠澼，虚而肠澼，死不可治。按：《阴阳别论》云，心之肺，谓之死阴。死阴之属，不过三日而死。肝之心，谓之生阳，生阳之属，不过四日而死。肾之脾，谓之辟阴，死不治。故心移寒于肺，肝移热于心，肾移热于脾，皆言其死，此之谓也。

胞移热于膀胱，则癃、溺血。

溺，鸟去声。承上文五脏寒热相移，而论六腑之移热也。胞者，血海也。膀胱者，胞中之室。如胞移热于膀胱，热入膀胱则癃，血入膀胱则溺血。

膀胱移热于小肠，膈肠不便，上为口糜。

小肠居大肠之上，小肠受膀胱之热，不能化物而传于大肠，则膈肠不便，热气上蒸，则为口糜。糜，腐烂也。

小肠移热于大肠，为虙瘕，为沉痔。

虙，音伏，义同。“痔”字，简脱，今补。小肠清浊兼收，小肠受热，移于大肠，则精汁凝聚，而为伏瘕；火热下行，而为沉痔。

大肠移热于胃，善食而瘦，又谓之食亦。

亦，作㑊，下同。大肠与胃，皆属阳明燥气，大肠移热于胃，土热而燥，故善食而瘦。㑊者，懈㑊。土气不濡，灌溉不力，善食而瘦，又谓之食㑊。

胃移热于胆，亦曰食亦。

胃者，五谷之府。胆者，中精之府，胃移热于胆，胆受火热，精汁不布，亦善食而瘦，亦曰食㑊。

胆移热于脑，则辛頞鼻渊。鼻渊者，浊涕下不止也，传为衄衊，瞑目。

衊，音灭，余篇仿此。鼻两旁曰頞，鼻血曰衄，血污曰衊。胆藏精汁，脑为髓海。胆移热于脑，脑受火热，则两頞辛酸而鼻渊。申明鼻渊者，浊涕下不止也。鼻渊不止，则传为衄衊，衄衊则三阳经脉皆虚，故瞑目。盖阳明之脉起于鼻頞中，太阳少阳之脉，起于两目眦也。

故得之气厥也。

五脏寒热相移，及六腑移热，皆由气厥所致，故曰得之气厥也。

咳论第三十八篇

咳，肺病也。形寒饮冷，则为肺咳，而五脏六腑，皆能为咳。五脏则关于肺，六腑则聚于胃，而治各有法。

黄帝问曰：肺之令人咳，何也？

凡咳皆出于肺，故为此问。

岐伯对曰：五脏六腑皆令人咳，非独肺也。

肺朝百脉，五脏六腑之气，皆出于肺，故五脏六腑，皆令人咳，非独肺也。

帝曰：愿闻其状。

愿闻五脏六腑之咳状。

岐伯曰：皮毛者，肺之合也。皮毛先受邪气，邪气以从其合也。其寒饮食入胃，从肺脉上至于肺则肺寒。肺寒则外内合邪，因而客之，则为肺咳。

皮毛先受邪气，则外寒；饮食寒气入肺，则内寒，外内合邪，因而客之于肺，是为肺咳。此言形寒饮冷而为肺咳也。

五脏各以其时受病，非其时，各传以与之。

五脏之气，合于四时，其受病也，各以其时，当其主气之时而受，至非其主气之时，各传以与之而为咳。

人与天地相参，故五脏各以治时感于寒，则受病。微则为咳，甚则为泄，为痛。

治，犹主也。人与天地相参，故五脏各以主时。主时而感于寒则受病，微则手太阴受寒而为咳，甚者足太阴受寒，而为泄，为痛。

乘秋则肺先受邪，乘春则肝先受之，乘夏则心先受之，乘至阴则脾先受之，乘冬则肾先受之。

申明五脏，各以其时受病之意。咳病属肺，故先举其秋，肝心脾肾虽先受之，皆传于肺而为咳。脾为阴中之至阴，寄王四时，乘至阴，即其王时也。

帝曰：何以异之？

五脏皆传于肺而为咳，诸脏未悉其状，故问何以异之？

岐伯曰：肺咳之状，咳而喘息有音，甚则唾血。

肺出音声，以司呼吸。故肺咳之状，咳而喘息有音，甚则喘久而唾血。

心咳之状，咳则心痛，喉中介介如梗状，甚则咽肿、喉痹。

心脉起于心中，上挟咽，复从心系，上肺，气通于喉，故心咳之状，咳则心痛，喉中介介如梗状，甚则咽肿而喉痹。

肝咳之状，咳则两胁下痛，甚则不可以转，转则两胠下满。

肝脉布胁肋，上注肺，故肝咳之状，咳则两胁下痛，痛甚则不可以转，转则两胠下满。

脾咳之状，咳则右胠下痛，阴阴引肩背，甚则不可以动，动则咳剧。

脾者地气也，肺者天气也。天气左旋下交于地，地气右旋上腾于天，故脾咳之状，咳则右胠下痛，阴阴引肩背，甚则右胠肩背不可以动，动则咳剧。

肾咳之状，咳则腰背相引而痛，甚则咳涎。

腰者，肾之外候，故肾咳之状，咳则腰背相引而痛，甚则水气上逆而咳涎。凡此申明五脏咳状之各异也。

帝曰：六腑之咳奈何？安所受病？

因五脏而问六腑之咳，从何受病。

岐伯曰：五脏之久咳，乃移于六腑，脾咳不已，则胃受之，胃咳之状，咳而呕，呕甚则长虫出。

长虫，蛔虫也。诸病由腑及脏，咳病由脏及腑，故五脏久咳，乃移于六腑也。五脏咳病，皆归于肺，故五脏先举其肺，六腑咳病皆归于胃，故六腑先举其胃，胃者脾之腑，故脾咳不已则胃受之。咳而呕，胃气逆也。呕甚则长虫出，胃中冷则吐蛔也。

肝咳不已，则胆受之，胆咳之状，咳呕胆汁。

胆者，肝之腑，故肝咳不已，则胆受之，咳呕胆汁，胆气上逆，呕出苦涎也。

肺咳不已，则大肠受之，大肠咳状，咳而遗矢。

矢，屎通，旧本误“失”，今改。大肠者，肺之腑，故肺咳不已则大肠受之，咳而遗矢，大肠失职也。

心咳不已，则小肠受之，小肠咳状，咳而失气，气与咳俱失。

小肠者，心之腑，故心咳不已则小肠受之，咳而失气，下气泄也。下气泄则咳平，故气与咳俱失。失，犹散也。

肾咳不已，则膀胱受之。膀胱咳状，咳而遗溺。

溺，鸟去声。膀胱者，肾之腑，故肾咳不已，则膀胱受之，咳而遗溺，膀胱不约，水气泄也。

久咳不已，则三焦受之，三焦咳状，咳而腹满，不欲食饮。

《灵枢·本俞》论云：三焦者，中渎之府也，属膀胱，故肾咳不已，始则膀胱受之，久咳不已则三焦受之。三焦之气不能自下而中，故咳而腹满，不能从中而上，故不欲食饮也。凡此皆五脏久咳移于六腑，其状如此。

此皆聚于胃，关于肺，使人多涕唾而面浮肿，气逆也。

此结上文之意，六腑以胃为本，五脏以肺为先，故承上文五脏六腑之咳而言，此皆聚于胃，关于肺。聚于胃，则使人多涕唾而面浮肿。关于肺，则气逆也。

帝曰：治之奈何？

聚胃关肺，治之奈何？

岐伯曰：治脏者，治其俞。治腑者，治其合。浮肿者，治其经。帝曰：善。

关肺而治脏者，治其俞，五脏之俞，皆在于背，如肺俞、心俞、肝俞、脾俞、肾俞是也。聚胃而治腑者，治其合。六腑之合，皆在于肘腘之中。如胃合于三里，胆合于阳陵泉，大肠合于曲池，小肠合于小海，膀胱合于委中，三焦合于天井是也。若脏腑兼病，治浮肿者，治其经。经者，脏腑相通之经脉也。举浮肿，则涕唾气逆，皆在其中，得其治俞治合治经之意，而推广之，治咳不难矣，帝故善之。

举痛论第三十九篇

人身经脉流行，气机环转，上下内外，无有已时。寒气客之，稽迟不行则痛，诸痛各不同形，百病皆生于气，帝举以问，伯一一以对，是为举痛论也。

黄帝问曰：余闻善言天者，必有验于人；善言古者，必有合于今；善言人者，必有厌于己。如此则道不惑而要数极，所谓明也。今余问于夫子，令言而可知，视而可见，扪而可得，令验于己，如发蒙解惑，可得而闻乎？

厌，弃也，弃其非而从其是也。言天必验于人，言古必合于今，言人必弃于己，不惑于道而知要数之极，所谓至明也。今人不能，故以为问。言而可知，问而知之也，视而可见，望而知之也，扪而可得，脉而知之也，或言或视或扪，皆令有验于己，如蒙昧未明者发之，疑惑未决者解之，其道可得而闻乎？

岐伯再拜稽首对曰：何道之问也？

言而可知，视而可见，扪而可得，是何道之问也。

帝曰：愿闻人之五脏卒痛，何气使然？

卒，音促，下同。痛者，脏腑之气不通也，故愿闻五脏卒痛，何气使然。

岐伯对曰：经脉流行不止，环周不休，寒气入经而稽迟，泣而不行，客于脉外则血少，客于脉中则气不通，故猝然而痛。

泣，作“涩”，下同。人身十二经脉，乃血气出入之道，流行不止，环周不休。若寒气入经，而正气稽迟，则血凝涩而不行。气行脉外，血亦随之，今寒客于脉外则血少；血行脉中，气亦随之，今寒客于脉中则气不通。寒客经脉，气血不能流行环转，故猝然而痛。

帝曰：其痛或猝然而止者，或痛甚不休者。

痛有止不止之不同。

或痛甚不可按者，或按之而痛止者，或按之无益者。

痛有宜按不宜按之不同。

或喘动应手者，或心与背相引而痛者，或胁肋与少腹相引而痛者，或腹痛引阴股者。

痛有上下相应相引之不同。

或痛宿昔而成积者，或猝然痛死不知人，少间复生者。

间，去声。痛有久暂之不同。

或痛而呕者，或腹痛而后泄者，或痛而闭不通者。

痛有通闭之不同。

凡此诸痛，各不同形，别之奈何？

别，音逼。诸痛不同，其形亦异，故举以问。

岐伯曰：寒气客于脉外，则脉寒，脉寒则缩蜷，缩蜷则脉绌急，绌急则外引小络，故猝然而痛，得炅则痛立止，因重中于寒，则痛久矣。

绌，音屈。炅，炯同，音景，下“炅”及余篇皆仿此。重，平声。中，去声。绌，犹屈也。炅，犹热也。其痛或猝然而止，或痛甚不休者，始因寒气客于脉外，则脉寒，脉寒则凝涩而缩蜷。缩蜷则脉绌而急，脉绌急则外引小络。小络，孙络也。脉与孙络，寒气客之，故猝然而痛，得阳热之气，复于络脉则痛立止。所以其痛或猝然而止也，始因寒气客于脉外，继因重中于寒，则痛久矣，所以或痛甚不休也。

寒气客于经脉之中，与炅气相薄则脉满，满则痛而不可按也，寒气稽留，炅气从上则脉充大而血气乱，故痛甚不可按也。寒气客于肠胃之间，膜原之下，血不得散，小络急引，故痛。按之则血气散，故按之痛止，按之则热气至，热气至则痛止矣。寒气客于侠脊之脉则深，按之不能及，故按之无益也。

旧本“按之则热气至……”十三字在下段“故相引而痛”之下，今改正于此。或痛甚不可按者，乃寒气客于经脉之中，与阳热之炅气相薄，阴阳寒热相薄则脉满，脉满则壅滞而痛，壅滞而痛，故不可按也。所以然者，寒气客于经脉之中则寒气稽留，与炅气相薄则炅气从上。脉满则脉充大，致血气乱而为痛，血气既乱，故痛甚不可按也。或按之痛止者，乃寒气客于肠胃之间、膜原之下。膜原内通脾土，外合肌腠，寒气客之，则脾络之血不得从经隧而散于肌腠之小络，致小络急引，急引故痛，按之则血气得以散于小络，故按之痛止。所以然者，按之则血气散，散则热气至，热气至，故痛止矣。或按之无益者，乃寒气客于侠脊之脉，侠脊之脉，五脏之俞也，故客之则深，按之不能及于内脏，故按之无益也。

寒气客于冲脉，冲脉起于关元，随腹直上，寒气客则脉不通，脉不通则气因之，故喘动应手矣。寒气客于背俞之脉，则脉泣，脉泣则血虚，血虚则痛，其俞注于心，故相引而痛。寒气客于厥阴之脉，厥阴之脉者，络阴器，系于肝。寒气客于脉中，则血泣脉急，故胁肋与少腹相引痛矣。厥气客于阴股，寒气上及少腹，血泣在下相引，故腹痛引阴股。

或喘动应手者，乃寒气客于冲脉。夫冲脉起于关元，随腹直上，会于咽喉，散于通体，寒气客则冲脉不能直上，故脉不通，脉不通则气因之而逆。冲脉不通而痛，故喘动应手矣。或心与背相引而痛者，乃寒气客于背俞之脉则脉涩，脉涩则血虚，血虚则痛，心主血脉，其俞在背，是其背俞注于心，注于心，故心与背相引而痛也。或胁肋与少腹相引而痛者，乃寒气客于厥阴之脉。夫厥阴之脉者，络阴器，系于肝，寒气客于厥阴之脉中，则肝血涩而阴器脉急，故胁肋与少腹相引痛矣。或腹痛引阴股者，亦寒气客于厥阴之脉也。厥阴之脉，循阴股，抵小腹，厥阴受寒则厥气客于阴股，寒气上及少腹，肝血凝涩，不能循脉而上，则在下相引，在下相引，故少腹痛而引阴股也。

寒气客于小肠膜原之间，络血之中，血泣不得注于大经，血气稽留不得行，故宿昔而成积矣。寒气客于五脏，厥逆上泄，阴气竭，阳气未入，故猝然痛死，不知人，气复返则生矣。

或痛宿昔而成积者，乃寒气客于小肠，小肠受寒则内而膜原之间，外而络血之中，血气不相通贯，故血涩不得注于大经，而成有形之血积。血涩则气稽留，血气稽留不得行，则积之成也，匪朝伊夕，故痛于宿昔，久而成积矣。或猝然痛死不知人，少间复生者，乃寒气客于五脏，客于五脏则脏寒，脏寒则厥逆之气上泄，阴气竭于内，阳气虚于外，不能即入于阴，阴气竭，阳气未入，故猝然痛死不知人，少间则阴气竭而得复，阳气未入而得返，乍剧乍苏则生矣。

寒气客于肠胃，厥逆上出，故痛而呕也。寒气客于小肠，小肠不得成聚，故后泄腹痛矣。热气留于小肠，肠中痛，瘅热焦渴，则坚干不得出，故痛而闭不通矣。

或痛而呕者，乃寒气客于肠胃，厥逆之气欲从上出，故痛而呕也。或腹痛而后泄者，乃寒气客于小肠，小肠不得成聚而传化，故后泄而腹痛矣。或痛而闭不通者，乃小肠之邪不得后泄，闭而为热，热气留于小肠，则肠中痛，热气留则瘅热焦渴，瘅热焦渴则小肠受盛之物，坚干不得出，故痛而闭不通矣。以上皆言寒气，至终则言热气，以明始因于寒，后乃化热，而寒热之气，皆能致痛也。

帝曰：所谓言而可知者也，视而可见奈何？

诸痛各不同形，必言其痛之所在而后知之，此所谓言而可知者也。医者不问，病者不言，视而可见奈何。

岐伯曰：五脏六腑，固尽有部，视其五色，黄赤为热，白为寒，青黑为痛，此所谓视而可见者也。

五脏为阴，六腑为阳，固尽有所属之部，视其面之五色，而知病之所在，如面色黄赤，则知脏腑之有热，面色白则知脏腑之有寒，面色青黑则知脏腑之有痛，望其色而知其病，所谓视而可见者，此也。

帝曰：扪而可得奈何？

上文云，言而可知，视而可见，扪而可得，故复问扪而可得。

岐伯曰：视其主病之脉，坚而血，及陷下者，皆可扪而得也。

视其主病之脉，如寸脉主心肺之病，关脉主肝脾之病者是也。坚而血，是知脉体有余，邪气实也，及陷下者，是知脉体不足，正气虚也。邪实正虚，皆可扪而得也。此一节，言诸痛各不同形，皆言而可知，视而可见，扪而可得也。

帝曰：善。余知百病生于气也，怒则气上，喜则气缓，悲则气消，恐则气下，寒则气收，炅则气泄，惊则气乱，劳则气耗，思则气结，九气不同，何病之生？

经脉流行不止，环周不休，气有所逆，则病生焉，故知百病之生于气也。七情动于内，寒炅发于外，则气因之而病，然九气不同，何病之生。

岐伯曰：怒则气逆，甚则呕血及飧泄，故气上矣。

怒则肝气内逆，肝主冲任之血，故逆甚则呕血，木王土衰，故及为飧泄，怒则气上，以此故也。

喜则气和志达，荣卫通利，故气缓矣。

喜则心气和而心志达，和于内而达于外，则荣卫通利，喜则气缓，以此故也。

悲则心系急，肺布叶举，而上焦不通，荣卫不散，热气在中，故[1]气消矣。

悲则心气并于肺，故心系急，心系上连于肺，故肺布叶举，肺位居上，主行荣卫阴阳之气，今肺布叶举，而致上焦不通，荣卫不散，上焦不通，荣卫不散，则气郁于中，而致热气在中，悲则气消，以此故也。

恐则精却，却则上焦闭，闭则气还，还则下焦胀，故气不行矣。

恐则肾伤而精却。却，退却也。精却则生阳之气不能上升，故却则上焦闭，闭则在上之气还归于下，故闭则气还，上而复还，不能环转，故还则下焦胀，恐伤肾而上下不交，故气不行，不行者不行于上也，恐则气下，以此故也。

寒则腠理闭，气不行，故气收矣。

寒则肌腠之纹理，闭而不开，闭则三焦之气，不能通会于肌腠，故气不行，

[1] 故：浙江书局本为“则”，《素问》明·顾从德刻本为“故”。

寒则气收，以此故也。

炅则腠理开，荣卫通，汗大泄，故气泄矣。

炅则阳热气盛，故腠理开，开则荣卫通，腠理开而荣卫通，则汗大泄，炅则气泄，以此故也。

惊则心无所倚，神无所归，虑无所定，故气乱矣。

惊则心气动而无所倚，神气越而无所归，思虑惑而无所定，惊则气乱，以此故也。

劳则喘息，汗出，外内皆越，故气耗矣。

劳则气血皆伤，气虚而喘息于内，血虚而汗出于外，外内皆越，气血耗竭，劳则气耗，以此故也。

思则心有所存，神有所归，正气留而不行，故气结矣。

思则心有所存，不能四应，神有所归，不能周遍，心存神归，则正气留而不行，思则气结，以此故也。此一节，因诸痛各不同形之意，而言百病皆生于气，以明九气之不同也。

腹中论第四十篇

腹中之气，不能从脐腹而行于胸膈，达于四肢，则为鼓胀肿痛之病。腹中之血不能从脐腹而内通于胞中，外通于经络，则为血枯脓血之病。前节论腹中气血不和，则有腹中之病；后节论土气不和而厥逆，经血不和而热甚，亦有腹中之病，故曰腹中论也。

黄帝问曰：有病心腹满，旦食则不能暮食，此为何病？

心腹，心之下，腹之上也。满，胀满也。心腹胀满而不能食，外满内虚，此为何病？

岐伯对曰：名为鼓胀。

外胀满而内不食，外劲内空，如按鼓革，故名为鼓胀。

帝曰：治之奈何？

鼓胀之病，何以治之？

岐伯曰：治之以鸡矢醴，一剂知，二剂已。

矢，屎通。鸡矢醴，以鸡屎和醴酒同服也。鸡属酉金，又主巽木，阳明燥金，济土之湿，东方风木，伐土之顽；鸡无前阴，粪溺同窍。鼓胀则水气不行，治以鸡屎，使水湿从大便出也。醴者，熟谷之液，先行皮毛，先充络脉，后谷而入，先谷而出，治之以醴，使足太阴脾土之气，合手太阴肺主之皮毛，从皮毛而行络脉，从络脉而通水道，使水湿从小便出也。一剂知，一剂则腹中和；二剂已，二剂则腹胀潜消也。

帝曰：其时有复发者，何也？

治以鸡屎醴，使水湿下行，则地土之气陷而不升，一周环转，土气虚而水复聚，故有复发之问。

岐伯曰：此饮食不节，故时有病也，虽然，其病且已时，故当病气聚于腹也。

此脾土气先虚，而饮食不节，故时有复发之病也。病虽复发，其腹满之病，且有已时，病已而土虚，土虚而饮食不节，故当病气聚于腹而复发也。是知病已之后，饮食当慎择而有节也。

帝曰：有病胸胁支满者，妨于食，病至则先闻腥臊臭，出清液，先唾血，四肢清，目眩，时时前后血，病名为何？

何以得之？

为，去声，下“为何病”之“为”俱同。承上文心腹满，不能暮食，而问有病胸胁支满，亦妨于食。胸者肺之部，胁者肝之部，故病至则先闻肺臭之腥，肝臭之臊，肺病则出清液，肝病则先唾血，肺脉从胸而行于手，肝脉从足而行于胁，肺肝皆病，故四肢清。肺主气，肝主血，气血皆虚，故目眩。肝主冲任之血，不能热肉充肤，故时时前后血，病名为何？正其名也。何以得之？探其原也。

岐伯曰：病名血枯，此得之年少时，有所大脱血，若醉入房中，气竭肝伤，故月事衰少不来也。

首“少”，去声。唾血便血，病名血枯，正其名也；此得之年少时有所大脱血，探其原也。男子脱血，若醉入房中而阳气竭，气竭不能摄血矣。女子脱血，若肝伤，肝伤故月事衰少不来也，此气竭肝伤，更为脱血之原也。

帝曰：治之奈何？复以何术？

问治而求其术，欲多方以治也。

岐伯曰：以四乌鲗骨一茹藘，二物并合之，丸以雀卵，大如小豆，以五丸为后饭，饮以鲍鱼汁，利肠中，及伤肝也。

茹藘，旧本误“藘茹”，今改。以，犹用也。乌鲗骨，乌贼鱼之骨也。鱼，水中生动之物，鲗鱼状若包囊，腹中有墨，脊生一骨，轻脆空通，用四乌鲗骨，取水中生动之气，上通于肺而四布也。茹藘，名茜草，又名地血，色紫有汁，上通肝血，用一茹藘，取月事所生之血，本于天一之癸水也。雀乃羽虫，主阳主气，入水为蛤，主阴主血。又卵白主气，卵黄主血，二物并合，丸以雀卵，因气竭肝伤，补气补血也。小豆形圆象土，五者土之数，气血由中土而化生，故大如小豆，每用五丸也。后饭者，先药后饭，使药下行而以饭压之也。鲍鱼，腌鱼也，味咸气臭，以鲍鱼之汁，为饮送药，取其利肠中而下行，及伤肝而月事不来也。此论腹中血病，而明其治术也。

帝曰：病有少腹盛，上下左右皆有根，此为何病？可治不？

不，作否。盛，犹满也。承上文心腹满，胸胁支满，而问病有少腹盛满，致上下左右皆有根，此为何病？正其名也。可治否？求其治也。

岐伯曰：病名曰伏梁。

如梁之横伏于下，故病名伏梁。

帝曰：伏梁何因而得之？

何因得之，探其原也。

岐伯曰：裹大脓血，居肠胃之外，不可治，治之每切按之，致死。

伏梁裹大脓血，而居空廓之间，肠胃之外，病形已成，故不可治，治之每急切而按摩之，必真气受伤，故致死。

帝曰：何以然？

何以不可治，治之致死？

岐伯曰：此下则因阴，必下脓血，上则迫胃脘，生膈侠胃脘内痈，此久病也，难治。居齐上为逆，居齐下为从，勿动亟夺，论在《刺法》中。

齐，脐通，下同。因，犹依也。动，犹用也。此肠胃之下，则依于阴，每切按之而使下，必下脓血。每切按之而使上，则迫近胃脘，当生膈侠胃脘之内痈。所谓不可治者，以此伏梁为久病而难治也。伏梁者，如梁之横伏于下，故居脐上，为逆，若居脐下，为从。勿动亟夺，犹言勿用急切按摩以夺之，不当亟夺而妄夺，必真气受伤而致死。论在本经《刺法》中，论其理也。

帝曰：人有身体髀股䯒皆肿，环脐而痛，是为何病？

承上文心腹满，胸胁支满，少腹盛满，而问人有身体髀股䯒皆肿，环脐而痛，肿于外而痛于内，是为何病？

岐伯曰：病名伏梁，此风根也，其气溢于大肠，而着于肓。肓之原，在脐下，故环脐而痛也，不可动之；动之，为水溺涩之病。

溺，鸟去声。腹中之气，从脐腹而上行外达。今身体髀股䯒皆肿，真气不行于外矣；环脐而痛，真气不行于上矣。为肿为痛，真气不行，病名伏梁，申明非裹大脓血之伏梁，此风动水涣，中土内虚，因风而成，乃风根也。其风根之气，溢于大肠之外，而着于少腹之肓。《九针十二原》论云：肓之原出于脖胦，是肓之原在脐下，故环脐而痛也。此病无形之气，亦不可妄攻以动之。若动之，则气不化而水不行，当为水溺涩之病，此伏梁之在气分，不同于裹大脓血之伏梁也。

此一节，言腹中气血不和，而为腹中之病也。

帝曰：夫子数言热中、消中，不可服高粱芳草石药，石药发瘨，芳草发狂。夫热中、消中者，皆富贵人也，今禁高粱，是不合其心，禁芳草石药是病不愈，愿闻其说。

数，音朔。数，屡也。热中、消中，不可服膏粱芳草石药，石药发瘨，芳草发狂，岐伯乃屡言之，帝引以问，而言夫热中、消中者，精血内竭，火热消烁，皆富贵人之病也。富贵之人厚味自养，今禁膏粱，是不合其心。富贵之人，土气壅滞，宜升散其上，镇重其下，今禁芳草石药，是病不愈。愿闻所以禁之之说。

岐伯曰：夫芳草之气美，石药之气悍。二者，其气急疾坚劲，故非缓心和人，不可以服此二者。

芳草之气，香美而上散，石药之气剽悍而下沉，是芳草之气急疾，石药之气坚劲，故二者其气急疾坚劲，惟和缓之气可以化之，故非缓心和人，不可以服此二者。

帝曰：不可以服此二者，何以然？

必欲详明不可服之义，故复问之。

岐伯曰：夫热气剽悍，药气亦然，二者相遇，恐内伤脾。脾者土也，而恶木，服此药者，至甲乙日更论。

恶，去声。脾土之气，贵得其平。夫病热中、消中，乃热气剽悍而然。今芳草石药，其气亦热而剽悍，以热气剽悍之病，而遇热气剽悍之药，二者相遇，亢害已极，恐内伤脾。盖脾者土也，而恶木克，服此芳草石药之药者，恐有克贼之变，故至甲乙日更论，是脾土之气，贵乎和缓，芳草石药不宜服也。

帝曰：善。有病膺肿颈痛，胸满腹胀，此为何病？何以得之？

芳草石药恐内伤脾，不但热中、消中不可服，脾土内虚亦不可服。帝故善之，复承身体髀股䯒皆肿，环脐而痛之意，问有病膺肿颈痛，胸满腹胀者，此为何病？正其名也，何以得之？探其原也。

岐伯曰：名厥逆。

膺肿颈痛，胸满腹胀，则表里阴阳之气不相顺接，故名厥逆。

帝曰：治之奈何？

治厥逆奈何？

岐伯曰：灸之则喑，石之则狂，须其气并乃可治也❶。

厥逆，则阴阳之气不相交并，若火灸以治之，则无声而喑，砭石以治之，则烦热而狂，是厥逆之时，不可以治，须其气并，乃可治也。

帝曰：何以然？

何以灸则喑，石则狂？

岐伯曰：阳气重上，有余于上，灸之则阳气入阴，入则喑，石之则阳气虚，虚则狂，须其气并而治之，可使全也。

重，平声。膺肿颈痛，胸满腹胀，是阳气重上，有余于上，而致厥逆也。其厥逆之时，取少腹之阴穴灸之，则阳气下入于阴，入而不出则喑。厥逆之时，用砭石刺之，外泄其血，血不充肤，则阳气外虚，虚则狂，故须其气并而治之，可使十全也。

帝曰：善。何以知怀子之且生也？

申明灸则喑，石则狂，而言阳气重上，有余于上，则厥逆之原亦明，帝故善之。复承胸满腹胀之意而问妇人怀子，亦胸满腹胀，何以主怀子之且生？知，犹主也。

岐伯曰：身有病而无邪脉也。

妇人怀子，胸腹满胀，经脉循行，不失常度，是身有病而无邪脉，则主怀子之且生也。

帝曰：病热而有所痛者，何也？

病热而有所痛，在妇人则不能怀子，故复问之。

岐伯曰：病热者，阳脉也，以三阳之动也。

热为阳病，热则三阳经脉不和，故病热者，阳脉也，以三阳之动而不和也。

人迎一盛，少阳；二盛，太阳；三盛，阳明。

少阳、太阳、阳明，三阳也。人迎动脉，主三阳之六腑，故人迎一盛，热在少阳之胆与三焦。人迎二盛，热在太阳之膀胱、小肠。人迎三盛，热在阳明之胃与大肠。所谓病热者，阳脉也。以三阳之动，此之谓也。

入阴也。夫阳入于阴，故病在头与腹，乃䐜胀而头痛也。

病热为阳病，热而有所痛者，阳病入阴也。夫阳入于阴，故当病在头与腹。申明在腹，乃为腹䐜胀，在头而头痛也。

帝曰：善。

病热而痛，兼有腹中䐜胀之病，帝故善之。

此一节，言土气不和而厥逆，经脉不和而热盛，亦为腹中之病也。

刺腰痛篇第四十一篇

帝承上篇腹中满痛之义，而及于腰痛，则有取刺之法也。腹者，太阴经脉之所主。腰者，足三阳三阴之脉及奇经八脉，皆从腰而上，故举足太阳、少阳、

❶ 也：浙江书局本为“之”，《素问》明·顾从德刻本为“也”。

阳明、少阴、厥阴及奇经八脉，并解脉肉理，皆系于腰而为痛，各随其脉以刺之。太阴主腹，故不复论。然太阴之络，亦令腰痛，故终举太阴之痛以结之。

足太阳脉令人腰痛，引项脊，尻背如重状。刺其郄中，太阳正经出血，春无见血。

郄中，委中也。足太阳之脉，从头下项，循脊背，抵腰中，下至于尻，故足太阳脉令人腰痛，则上引项脊而尻背如重状。当刺其委中，委中者，太阳正经之脉也；刺委中，更当出血。若春时木王，借水气以生，太阳主寒水之气，故春刺委中，无见其血。

少阳令人腰痛，如以针刺其皮中，循循然，不可以俯仰，不可以顾。刺少阳成骨之端出血，成骨在膝外廉之骨独起者，夏无见血。

循循，渐次貌。顾，回顾也。腰者，身半上下之交，少阳主枢，居乎上下之间，故少阳令人腰痛，如以针刺其腰之皮中，其痛渐次而上，故循循然，痛在于背，则不可以俯仰；痛在于项，则不可以顾，当刺少阳成骨之端，而出其血。申明成骨之端，在膝外廉之骨而独起者是也。夏时火王，少阳主相火之气，故夏刺成骨，无见其血。

阳明令人腰痛，不可以顾，顾如有见者，善悲。刺阳明于骺前三痏，上下和之，出血，秋无见血。

阳明之脉，起于鼻頞中，行身之前，故阳明令人腰痛，不可以顾。顾，犹视也。申明不可顾者，非不可回顾，乃顾则目中如有见者，然顾而有见，则善悲。当刺阳明于骺前三痏，骺前三痏，三里、上廉、下廉也，故曰上下和之，乃三里合上廉、下廉以和之，而出其血也。秋时金王，阳明主燥金之气，故秋刺骺前三痏，无见其血。

足少阴令人腰痛，痛引脊内廉。刺少阴于内踝上二痏，春无见血，出血太多，不可复也。

足少阴之脉，上股内后廉，贯脊属肾，故足少阴令人腰痛，其痛上引脊，下引内廉，当刺少阴于内踝上左右太溪二痏。少阴之气藏于冬，发于春，故春刺内踝，无见其血。若春时出血太多，至冬不可复藏也。按：春夏秋皆言无见血，而冬时不言，意谓冬藏之时，阴血充满，三时皆不足也。

厥阴之脉令人腰痛，腰中如张弓弩弦。刺厥阴之脉，在腨踵鱼腹之外，循之累累然，乃刺之，其病令人善言，默默然不慧，刺之三痏。

厥阴之脉，循足而上，与肾脉相合，行于腰脊，故厥阴之脉令人腰痛，腰中如张弓弩弦，痛而强硬，不柔和也。当刺厥阴之脉，在腨踵鱼腹之外。腨，足肚也。踵，足跟也。鱼腹，足肚上也。腨踵鱼腹之外侧，但循结络之累累然，乃刺之。其厥阴腰痛之病，当令人善言，《灵枢·九针论》云：肝主语，本经《宣明五气篇》云：肝病为语，言即语也。病当令人善言，今则默默然不慧，默默不慧，肝气虚矣。刺治之法，仍在腨，在踵，在鱼腹之三痏，肝虚故浅刺累累之路，不言出血也。此一节言足三阳三阴之脉，令人腰痛，而有取刺之法也。

解脉令人腰痛，痛引肩，目𥆨𥆨然，

时遗溲。刺解脉，在膝筋肉分间、郄外廉之横脉，出血，血变而止。

解，音蟹，下同。解，散也。解脉，周身横纹之脉散于皮肤间，太阳之所主也。解脉令人腰痛，不能从腰而散于上，故痛引肩，不能从肩而散于头，故目𥆨𥆨然。膀胱水府之气不出于皮毛，故时遗溲。刺解脉在膝后筋肉相分之间，乃郄中外廉之横脉，当刺出其血，血紫黑而变赤，即当止之，不可多出也。

解脉令人腰痛，如引带，常如折腰状，善恐。刺解脉，在郄中结络如黍米，刺之，血射以黑，见赤血而已。

折，音舌。解脉散于皮肤，不但行于上下，且回绕周身，故解脉令人腰痛，如腰引带，痛则常如折腰状。腰者，肾之外候，肾气不充于腰，故善恐。刺解脉，在太阳正经之郄中，视其结络如黍米，乃刺之。结络，则络脉结而不荣，故血射以黑，见赤血而已，即上言血变而止之谓也。此言解脉腰痛，常循太阳郄中之络脉以刺之，而出其血也。

同阴之脉令人腰痛，痛如小锤居其中，怫然肿。刺同阴之脉，在外踝上、绝骨之端，为三痏。

阳跷之脉，起于跟中，循外踝上风府，从阴出阳，故曰同阴。同阴之脉，令人腰痛，则痛如小锤居其腰中，外则怫然而肿。刺同阴之脉，当在外踝上，并绝骨之端，为三痏也。

阳维之脉令人腰痛，痛上怫然肿。刺阳维之脉，脉与太阳合，腨下间，去地一尺所。

阳维维于阳，今阳维腰痛，不能维于阳，故痛上怫然肿。刺阳维之脉，其脉与太阳相合，在腨下间，去地一尺所，乃阳维之郄，太阳承山穴也。夫阳维与太阳合，则阴维与少阴合矣。

衡络之脉令人腰痛，不可以俯仰，仰则恐仆，得之举重伤腰，衡络绝，恶血归之。刺之在郄阳筋之间，上郄数寸横居，为二痏，出血。

衡，与横同。郄，浮郄也。阳，会阳也。带脉横络于腰，故曰横络之脉，腰痛不可以俯仰，言不可以俯而复仰也。如俯而仰，则恐仆矣，此得之举重伤腰，横络脉绝，周回无所束，恶血聚而归之，故痛也。刺之在浮郄会阳大筋之间，申明会阳之穴，上浮郄数寸，横居臀下也，刺浮郄会阳为二痏，而出血。

会阴之脉令人腰痛，痛上漯漯然汗出。汗干，令人欲饮，饮已欲走。刺直阳之脉上三痏，在跷上郄下五寸，横居，视其盛者出血。

漯，音沓。会阴在大便之前，小便之后，任督二脉相会于前后二阴间，故曰会阴。任脉统任一身之阴，督脉总督一身之阳。会阴腰痛，阴阳皆虚，痛上漯漯然汗出，阴气虚而阴液外注也。汗干令人欲饮，饮已欲走，阳气虚而阳热外驰也。任督腰痛，当从阳以泻阴，故刺直阳之脉。直阳太阳，与督相合之脉也。从跷而上刺其三痏。三痏者，刺阳跷之申脉，太阳之郄中，又跷上郄下，当相去五寸之承山，皆有血络横居。视其盛者，刺出其血。由此言之，则跷与郄，及跷上郄下，但刺横居之血络，不必拘于穴也。

飞阳之脉令人腰痛，痛上怫怫然，甚则悲以恐。刺飞阳之脉，在内踝上五寸，少阴之前，与阴维之会。

飞阳，阴维之脉也。阴维之脉，起于足少阴之筑宾，今曰飞阳者，《经脉》论云：足太阳之别，名曰飞阳，去踝七寸，别走少阴，是飞阳乃别出于太阳，而仍走少阴也。怫怫，怒貌，痛上怫怫而肿，如怒起状。阳维腰痛，痛上怫然肿。此阴维腰痛，痛上亦怫怫然，甚则少阴心虚而悲，少阴肾虚而恐。刺飞阳之脉，在内踝上五寸，乃阴维之郄，筑宾穴也，与少阴相合，故曰少阴之前，与阴维之会。

昌阳之脉令人腰痛，痛引膺，目䀮䀮然，甚则反折，舌卷不能言。刺内筋为二痏，在内踝上，大筋前，太阴后，上踝二寸所。

阴跷之脉，亦起于跟中，循内踝而上，上循胸里，出人迎，交目内眦，起于足少阴之别，合于足太阳，故曰昌阳。腰痛则不能上循胸里，故痛引膺，不能上交于目，故目䀮䀮然。甚则少阴、太阳不相交接，致病太阳之反折，少阴之舌卷不能言。当刺足内廉之筋，左右为二痏，申明内筋，在足内踝上大筋之前，太阴所过之后，上踝二寸所，乃阴跷之郄，交信穴也。

散脉令人腰痛而热，热甚生烦，腰下如有横木居其中，甚则遗溲。刺散脉，在膝前骨、肉分间、络外廉，束脉，为三痏。

散，上声。散脉，冲脉也。冲脉起于胞中，秉阴血而澹渗皮肤，一如太阳通体之解脉，故曰散脉。血不充于皮肤，故腰痛而身热；脉不散于胸中，故热甚生烦。不能右循背里，故腰下如有横木居其中；不能从胞中而四散，故甚则遗溲。刺散脉，当在膝前之骨，犊鼻穴也。及肉分间，三里穴也。络外廉，上廉穴也。三里在肉分间，乃足阳明之合穴，故曰束脉。刺前骨、刺肉分、刺外廉，是为三痏。

此一节，言奇经八脉从腰而上，令人腰痛，各有取刺之法也。

肉里之脉令人腰痛，不可以咳，咳则筋缩急。刺肉里之脉，为二痏，在太阳之外，少阳绝骨之后。

里，理通。肉理，肌肉之纹理也。肉理之脉，外通于皮，内通于筋，腰痛不可以咳，不能外通于皮也。咳则筋缩急，不能内通于筋也。太阳主皮毛，主筋病，故刺肉理之脉为二痏。“在太阳之外，少阳绝骨之后”，太阳行身之背而向外，故曰太阳之外；少阳绝骨在足之侧，故曰绝骨之后，乃太阳附阳穴也，左右为二痏。

腰痛侠脊而痛，至头，几几然，目䀮䀮欲僵仆。刺足太阳郄中出血。

几，音殊。腰痛侠脊而痛，从腰上及于脊也。至头，䀮䀮然，从脊上至于头也。太阳经脉起于目内眦，从头下项，侠脊抵腰，经脉不舒，故目䀮䀮欲僵仆。当刺足太阳之郄中出血。此言肌肉、纹理、脊背、头项，腰痛，当刺足太阳，不但解脉腰痛，刺足太阳也。

腰痛上寒，刺足太阳、阳明；上热，刺足厥阴；不可以俯仰，刺足少阳；中热而喘，刺足少阴，刺郄中出血。

此言腰痛寒热，亦刺三阳三阴，不但三阳三阴之脉，令人腰痛而始刺也。腰痛上寒，乃阳气不升，故刺足太阳、阳明，所以升其阳气也。腰痛上热，乃阴气不升，故刺足厥阴，所以升其阴气也；不可以俯仰，乃阴阳枢转不和，故刺足少阳，所以和其枢而使阴阳旋转也；中热而喘，乃阳热内乘，阴寒外闭，故刺足少阴，所以调其阴阳水火，而内外安和也。太阳、阳明、厥阴、少阳、少阴，未知所刺之处，故申明刺郄中出血，言刺太阳，则如上文之刺郄中出血。则知阳明之刺，在骱前，厥阴之刺在腨踵，少阳之刺在成骨，少阴之刺在内踝。此举一以例其余，上文言穴气而不及太阴，故此亦不言太阴也。

腰痛上寒不可顾，刺足阳明；上热，刺足太阴；中热而喘，刺足少阴；大便难，刺足少阴；少腹满，刺足厥阴；如折不可以俯仰，不可举，刺足太阳；引脊内廉，刺足少阴。

衍文。旧本注云：古本并无，王氏所添也。

腰痛引少腹，控胁，不可以仰，刺腰尻交者，两髁胂上，以月生死为痏数，发针，立已，左取右，右取左。

髁，窠同，音科，余篇仿此。此举太阴腰痛，为缪刺之法，言太阴之脉，行于腹中，而其孙络，亦在于外也。本经《缪刺论》云：邪客于足太阴之络，令人腰痛，引少腹，控胁，不可以仰息。今腰痛引少腹，控胁，不可以仰，是邪客于足太阴之络也。又云：刺腰尻之解，两胂之上，是腰俞，以月生死为痏数，发针立已，左刺右，右刺左。今刺腰尻交者，两髁胂上，以月生死为痏数，发针立已，左取右，右取左，是亦缪刺之法，不同于上文诸经之刺也。盖缪刺者，有痛而经不病者也，病在孙络之间，毫毛之气，不相通贯，故以毫针通其孙络，左取右，右取左，刺数宜多，不循俞穴，故但以月生死为痏数。一日一痏，二日二痏，渐多之，十五日十五痏，十六日十四痏，渐少之。与解脉腰痛，刺太阳之郄中者，又不同也。

风论第四十二篇

四时首春，五行首木，六气首厥阴，厥阴之上，风气主之，故风为百病长。《金匮真言论》云："天有八风，经有五风"，人与天地相参，天有此风气，人亦有此风气，人身经脉内虚，则生风，因风传变，则其病各异，内病五脏，则形状不同，举而论之，故曰风论。

黄帝问曰：风之伤人也，或为寒热，或为热中，或为寒中，或为疠风，或为偏枯，或为风也，其病各异，其名不同，或内至五脏六腑，不知其解，愿闻其说。

因风而有寒热之病，因风而有热中寒中之病，或为疠风，或为偏枯，或为风病之无常，或内至五脏六腑，同是风也，而病名不同，故以为问。

岐伯对曰：风气藏于皮肤之间，内不得通，外不得泄。风者善行而数变，腠理开则洒然寒，闭则热而闷，其寒也则衰食饮，其热也则消肌肉，故使人怢栗而不能食，名曰寒热。

藏，如字。数，音朔。怢，音突。风之伤人，或为寒热者，乃风气藏于皮肤之间，内不得通于经脉，外不得泄于毫毛。风者，其性鼓动，善行而数变，风气藏于皮肤，则腠理开，开则洒然寒，腠理开而复闭，闭则热而闷。其寒也，阳气虚微，则衰食饮。其热也，火气过盛，则消肌肉。邪之所凑，其正必虚。正气虚，故使人外怢栗而内不能食，申明风之伤人，或为寒热者如此。

风气与阳明入胃，循脉而上，至目内眦。其人肥则风气不得外泄，则为热中而目黄。人瘦则外泄而寒，则为寒中而泣出。

风之伤人，或为热中，或为寒中者，乃风气与阳明之经脉而入于胃，循阳明胃脉而上，旁约太阳之脉，至目内眦。肌肉丰厚，则其人肥，肥则风气不得外泄，不得外泄则为热中而目色黄。肌肉消减，则其人瘦，瘦则风气外泄而寒，则为寒中而泣出。申明风之伤人，或为热中，或为寒中者如此。

风气与太阳俱入，行诸脉俞，散于分肉之间，与卫气相干，其道不利，故使肌肉愤䐜而有疡，卫气有所凝而不行，故其肉有不仁也。疠者，有荣气热胕，其气不清，故使其鼻柱坏而色败，皮肤疡溃，风寒客于脉而不去，名曰疠风，或名曰寒热。

风之伤人，或为疠风者，乃风气与太阳俱入，行诸太阳之脉俞。脉，经脉也。俞，俞穴也。太阳之气主通体，今行诸脉俞，而散于通体分肉之间。分肉，分腠之肌肉也。散于分肉，更与周身之卫气相干，风气行于脉俞，散于分肉，干于卫气，则正气不能通贯，其道不利。其道不利，故使肌肉䐜然䐜胀而有疡。疡，疠疡也。此肌肉有疡，因脉外之卫气，有所凝而不行，故其肌肉疠疡而亦有不仁也。申明疠者，经脉之气，不和于荣，风气相搏，搏而为热，致有荣气之热，在于胕肉之间，其经脉之气不清，故使面王之鼻柱坏而周身之毛色败，以致皮肤疡溃，而为疠风。由此观之，是风寒客于太阳之经脉而不去，皮肤疡溃，而名曰疠风也。夫风为阳邪而主热，寒为阴邪而主寒，今风寒客于脉中，不但名疠风，而或名曰寒热也。此申明风之伤人，或为疠风者如此。

以春甲乙伤于风者，为肝风。以夏丙丁伤于风者，为心风。以季夏戊己伤于邪者，为脾风。以秋庚辛中于邪者，为肺风。以冬壬癸中于邪者，为肾风。风中五脏六腑之俞，亦为脏腑之风。

中，去声，下同。风之伤人或内至五脏六腑者，五脏合四时，四时合五行，春夏秋冬，四时之五行也，甲乙丙丁戊己庚辛壬癸，十日之五行也。肝心脾肺肾，五脏之五行也，各以五行之时日受邪，而五脏之气应之，则为五脏之风。若风中五脏六腑之俞穴，伤其经脉，亦为脏腑之风，既曰伤于风，复曰伤于邪，以明风者，邪气也。既曰伤于邪，复曰中于邪，以明伤者，中之谓也。此申明或内至五脏六腑，而为脏腑之风者如此。

各入其门户所中，则为偏风。风气循风府而上，则为脑风。风入系头，则为目风眼寒。饮酒中风，则为漏风。入房汗出中风，则为内风。新沐中风，则为首风。久风入中，则为肠风飧泄。外在腠理，则为泄风。

系，旧本讹“係”，今改。末“中”，如字。风之伤人，或为偏枯者，或上或下，或外或内，各入其门户所中，则为偏枯之风。如风气循风府而上，则入脑之门户，而为脑风。风入目系而至于头，则入目之门户，而为目风眼寒。酒气充于络脉，饮酒中风则入络脉之门户，而为漏风。入房汗出，则肾精竭而腠理疏，复中于风，则入肾脏之门户，而为内风。以水灌顶曰沐，沐则发窍开，新沐中风，则入顶之门户，而为首风。久风入中，内伤中土，则入肠之门户，而为肠风飧泄。久风外在腠理，则入腠理之门户，而为隐疹之泄风。此申明风之伤人，或为偏枯之偏风者如此。

故风者，百病之长也。至其变化，乃为他病也，无常方然，致有风气也。

长，上声。承上文而总结之。申明风之为病，其病各异，其名不同也。六气主时，厥阴为首，厥阴之上，风气主之，故风者百病之长也。风无定体，至其变化，乃为他病也，在气在经，或上或下，或外或内，无常方然，致有上文诸风气之病也。此申明或为风也，其病各异，其名不同者如此。此一节，言风之伤人，有经气上下内外之病，承帝问而一一以对也。

帝曰：五脏风之形状不同者何？愿闻其诊及其病能。

风病五脏，则有五脏之形状病能，何以诊其不同。

岐伯曰：肺风之状，多汗恶风，色皏然白，时咳短气，昼日则差，暮则甚，诊在眉上，其色白。

恶，去声，下同。皏，音骈。差，瘥同。状，形状也。风性鼓动，开发毛窍，故多汗。正邪不合，故恶风。不特肺风为然，下文心风、肝风、脾风、肾风、胃风皆多汗恶风。血不充于皮毛，故色皏然白。肺受风邪，故时咳，肺气不足，故短气。昼则阳气盛，故昼日则差，暮则阳气衰，故暮夜则甚。此肺风之形状病能，其诊视之部，在眉上阙庭之间，其色皏然白者是也。

心风之状，多汗恶风，焦绝，善怒吓，赤色，病甚则言不可快，诊在舌，其色赤。

舌，旧本讹“口”，今改。心者，火也，风动火炎，故唇舌焦而津绝。风者，木也，木火相生，故善以怒而吓人。火气有余，故面色赤，病甚则舌本强，而言不可快。此心风之形状病能，其诊视之部，在舌，其色赤，而并见于舌也。

肝风之状，多汗恶风，善悲，色微苍，嗌干，善怒，时憎女子，诊在目下，其色青。

悲，悲泣也，肝开窍于目，故善悲。苍者，肝之色，故色微苍。风木合而火热盛，故嗌干。《经脉》论云：肝，是动病甚则嗌干。肝主怒，故善怒，善怒则时见憎于女子。此肝风之形状病能，其诊视之部，在目下之承泣，其色青，即微苍，而见于目下也。

脾风之状，多汗恶风，身体怠惰，四肢不欲动，色薄微黄，不嗜食，诊在鼻上，其色黄。

脾主身体，脾属四肢，风气伤脾，故身体怠惰，四肢不欲动。土主肌肉，脾受风而土虚，故面皮色薄微黄。脾不消谷，故不嗜食。此脾风之形状病能，其诊视之部，在鼻上之明堂，其色微黄，而见于鼻也。

肾风之状，多汗恶风，面庞然浮肿，脊痛不能正立，其色炲。隐曲不利，诊在臁上，其色黑。

臁，旧本讹“肌”，今改。肾者水也，风动水涣，故面庞然浮肿。肾藏精，上贯脊，故脊痛不能正立。炲，黑也。其色炲，面如烟尘之黑色也。肾虚不能为隐曲之事，故隐曲不利。此肾风之形状病能，其诊视之部在臁上之颧。臁，两颊肉也。臁上，颧也。颧，肾所主也。其色黑者，即炲色而见于臁上也。

胃风之状，颈多汗，恶风，食饮不下，膈塞不通，腹善满，失衣则䐜胀，食寒则泄，诊形瘦而腹大。

此举胃风所以该六腑也。颈多汗者，汗出于头而聚于颈，以明五脏之脉，不至于头，故但言多汗恶风；六腑之脉，皆循颈至头，或从头至颈，故曰颈多汗恶风。胃气不和于上，不能纳谷，故食饮不下；胃气不和于下，大便不利，故膈塞不通；胃气不和于中，脾胃不相运，故腹善满。外失衣，则胃气不充于外而䐜胀；里食寒，则胃气不温于内而飧泄。此胃风之形状病能，其诊视之色在形，而诊视之部在腹，故诊形瘦而腹大，犹言诊其形色则瘦，诊其腹上则大，以明五脏诊色、六腑诊形之义。

首风之状，头面多汗，恶风，当先风一日，则病甚，头痛不可以出内，至其风日则病少愈。

上文新沐中风，则为首风。首风之状，其头面多汗，恶风。风入于头，伤其骨空，一日之中，经脉之气未行于头，谓之当先风一日，正气未至，风邪猖獗，故病甚。病甚者，头痛不可以出户内也。即此一日之中，经脉之气上行于头，谓之至其风日，正气已至，则痛病少愈。

漏风之状，或多汗，常不可单衣，食则汗出，甚则自汗，喘息恶风，衣常濡，口干善渴，不能劳事。

自汗，旧本讹“身汗”，今改。上文饮酒中风，则为漏风。漏风之状，酒气外充则身无汗，酒行风动，或多汗矣。多汗表虚，欲着复衣，故常不可单衣也。食则汗出者，言身若无汗，食入则汗出也。甚则自汗者，言身或多汗，甚则自汗也。甚，犹多也。饮酒中风，络脉空疏，故喘息恶风，汗出而衣常濡。濡，濡湿也。津液泄，故口干善渴。气血皆虚，故不能劳事。

泄风之状，多汗，汗出泄衣上。口中干，上渍其风，不能劳事，身体尽痛，则寒。

上文腠理久风，则为泄风。泄风之状，腠理虚，故多汗也。汗出泄衣上，犹言身湿沾衣也。汗出，故口中干。泄衣上，则身湿。既湿且冷，一如水渍而有风，故曰上渍其风也。腠理久风，气血皆虚，故不能劳事。血虚，故身体尽痛。气虚，则身寒。凡此承上文各入门户之风。而明其状。

帝曰：善。

上文各入门户之偏风，有脑风、目风，言首风，而脑风、目风在其中。有内风、肠风，内风属脏，肠风属胃，故不复言。帝默会其意而善之。

此一节，因五脏而并论各入门户之风，形状不同，病能各异也。

痹论第四十三篇

痹，闭也，血气凝涩不行也。有风

寒湿三气之痹，有皮肌脉筋骨，五脏外合之痹。六腑有俞，五脏亦有俞，五脏有合，六腑亦有合，故有五脏六腑之痹。荣卫流行，则不为痹，痹之为病，或痛，或不痛，或不仁，或寒，或热，或燥，或湿，举而论之，故曰《痹论》。

黄帝问曰：痹之安生？

周身经脉不和，拘挛闭痹，从何而生？

岐伯对曰：风寒湿三气杂至，合而为痹也。其风气胜者为行痹，寒气胜者为痛痹，湿气胜者为着痹也。

痹之生也，生于风寒湿三气，杂至于身，合于经脉而为痹也。三邪之中，复有偏胜，其风气胜者，风无定体，故为行痹。寒气胜者，阴盛阳虚，故为痛痹。湿气胜者，留滞不行，故为着痹也。

帝曰：其有五者何也？

四时合五行，其因时受邪，而有五痹者何也？

岐伯曰：以冬遇此者为骨痹，以春遇此者为筋痹，以夏遇此者为脉痹，以至阴遇此者为肌痹，以秋遇此者为皮痹。

痹，闭也。闭主冬，故论痹始于冬，以冬时遇此风寒湿三气者，则为骨痹；以春时遇此风寒湿三气者，则为筋痹；以夏时遇此风寒湿三气者，则为脉痹；以长夏至阴遇此风寒湿三气者，则为肌痹；以秋时遇此风寒湿三气者，则为皮痹。须知五痹，虽有在骨、在筋、在脉、在肌、在皮深浅之不同，亦以风寒湿三邪之偏胜者，而有行痹、痛痹、着痹之各异也。

帝曰：内舍五脏六腑，何气使然？

皮肌脉筋骨，既合四时之气，若内舍五脏六腑，则何气使然？

岐伯曰：五脏皆有合，病久而不去者，内舍于其合也。

合，外内相合也，肾合骨，肝合筋，心合脉，脾合肌，肺合皮，五脏皆有合也，痹病久而不去者，内舍于其所合，而为脏痹也。

故骨痹不已，复感于邪，内舍于肾。筋痹不已，复感于邪，内舍于肝。脉痹不已，复感于邪，内舍于心。肌痹不已，复感于邪，内舍于脾。皮痹不已，复感于邪，内舍于肺。所谓痹者，各以其时，重感于风寒湿气也。

重，平声。病久不去，则逾年矣，故骨痹不已，至冬复感于邪，则内舍于肾。筋痹不已，至春复感于邪，则入舍于肝。脉痹不已，至夏复感于邪，则内舍于心。肌痹不已，至至阴复感于邪，则内舍于脾。皮痹不已，至秋复感于邪，则内舍于肺。所谓内舍五脏之痹者，乃病久不去，亦各以其时，重感于风寒湿之气也。

凡痹之客五脏者，肺痹者烦满，喘而呕。

重感于邪，则入于脏，故申言凡痹之客五脏者，肺脉起于中焦，为心之盖，故肺痹者，烦满，肺主呼吸，脉循胃口，肺痹故喘而呕。

心痹者，脉不通，烦则心下鼓，暴上气而喘，嗌干，善噫，厥气上则恐。

心主脉，故心痹者脉不通。心虚则烦，故烦则心下鼓。鼓，犹动也。心脉上肺，故暴上气而喘。《经脉》论云：心，是动则病嗌干。《宣明五气篇》云：病心为噫。故嗌干善噫。心气下交于肾，心厥气上，不交于肾，则恐。

肝痹者，夜卧则惊，多饮数小便，上为引如怀。

数，音朔，下同。人卧血归于肝，故肝痹者，夜卧则惊，木郁则热，故多饮，郁而不升，故数小便。《经脉》论云：肝病丈夫溃疝，妇人少腹肿，故上为引于下，有如怀物之状。

肾痹者，善胀，尻以代踵，脊以代头。

人之生气，发原于肾，生气不升，故善胀。尻，尾骨也。尾骨下蹲，以代踵，足骨痿也；脊骨高耸以代头，天柱倾也。

脾痹者，四肢解堕，发咳，呕汁，上为大塞。

脾主四肢，故脾痹者，四肢懈惰。土灌四旁，痹则土气不灌，气惟上逆，故发咳。入胃之饮，借脾气以散精，痹则不能散精，故呕汁。脾气不能转输，则肺不能通调，故上为大塞。凡此皆痹之客于五脏也。

肠痹者，数饮而出不得，中气喘争，时发飧泄。

肠，小肠大肠也。小肠为心之腑。《灵枢·经水》论云：手太阳外合淮水，内合于小肠，而水道出焉。小肠痹，则热郁于上，故数饮。气滞于下，故小便出不得。大肠为肺之腑。大肠痹，则中气逆于上，故喘争；清浊混于下，故时发飧泄。

胞痹者，少腹膀胱按之内痛，若沃以汤，涩于小便，上为清涕。

胞痹，即膀胱痹也。膀胱居于胞中，胞中位于少腹，故胞痹者，少腹膀胱按之内痛，其痛也，若沃以沸汤之热。膀胱之气不出于皮毛，则涩于小便，胞中之血，不渗于肤腠，则上为清涕。言六腑之痹，不及胃胆三焦者，肠胃皆受糟粕，言肠不必更言胃矣。胞为经血之海，胆为中精之府，言胞不必更言胆矣。三焦者，中渎之府，水道出焉，属膀胱。言膀胱，不必更言三焦矣，凡此言痹之客于六腑也。

阴气者，静则神藏，躁则消亡。

藏，如字。结上文脏痹之意。五脏为阴，以静为本，故阴气者，宁静则神气内藏，躁扰不宁，则神气消亡，神气亡，致有五脏之痹矣。

饮食自倍，肠胃乃伤。

结上文腑痹之意。六腑为阳，传化饮食，若饮食自倍，则传化有愆，而肠胃乃伤，肠胃伤，致有六腑之痹矣。

淫气喘息，痹聚在肺。淫气忧思，痹聚在心。淫气遗溺，痹聚在肾。淫气乏竭，痹聚在肝。淫气肌绝，痹聚在脾。

溺，鸟去声。申明躁则消亡者，如淫乱之气，使人喘息而躁，则痹聚在肺，而肺气消亡矣。淫乱之气，动人忧思而躁，则痹聚在心，而心气消亡矣。淫乱之气，令人遗溺而躁，则痹聚在肾，而肾气消亡矣。淫乱之气，使气血乏竭而躁，则痹聚在肝，而肝气消亡矣。淫乱之气，使肌肉断绝而躁，则痹聚在脾，而脾气消亡矣，此淫气内乱，致有五脏之痹，以明静则神藏，躁则消亡之意。

诸痹不已，亦益内也，其风气胜者，其人易已也。

易，去声，下同。益，增也，申明肠胃乃伤者，诸腑痹不已，亦增内脏之病也。其腑痹而风气胜者，风以散之，不但不增内病，而其人之痹且易已也，以明肠胃乃伤之腑痹，重则益内，轻则易已之意。

帝曰：痹其时有死者，或疼久者，或易已者，其故何也？

痹病且有死者，有疼久者，今有易已者，其故何也？并举以问，殆欲详明易已之痹。

岐伯曰：其入脏者，死，其留连筋骨间者，疼久，其留皮肤间者，易已。

其时有死者，乃入脏者死。或疼久者，其留连筋骨间者，疼久。若其易已者，乃留于皮肤间者，易已。

帝曰：其客于六腑者，何也？

帝欲详明六腑之易已，故为是问。

岐伯曰：此亦其食饮居处，为其病本也。

饮食自倍，肠胃乃伤，是为六腑之痹，故申言此亦其食饮居处，犹言食饮自倍，居处失宜，以为腑痹之病本也。

六腑亦各有俞，风寒湿气中其俞，而食饮应之，循俞而入，各舍其腑也。

中，去声。五脏皆有合，而六腑亦各有俞，风寒湿三气中其俞，而食饮无节以应之，则风寒湿之邪，循俞穴而入，各舍其腑也，与五脏之病久不去，复感于邪，内舍于其合者，同一义也。

帝曰：以针治之，奈何？

以针治六腑之痹，奈何？

岐伯曰：五脏有俞，六腑有合，循脉之分，各有所发，各随其过，则病瘳也。

不但六腑有俞，而五脏有俞，不但五脏有合，而六腑有合，循其六腑经脉之分行，各有所发之部，各随其所过之路，因而针之，病可瘳也，此腑痹之所以易已也。

帝曰：荣卫之气，亦令人痹乎？

承上文五脏六腑之痹，复问荣卫之气，亦令人痹乎？

岐伯曰：荣者，水谷之精气也，和调于五脏，洒陈于六腑，乃能入于脉也，故循脉上下，贯五脏，络六腑也。

《灵枢·荣气》篇云：荣气之道，内谷为宝，谷入于胃，乃传之肺，流溢于中，布散于外，精专者，行于经隧。是荣气者，乃水谷之精气，以相资益也。其气先和调于五脏，次洒陈于六腑，乃能资益其荣，而入行于脉中也。荣行脉中，故荣气循脉上下，从内出外，内则贯五脏，外则络六腑也。

卫者，水谷之悍气也，其气慓疾滑利，不能入于脉也，故循皮肤之中，分肉之间，熏于肓膜，散于胸腹。

《灵枢·卫气》论云：其精气之行于经者为荣气，其浮气之不循经者为卫气。是卫者，乃水谷之悍气，以相辅助也。其气慓疾滑利，不能化精气而入行于脉中也，不入于脉，故但循于皮肤之中，以及分肉之间，内则气熏于肓膜，外则气散于胸腹。

逆其气则病，从其气则愈，不与风寒湿气合，故不为痹。

承上文荣行脉中，卫行脉外之意，而言逆其荣卫之气则病，从其荣卫之气则愈。荣卫之气，循行不息，不与风寒湿三气相合，是以不为痹也，承五脏六腑之痹，而申明荣卫之不为痹者如此。

帝曰：善。痹或痛，或不痛，或不

仁，或寒，或热，或燥，或湿，其故何也？

荣行脉中，卫行脉外，运行不息，故不为痹。所以风气胜而痹易已，帝故善之。复问痹或有身痛者，或有身不痛者，或有不知痛痒而不仁者，或有身寒者，或有身热者，或有无汗而燥者，或有有汗而湿者，其故何也？

岐伯曰：痛者，寒气多也，有寒，故痛也。

痹之痛者，寒邪之气多也，身有寒，故痛也。寒气胜者，为痛痹，此之谓也。

其不痛不仁者，病久入深，荣卫之行涩，经络时疏，故不痛，皮肤不营，故为不仁。

次“痛”，旧本讹“通”，今改。其痹之不痛与不仁者，痹病久而邪入深，病久则荣卫之行，失其常度而涩矣。入深，则经脉络脉，时疏于外矣。荣卫行涩，经络时疏，血气外而不内，故不痛。其不仁者，皮肤之血气，不营运于通体，皮肤不营，血气内而不外，故不知痛痒而为不仁。

其寒者，阳气少，阴气多，与病相益，故寒也。

其痹之有寒者，以人身阳气少，阴气多，阴气多而与病相益，故寒也。

其热者，阳气多，阴气少，病气胜，阳遭阴，故为痹热。

其痹之有热者，以人身阳气多，阴气少，阳气多则病阳气胜，阳气胜而遭阴气之不胜，故为痹热。

其多汗而濡者，此其逢湿甚也。阳气少，阴气盛，两气相感，故汗出而濡也。

其痹之多汗而濡者，此其逢湿气之甚也。其人身亦阳气少，阴气盛。湿，阴类也，阴气盛而逢湿，是两气相感，故汗出而濡湿也。知阴气盛而主湿，则知阳气盛而主燥矣。此申明痛痒寒热燥湿之痹者如此。

帝曰：夫痹之为病，不痛何也？

凡痹必痛，今夫痹之为病，有不痛者，何也？

岐伯曰：痹在于骨，则重；在于脉，则血凝而不流；在于筋，则屈不伸；在于肉，则不仁；在于皮，则寒。故具此五者，则不痛也。

外内之气，不相交合则痛，病有形之皮肉筋脉骨，而气机得以相交则不痛。如痹但在于骨，而筋脉皮肉之气自和，则身重而不痛；痹但在于脉，而皮肉筋骨之气自和，则血凝不流而不痛；痹但在于筋，而皮肉骨脉之气自和，则屈不伸而不痛；痹但在于肉，而皮骨筋脉之气自和，则不仁而不痛；痹但在于皮，而骨肉筋脉之气自和，则寒而不痛。故不痛者，具此在骨、在脉、在筋、在肉、在皮五者，余气得以相通，则不痛也。

凡痹之类，逢寒则虫，逢热则纵。

承上文痛痒寒热燥湿之痹，而曰凡痹之类。类，犹合也。谓寒合于湿，热合于燥也。如湿痹逢寒，则寒湿相薄，故生虫，虫生则痒矣。燥痹逢热，则筋骨不濡，故纵。纵，弛纵也。弛纵则痛矣。

帝曰：善。

上文未言燥痹，于此明之，帝故曰善。

痿论第四十四篇

承上篇痹证而论痿证也。痿者，四肢痿弱，举动不能，如委弃不用之意。肺为脏之长，故五脏因肺热叶焦，发为痿躄，阳明为五脏六腑之海，主润宗筋，为诸脉之长，故治痿独取阳明。

黄帝问曰：五脏使人痿，何也？

痿证发于脏，故问五脏使人痿。

岐伯对曰：肺主身之皮毛，心主身之血脉，肝主身之筋膜，脾主身之肌肉，肾主身之骨髓。

五脏在内，各有所主，皮毛血脉筋膜肌肉骨髓，肺心肝脾肾之所主也。

故肺热叶焦，则皮毛虚弱急薄，着则生痿躄也。

举动自如，皆脏气和于内而主于外，故肺热叶焦，是肺脏病于内矣。病于内，则肺主之皮毛，虚弱急薄应于外，若更留着不行，则生痿躄。躄，两足废弛也。

心气热，则下脉厥而上，上则下脉虚，虚则生脉痿，枢折挈，胫纵而不任地也。

折，音舌。心气热，是心脏病于内矣。病于内，则心主之血脉应于外。下脉厥而上，言血脉在下者，厥逆而上也。上则下脉虚，言厥逆而上，则在下之血脉虚也。下脉虚，则生脉痿矣。经脉血脉，不能升降开合，如枢断折而收挈。断折挈，是以胫骨纵缓，而不任地也。

肝气热，则胆泄口苦，筋膜干，筋膜干则筋急而挛，发为筋痿。

肝气热，是肝脏病于内矣。肝热，则胆亦热，故胆气上泄而口苦。肝病于内，则肝主之筋膜应于外，故血液竭而筋膜干，筋膜干则筋急而拘挛，故发为筋痿。

脾气热，则胃干而渴，肌肉不仁，发为肉痿。

脾气热，是脾脏病于内矣。脾热，则胃亦热，故胃干而渴，脾病于内，则脾主之肌肉应于外，故肌肉不仁。不仁，不知痛痒也。由是，则发为肉痿。

肾气热，则腰脊不举，骨枯而髓减，发为骨痿。

肾气热，是肾脏病于内矣。病于内，则肾主之骨髓应于外，其腰脊不能举动，因于骨枯而髓减，由是则发为骨痿，此五脏之所以使人痿也。

帝曰：何以得之？

五脏之热，何以得之？

岐伯曰：肺者脏之长也，为心之盖也，有所失亡，所求不得，则发肺鸣，鸣则肺热叶焦，故曰五脏因肺热叶焦，发为痿躄，此之谓也。

长，上声，下同。肺朝百脉，故肺者，脏之长也。肺位居高，故为心之盖也，有所失亡，所求不得，致心气内郁，火刑肺金，则发肺鸣，肺鸣如火熔金而有声也。故鸣则肺热叶焦，上文言肺热叶焦，着则生痿躄，此言肺为脏之长，故曰五脏因肺热叶焦，发为痿躄，即此肺为脏长之谓也。五脏因肺热叶焦而发为痿躄，是五脏皆受气于肺，而痿躄之证，不但由于肺热，且由五脏之热矣，此明上文肺热成痿之意。

悲哀太甚，则包络绝，包络绝则阳气内动，发则心下崩，数溲血也。故《本病》曰：大经空虚，发为肌痹，传为脉痿。

包，旧本讹“胞”，今改。数，音朔。悲哀太甚，则心气内伤，故包络绝。包络，心包之络也。包络绝，则血外溢，而阳热之气内动，其发病也，则心气下崩，下崩则数溲血也，故本经《本病论》曰：大经空虚，发为肌痹，传为脉痿。大经空虚，犹之包络绝也。包络绝，而血下溲，则不能外充肌肉，故发为肌痹，更不能内荣经脉，故传为脉痿，此明上文心热成痿之意。按：本经有《本病论》，原遗阙，今搜补，并无此言。

思想无穷，所愿不得，意淫于外，入房太甚，宗筋弛纵，发为筋痿，及为白淫，故《下经》曰：筋痿者，生于肝使内也。

《下经》不可考矣，余俱仿此。思想无穷，所愿不得，则怫郁于内，肝气伤矣。意淫于外者，其意淫纵于外，不静存也。入房太甚，宗筋弛纵者，房劳过度，阴器衰弱也。夫入房太甚，宗筋弛纵，则发为筋痿，意淫于外，相火不宁，则为白淫，故《下经》曰：筋痿者，生于肝使内也。此明上文肝热成痿之意。

有渐于湿，以水为事，若有所留，居处相湿，肌肉濡渍，痹而不仁，发为肉痿，故《下经》曰：肉痿者得之湿地也。

渐，进也。有进于湿，则以水为事，其水若有所留，其湿则居处相湿，如是则肌肉濡渍，痹而不仁，发为肉痿，故《下经》曰：肉痿者，得之湿地也，以明上文脾热成痿之意。

有所远行劳倦，逢大热而渴，渴则阳气内伐，内伐则热舍于肾。肾者，水藏也。今水不胜火，则骨枯而髓虚，故足不任身，发为骨痿，故《下经》曰：骨痿者生于大热也。

有所远行，则身体劳倦，复逢大热，则津竭而渴，渴则阳气内伐。伐，攻伐也。阳气内伐，则热舍于肾。夫肾者，水脏也，今水不胜火，则骨枯而髓虚，是以足不任身，发为骨痿，故《下经》曰：骨痿者，生于大热也。以明上文肾热成痿之意。

帝曰：何以别之？

别，音逼。伯论五脏之痿，皆从内起，帝欲征之于外，故问何以别之？

岐伯曰：肺热者，色白而毛败。

欲别其外，当验其色，故肺热者，面色白而毛败。白者，肺之色。皮毛者，肺之合也。

心热者，色赤而络脉溢。

赤者，心之色。络脉者，心之合也。

肝热者，色苍而爪枯。

苍者，肝之色。爪者，筋之余也。

脾热者，色黄而肉蠕动。

黄者，脾之色。肉者，脾之合也。

肾热者，色黑而齿槁。

黑者，肾之色。齿者，骨之余也。

帝曰：如夫子言可矣，《论》言：治痿者，独取阳明，何也？

《论》，疑即《本病论》。五脏之热征于外合，固可见矣。夫子既各举《本病论》以证五脏之痿，而《论》又言“治痿者，独取阳明”，则何也？

岐伯曰：阳明者，五脏六腑之海，主闰宗筋。宗筋主束骨而利机关也。

闰，润同。阳明者，胃也，受盛水

谷，故为五脏六腑之海。皮肉筋脉骨，皆资于水谷之精，故阳明主润宗筋。宗筋，前阴之总筋，故主束骨而利机关也。痿，则机关不利，筋骨不和，皆由阳明不能濡润，所以治痿独取阳明也。

冲脉者，经脉之海也，主渗灌溪谷，与阳明合于宗筋。

阳明不但为五脏六腑之海，又为奇经八脉之长。《灵枢·海论》云：冲脉者，为十二经之海，故曰“冲脉者，经脉之海也”。冲脉之血，主渗灌溪谷，与阳明合于宗筋。《灵枢·五音五味》篇云：宦者，去其宗筋，伤其冲脉，故须不生，是知冲脉会于宗筋。又云：天宦者，其任冲不盛，宗筋不成，故须不生，是知冲脉如是，任脉亦如是。

阴阳总宗筋之会，会于气街，而阳明为之长。

阴阳，阴跷阳跷，阴维阳维也。其脉皆从下而上，至于脐腹，故阴阳总宗筋之会，会于气街。气街者，腹气有街，脐左右之动脉，而阳明为之长。《经脉》论云：阳明之脉，起于胃口，下挟脐，循腹里，至气街中而合。

皆属于带脉，而络于督脉。

气街者，皆属于带脉之循行，是阳明又为带脉之长。带脉，如束带然，前络脐腹，后环腰脊，围身一周而终于督脉，是阳明又从带脉而主于督脉也。

故阳明虚，则宗筋纵，带脉不引，故足痿不用也。

阳明主润宗筋，故阳明虚则宗筋纵。纵者不能束骨而利机关也。宗筋纵，则带脉不引。不引者，不能延引而环约也。夫宗筋纵，带脉不引，故足痿不用，致成痿躄，所以治痿独取阳明也。

帝曰：治之奈何？

治痿独取阳明，而阳明虚，则何以治之？

岐伯曰：各补其荣，而通其俞，调其虚实，和其逆顺，筋脉骨肉，各以其时受月，则病已矣。

各补其在内之荣血，而通其在外之俞穴。正虚，则补以调之；邪实，则泻以调之；逆者，和之使顺；顺者，和之不使逆。由是而肝主之筋，心主之脉，肾主之骨，脾主之肉，各以其四时受气之月，而施治之，则病已矣。受气者，筋受气于春，脉受气于夏，骨受气于冬，肉受于长夏也。

帝曰：善。

但言筋脉骨肉，不言肺主之皮，以肺为五脏长，五脏因肺热叶焦，发为痿躄，帝故默会其义而善之。

厥论第四十五篇

承痹证、痿证而论厥证也。经脉阴阳之气，不可偏胜。阳气损，阴气独在，则手足寒厥，或令人腹满；阴气衰，阳气独胜，则手足热厥，或令人暴不知人。经脉厥而形诸病，则有厥状，气机逆而形诸病，则有病能，故终举手足六经之厥状病能以明之。

黄帝问曰：厥之寒热者何也？

厥，犹逆也。经脉之血，皮毛之气，不相顺接而厥逆也。盖经脉之血，出于手足之指井，合皮毛之气，而溜于荥，注于俞，过于原，行于经，入于合。若经气不相通贯，致有寒热之厥，故以为问。

岐伯对曰：阳气衰于下，则为寒厥。阴气衰于下，则为热厥。

厥有寒热，其根皆起于下。故阳气衰于下，则为寒厥；阴气衰于下，则为热厥。下，足下也。

帝曰：热厥之为热也，必起于足下者何也？

热为阳，足为阴，热厥之为热也，何以必起于足下？

岐伯曰：阳气起于足五指之表。阴脉者，集于足下，而聚于足心。故阳气胜则足下热也。

阳气之热，本于阴气之虚，故阳气、阴气皆起于足，而有表里之分。太阳根起于足小趾外侧，阳明根起于足大次趾之端，少阳根起于足小次趾之端，是阳气起于足五指之表。太阴根起于隐白，少阴根起于涌泉，厥阴根起于大敦，是阴脉者集于足下，而聚于足心。三阳三阴，皆起于足。今阴气衰，故阳气胜，阳气胜则足下热也。此热厥所以起于足下也。

帝曰：寒厥之为寒也，必从五指而上于膝者，何也？

寒为阴，膝为阳，寒厥之为寒也，何以必从五趾而上于膝？

岐伯曰：阴气起于五指之里，集于膝下，而聚于膝上，故阴气胜则从五指至膝上寒。其寒也，不从外，皆从内也。

阳气起于足五趾之表，则阴气当起于五趾之里。三阴经气，集于膝下而聚于膝上。今阳气衰，故阴气胜；阴气胜则从五趾至膝上寒。膝外为阳，膝内为阴。故其寒也，不从外，皆从内也。此寒厥所以从五趾而上于膝也。

帝曰：寒厥，何失而然也？

失其所用之阳气，则为寒厥，故问寒厥何失而然？

岐伯曰：前阴者，宗筋之所聚，太阴阳明之所合也。春夏则阳气多而阴气少，秋冬则阴气盛而阳气衰，此人者质壮，以秋冬夺于所用，下气上争不能复，精气溢下，邪气因从之而上也，气因于中，阳气衰不能渗营其经络，阳气日损，阴气独在，故手足为之寒也。

《痿论》云：入房太甚，宗筋弛纵。故前阴者乃宗筋之所聚，阳明主润宗筋，而阳明胃腑，水谷之精，又借太阴脾土以运行。故宗筋乃太阴阳明之所合也。时当春夏，则人身阳气多而阴气少，阴气虽少，阳之守也。时当秋冬，则人身阴气盛而阳气衰，阳气虽衰，阴之使也。此人寒厥者，秉质壮盛，以秋冬用阳之时，而夺于所用，则在下之阴气，上争于阳，致阳气不能复。复，内藏也。阳气不复，不和于阴，则精气散溢于下，正虚邪生，故邪气因从之而上也。阴寒之邪气因于中，而阳气日衰，不能渗营其经络；阳气日损，阴气独在，故手足为之寒也。是失其所用之阳气，而为寒厥也。

帝曰：热厥，何如而然也？

失其所藏之阴精，则为热厥，故问热厥何如而然？

岐伯曰：酒入于胃，则络脉满，而经脉虚，脾主为胃行其津液者也，阴气虚则阳气入，阳气入则胃不和，胃不和则精气竭，精气竭则不营其四肢也。此人必数醉，若饱以入房，气聚于脾中不得散，酒气与谷气相薄，热盛于中，故热遍于身，内热而溺赤也。夫酒气盛而慓悍，肾气日衰，阳气独胜，故手足为之热也。

数，音朔。溺，鸟去声，下同。阴虚阳胜，则为热厥，故假饮酒以明之。酒入于胃，先行皮肤，先充络脉，则络脉满而经脉虚，不由脾气之运行，故曰脾主为胃行其津液者也。今不由脾运，是阴气虚，酒气先行皮毛络脉而后入，则阳气入。入者，络脉之热，复入于胃也。故阳气入，则胃不和，胃不和则经隧之精气竭，精气竭则不营灌其四肢也，此人热厥者，必数饮酒而醉，若既醉且饱以入房，其谷气聚于脾中不得散，酒气复与谷气相薄，酒性热，故热盛于中，盛于中故热遍于身，内外皆热，故内热而溺赤也。夫酒气盛而性慓悍，致肾精之气日衰，而阳气独胜，阳气独胜故手足为之热也，是失其所藏之阴精，而为热厥也。

帝曰：厥，或令人腹满，或令人暴不知人，或至半日，远至一日，乃知人者，何也？

上文寒厥热厥，其厥在于经脉，故复问厥，或令人腹满，则脾土内虚，或令人暴不知人，或至半日一日乃知，则心神失守，不在经脉，其故何也？

岐伯曰：阴气盛于上，则下虚，下虚，则腹胀满。

阴寒之气盛于上，则上下皆阴，而阳气虚于下，下虚则腹胀满，以明腹满而为寒厥之意。

阳气盛于上，则下气重上，而邪气逆，逆则阳气乱，阳气乱则不知人也。

重，平声。阳热之气盛于上，则下气重上，而邪气逆，逆则阳气乱，乱则心神不宁，故暴不知人。或至半日，远至一日，乃知也，以明暴不知人而为热厥之意。

此一节，论厥证之寒热阴阳，阳虚则为寒厥，阴虚则为热厥也。

帝曰：善。愿闻六经脉之厥状病能也。

腹满不知人，仍不外阴阳寒热之义，帝故善之。而三阳三阴之六经脉，皆有厥状病能，故举以问。

岐伯曰：巨阳之厥，则肿首头重，足不能行，发为眴仆。

厥状属经，病能属气。巨阳，太阳也，其脉上额交巅，下出足外踝之后，故巨阳之厥，其状则上为肿首头重，下为足不能行，病经而转及于气，则发为眴仆。此明巨阳经脉之厥状，而兼及病能也。

阳明之厥，则癫疾欲走呼，腹满不得卧，面赤而热，妄见而妄言。

阳明之厥，则阳明经脉不和，故癫疾欲走呼，其脉下循腹里，故腹满。状为癫疾，故不得卧。阳明之脉起面頞，故面赤而热，状欲走呼，故妄见而妄言，此明阳明之厥状也。

少阳之厥，则暴聋，颊肿而热，胁痛，䯒不可以运。

少阳之厥，则少阳经脉不和，其脉从耳后，入耳中，出走耳前，故暴聋。其脉加颊车，循胁里，行身之侧，故颊肿而热，胁痛，出膝外廉，下辅骨，故䯒不可以运，此明少阳之厥状也。

太阴之厥，则腹满䐜胀，后不利，

不欲食，食则呕，不得卧。

太阴之厥，则太阴经脉不和，其脉入腹，属脾络胃，故腹满䐜胀。腹满则脾土不和，胀则胃土不和，其状腹满，故后便不利，其状䐜胀，故不欲食，不欲食而强食则呕。脾胃不和，故不得卧。此明太阴之厥状也。

少阴之厥，则口干，溺赤，腹满，心痛。

少阴之厥，则少阴经脉不和。少阴，肾脉也。肾为水脏，厥则水竭火盛，故口干溺赤。溺赤则水道不利而腹满，口干则火热上炎而心痛，此明少阴之厥状也。

厥阴之厥，则少腹肿痛，腹胀，泾溲不利，好卧屈膝，阴缩肿，䯒内热。

好，去声。厥阴之厥，则厥阴经脉不和，其脉过阴器，抵小腹，故少腹肿痛，少腹不但肿痛而且胀，肿痛而胀，故泾溲不利。肝木不舒，故好卧。筋不柔和，故屈膝。屈膝，蜷卧也。阴缩肿，前阴萎缩而囊肿也。厥阴之脉，上腘内廉，故䯒内热。此明厥阴之厥状也。

盛则泻之，虚则补之，不盛不虚，以经取之。

结上文而言三阳三阴之厥，当以针刺治之。故经脉有余而盛，则针刺以泻之；经脉不足而虚，则针刺以补之；经脉不盛不虚，则各随其经脉，取而调和之。

太阴厥逆，䯒急挛，心痛引腹，治主病者。

上文申明厥状，故但言厥，此下兼论病能，故言厥逆。太阴厥逆，经厥而气亦逆也。急挛，太阴之气不和于髀腘也。心痛引腹，太阴之气不能从腹上交于心，故心痛复引于腹也。此太阴厥逆之病能，乃太阴所主之病，故曰治主病者。

少阴厥逆，虚满，呕变，下泄清，治主病者。

少阴经厥气逆，少阴火气虚于上，故虚满而有欲呕之变证。少阴水气虚于下，故下泄而其便复清，此少阴厥逆之病能，故当治其主病者。

厥阴厥逆，挛腰痛，虚满，前闭，谵言，治主病者。

厥阴经厥气逆，则筋挛腰痛；肝气郁，则虚满，而前阴闭结；肝木不生心火，故谵言。此厥阴厥逆之病能，故当治其主病者。

三阴俱逆，不得前后，使人手足寒，三日死。

结上文而言。三阴厥者，病在经；三阴逆者，病在气。故三阴俱逆，不得阳气以和之，致不得前后，使人手足寒。三日，三阴不和于阳，故三日死。

太阳厥逆，僵仆，呕血善衄，治主病者。

太阳经厥气逆，则阳气不能周遍，故僵仆。僵仆，即上文发为眴仆之义。阳热之气，不行皮毛，内伤络脉，阳络伤则血外溢，故呕血善衄。此太阳厥逆之病能，故当治主病者。

少阳厥逆，机关不利，机关不利者，腰不可以行，项不可以顾，发肠痈，不可治。惊者死。

少阳经厥气逆，则枢转有乖，故机关不利。申明机关不利者，病于下，则腰不可以行，病于上，则项不可以顾；

不能枢转从外，则发肠痈，发肠痈则内郁之气，从痈而泄，不可治少阳之主病，当治阳明之肠痈。若治少阳，虚其旋转之气，神机内乱而发惊，枢将折也，故死。此少阳厥逆病能，发于阳明，当治阳明，故不言治主病者。

阳明厥逆，喘咳，身热，善惊，衄，呕血。

阳明经厥气逆，则阳明燥金之气，不和于肺，故喘咳。阳明气逆，故身热，闻木音则善惊，热迫于经，则衄、呕血。上文发肠痈，不可治少阳，当治阳明，是治阳明之意已寓于上，故此不言治主病者。

手太阴厥逆，虚满而咳，善呕沫，治主病者。

上文论六经之厥状，复论六经之病能，而经脉之中，又有手之六经，故复举手六经之厥逆，以终经脉病能之义。手太阴经厥气逆，则肺气虚，满而咳。肺气满、咳，不能四布其水津，故善呕沫，此手太阴厥逆之病能，故当治主病者。

手心主少阴厥逆，心痛引喉，身热，死不可治。

手心主厥阴包络、手少阴心经，经厥气逆，皆有心痛之病。喉者，肺气也。心痛引喉，则两火上炎而烁金，又兼身热如焚如焰，则死不可治。由是而知心包与心，不可皆病也。

手太阳厥逆，耳聋，泣出，项不可以顾，腰不可以俯仰，治主病者。

《经脉》论云：小肠手太阳之脉，是主液所生病者，耳聋，目黄。故手太阳经厥气逆，则耳聋、泣出。耳聋、泣出者，液虚也。液虚，则骨属屈伸不利，故项不可以顾，腰不可以俯仰。此手太阳厥之病能，故当治主病者。

手阳明少阳厥逆，发喉痹，嗌肿，痓，治主病者。

《经脉》论云：三焦手少阳之脉，则病嗌肿喉痹。今手少阳经气厥逆，不能外通腠理，故上逆而喉痹嗌肿，当治手少阳之三焦。痓者，头面摇，猝口噤，背反张也。《经脉》论云：大肠手阳明之脉，是主津液所生病者。今手阳明经气厥逆，津液不荣于经脉，故痓。当资手阳明之津液，故治主病者。

此一节，言厥状在经，病能在气，举手足六经之主病，以终厥论之义。

病能论第四十六篇

上篇论六经脉之厥状病能，而病能未畅其旨，故复论之。十二经脉秉气于胃，故首论胃脘痈，其次有病厥者，有病颈痈者，有病怒狂者，有病酒风者，举病气之合于四时者而论之，皆病能也。

黄帝问曰：人病胃脘痈者，诊当何如？

十二经脉，秉气于胃，人病胃脘痈，则经脉之诊当何如？

岐伯对曰：诊此者，当候胃脉，其脉当沉细。沉细者，气逆。逆者，人迎甚盛，甚盛则热。人迎者，胃脉也，逆而盛，则热聚于胃口而不行，故胃脘为痈也。

胃脘有痈，故诊此者，当候胃脉，病在于胃，其脉当沉细。沉细者，由于正气之逆，气逆则经脉不和，故逆者人迎甚盛，甚盛则胃热也。申明人迎者，乃结喉两旁之胃脉也。今气逆而热盛，则热聚于胃口而不行，不行故胃脘为痈也。

所谓深之细者，其中手如针也，摩之切之。聚者，坚也，博者，大也。

旧本在“为后饭”之下，今改正于此。中，去声。深，沉也。博，散也。上文云，其脉当沉细，所谓沉之细者，其中手如针之微细深沉也。胃脘有痈，其外则当摩之切之，摩之切之而有所凝聚者，痈之坚也。若不凝聚而博散者，痈之大也。

帝曰：善。人有卧而有所不安者，何也？

候人迎而知胃痈，帝故善之。胃不和，则卧不安，故举以问。

岐伯曰：脏有所伤，及精有所之，寄则安，故人不能悬其病也。

诸脏之气，归于胃土，卧不安者，乃脏气有所伤，及阴精有所之。之，去也。脏伤精去，卧不安也。夫诸脏之气皆归于胃，而胃土之气寄于诸脏，是胃气相寄则安，今不寄则不安，故人不能悬绝其病也。

帝曰：人之不得偃卧者，何也？

偃卧，正卧也。《评热论》云：不能正偃者，胃中不和也，故举而复问。

岐伯曰：肺者，脏之盖也。肺气盛则脉大，脉大则不得偃卧，论在《奇恒》阴阳中。

肺位居高，是肺者脏之盖也。盖者，如天覆于上，其气下行。今肺气盛，则气上不下，气上不下则肺部之脉大，脉大则不得偃卧矣，此失阴阳之常度，故论在《奇恒》阴阳中。《奇恒》阴阳，如下文所云是也。

《上经》者，言气之通天也。《下经》者，言病之变化也。《金匮》者，决死生也。《揆度》者，切度之也。《奇恒》者言奇病也。所谓奇者，使奇病不得以四时死也。恒者，得以四时死也。所谓揆者，方切求之也，言切求其脉理也。度者，得其病处，以四时度之也。

旧本在篇末，今列于此。度，入声。处，去声。《示从容论》云：请诵《脉经》上、下篇。《脉经》疑即《灵枢经》，此《上经》《下经》，即《脉经》上、下经也。《上经》言气化之道，故《上经》者，言人气之通天也。《下经》言疾病之生，故《下经》者，言民病之变化也。《灵枢》论篇有著之玉版，藏之兰室者，即藏之金匮也。《金匮》者，所以通决死生也。《疏五过论》云：《上经》《下经》，《揆度》阴阳，《奇恒》五中，决以明堂，故申言揆度者，切其脉而度之也。奇恒者，言非常之奇病也。复申言所谓奇者，使奇病不得以四时死也。恒者，得以四时死也。又申言所谓揆者，方切求之，言切求其脉理也。度者，得其病处，而以四时之阴阳度之也。如是则知气之通天，病之变化，可以决人之死生矣。

帝曰：有病厥者，诊右脉沉而紧，左脉浮而迟，不然，病主安在？

承上文切求脉理，得其病处之意，而问有病厥者，阳气不上，故诊右脉沉而紧，阴气不下，故左脉浮而迟。病厥，则阴阳之气不相顺接，脉故如是，设病厥而脉不然，则病主安在？

岐伯曰：冬诊之，右脉固当沉紧，此应四时，左脉浮而迟，此逆四时，在左当主病在肾，颇关在肺，当腰痛也。

切求脉理，得其病处，当以四时阴阳之理度之，春生夏长，秋收冬藏，如冬诊之，右脉固当沉紧，此冬脉之应四时也。今左脉浮而迟，此冬脉之逆四时也。浮迟在左，当主病在肾，所以然者，肾脉居于左尺也，肾上连肺，故颇关在肺，在肾关肺，当腰痛也。

帝曰：何以言之？

在肾何以关肺，关肺何以腰痛？

岐伯曰：少阴脉，贯肾络肺，今得肺脉，肾为之病，故肾为腰痛之病也。

少阴者，肾脉也。少阴之脉，贯肾络肺，故在肾关肺也。浮迟者，肺脉也。今得浮迟之肺脉，而肾为之病，腰者肾之府，故肾为腰痛之病也。

帝曰：善。有病颈痈者，或石治之，或针灸治之，而皆已，其真安在？

论病厥而诊冬脉，诊冬脉而应四时，帝故善之，病厥为冬，则颈痈为春，怒狂为夏，酒风为秋，故相继以问。

岐伯曰：此同名异等者也。

等，类也。颈痈之名虽同，而在气在血，则异类也。

夫痈气之息者，宜以针开除去之，夫气盛血聚者，宜石而泻之，此所谓同病异治也。

息，止息也。颈痈而气之止息者，其病在气，宜以针开通其气而除去之，此气息成痈，而有针刺之真法也。颈痈而气盛血聚者，其病在血，宜石刺出血而泻之，此血聚成痈，而有石刺之真法也。此所以同病异治而皆已也。

帝曰：有病怒狂者，此病安生？

颈痈为春，怒狂为夏，故举怒狂以问。

岐伯曰：生于阳也。

阳气过盛，则狂，此之怒狂，生于阳也。

帝曰：阳何以使人狂？

阳者，正气也，何以使人狂。

岐伯曰：阳气者，因暴折而难决，故善怒也，病名曰阳厥。

阳气直遂，不可屈抑，今阳气者，因暴折而难决。决，犹散也。暴折难决，故善怒而狂也，此因阳气厥逆而成，故病名曰阳厥。

帝曰：何以知之？

阳厥何以知之。

岐伯曰：阳明者常动，巨阳少阳不动，不动而动大疾，此其候也。

太少合并而有阳明，是阳明有少阳之阳，复有太阳之阳，故阳明者常动。巨阳者，阳之极也。阳极而其气反微。少阳者，阳之初也。阳初而其气安静，故巨阳少阳不动，本当不动，而今也，乃动之大疾，此其为阳厥之候也。

帝曰：治之奈何？

未悉治法，故复问之。

岐伯曰：夺其食即已，夫食入于阴，长气于阳，故夺其食即已，使之服以生铁洛为饮。夫生铁洛者，下气疾也。

长，上声。洛，烙同。阳明者，胃也。胃者，阳气之所归也。阳气有余，须夺其食即已。夫食入于胃，生其阴精，故食入于阴，阴精足则阳气盛，故长气于阳，夺其食则阳明土气少虚，故夺其食即已。夺，犹损也。更使之服以生铁烙为饮。铁者，金也，金能平木，可治少阳之气。烙饮者，转赤为乌也。赤而乌，可以平巨阳之气，故曰下气疾也。

帝曰：善。有病身热解堕❶，汗出如浴，恶风少气，此为何病？

恶，去声。阳厥有治，则阴厥亦有治，帝默会其意而善之，复举身热汗出恶风少气之病以问。

岐伯曰：病名曰酒风。

酒气先行皮肤，先充络脉，故身热汗出恶风。不从中土而散精，故懈惰少气。伯曰酒风，盖秋病也。

帝曰：治之奈何？岐伯曰：以泽泻、术各十分，麋衔五分，合以三指撮，为后饭。

分，去声。酒风之病，中土内虚，当以泽泻、术二种十分为君，助其脾土，麋衔五分为臣，散其风邪，合以三指而撮此药，先服其药，补中土而散邪风，为之后饭，以益其胃气焉。合胃痈、病厥、颈痈、怒狂、酒风，以论病能，而揆度奇恒，未畅其旨，故下即有奇病、大奇之论。

奇病论第四十七篇

上篇揆度奇恒，未畅其旨，故相继而有奇病之论。奇病者，形居母腹，胎失其养，既生之后，经脉脏气不足，当天癸未至之时，病从内生，猝然而起，病久且死，故曰奇也。如九月而喑，则胞胎内虚，既生之后，天癸未至，致有息积、伏梁、疹筋、厥逆，以及脾甘、胆苦、癃、厥、癫疾、肾风之病，类而举之，皆先天受病，猝然而发，故曰奇病。

黄帝问曰：人有重身九月而喑，此为何也？

重，平声。为，去声，下俱同，惟“为水”、“为主”、“转为”、“发为”之“为”，如字。妇人怀孕，谓之重身。喑，声不出也。怀孕九月，猝然无声，此何病也。

岐伯对曰：胞之络脉绝也。

胞之络脉，系母腰肾。绝，不相维系也。九月而喑，以此故也。

帝曰：何以言之？

何以络脉绝而当喑。

岐伯曰：胞络者，系于肾，少阴之脉，贯肾系舌本，故不能言。

胞络者，系于母之腰肾。肾者，少阴也。少阴之脉下贯肾，上系舌本，肾不系胎，则少阴脉虚，虚则上下不交，故不能言而喑也。

帝曰：治之奈何？

治喑奈何？

岐伯曰：无治也，当十月复。

九月而喑，无可治也，当十月则非少阴主胎，斯时则复旧能言。

《刺法》曰：无损不足，益有余，以成其疹，然后调之。

所以无治者，如《刺法》有曰“无损不足，益有余，以成其疹，然后调之”之谓也。疹，犹病也。刺法，针刺之法也。

所谓无损不足者，身羸瘦，无用镵石也。无益其有余者，腹中有形而泄之。泄之则精出而病独擅中，故曰疹成也。

---

❶ 解堕：通“懈惰”。

镵，犹针也。益，犹治也。《刺法》所谓无损不足者，如身羸瘦无用针石也。所谓无益其有余者，重身则腹中有形，如腹中有形而泄之，泄之则精出而病独擅中，精出正虚，擅中邪实，故曰疹成也。疹成而后调之，不若无损其不足，无治其有余矣。此胞络脉绝，先天不足，为奇病之先基，无容治也。

帝曰：病胁下满，气逆，二三岁不已，是为何病？

胁满气逆，病之常也，二三岁不已则为奇病，故举以问。

岐伯曰：病名曰息积，此不妨于食，不可灸刺，积为导引服药，药不能独治也。

胁满气逆，病名曰息积，二三岁不已，故此不妨于食，先天经脉受亏，病久不愈，故不可灸刺。积，渐次也，须渐次为之导引而服药。导引，运行也。运行则经脉之亏者可复，若但服药，则药不能独治也。此息积为先天奇病，而药不能治也。

帝曰：人有身体髀股骱皆肿，环齐而痛，是为何病？

齐，脐通，下同。身体髀股骱皆肿则气越于外，环脐而痛则气凝于内，病机各异，是为奇病，故复问之。

岐伯曰：病名曰伏梁，此风根也，其气溢于大肠，而着于肓，肓之原在齐下，故环齐而痛也，不可动之，动之为水溺涩之病也。

溺，鸟去声。邪积于内，致环脐而痛，故病名曰伏梁。风动水涣，致身体髀股骱皆肿，故曰此风根也。风根而为伏梁者，其风根之气，溢于大肠之外，而内着于肓，肓之原出于脖胦。脖胦，脐下也，故肓之原在脐下，溢大肠而着肓，故环脐而痛也。外则身体肿，内则环脐痛，亦属先天奇病，故不可妄攻以动之，动之则土气益虚，身肿不消，而为水溺涩之病。此风根伏梁，为先天奇病而不可动也。

帝曰：人有尺脉数甚，筋急而见，此为何病？

数，音朔。尺脉数甚，阴血虚也。筋急而见，肌肉脱也。脉数筋急，亦为奇病，故举以问。

岐伯曰：此所谓疹筋，是人腹必急，白色黑色见，则病甚。

疹，犹病也。筋急而见，其病在筋，此所谓疹筋，肌肉虽脱，是人腹必急，其面白色黑色见。腹主地，面主天，腹急，地气虚也。白色黑色见，天气虚也，则病当甚，难以治也。此疹筋腹急为先天奇病，而病必甚也。

帝曰：人有病头痛，以数岁不已，此安得之，名为何病？

头者，诸阳之会，头痛而数岁不已，亦奇病也。

岐伯曰：当有所犯大寒，内至骨髓，髓者以脑为主，脑逆故令头痛，齿亦痛，病名曰厥逆。

头者，阳也，头痛者，当有所犯大寒，其寒内至骨髓，脑为髓海，故髓者以脑为主，寒入于髓，则脑逆，脑逆故令人头痛。齿者，骨之余，寒入骨髓，故齿亦痛。病名曰厥逆，言阴阳之气不相顺接，为厥为逆也。此大寒犯髓，头痛不已之奇病，而名为厥逆也。

帝曰：善。

三字衍文。

帝曰：有病口甘者，病名为何？何以得之？

承上文头痛齿痛之意，而问口甘，乃触类引伸以问也。

岐伯曰：此五气之溢也，名曰脾瘅。

五气，土气也。溢，泛溢也。瘅，热也。土气泛溢，名曰脾瘅，言土虚脾热而口甘也。

夫五味入口，藏于胃，脾为之行其精气，津液在脾，故令人口甘也，此肥美之所发也，此人必数食甘美而多肥也，肥者，令人内热，甘者，令人中满，故其气上溢，转为消渴，治之以兰，除陈气也。

藏，如字。数，音朔。胃者，土也，夫五味入口，皆藏于胃，而脾则为之行其精气，今津液在脾，不能四布，故令人口甘也。此口甘者，乃肥美之味所发也。肥美者，此人必数食甘美而多肥也。肥者，性厚，故令人内热。甘者，性缓，故令人中满，内热中满，故其气上溢，上溢而热，转为消渴。兰，香草也，治之以兰，可以除陈气也。除陈者，推陈致新之意。

帝曰：有病口苦，取阳陵泉。口苦者，病名为何？何以得之？

承上文口甘中满治之以兰之意，复问有病口苦，取阳陵泉刺之，而口苦不愈，何也？

岐伯曰：病名曰胆瘅。夫肝者，中之将也，取决于胆，咽为之使，此人者数谋虑不决，故胆虚，气上溢，而口为之苦，治之以胆募俞，治在《阴阳十二官相使》中。

将、使，俱去声。数，音朔。口苦，胆热也，故病名曰胆瘅。胆附于肝，肝者将军之官。故夫肝者，中之将也。胆居肝内，肝主谋虑，故取决于胆，肝脉上循喉咙，故咽为之使，此人所以口苦者，必数谋虑不决，致胆气不和于肝，故胆虚，胆气上溢而口为之苦，但治胆合穴之阳陵泉，无裨也，当治之以胆募俞。胆募者，胸之分，胆俞者，背之分。胆募俞者，胆俞在脊背第十椎下两旁，以背之俞而合于胸之募，则当期门之处，胆附于肝，故当取募俞而合治之。《灵兰秘典论》曰：肝者，将军之官，谋虑出焉。胆者，中正之官，决断出焉。十二官者，相使而不得相失也。夫肝谋虑，胆决断，是肝胆之气相使而不得相失，治以胆募俞者，乃胆病治肝，其施治之义，在《阴阳十二官相使》中，此承上文大寒入髓之奇病，而论脾瘅胆瘅之热病，先圣立教之大法也。

帝曰：有癃者，一日数十溲，此不足也。身热如炭，颈膺如格，人迎躁盛，喘息气逆，此有余也。太阴脉微细如发者，此不足也。其病安在，名为何病？

小便不利曰癃，病癃一日数十溲，此不足也，不足而复有诸有余之病，有余而复有不足之脉，不足而有余，有余而不足，病之奇也，故举以问。

岐伯曰：病在太阴，其盛在胃，颇在肺，病名曰厥，死不治。此所谓得五有余、二不足也。

病癃数十溲，太阴脉微细如发，则病在太阴，身热如炭，颈膺如格，人迎躁盛，喘息气逆，则其盛在胃。太阴者，肺也，病在太阴，故颇在肺，阴阳之气，不相交合，病名曰厥，是为瘅厥，死不治，此所谓得五有余、二不足也。有余不足，详见下文。

帝曰：何谓五有余、二不足？岐伯曰：所谓五有余者，五病之气有余也；二不足者，亦病气之不足也。

所谓五有余者：一、身热如炭，二、颈膺如格，三、人迎躁盛，四、喘息，五、气逆，此五病之气为有余也。所谓二不足者：一、病瘅数十溲，二、太阴脉微细如发，病有有余，即有不足，此二者亦病气之不足也。

今外得五有余，内得二不足，此其身不表不里，亦正死明矣。

阳明者，阳也，主外主表。太阴者，阴也，主内主里。今外得五有余，则阳明真气不行于表，内得二不足，则太阴真气不行于里，此其身不表不里，亦正死明矣，所以瘅厥之病，死不治也。

帝曰：人生而有病巅疾者，病名曰何，安所得之？

巅，作癫，下同。癫，癫痫也，生而病癫，亦先天奇病，故举以问。

岐伯曰：病名为胎病，此得之在母腹中时，其母有所大惊，气上而不下，精气并居，故令子发为巅疾也。

生而病癫，先天所受之病也，故名为胎病。此得之在母腹中时，其母有所大惊，其气上而不下，精以养胎，气上不下则精与惊气并居，既生以后，故令子发为巅疾也，此癫疾为先天奇病，而属于不治也。

帝曰：有病庞然如有水状，切其脉大紧，身无痛者，形不瘦，不能食，食少，名为何病？

庞然如水状，病之深也，脉大紧，身无痛，形不瘦，病之浅也。不能食，食少，病之深也。病似深复似浅，似浅复似深，病之奇也，故举以问。

岐伯曰：病生在肾，名为肾风，肾风而不能食，善惊，惊已，心气痿者死。

肾为水脏，今庞然浮肿，如有水状，故病在于肾，水因风动，故名为肾风。肾者，水也。水寒之气，借阳火以运行，今肾风而不能食，火气虚也。火虚则善惊，惊已，而心气痿者，神机化灭也，故死。此肾风为先天奇病，而必死也。

帝曰：善。

重身九月而喑，胞络脉绝，先天受亏，发为奇病，病不能治，且至于死，帝通承上文而善之。

大奇篇第四十八篇

大，推广也。帝承上篇奇病而推广之，故曰大奇。上篇胞络脉绝，乃先天受病，其病发于天癸未至之时，此篇首言肝满肾满肺满，则天癸已至，形气充足，而为后天之病，病脏腑经脉，甚则死不可治，所以大奇病之说也。

肝满，肾满，肺满，皆实，即为肿。

帝承上篇胞络脉绝，先天受病之意，而言肝满、肾满、肺满，则天癸已至，形气充盛，而为后天之病。女子天癸，肝所主也。男子天癸，肾所主也。通体形气，肺所主也。今肝肾肺满，满则为实，故曰皆实，实则壅滞，故曰即为肿。

肺之雍，喘而两胠满。

雍，壅通，下同。壅，壅滞也，以明即为肿者，壅滞之意也。肺主呼吸，其脉横出腋下，肺之壅，则呼吸不利，其脉不能出腋，故喘而两胠满。

肝雍，两胠满，卧则惊，不得小便。

肝脉上贯膈，布胁肋。肝壅，故两胠满。人卧则血归于肝，肝壅故卧则惊。肝主疏泄，肝病则闭癃，故不得小便。

肾雍，脚下至少腹满，胫有大小，髀骭大跛易，偏枯。

肾脉起于足心，上至少腹。肾壅，故脚下至少腹满，左右胫骨，有大小之不同，其髀骭则肿大而跛易。跛易，行步不正，易其常度也。胫有大小，髀骭跛易，乃精髓不周于身，故偏枯。偏枯，不周之意。此一节言肝满、肾满、肺满，为肿为壅，而发为后天之奇病也。

心脉满大，痫瘛筋挛。

脉者心之所主，心者神之所居，心脉满大，则神机不利，故痫瘛惊[1]挛，神气不通于心包则痫，神气不行于骨节则瘛，痫则筋挛于内，瘛则筋挛于外也。

肝脉小急，痫瘛筋挛。

肝者，血之所藏，肝脉小急，则血不充身，故亦痫瘛筋挛，是知痫瘛筋挛之病，有因神气之内虚，有因肝血之不足矣。

肝脉骛暴，有所惊骇。

骛，音务，余篇同。骛，犹疾也。暴，犹促也。肝脉疾促，阴血虚而阳热盛也。血虚热盛，故有所惊骇，上文肝脉小急，血虚阴盛则痫瘛筋挛，此肝脉骛暴，血虚阳盛则惊骇也。

脉不至，若喑，不治自已。

承上文痫瘛惊骇，而言当痫惊之时，其三部之脉，一时不至，口无言而苦喑，有属不治者，有属自已者。

二阴急，为痫厥，二阳急，为惊。

旧本在“三阴急为疝”下，今改正于此。急，不和也。承上文不治自已之意，而言二阴心肾不交，经脉不和，而为痫厥之喑，则不治。二阴，少阴也。阳明胃络不通于心，经脉不和，而为惊骇之喑，则自已。二阳，阳明也。此脏脉阴阳经气不和，发为痫惊之奇病也。

肾脉小急，肝脉小急，心脉小急，不鼓，皆为瘕。

肾脉小急，肾脏虚寒也。肝脉小急，肝脏虚寒也。心脉小急，心脏虚寒也。脏气虚寒，小急而脉不鼓，则皆为瘕。言肾肝与心皆可为瘕。瘕，假也。假寒气而成形也。

肾肝并沉，为石水。并浮，为风水。并虚，为死。并小弦，欲惊。

肾肝并沉，则肝气下沉于肾，故为石水。石水，肾水也。肾肝并浮，则肾气上浮于肝，故为风水。风水，肝水也。肾肝并虚，则水不生木，故为死。肾肝并小弦，则虚而受邪，故欲惊。欲惊，正虚邪扰之意。

肾脉大急沉，肝脉大急沉，皆为疝。心脉搏滑急，为心疝。肺脉沉搏，为肺疝。

肾脉大急沉，肾气受邪而下入也。肝脉大急沉，肝气受邪而下入也。邪气下入，故皆为疝，或为肾之水疝，或为肝之筋疝也。心脉搏滑急，则心气受邪，故为心疝。《脉要精微论》曰：诊得心脉而急，病名心疝，少腹当有形也。肺脉沉搏，则肺气受邪，故为肺疝。肺疝，

[1] 惊：参照前后文义，应为“筋”。

气疝也。

三阳急，为瘕。三阴急，为疝。

承上文瘕疝之意而言，三阳脉急，阳不和阴，则为瘕。三阳，太阳也。三阴脉急，阴不和阳，则为疝。三阴，太阴也。此脏脉阴阳经气不和，发为瘕疝之奇病也。

脾脉外鼓沉，为肠澼，久自已。

肠澼，泄泻也。脾脉外鼓沉，言脾土之气，鼓动于外，不能四布，复下沉也。如是，则津液不行于经隧，故为肠澼，土气内逆，腐秽当下，故日久自已。

肝脉小缓，为肠澼，易治。

易，去声。肝脉小缓，肝脏虚而气机和缓也，故为肠澼，则当易治。

肾脉小搏沉，为肠澼下血，血温身热者，死。

肾脉小搏沉，肾脏虚而热邪下搏也。故为肠澼，当主下血。血温于内，身热于外，火炎血竭，故死。

心肝澼，亦下血，二脏同病者，可治。

心肝澼，言心脉肝脉不和，而病肠澼也。亦下血，亦如肾脉之肠澼下血也。心肝二脏同病，而为肠澼者，主木火相生，故为可治。

其脉小沉涩为肠澼，其身热者死，热见，七日死。

肺朝百脉，其脉小沉涩，肺气虚也。肺气虚而肠澼，其身复热，乃阴津泄于下，阳热浮于外，泄于下则下而不上，浮于外则外而不内，阴阳离脱，故死。热见七日，不能环复，故七日死。

胃脉沉鼓涩，胃外鼓大，心脉小坚急，背膈偏枯。男子发左，女子发右，不喑舌转，可治，三十日起。

背，旧本讹“皆”，今改。此举胃腑之脉，以足上文五脏之意。心主脉，而五脏之中皆有胃脉。今胃脉沉鼓而涩，胃气不行于外矣。胃脉外鼓而大，胃气不行于内矣。沉鼓涩，外鼓大，皆非胃土柔和之脉，胃脉如是，其心脉复小坚急，不能合胃脉而行于前后，则背膈偏枯，不能合胃脉而行于左右，则男子偏枯发左，女子偏枯发右。胃络上通于心，而舌为心之窍，故不喑舌转，则胃络通于心，心气通于胃，故其病可治。三十日，则荣卫血气一周，故病当起。

其从者，喑三岁起。年不满二十者，三岁死。

《玉版论要》云：男子右为从，女子左为从，其从者谓男子发于右，女子发于左。不同于上文之发也。上文男子发左，女子发右，则不喑，此男子发右，女子发左，故喑。喑则胃络不通于心，心气不通于胃，其偏枯之病，必三岁方起。若年不满二十者，天癸之精血始通，方来未艾，不能固密，故三岁死。此言五脏经脉内虚，发为肠澼，胃腑经脉不和，发为偏枯之奇病也。此一节，举病惊瘕疝肠澼偏枯，脏腑经脉不和，而为后天之奇病也。

脉至而搏，血衄身热者死，脉来悬钩浮，为常脉。

上节论脉病之死生，此下但论脉之死生也。搏，搏击也。脉至而搏，脉无胃气，故血衄身热者死。若血衄身热，脉来悬钩而浮，乃为血衄身热之常脉，则不死矣。

脉至如喘，名曰暴厥。暴厥者，不

知与人言。

喘，疾促不伦也，脉至如喘，失其常度，故名曰暴厥。申明暴厥者，一时昏愦，不知与人言。

脉至如数，使人暴惊，三四日自已。

数，音朔，下同。数，一息六至也，脉至如数，阳热有余，故使人暴惊，暴惊则三四日自已。

脉至浮合，浮合如数，一息十至以上，是经气予不足也，微见，九十日死。

予，即“与”，下同。脉至浮合，浮合于皮肤之上，如汤沸也。故申言浮合如数，一息十至以上，沉脉候脏，浮脉候经，是经气予不足，而脉浮数也。微见者，微于皮肤之上，见此数极之脉，中按求之，则不见也，故至九十日而死。经脉应月，一月一周，九十日者，三周也。若举按皆然，不逾时日矣。

脉至如火薪然，是心精之予夺也，草干而死。

火薪然，如火然[1]薪，浮焰无根也。心为火脏，脉至如是，是心精之予夺，而见此脉也。冬时草干而死，水刑火也。

脉至如散叶，是肝气予虚也，木叶落而死。

散叶，木叶飘散之义，肝为木脏，脉至如是，是肝气予虚，而见此脉也。秋时木叶落而死，金刑木也。

脉至如省客。省客者，脉塞而鼓。是肾气予不足也，悬去枣华而死。

华，即“花”，下同。省客，犹主省客，至而即去也。故申言省客者，脉塞而鼓，谓脉充塞于指，即鼓动而去，如省客之象也。肾为水脏，脉至如是，是肾气不足而见此脉也。悬去，犹言虚度，虚度枣华之初夏，而死于土令之长夏，土刑水也。

脉至如丸泥，是胃精予不足也，榆荚落而死。

丸泥，弹丸之泥不柔和也。胃为上腑，脉至如是，是胃精予不足而见此脉也。春时榆荚落而死，木刑土也。

脉至如横格，是胆气予不足也，禾熟而死。

格，拒也。横格，横拒于中，上下不贯也。胆气属木，生阳上升，脉至如是，是胆气予不足而见此脉也。秋时禾熟而死，金刑木也。

脉至如弦缕，是胞精予不足也，病善言，下霜而死，不言可治。

弦缕，其急如弦，其细如缕。胸中为血海，冲任之脉皆起于胞中，并足少阴之经，至胸中而散，脉至如是，精血内虚，是胞精予不足而见此脉也，至胸中而不能散，故病善言，下霜之时，水气生王，胞精不足，不能生王，故死。至胸中而能散，则不善言，故不言可治。上文皆言四时之气，克我而死，此言人身之气，不能王时而死也。

脉至如交漆，交漆者，左右旁至也。微见，三十日死。

交，作绞。此复申明胞精不足之意。绞漆之脉，左右旁流，按之无根，故申言绞漆者，左右旁至也。微于皮肤之上，见此旁至之脉，经脉内虚，至一月而死，三十日者，经脉一周也。

脉至如涌泉，浮鼓肌中，太阳气予不足也，少气味，韭英而死。

---

[1] 然：通“燃”。

涌泉，泉水之涌，浮鼓不返，故曰脉至如涌泉，浮鼓肌中，太阳秉寒水之气以运行，脉至如是，是太阳气予不足，而见此脉也。气为阳，味为阴，太阳有寒热阴阳之气，太阳虚，故少气味。英，盛也。韭英，乃季春土王之时，韭英而死，土克水也。

脉至如颓土之状，按之不得，是肌气予不足也，五色先见黑，白垒发死。

垒，藟同。颓土，倾颓之土，犹顽土也，状如颓土，止而不行，故按之不得。脾主肌，属土，脉至如是，是肌气予不足而见此脉也。土主五色，先见宜黄，今五色先见黑，土虚水溢也。藟，葛属，其色白。白藟发于春，春时木王土衰，故白藟发死。

脉至如悬雍，悬雍者，浮揣，切之益大，是十二俞之予不足也，水凝而死。

雍，作“痈”。悬痈，虚肿之痈，上浮本大也，上浮，故当浮揣，本大，故切之益大。十二经俞，流行环转，壅滞则病，脉至如是，是十二俞之予不足而见此脉也。水凝则天寒地冻，经脉凝涩，故水凝而死。凝，不生动也。

脉至如偃刀，偃刀者，浮之小急，按之坚大急，五脏菀热，寒热独并于肾也，如此其人不得坐，立春而死。

偃，息也。刀，金器也。偃刀，坚刚内伏也。故申言偃刀者，轻指浮之，则脉小急，重指按之，则脉坚大而急，肾藏五脏之精，脉至如是，是五脏菀热，寒热独并于肾而沉匿也。《经脉》论云：肾是动病，坐而欲起，故如此其人不得坐。五脏之病，独并于肾，冬失其藏，春无以生，故立春而死。

脉至如丸，滑不直手，不直手者，按之不可得也。是大肠气予不足也，枣叶生而死。

丸，圆转也。不直手，滑利也。故申言不直手者，按之即无，不可得也。大肠之腑，居于胃下，合土气以运行，脉至如是，是大肠气予不足而见此脉也。春时枣叶生而死，木克土也。

脉至如华者，令人善恐，不欲坐卧，行立常听，是小肠气予不足也，季秋而死。

华，轻浮之意，脉至如华者，肾精不升，故令人善恐，坐而欲起，故不欲坐卧，耳为肾窍，故行立常若有听。精虚则液先虚，肾藏精，小肠主液，是小肠气予不足，而有如是之脉证也。季秋，土气生王之时，季秋而死，土克水也。此一节，论脉象而知脏腑经俞之病，四时身死之期，不死于病，而死于脉，所以大奇病之说也。

脉解篇第四十九篇

帝复承上篇脉病之意，错举《灵枢·经脉》论之言，及本经所已言者，而申解之，故曰脉解。六气主时，始于厥阴，终于太阳。此举三阳三阴经脉之病，则太阳主春，正月为春之首，太阳为阳之首也。少阳主秋，九月为秋之终，少阳为阳之终也。阳明主夏，五月为夏之中，阳明居阳之中也。三阴经脉，外合三阳，雌雄相应，太阴合阳明，故主十一月，十一月，冬之中也。少阴合太阳，故主十月，十月，冬之首也。厥阴合少阳，故主三月，三月，春之终也，太阴为阴中之至阴，故又主十二月，十二月，阴中之至阴也。错举六经之病，复以三阳三阴，主四时之月，而错综解之，所以为脉解也。

太阳所谓肿，腰脽痛者，正月太阳寅，寅，太阳也，正月阳气出在上，而阴气盛，阳未得自次也，故肿，腰脽痛也。

脽，音谁，余篇仿此。脽，尻也。《灵枢·经脉》论云：手太阳所生病，颔肿颊肿。《六元正纪大论》云：太阳终之气，则病腰脽痛。故申明太阳所谓肿，以及腰脽痛者，太阳居三阳之首，正月建寅，为一岁之首，故正月太阳寅，寅，太阳也。正月之时，其气始春，故阳气出在上，寒气未散，而阴气犹盛，则阳气未得自次而出也，故太阳经脉之病，有肿以及腰脽痛也。

所谓病偏虚为跛者，正月阳气冻解，地气而出也，偏虚者，冬寒颇有不足者，故偏虚为跛也。

旧本"所谓"二字，误传"出也"下，今改正。偏虚，犹偏枯。本经《大奇篇》云：肾壅则髀骱大，跛易偏枯。故申明所谓病偏虚为跛者，正月阳气始生，地冻始解，地气从下而上出也，其病偏虚者，肾主冬令之寒，冬寒颇有不足者，故偏虚而为跛也。此言冬失其藏，至春有偏枯之跛病也。

所谓强上引背者，阳气大上而争，故强上也。

强，去声。本经《热论》云：伤寒一日，巨阳受之，头项痛，腰脊强，是腰脊之强，上引于背，而至头项也，故申明所谓强上引背者，乃太阳阳气，大上而争，故腰脊强而上引背也。

所谓耳鸣者，阳气万物盛上而跃，故耳鸣也。

《灵枢·经筋》篇云：手太阳之筋，其病应耳中鸣。故申明所谓耳鸣者，乃阳气万物盛上而跃，跃则振动，故耳鸣也。

所谓甚则狂巅疾者，阳尽在上，而阴气从下，下虚上实，故狂巅疾也。

巅，癫同。《经脉》论云：足太阳所生病者，狂癫疾。故申明所谓甚则狂癫疾者，乃阳尽在上，而阴气从下。阴气从，下则下寒而虚，阳尽在上，则上热而实，下虚上实，故有太阳经脉之狂癫疾也。

所谓浮为聋者，皆在气也。

《经脉》论云：手太阳之脉入耳中，所生病者，耳聋，故申明所谓浮为聋者，是逆气上浮而为聋，皆在气也。

所谓入中为喑者，阳盛已衰，故为喑也，内夺而厥，则为喑俳，此肾虚也，少阴不至者厥也。

俳，痱同，音肥。本经《腹中论》云：阳气入阴，入则喑，故申明所谓入中为喑者，阳气盛时则不喑，阳盛已衰，故为喑也，若阳气内夺而厥逆，不充于外，则为喑痱。喑痱者，口无言而四肢不收，故曰此肾虚也，肾虚则少阴之脉不出于阳，故少阴不至者，则内夺而厥也，太阳少阴，表里相应，故解太阳经脉之病，而兼言少阴也。此解太阳经脉之病也。

少阳所谓心胁痛者，言少阳盛也，盛者心之所表也，九月阳气尽而阴气盛，故心胁痛也。

《经脉》论云：足少阳则病心胁痛，故申明少阳所谓心胁痛者，言少阳火气当盛也，心为君火，少阳为相火，故盛者心之所表也。若九月之时，阳气已尽而阴气方盛，少阳火气不盛，不能为心之表，故有心胁痛之病也，少阳言九月者，九月为秋之终，少阳居阳之终也。

所谓不可反侧者，阴气藏物也，物藏则不动，故不可反侧也。

藏，如字。反侧，犹转侧。《经脉》论云：足少阳病，不能转侧，故申明所谓不可反侧者，九月阴气方盛，阴气所以藏物也，物藏则不动，故少阳经脉，有不可反侧之病也。

所谓甚则跃者，九月万物尽衰，草木毕落而堕，则气去阳而之阴，气盛而阳之下长，故谓跃。

长，上声。上文云：阳气万物，盛上而跃。跃者，少阳枢转之象，故申明所谓甚则跃者，九月之时，万物尽衰，草木毕落而堕，人身之气，则去阳而之阴，去阳之阴，则阴气盛，阴气居阳之下，故气盛而阳之下长，阳之下长，故谓跃也。此解少阳经脉之病也。

阳明所谓洒洒振寒者，阳明者午也，五月盛阳之阴也，阳盛而阴气加之，故洒洒振寒也。

《经脉》论云：足阳明之脉，则病洒洒振寒。故申明阳明所谓洒洒振寒者，阳明者，午也，午主五月，一阴始生，故五月盛阳之阴也，盛阳之阴，则阳盛而阴气加之，故阳明经脉有洒洒振寒之病也。阳明言五月者，五月为夏之中，阳明居阳之中也。

所谓胫肿而股不收者，是五月盛阳之阴也，阳者，衰于五月，而一阴气上，与阳始争，故胫肿而股不收也。

《经筋》篇云：足阳明之筋，其病支胫转筋，髀前肿，筋弛纵，缓不胜收，故申明所谓胫肿，而股不收者，是五月之时，盛阳之阴也，阳者衰于五月，而一阴之气上，与阳明始争，故阳明经脉，有胫肿而股不收之病也。

所谓上喘而为水者，阴气下而复上，上则邪客于脏腑间，故为水也。

本经《逆调论》云：卧则喘者，是水气之客也，故申明所谓上喘而为水者，冬至一阳初生，阴气下降，五月之时，一阴始生，阴气下而复上，上则水邪客于脏腑之间，故为水也。

所谓胸痛少气者，水气在脏腑也，水者阴气也，阴气在中，故胸痛少气也。

此举胸痛少气，以明水气在脏腑之意。上文云，邪客于脏腑间，故为水也。此申明水气在脏腑者。所谓胸痛少气者，即水气在脏腑也。夫水者阴气也。阴气在阳明中土，故胸痛少气而病阳明之经脉也。胸痛少气，经中多各言之，此则合举之也。

所谓甚则厥，恶人与火，闻木音则惕然而惊者，阳气与阴气相薄，水火相恶，故惕然而惊也。

恶，去声，下同。《经脉》论云：阳明病至，则恶人与火，闻木音则惕然而惊，甚则骭厥，故申明所谓甚则厥，恶人与火，闻木音则惕然而惊者，乃阳明之阳气，与阴气相薄，故甚则厥而恶人也。恶火者，厥为阴为水，乃水火相恶，又木能生火，故闻木音则惕然而惊也。

所谓欲独闭户牖而处者，阴阳相薄也，阳尽而阴盛，故欲独闭户牖而居。

《经脉》论云：阳明病至，独闭户塞牖而处。故申明所谓欲独闭户牖而处者，乃阴加于阳，阴阳相薄也。阳明者，阳也。阳尽而阴盛，故欲独闭户牖而居。居，犹处也。

所谓病至则欲乘高而歌，弃衣而走者，阴阳复争，而外并于阳，故使之弃衣而走也。

《经脉》论云：阳明病至，甚则欲上高而歌，弃衣而走，故申明所谓病至则欲乘高而歌，弃衣而走者，始则阳尽阴盛，继则阴阳复争，而外并于阳，故使之乘高而歌，弃衣而走也。

所谓客孙脉，则头痛、鼻鼽、腹肿者，阳明并于上，上者则其孙络太阴也，故头痛、鼻鼽、腹肿也。

出处未详，大抵皆阳明之病。孙脉，孙络脉也，所谓客孙脉，则头痛鼻鼽腹肿者，乃阳明之脉，不从下行，而并于上，并于上者，则其孙络之脉，合脾之大络而为太阴也，阳明并于上，故头痛鼻鼽，孙络太阴，故腹肿也。此解阳明之脉病也。

太阴所谓病胀者，太阴，子也，十一月万物气皆藏于中，故曰病胀。

藏，如字。《经脉》论云：太阴病腹胀，故申明太阴所谓病胀者，太阴阳明，雌雄相合，阳明主夏之中，则太阴主冬之中，故太阴子也，子，十一月也。十一月万物之气，皆藏于中，藏于中，故太阴经脉，则曰病胀也。

所谓上走心为噫者，阴盛而上走于阳明，阳明络属心，故曰上走心为噫也。

《经脉》论云：太阴病善噫。本经《宣明五气篇》云：心为噫，故申明所谓上走心为噫者，太阴阴盛而上走于阳明，阳明胃络，连属心包之络，故太阴经脉，而曰上走心为噫也。

所谓食则呕者，物盛满而上溢，故呕也。

《经脉》论云：太阴病，食则呕，故申明所谓食则呕者，物盛充满，脾不消磨，而反上溢，故呕也。

所谓得后与气则快然如衰者，十二月阴气下衰，而阳气且出，故曰得后与气，则快然如衰也。

《经脉》论云：腹胀善噫，得后与气则快然如衰，故申明所谓得后与气，则快然如衰者，太阴为阴中之至阴，十二月，至阴也。至阴，则阴气下衰而阳气且将出，故太阴经脉，腹胀善噫，而曰得后与气则快然如衰也。此太阴外合阳明，又为阴中之至阴也。

少阴所谓腰痛者，少阴者，肾也，十月万物阳气皆伤，故腰痛也。

《经脉》论云：足少阴之别，虚则腰痛，故申明少阴所谓腰痛者，腰乃肾府，少阴者，肾也。少阴太阳，雌雄相合，太阳主春之首，则少阴主冬之首，十月之时，万物阳气皆伤，所以然者，承秋之肃杀也，故少阴经脉而病腰痛也。

所谓呕咳上气喘者，阴气在下，阳气在上，诸阳气浮，无所依从，故呕咳上气喘也。

《经脉》论云：足少阴脉病，则咳唾，喝喝而喘，咽肿上气，故申明所谓呕咳上气喘者，少阴阴气在下，君火阳气在上，水火之气，贵乎相交，诸阳气浮，肾水不上，则阳气无所依从，故少阴经脉内虚，而病呕咳上气喘也。

所谓色色不能久立久坐，起则目䀮䀮无所见者，万物阴阳不定，未有主也，秋气始至，微霜始下，而方杀万物，阴阳内夺，故目䀮䀮无所见也。

色色，二字衍文。不能久立久坐，乃坐而欲起之意，《经脉》论云：坐而欲起，目䀮䀮如无所见，故申明不能久立久坐，起则目䀮䀮无所见者，十月之时，万物阴阳不定，未有主也，所以然者，秋气已过，冬气未盛，故阴阳不定未有主也，其时秋气始至于冬，微霜始下，而方杀万物，万物方杀，则阴阳内夺，不荣于外，故少阴经脉之病，而目䀮䀮无所见也。

所谓少气善怒者，阳气不治，阳气不治则阳气不得出，肝气当治而未得，故善怒，善怒者名曰煎厥。

少气者，气并于下也。本经《调经论》云：血并于上，气并于下，心烦惋善怒，故申明所谓少气善怒者，乃君火之阳气不治，阳气不治则阳气不得上出，并于下而少气矣。气并于下，则血并于上，肝主血，肝气当治而未得治，故善怒，申明善怒者，如火之烈，名曰煎厥，此少阴有少气善怒之病也。

所谓恐如人将捕之者，秋气万物未有毕去，阴气少，阳气入，阴阳相薄，故恐也。

《经脉》论云：肾病则善恐，心惕惕如人将捕之，故申明所谓恐如人将捕之者，秋气万物凋谢，十月始冬，未能尽藏，故万物未有毕去。毕，尽也，未能尽去，阳入阴也。十月始冬，故阴气少，万物凋谢，故阳气入，阳入于阴，则阴阳相薄，故少阴经脉，而有内恐之病也。

所谓恶闻食臭者，胃无气，故恶闻食臭也。

恶闻食臭者，不欲食也。《经脉》论云：肾病饥不欲食，故申明所谓恶闻食臭者，三焦出气于胃，腐化水谷，今胃无三焦火热之气，故少阴脉病，饥不欲食，而恶闻食臭也。三焦，少阳也，《本俞》论云：少阳属肾，此之谓也。

所谓面黑如地色者，秋气内夺，故变于色也。

地色，地苍之色，如漆柴也，《经脉论》云：肾病面如漆柴，故申明所谓面黑如地色者，因秋时肃杀之气，内夺其精华，故至冬则变于色，而黑如地色也。

所谓咳则有血者，阳脉伤也，阳气未盛于上，而脉满，满则咳，故血见于鼻也。

《经脉》论云：肾病咳唾则有血，故申明所谓咳则有血者，乃阴血乘于阳位，阳脉不归于阴，故曰阳脉伤也，阴血乘阳，脉不归阴，则阳脉满，十月之时，阳气未盛于上，未当盛时而脉满，则阳气内逆，故满则咳，咳则有血，而且见于鼻也。此少阴外合太阳而为冬之首也。

厥阴所谓㿉疝，妇人少腹肿者，厥阴者辰也，三月阳中之阴，邪在中，故曰㿉疝，少腹肿也。

㿉疝，犹溃疝，言高肿也。《经脉》论云：厥阴病丈夫溃疝，妇人少腹肿，故申明厥阴所谓㿉疝，妇人少腹肿者，厥阴少阳，雌雄相合，少阳主秋之终，则厥阴主春之终，故厥阴者辰也。辰，三月也。三月之时，其气将阳，阳中之阴，言阳未尽阳，阳中有阴也，阳中之阴，则阴邪在厥阴经脉中，故厥阴而曰㿗疝少腹肿也。

所谓腰脊痛不可以俯仰者，三月一振荣华，万物一俯而不仰也。

《经脉》论云：厥阴病腰痛不可以俯仰，故申明所谓腰脊痛不可以俯仰者，三月之时，振动发生，草木向荣而华秀，故三月一振荣华，生机虽盛，犹未畅达，故万物一皆俯而不仰也。厥阴主三月，故厥阴经脉之病，腰脊痛，不可以俯而复仰也。

所谓㿗癃疝，肤胀者，曰阴亦盛，而脉胀不通，故曰㿗癃疝也。

出处未详，大抵皆厥阴之病。㿗，㿗疝也。癃，溺闭也。㿗癃疝肤胀者，阴器肿，不得小便，则肤胀也，故申明所谓㿗癃疝肤胀者，犹曰阴气亦盛，而经脉胀不通，故曰㿗癃疝而肤胀也。

所谓甚则嗌干热中者，阴阳相薄而热，故嗌干也。

《经脉》论云：足厥阴病，甚则嗌干，手厥阴病，心中热，故申明所谓甚则嗌干热中者，阴阳相薄而热，热盛于中，故嗌干也。此厥阴外合少阳而为春之终也。

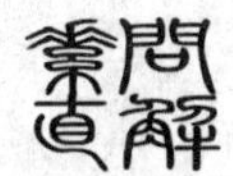

卷 五

刺要论第五十篇

此篇首论刺法之要，各有浅深，浅深不得，致有五脏四时之病。虽欲无之，然不去矣，刺要不綦重欤！

黄帝问曰：愿闻刺要。

上古以针治病，帝举刺法之要，以教天下后世，故特问之。

岐伯对曰：病有浮沉，刺有浅深，各至其理，无过其道。

过，平声，下同。浮沉，即浅深。病有浮沉，刺有浅深。犹言病有浅深，而刺因有浅深也。各至其理，各至皮肉脉筋骨之纹理，刺所当至，毋容浅也。无过其道，无过其皮肉脉筋骨之道。刺中其道，毋容过也。

过之则内伤，不及则生外壅，壅则邪从之。

所谓无过其道者，过之则内伤，是太过而反伤其内也。所谓各至其理者，若不及则外生壅肿。壅则邪从之，是不及而徒伤其外也。

浅深不得，反为大贼，内动五脏，后生大病。

贼，害也。所谓病有浮沉、刺有浅深者，若浅深不得，反为大害。内动五脏，后生四时之大病，如下文所云也。

故曰：病有在毫毛腠理者，有在皮肤者，有在肌肉者，有在脉者，有在筋者，有在骨者，有在髓者。

毫毛腠理，毫毛中之腠理也。皮肤，肺之主也。肌肉，脾之主也。脉，心之主也。筋，肝之主也。骨，肾之主也。髓，骨中精髓也。肺主皮肤，其外更有毫毛之浅。肾主骨，其内更有髓之深。此病各有在，当分别浅深以为刺也。

是故刺毫毛腠理，无伤皮，皮伤则内动肺，肺动则秋病温疟，溯[1]溯然寒栗。

溯，音素，余篇仿此。此下申明内动五脏，后生大病之意。毫毛腠理，在皮之外。是故刺毫毛腠理无伤皮，皮伤则内动肺脏之气。肺主秋，动肺则秋病温疟。温疟先热后寒，故溯溯然而寒栗。

刺皮无伤肉。肉伤则内动脾，脾动则七十二日四季之月，病腹胀，烦，不嗜食。

皮在肉之外，故刺皮无伤肉。肉伤则内动脾脏之气。脾主四季，每季各十八日，共七十二日。动脾则七十二日四季之月，有腹胀之病，腹胀则心烦，而不嗜食。

刺肉无伤脉，脉伤则内动心，心动则夏病心痛。

肉在脉之外，故刺肉无伤脉。脉伤

[1] 溯：通“簌”。

则内动心脏之气，心主夏，心动则夏有心痛之病。

刺脉无伤筋，筋伤则内动肝，肝动则春病热而筋弛。

脉在筋之外，故刺脉无伤筋。筋伤则内动肝脏之气，肝主春，肝动则春病热而筋弛。

刺筋无伤骨，骨伤则内动肾，肾动则冬病胀、腰痛。

筋在骨之外，故刺筋无伤骨，骨伤则内动肾脏之气，肾主冬，肾动则冬病胀而腰痛。

刺骨无伤髓，髓伤则消烁胻酸体解㑊。

酸，作瘦。骨在髓之外，故刺骨无伤髓。髓伤则动肾脏之精，故精气消烁而胻瘦，精气消烁而体解。

然不去矣。

总结上文而言。刺伤内脏，则有四时之病❶，其病必生。虽欲无之，然不去矣。刺法之要，所当审也。

刺齐论第五十一篇

齐，犹一也。刺齐，刺浅刺深，无过不及，有一定之分也。如病在皮中，针入皮中，勿浅勿深，斯为刺齐。以皮分而推之脉肉筋骨，无太过，无不及，皆为刺齐。承上篇刺要之意，而复论刺齐也。

黄帝问曰：原闻刺浅深之分。

分，去声。帝承上篇刺有浅深之意，谓刺浅刺深，各有部分，故愿闻刺浅深之分。

岐伯对曰：刺骨者无伤筋，刺筋者无伤肉，刺肉者无伤脉，刺脉者无伤皮。

欲知其分，必先知其非分。如刺骨者刺入骨分，无伤其筋；刺筋者刺入筋分，无伤其肉；刺肉者刺入肉分，无伤其脉。脉有络脉，有经脉。上篇脉居肉后，经脉也。此篇脉居肉先，络脉也。刺脉者，刺入脉分，无伤其皮。此言刺宜深者勿浅，浅则非分矣。

刺皮者无伤肉，刺肉者无伤筋，刺筋者无伤骨。

以上文层次言之，当云刺皮者无伤脉。今不言脉者，以脉不止络脉，复有经脉。络脉居肉前，经脉居肉后，言肉而脉在其中。故曰刺皮者刺入皮分，无伤其肉；刺肉者刺入肉分，无伤其筋；刺筋者刺入筋分，无伤其骨。此言刺宜浅勿深，深则非分矣。

帝曰：余未知其所谓，愿闻其解。

刺宜深者勿浅，宜浅者勿深，是浅深有一定之分。帝欲详明其说，以昭后世，故曰未知所谓，愿闻其解。

岐伯曰：刺骨无伤筋者，针至筋而去，不及骨也。刺筋无伤肉者，至肉而去，不及筋也。刺肉无伤脉者，至脉而去，不及肉也。刺脉无伤皮者，至皮而去，不及脉也。

所云刺骨无伤筋者，言针至筋而去，不及骨分，则伤筋也；所云刺筋无伤肉者，言针至肉而去，不及筋分，则伤肉也；所云刺肉无伤脉者，言针至脉而去，不及肉分，则伤脉也；所云刺脉无伤皮者，言针至皮而去，不及脉分，则伤皮也。此解上文其刺宜深，不及则伤之意。

---

❶ 病：浙江书局本为“痛”。

所谓刺皮无伤肉者，病在皮中，针入皮中，无伤肉也；刺肉无伤筋者，过肉，中筋也；刺筋无伤骨者，过筋，中骨也。

过，平声。中筋、中骨之“中”，去声。上文所谓刺皮无伤肉者，如病在皮中，则针入皮中，无过分，而伤肉也；所谓刺肉无伤筋者，病在肉中，针入肉中，如过肉，则中伤其筋也；所谓刺筋无伤骨者，病在筋中，针入筋中，如过筋，则中伤其骨也。此解上文其刺宜浅，过分则伤之意。

此之谓反也。

通承上文之意，而言刺非其分，浅深不得，此之谓反也。知其反则知其正矣。

刺禁论第五十二篇

承刺要、刺齐而复申明刺禁也。禁者，脏有要害，不可不察也。中伤脏气，则死，中伤经脉，或病或死。刺之所禁，不可不知。盖从之则有福，逆之则有咎也。

黄帝问曰：愿闻禁数。

数，条目也。帝承上二篇之意，谓刺要、刺齐，其中必有所禁，故愿闻禁数。

岐伯对曰：脏有要害，不可不察。

五脏之气，从内达外，由经隧而出于孙络皮肤，有紧要为害之处，不可不察也。

肝生于左，肺藏于右，心部于表，肾治于里，脾为之使，胃为之市。

藏，如字。为、使，皆去声。人身面南，左东右西。肝主春生之气，位居东方，故肝生于左。肺主秋收之气，位居西方，故肺藏于右。心为阳中之太阳，故心部于表。肾为阴中之少阴，故肾治于里。脾主为胃行其津液，以灌四旁，故脾为之使。胃为水谷之海，众物所聚，故胃为之市。

膈肓之上，中有父母。七节之旁，中有小心。从之有福，逆之有咎。

膈，胸膈也。肓，脐旁肓俞穴也。膈之上，肺也，天也。肓之上，脾也，地也。天为父，地为母，故膈肓之上，中有父母。七节之旁，乃自上而下，第七节之两旁，膈俞穴也。小，微细也。中有小心，言心气出于膈俞之穴，极微极细也。从，顺也。从之者，刺得其宜，顺其上父下母，以及心气之所出，则神转不回，故有福。逆之者，刺失其宜。逆其上父下母，以及心气之所出，乃回则不转，故有咎。

刺中心，一日死，其动为噫。

中，去声，下同。《诊要经终论》云：中心者环死。故刺失其宜，中伤心气，周时一日而死。《宣明五气篇》云：心为噫。故其动为噫。噫，心气虚也。

刺中肝，三日死，其动为语。

三，旧本讹五，今改。刺失其宜，中伤肝气，则三日死。三者，木之生数也。《宣明五气篇》云：肝为语。故其动为语。语，肝气虚也。

刺中肾，六日死，其动为嚏。

刺失其宜，中伤肾气，则六日死。六者，水之成数也。《宣明五气篇》云：肾为欠，为嚏。嚏，肾气虚也。

刺中肺，五日死，其动为咳。

五，旧本讹三，今改。《诊要经终论》云：中肺者五日死。故刺失其宜，中伤肺气，则五日死。《宣明五气篇》云：肺为咳。故其动为咳。咳，肺气虚也。

刺中脾，十日死，其动为吞。

刺失其宜，中伤脾气，则十日死。十者，土之成数也。《宣明五气篇》云：脾为吞。故其动为吞。吞，脾气虚也。

刺中胆，一日半死，其动为呕。

刺失其宜，中伤胆气，则一日半死。《六节脏象论》云：十一脏取决于胆。胆主生阳上升，今一日之间，生阳不升，复逾半日，生气并绝，故死，《灵枢·邪气脏腑》论云：胆病者，呕宿汁。故其动为呕。呕，胆气虚也。

刺跗上，中大脉，血出不止，死。

胃足阳明之脉，下足跗。其支者，别跗上，入足大趾，交于足太阴。刺跗上，刺胃脉也。中大脉，中伤大趾之经脉也。中大脉而血出不止，则太阴之脉，不能循大趾而上，故死。

刺面，中溜脉，不幸为盲。

溜脉，阴阳相过之脉也。盲，目不明也。手少阴之脉系目系，手太阳之脉上頞抵鼻，至目内眦。刺面，中溜脉，刺面上目鼻之间，中伤阴阳相过之溜脉也。中伤溜脉，有不病者，今也目盲，则不幸矣，故曰不幸为盲。

刺头，中脑户，入脑，立死。

肾脉上额交巅，入络于脑。刺头，中脑户，刺头额之间，中伤脑户也。中伤脑户，邪入于脑，真阳不下，故立死。

刺舌下，中脉太过，血出不止，为喑。

舌下，廉泉穴也。《灵枢·根结》论云：少阴根于涌泉，结于廉泉。刺舌下，刺舌下之廉泉也。刺舌下而中伤经脉太过，血出不止，则少阴之气，不交于阳，故为喑。

刺足下，布络，中脉血不出为肿。

凡刺络脉，则宜出血。凡刺经脉，不宜出血。刺足下布络，言刺足下之病，当从络脉以布散。若布络而中其经脉，致血不出，则经脉有伤，故为肿。

刺郄，中大脉，令人仆，脱色。

郄，浮郄穴也。刺浮郄穴者，宜浅。若刺深而中伤大脉。大脉，足太阳贯臀入腘之脉也。中大脉，则太阳之气，不能卫外，故令人仆，当仆之时，阳气不充，故脱色。

刺气街，中脉，血不出，为肿鼠仆。

气街，胫气之街。《灵枢·卫气》论云：气在胫者，止之于气街，与承山踝上以下。刺气街，中脉，刺胫中之气街，中伤足太阳、阳明之经脉也，中伤其脉，致血不出，则为肿鼠仆者，伤阳明之脉，则肿在鼠鼷，伤太阳之脉，则肿在仆参也。

刺脊间，中髓，为伛。

《刺要论》云：刺骨无伤髓。刺脊间，中髓，刺脊骨而中伤其精髓也。脊髓内伤，则背屈肩随，故为伛。伛，伛偻也。

刺乳上，中乳房，为肿，根蚀。

乳上之穴，名曰乳中，内为乳房，下为乳根穴。刺乳上，中乳房，言刺乳中穴，而中伤其乳房也。中伤乳房，则为肿。其下乳根，则如月蚀。蚀，缺伤也。

刺缺盆，中内陷，气泄，令人喘咳逆。

刺之过深，则为内陷，下俱仿此。缺盆之穴，其缺如盆，若刺缺盆，刺之过深，中伤内陷，则肺气虚泄，且令人喘咳而气机内逆。

刺手鱼腹，内陷，为肿。

鱼腹在手大指下，如鱼之腹，手太阴鱼际穴也。刺手鱼腹，中伤内陷，内陷伤经，故为肿。

无刺大醉，令人气乱；无刺大怒，令人气逆；无刺大劳人，无刺新饱人，无刺大饥人，无刺大渴人，无刺大惊人。

不但身形有禁刺，而人亦有禁刺。酒性剽悍，行皮肤，充络脉，故无刺大醉，刺之则令人气乱。怒则乖戾，色不和，气不平，故无刺大怒，刺之则令人气逆。大劳之人，阳气外张，故无刺。新饱之人，谷气盛满，故无刺。大饥之人，经脉空虚，故无刺。大渴之人，津液燥竭，故无刺。大惊之人，气血未和，故无刺。凡此禁刺而刺之，则有害矣。

刺阴股，中大脉，血出不止，死。

厥阴之脉起于足大趾，循阴股而上，刺阴股，中伤大趾之经脉，致血出不止，则厥阴之脉不能上行，故死。

刺客主人，内陷，中脉，为内漏，为聋。

客主人之穴，在耳前开口陷中。刺客主人，若刺之过深，则内陷中脉。中脉，中伤手足少阳所过之脉也。中脉伤脑，则为内漏。中脉伤耳，则为耳聋。

刺膝髌，出液，为跛。

膝髌，膝上筋骨交会处也。刺膝髌出液，则筋骨无以濡养，屈伸不利，故为跛。

刺臂太阴脉，出血多，立死。

臂太阴脉，手太阴肺脉也。肺主行营卫阴阳之气。刺臂太阴脉，若出血多，致血气不相交接，一息相离，穹壤分判，故立死。

刺足少阴脉，重虚出血，为舌难以言。

重，平声。足少阴脉，肾脉也。肾主藏精，刺足少阴脉，出血，则精血皆虚，故曰重虚。重虚出血，犹言出血而重虚也。少阴之脉，循喉咙，挟舌本，精血皆虚，故为舌难以言。

刺膺，中陷，中肺，为喘逆仰息。

膺，胸前，膺窗穴也。刺膺窗之穴，刺之过深，中伤内陷，则中伤肺气，中陷中肺，则膺胸之气，不和于肺，故为喘逆仰息。

刺肘，中内陷，气归之，为不屈伸。

肺脉下肘，循臂，刺肘过深，中伤内陷，邪气归之，则机关不利，故为不屈伸。

刺阴股下三寸，内陷，令人遗溺。

溺，鸟去声，下同。阴股下三寸，乃下合腘中，足太阳循行之经脉也。刺阴股下三寸，刺之过深，中伤内陷，则太阳之脉，不能循经外出，故令人遗溺。遗溺，膀胱不约也。

刺腋下胁间，内陷，令人咳。

腋，旧本讹“掖”，今改。手厥阴心包之脉，循胸出胁，上抵腋下，刺腋下胁间，刺心包之脉也，刺之过深，中伤内陷，脉不循经，上迫于肺，故令人咳。

刺少腹，中膀胱，溺出，令人少

腹满。

膀胱居少腹之中，刺少腹而中伤其膀胱，致膀胱之气下泄，故溺出，令人少腹满。少腹满，膀胱之气不行于肤表也。

刺腨肠，内陷，为肿。

腨肠，足肚也。刺腨肠而内陷，伤其经脉，故为肿，与上文刺手鱼腹内陷为肿，其义一也。

刺匡上陷骨，中脉，为漏，为盲。

匡上，目眶之上，眉间也。陷骨，丝竹空穴，眉后陷骨也。刺眶上陷骨，中伤其脉，则泪流不止，故为漏。视无所见，故为盲。

刺关节，中液出，不得屈伸。

关节，骨节交会之机关。液，淖泽注于骨，骨属屈伸。若刺关节，中死其液，致液出，而不能淖泽注骨，故不得屈伸。此举刺之要害，皆为刺禁者，如此。

刺志论第五十三篇

本经有《血气形志篇》，血气之立乎外者，为形；血气之存乎内者，为志。刺志者，得其内之所存以为刺也。如形本乎气，气本乎谷，血本乎脉，而形气、谷气、血脉，有虚实常反之道，得其虚实常反而刺治之，斯为刺志也。

黄帝问曰：愿闻虚实之要。

虚实之形，见于外；虚实之原，根乎内。故愿闻虚实之要，以为刺志之道。

岐伯对曰：气实形实，气虚形虚，此其常也，反此者病。谷盛气盛，谷虚气虚，此其常也，反此者病。脉实血实，脉虚血虚，此其常也，反此者病。

虚实之要，有常有反。人之形身，气为之主，故气实则形实，气虚则形虚，此虚实之常也。若反常者，气实而形反虚，气虚而形反实，则病。人身之气，谷为之主，故谷盛则气盛，谷虚则气虚，此其常也。若谷盛而气反虚，谷虚而气反盛，则病。人身之血，脉为之主，故脉实则血实，脉虚则血虚，此其常也。若脉实而血反虚，脉虚而血反实，则病。

帝曰：如何而反?

岐伯三言反此者病，故问如何而反。

岐伯曰：气盛身寒，此谓反也。气虚身热，此谓反也。谷入多而气少，此谓反也。谷不入而气多，此谓反也。脉盛血少，此谓反也。脉少血多，此谓反也。

“气盛身寒此谓反也”八字，古本简脱，今补。夫气实则形实，若气盛身寒，则气实形虚，此谓反也。气虚则形虚，若气虚身热，则气虚形实，此谓反也。谷盛则气盛，若谷入多而气少，则谷盛气虚，此谓反也。谷虚则气虚，若谷不入而气多，则谷虚气盛，此谓反也。脉实则血实，若脉盛血少，则脉实血虚，此谓反也。脉虚则血虚，若脉少血多，则脉虚血实，此谓反也。

气盛身寒，得之伤寒。气虚身热，得之伤暑。谷入多而气少者，得之有所脱血，湿居下也。谷入少而气多者，邪在胃，及与肺也。脉小血多者，饮中热也。脉大血少者，脉有风气，水浆不入，此之谓也。

中，去声。承上文诸反而言其病。小，犹少也。大，犹盛也。上文云气盛身寒，夫气盛身反寒，其内则得之伤寒之病。上文云气虚身热，夫气虚身反热，其内则得之伤暑之病。上文云谷入多而气少，夫谷入多而气反少者，其内则得之有所脱血，或湿邪居下之病，脱血、湿居下，故气少，病不在上，故谷入多。上文云谷不入而气多，夫谷入少而气反多者，其内必邪在胃及与肺之病，肺胃有邪，故谷入少，病不在下，故气多。上文云，脉少血多，夫脉小血反多者，其内必饮酒、中热之病。酒行络脉，故血多，行于外而虚于内，故脉小。上文，云脉盛血少，夫脉大血反少者，其内必脉有风气，致水浆不入之病，风气乘于脉，故脉大，水浆不入故血少。所谓反此者病，即此诸病之谓也。

夫实者，气入也。虚者，气出也。气实者，热也。气虚者，寒也。入实者，右手开针空也。入虚者，左手闭针空也。

空，作“孔”。此言气之虚实，即为刺之虚实也。夫实者，乃气之内入也。虚者，乃气之外出也。气实者，有余而热也。气虚者，不足而寒也。入针刺其实者，右手开针孔以泻之也。入针刺其虚者，左手闭针孔以补之也。此气之虚实，即为刺之虚实也。合常反虚实，刺得其宜，斯为刺志也。

针解论第五十四篇

针解，解《灵枢》《素问》所言之针法也。针法始于一，终于九，上应天地，合于人身，故虚实之要，九针最妙，此帝首问九针之解，虚实之道，以为针解也。

黄帝问曰：愿闻九针之解，虚实之道。

刺法不外九针，九针必因虚实，故愿闻九针之解，虚实之道。

岐伯对曰：刺虚则实之者，针下热也，气实乃热也。

《九针十二原》论云：凡用针者，虚则实之，故申明刺虚则实之者，候其气聚，针下热也，必气聚而实，针乃热也。

满而泄之者，针下寒也，气虚乃寒也。

又云，满则泄之，故申明满而泄之者，候其气聚而散，针下寒也，必气散而虚，乃寒也。

菀陈则除之者，出恶血也。

又云，菀陈则除之，故申明菀陈则除之者，出其瘀积之恶血也。

邪胜则虚之者，出针勿按。

又云，邪胜则虚之，故申明邪胜则虚之者，出针之时，随针外泄，勿按针孔也。

徐而疾，则实者，徐出针，而疾按之。

大要曰：徐而疾，则实。故申明徐而疾则实者，针已得气，徐出其针。针方出穴，而疾按之，此徐而疾，则补虚而实之之法也。

疾而除，则虚者，疾出针，而徐按之。

又云，疾而徐，则虚。故申明疾而徐则虚者，针已得气，疾出其针。针既出穴，而徐按之，此疾而徐，则泻实而虚之之法也。

言实与虚者，寒温气多少也，若有

若无者，疾不可知也。

旧本“若无若有”，今改。又云，言实与虚，若有若无，故申明言实与虚者，针下寒而气少为虚，针下温而气多为实，是寒温之气有多少也。若有若无者，当宁静以俟之，若躁疾，则不可知也。

察后与先者，知病先后也。

又云，察后与先，若存若亡。故申明察后与先者，治病有先后，知之则能治之，当知病之先后也。

为虚为实者，工勿失其法，若得若失者，离其法也。

又云，为虚为实，若得若失，故申明为虚为实者，虚则补之，实则泻之，工当勿失其补泻之法也。若得若失者，衷无定见，离其补泻之法也。

虚实之要，九针最妙者，为其各有所宜也。

为，去声。又云，虚实之要，九针最妙。故申明虚实之要，九针最妙者，镵针泻阳气，圆针泻分肉间气，鍉针按脉致气，锋针主发锢[1]疾，铍针主取大脓，圆利针主取暴气，毫针主取痛痹，长针主取远痹，大针泻机关之水，为其九针各有所宜也。

补泻之时者，与气开阖相合也。

又云，补泻之时，以针为之。故申明补泻之时者，气开则泻，气阖则补，针之补泻，与气之开阖相合也。

九针之名，各不同形者，针穷其所当补泻也。

又云，九针之名，各不同形，故申明九针之名各不同形者，镵针、圆针、鍉针、锋针、铍针、圆利针、毫针、长针、大针，针形不同，各穷尽其所当补泻之用而制之也。凡此解《九针十二原》之说也。

刺实须其虚者，留针，阴气隆至，乃去针也。刺虚须其实者，阳气隆至，针下热，乃去针也。

《宝命全形论》云：刺虚者须其实，刺实者须其虚。故申明刺实须其虚者，留针候气，俟阴气隆至，而针下寒，乃去针，阴气隆至而去针，所以虚之也。刺虚须其实者，当阳气隆至，而针下热，乃去针，阳气隆至而去针，所以补之也。

经气已至，慎守勿失者，勿变更也。

更，平声。又云，经气已至，慎守勿失。故申明经气已至，慎守勿失者，守此经气，勿使变更也。

深浅在志者，知病之内外也。近远如一者，深浅其候等也。

又云，深浅在志，远近若一。故申明深浅在志者，病在内则刺深，病在外则刺浅，知病之内外以为深浅也。近远如一者，深则远，浅则近，其候气之法，与深浅等，故曰深浅其候等也。

如临深渊者，不敢堕也。手如握虎者，欲其壮也。神无营于众物者，静志观病人，无左右视也。

又云，如临深渊，手如握虎，神无营于众物。申明如临深渊者，兢兢业业，不敢堕也。手如握虎者，坚贞不怯，欲其壮也。神无营于众物者，清静其志，以观病人，专一其心，无左右视也。凡此解《宝命全形》之说也。

义无邪下者，欲端以正也。必正其

[1] 锢：通“痼”。

神者，欲瞻病人目，制其神，令气易行也。

邪，斜通。易，去声，下同。《九针十二原》论云：正指直刺，无针左右，神在秋毫，属意病者。夫正指直刺，无针左右，是义无斜下也。申明义无邪下者，针法欲端以正也。神在秋毫，属意病者，是必正其神也。申明必正其神者，以我之神，正病人之神，故欲瞻病人目以制其神，神制，则令气易行也。

所谓三里者，下膝三寸也。

《本俞》论云：下三里三寸，为巨虚上廉。故曰所谓三里者，乃下膝三寸，即巨虚上廉也。

所谓跗上者，举膝分，易见也。

上，旧本讹“之”，今改。分，去声。《本俞》论云：冲阳，足跗上五寸陷中，为原。故曰所谓跗上者，乃冲阳之动脉。举膝分，则其脉易见也。

巨虚者，跷足骺独陷者。

《本俞》论云：膝下三里，骺骨外三里也。故曰巨虚者，跷足骺之间，其脉独陷者是也。

下廉者，陷下者也。

《本俞》论云：复下三里三寸，为巨虚下廉。故曰下廉者，乃下巨虚，陷下者也。凡此解《本俞》胃脉之说也。

帝曰：余闻九针，上应天地四时阴阳，愿闻其方，令可传于后世以为常也。

伯解九针之言，故帝复言九针上应天地之四时阴阳，愿闻其相应之方，令可传于后世，以为针法之常也。

岐伯曰：夫一天，二地，三人，四时，五音，六律，七星，八风，九野，身形亦应之，针各有所宜，故曰九针。

《灵枢·九针论》，岐伯有一以法天，二以法地，三以法人，四以法时，五以法音，六以法律，七以法星，八以法风，九以法野之说。故此言之，而言人之身形亦应之。至用针之法，各有所宜，故曰九针，此九针可传于后世以为常也。

人皮应天。

所谓身形亦应之者，人皮包乎通体，一如天包地外，故人皮应天。

人肉应地。

人肉敦厚，一如地之广厚，故人肉应地。

人脉应人。

人脉上法天时，下则地理，一如人之戴天履地，故人脉应人。

人筋应时。

人筋十二，足筋起于足指，手筋起于手指，手足为四肢，一如十二月分四时，故人筋应时。

人声应音。

人声清浊高下不同，一如五音分五行，故人声应音。

人阴阳合气应律。

人手足三阴三阳，阴阳合气，相为表里，一如阴律阳律之调和，故人阴阳合气应律。

人齿面目应星。

人齿排列，面目光明，一如星之明朗排列，故人齿面目应星。

人出入气应风。

人气出入，遍行周身，一如风之遍行六合，故人出入气应风。

人九窍三百六十五络应野。

人有九窍，周身三百六十五络，一

如地有分野，复有山河道路，故人九窍三百六十五络应野。凡此申明一天二地三人四时五音六律七星八风九野，而人之身形亦应之也。

故一针皮。

所谓针各有所宜者，一曰镵针，针皮。

二针肉。

二曰圆针，针肉。

三针脉。

三曰鍉针，针脉。

四针筋。

四曰锋针，针筋。

五针骨。

五曰铍针，针骨。

六针调阴阳。

六曰圆利针，主调阴阳。

七针益精。

七曰毫针，主益精。

八针除风。

八曰长针，主除风。

九针通九窍，除三百六十五节气。

九曰大针，主通九窍，并除三百六十五节壅滞之气。

此之谓各有所主也。

承上文而言，此之谓针各有所宜主也。凡此申明九针之各有所宜也。

人心意应八风。

三才相应，通变无穷，故以所应而推广言之，人之心意，一如风之变动无常，故人心意应八风。

人气应天。

人身之气，一如天之运行不息，故人气应天。

人发齿耳目五声，应五音六律。

人上发下齿，两耳两目，位同六合，以应六律，其五声高下，以应五音。

人阴阳脉血气，应地。

人身阴阳之脉，血气循行，一如地理散殊而会通，故人阴阳脉血气应地。

人肝，目应之。

旧本赘一“九”字，今移下作烂文。人之五脏，外合九窍，故人肝，则两目应之。此处疑有缺文。此人身针刺之道，通贯三才，而合于天地之阴阳也。

九九窍三百六十五人一以观动静天二以候五色七星应之以候发母泽五音一以候宫商角征羽六律有余不足应之二地一以候高下有余九野一节俞应之以候闭节三人变一分人候齿泄多血少十分角之变五分以候缓急六分不足三分寒关节第九分四时人寒温燥湿四时一应之以候相反一四方各作解。

王冰曰：“此一百二十四字，蠹简烂文，义理残缺，莫可寻究，而上古书，故且载之，以伫后之具本也”。愚按：《素问》一书，论天人运气之理，经脉俞穴之会，饮食输泻，血气循行，惟生知之圣，开天立极，始能道之。今观蠹简烂文，存而不去，则《素问》传自轩岐，确乎不爽。奈后儒不能探索，妄疑此书，非上古之文，乃战国时人所作。而战国时人，未闻有如黄帝之圣者也，有如黄帝之圣，何难自名成论，岂必假问答于轩岐，而故为隐晦若是耶？西晋王叔和，编次张仲景《伤寒论》，毫无所得，犹以己之《序例》，附于论中，称第二卷，伊何人而甘自没耶。若谓战国时人，能作是论，则此人亦圣人矣。若谓书传上古，后人增饰，则烂文必删去矣。孔安国序《尚书》云：伏羲、神农、黄帝书，谓之三坟，言大道也。宋·林亿序《素问》云：至精至微之道，传之至下至浅之人，其不废绝为已幸矣。由此观之，则后儒不语三坟，浅下妄疑，不亦宜乎。

长刺节篇第五十五篇

《灵枢·官针》篇云：刺有十二节。《刺节真邪》论云：刺有五节。长，犹广也。长刺节者，即以病之所在，而为刺之之节。如头痛、寒热、腐肿、积、疝、痹病、狂、癫、诸风，皆以病之所在，而取刺之，所以广五节、十二节之刺，故曰长刺节。

刺家不诊，听病者言。

岐伯承上篇针解，而广刺节之意。《九针十二原》论云：凡将用针，必先诊脉。今曰刺家不诊，但听病者言，是施刺之法，有凭脉者，有凭证者，所以广刺法之未尽也。

在头，头疾痛，为藏针之。刺至骨，病已，上无伤骨肉，及皮。皮者，道也。

藏，如字。此刺头痛之法也。在头，病在头也。头疾痛，因病在头，猝然而痛也。藏，犹深也。藏针，深刺也。为藏针之，故刺至骨，其病始已。刺虽在骨，其上则无伤骨外之肉，以及于皮。刺法由皮至骨，乃行针之道。故曰：皮者，道也。道，犹路也。

阳刺入一，旁四处，治寒热，深专者，刺大脏，迫脏刺背，背俞也，刺之迫脏，脏会，腹中寒热去，而止与刺之，要发针而浅出血。

阳，旧本讹“阴”，今改。处，去声。此刺寒热之法也。《灵枢·官针》篇：五曰阳刺，阳刺者，正内一，旁内四。阳刺入一，即正内一也，旁四处，即旁内四也。此阳刺之法，乃治寒热之病，若寒热不在阳分，深而且专。深专者，入于阴分，故刺大脏。申明大脏者，迫脏刺背。五脏之俞，皆在于背，是背俞也。又申明刺之迫脏者，以脏俞在背，为脏之会。夫入一旁四，乃阳刺，而治阳分之寒热。迫脏刺背，乃阴刺，而治腹中之寒热。故腹中寒热去，而止与刺之。止与刺者，中病即止之意。下凡言止者，皆止与刺也。无论阳刺阴刺，大要发针之时，贵浅出其血，以通络脉也。

治腐肿者，刺腐上，视痈小大，深浅刺。刺大者多血，小者深之，必端内针，为故止。

内，音纳。此刺腐肿之法也。肉烂曰腐，高大曰肿，治腐肿者，治其内腐外肿也。内腐外肿，即当刺其腐上，更视痈之小大，以为深浅之刺。刺大者，刺大痈也。多血，多脓血也。大痈多血，当浅刺之。小者，小痈也。痈小未溃，毒气在内，当深刺之，其深刺也，必端以内针，为复其故，而止与刺之。

病在少腹有积，刺皮䯏以下至少腹而止，刺挟脊两旁四椎间，刺两髂髎，季胁肋间，导腹中气，热下已。

䯏，腯同，音突。髂，音驾。髎，音料，余篇同。此刺腹积之法也。腯，肥厚也。病在少腹有积，刺其积上皮腯之处。少腹有积，则少腹皮腯，故以下至少腹而止是其处也。挟脊两旁四椎间，乃心包厥阴之俞。少腹有积，刺厥阴俞者，《脉要精微论》云：病名心疝，少腹当有形，故刺也。腰骨曰髂。两髂髎，两边腰骨之侧，居髎穴也。季胁肋间，章门穴也。季胁肋，乃足厥阴肝脉之经。髂髎，乃足少阳胆脉之经。少腹有积，合刺厥阴少阳者，乃导腹中之气，温热其下，则病可已。下，指少腹也。

病在少腹，腹痛，不得大小便，病名曰疝。得之寒，刺少腹两股间，刺腰髁骨间，刺而多之，尽炅病已。

此刺寒疝之法也。病在少腹，少腹且痛，并不得大小便者，病名曰疝。得之于寒，当刺少腹两股间，冲门穴也。刺腰髁骨间，乃背十三椎下外旁，肓门穴也。刺少腹两股间，所以治疝也。刺腰髁骨间，所以治寒也，故当刺而多之。炅，犹热也。俟其尽热，则病可已。

病在筋，筋挛节痛，不可以行，名曰筋痹。刺筋上为故，刺分肉间，不可中骨也，病起筋炅，病已止。

中，去声。此刺筋痹之法也。病在筋，则筋挛而骨节痛。筋挛节痛，则不可以行，病名曰筋痹。即当刺其筋上，使之不挛，为复其故。其刺筋上之法，当刺分肉间，不可中骨也。刺之得宜，则病起筋热。病起筋热，则病已，病已，则止刺也。

病在肌肤，肌肤尽痛，名曰肌痹，伤于寒湿。刺大分小分，多发针而深之，以热为故，无伤筋骨，伤筋骨，痈发若变，诸分尽热，病已止。

此刺肌痹之法也。病在肌肤，肌肤尽痛，则名曰肌痹。此因伤于寒湿而为痹也，当刺肌肉之大分小分。大分，肉之大会；小分，肉之小会。分肉之间，三百六十五会，故当多发针而深刺之，以热气之至，为复其故。虽曰深之，无伤筋骨，伤筋骨，则痈发而若变，其未变时，刺得其宜，使诸分肉尽热，则病已而止针。

病在骨，骨重不可举，骨髓酸痛，寒气至，名曰骨痹。深者，刺无伤脉肉，为故，其道大分小分，骨热，病已止。

酸，作痠。此刺骨痹之法也。病在骨，骨重不可举，兼骨髓酸痛。寒气至骨，病名曰骨痹。痹在于骨，当刺其骨，而刺之深者，其刺当无伤其脉肉。刺得其宜，则骨痹去，而为复其故。其道，骨道也。无伤脉肉者，其骨道之气，亦从肉之大分小分而出也，在骨刺骨，候其气至，骨热，则病已而止针。

病在诸阳脉，且寒且热，诸分，且寒且热，名曰狂。刺之虚脉，视分尽热，病已止。

此刺狂病之法也。病在诸阳脉，而且寒且热，则邪气乘于经脉矣。诸分而且寒且热，则邪气乘于分肉矣。分肉之邪、经脉之邪，两相交并，病名曰狂。刺之虚脉，使邪不乘于经脉也。视分尽热，视分肉之间，正气聚而尽热也，如是，则狂病已而止针。

病初发，岁一发。不治，月一发。不治，月四五发，名曰癫病。刺诸分诸脉，其无寒者，以针调之，病已止。

此刺癫病之法也。病初发，癫病初发也。初发不治，则岁一发。岁发不治，则月一发。月发不治，则月四五发，凡此病发，名曰癫病。当刺诸分诸脉。诸分，诸分肉也；诸脉，诸经脉也。其无寒者，言无寒热，不同于狂病之且寒且热也。狂病为阳，癫病为阴，阳属有余，阴属不足，故当以针调补之，使病已而止针。

病风，且寒且热，炅汗出，一日数过，先刺诸分理络脉，汗出，且寒且热，三日一刺，百日而已。

此刺风病之法也。病风，且寒且热，炅汗出。一日数过者，风为阳邪，其性鼓动，故寒热，炅汗出，一日数至也。先刺诸分理络脉者，先其未发之时，刺分肉之腠理，经外之络脉也。汗出，刺出其汗也。汗出而寒热不解，仍且寒且热，则当三日一刺，至百日，则天干十周，其病可已。

病大风，骨节重，须眉堕，名曰大风。刺肌肉为故，汗出百日，刺骨髓，汗出百日，凡二百日，须眉生，而止针。

此刺疠风之法也。大风，疠风也。风邪客于脉而不去，皮肤疡溃，名曰疠风。故病大风，内则骨节重，外则须眉堕，名曰大风。当刺其肌肉，使肌肉为复其故。刺肌肉而汗出百日，去其风邪。骨节之邪，犹未去也，故更刺骨髓，亦汗出百日，凡二百日，则天干二十周，须眉生，而止针。

此举头痛、腐肿、积、疝、痹病、狂、癫、诸风，刺之有节，而为长刺节也。

皮部论第五十六篇

皮部，皮之十二部也。手足三阳三阴十二经络之脉，皆在于皮，各有分部，故曰：十二经络脉者，皮之部也。部有左右上下，复有外内浅深。百病之生，先于皮毛，由皮毛而腠理，腠理而络脉，络脉而经脉，经脉而腑脏。腑脏之气，亦通于皮，亦有分部，其腑脏之气，不与于皮，而生大病矣。

黄帝问曰：余闻皮有分部，脉有经纪，筋有结络，骨有度量，其所生病各异。别其分部，左右上下，阴阳所在，病之始终，愿闻其道。

量，平声。别，音逼。皮主通体，分属经脉，各有其部，故皮有分部。周身脉道，有径直之经，横络之纪，故脉有经纪。《灵枢》经筋十二，各有所结，间有所络，故筋有结络。骨度长短不同，可以度而量之，故骨有度量。皮脉筋骨，生病不同，故生病各异。凡此，当别其分部，左右上下，阴阳所在，而知病之始终，故举以问。

岐伯对曰：欲知皮部，以经脉为纪者，诸经皆然。

皮有分部，乃以经脉而分其部，故欲知皮部，以经脉为纪者，十二经皆然。诸，十二也。

阳明之阳，名曰害蜚，上下同法，视其部中有浮络者，皆阳明之络也，其色多青则痛，多黑则痹，黄赤则热，多白则寒，五色皆见，则寒热也。络盛则入客于经，阳主外，阴主内。

蜚，飞同。经脉之气，从内达外，由阖而枢，枢而开。故首论阳明之阖，次论少阳之枢，终论太阳之开。阳明之阳，行身之前而主阖。阖则不开，有害于飞，故名曰害蜚。蜚，犹开也。上下，犹手足也。无分手足，皆为害蜚，故上下同法。但视其阳明部中，皮内有浮络者，皆手足阳明之络也。其浮络之色，多青则痛，多黑则痹，黄赤则热，多白则寒。若青黑黄赤白，五色皆见，则寒热互呈也。皮络之邪过盛，则入客于经。盖络为阳，主外，经为阴，主内也。

少阳之阳，名曰枢持。上下同法，视其部中有浮络者，皆少阳之络也。络盛，则入客于经，故在阳者主内，在阴者主出，以渗于内，诸经皆然。

少阳之阳，行身之侧，而主枢，故名曰枢持。持犹主也。无分手足，皆为枢持，故上下同法。但视其少阳部中，皮内有浮络者，皆手足少阳之络也。皮络之邪过盛，则入客于经。络为阳，主外，络盛客经，则阳气内入，故在阳者主内。经为阴，主内，阳气内入，则阴气外出，故在阴者主出。出而复入，以渗于内。此阴阳经络，外内出入，不独手足少阳为然，而诸经皆然。

太阳之阳，名曰关枢。上下同法，视其部中有浮络者，皆太阳之络也，络盛则入客于经。

太阳之阳，行身之背，而主开，故名曰关枢。关，犹系也。枢转始开，开之系于枢也。无分手足，皆为关枢，故上下同法。但视其太阳部中，皮内有浮络者，皆手足太阳之络也。皮络之邪过盛，则入客于经。

少阴之阴，名曰枢儒。上下同法，视其部中有浮络者，皆少阴之络也。络盛则入客于经，其入经也，从阳部注于经，其出者，从阴内注于骨。

经脉之气，有阳有阴，枢为之主。故先论少阴之枢，次论厥阴之阖，终论太阴之开。少阴之阴，从踹腘而上，注胸中而止，枢转神机，区别水火，故名曰枢儒。儒，犹区也。手足少阴，皆为枢儒，故上下同法，但视其少阴部中，皮内有浮络者，皆手足少阴之络也。皮络之邪过盛，则入客于经。其入经也，从浮络之阳部而注于经，有入则有出。其出者，少阴在内，从至阴之内，注于骨中而始出也。

心主之阴，名曰害肩。上下同法，视其部中有浮络者，皆心主之络也，络盛则入客于经。

心主，手厥阴心主包络也。手足无分，上下同法，故举手之厥阴以明之。心主之阴，起于胸中，而主阖，阖则不能外任，故名曰害肩。肩，犹任也。手足厥阴，皆为害肩，故上下同法，但视其心主部中，皮内有浮络者，皆心主之络。是足之厥阴，亦同于手之厥阴也，皮络之邪过盛，则入客于经。

太阴之阴，名曰关蛰。上下同法，视其部中有浮络者，皆太阴之络也，络盛则入客于经。

太阴之阴，循足胫，交出厥阴之前，而主开，故名曰关蛰。蛰，犹藏也。藏而后开，开之关于蛰也。手足太阴，皆为关蛰，故上下同法。但视其太阴部中，皮内有浮络者，皆手足太阴之络也。皮络之邪过盛，则入客于经，凡络盛客经，言从络脉而至于经脉，以明络脉之部，即经脉之部也。

凡十二经络脉者，皮之部也。

通承上文，而言手足三阳三阴凡十二经络脉者，在于通体，而为皮之部也。

此一节，言手足三阳三阴十二经络之脉，皆在于皮，以皮部而知经络，即以经络而分皮部也。

是故百病之始生也，必先于皮毛。邪中之，则腠理开，开则入客于络脉，留而不去，传入于经，留而不去，传入于腑，廪于肠胃。

中，去声。部有左右上下，复有外内浅深。是故百病之始生也，必先于皮毛。由皮毛而入于腠理。故邪中之，则腠理开。由腠理而入于络脉，故开则入客于络脉。由络脉而入于经脉，故留而不去，传入于经。由经脉而入于腑，故留而不去，传入于腑。肠胃为土府，万物之所归，故廪于肠胃。廪，仓廪，言聚藏也。

邪之入于皮也，泝然起毫毛，开腠理；其入于络也，则络脉盛，色变；其入客于经也，则感虚，乃陷下；其留于筋骨之间，寒多则筋挛骨痛，热多则筋弛骨消，肉烁䐃破，毛直而败。

复从上文之意而推论之，又言邪之始入于皮也，泝然起毫毛，由毫毛而入于腠理，故开腠理。其从腠理而入于络也，则络脉盛而色变。其从络脉而入客于经也，则感经脉之虚，而邪乃陷下。其从经脉而不入于腑则伤脏气。留于筋骨之间，寒多则筋挛骨痛，热多则筋弛骨消，甚至虚于内而绝于外，肉烁䐃破，腠理绝矣，毛直而败，皮毛绝矣。毛肉筋骨，脏气主之，此言从皮毛而入脏也。

帝曰：夫子言皮之十二部，其生病，皆何如？

伯言十二经络脉者，皮之部也，故问皮之十二部，其生病皆何如。

岐伯曰：皮者，脉之部也。邪客于皮，则腠理开，开则邪入客于络脉。络脉满，则注于经脉。经脉满，则入舍于腑脏也。

经脉络脉之部，皆在于皮。故皮者，脉之部也。邪客于皮，则腠理开，腠理开，则邪入客于络脉。络脉满，则邪注于经脉。经脉满，则邪入舍于腑脏也。是知病之生也，始于皮毛，各从其部由浅入深，而舍于腑脏也。

故皮者有分部，不与，而生大病也。

与，去声。此后申明生病之意。腑脏之气，通于皮中，故皮者各有分部。若腑脏之气，不与于皮，而生大病也。

帝曰：善。

部有左右上下，复有外内浅深，而皮部之邪，入腑入脏，腑脏之气，出于皮中，帝故善之。

此一节，言皮部有皮毛、腠理、络脉、经脉之浅深，而腑脏之气，皆当与于皮部也。

经络论第五十七篇

经络，经脉、络脉也。上篇从皮腠而入于络脉，络脉而入于经脉。故此复有经络之论，论经络之色，有常有变，所以承上篇五色，而补其未尽之义。

黄帝问曰：夫络脉之见也，其五色各异，青黄赤白黑不同，其故何也？

上篇言阳明部中之浮络，其色多青则痛，多黑则痹，黄赤则热，多白则寒，未悉其旨。故帝复问络脉之见，其五色各异，青黄赤白黑不同，所以承上篇而复问也。

岐伯对曰：经有常色，而络无常变也。

经脉内连腑脏，有五行之常色，而

络脉则浮见于外，无有经常，而多变也，无常变，犹言变无常也。

帝曰：经之常色，何如？

未问浮络之变，先问经色之常。

岐伯曰：心赤、肺白、肝青、脾黄、肾黑，皆亦应其经脉之色也。

五脏应五色，如心色赤、肺色白、肝色青、脾色黄、肾色黑，此皆以五脏，而亦应其经脉之色，是为常也。

帝曰：络之阴阳，亦应其经乎？

帝欲详明络色之变，故问络之阴阳，亦应其经乎？

岐伯曰：阴络之色应其经，阳络之色变无常。

络有阴阳，阴络在内，内系于经，故阴络之色应其经。阳络在外，外浮于皮，故阳络之色变无常。

随四时而行也，寒多则凝泣，凝泣则青黑，热多则淖泽，淖泽则黄赤，此皆常色，谓之无病。

泣，音涩。所谓应其经者，随四时而行也。如秋冬寒多，则络脉凝涩，凝涩则色青黑。春夏热多，则络脉淖泽，淖泽则色黄赤。此皆随四时之常色，故谓之无病。

五色具见者，谓之寒热。

阴络应经，而随四时，则络亦有常色。所谓变无常者，若五色具见者，乃浮络之色，乍青乍黑，乍黄乍赤。变无经常，则非无病，故谓之寒热。寒热者，或寒或热，变无常也。

帝曰：善。

络脉经脉，浅深不同，而阴络应其经，阳络变无常，是络脉之中，复有阴阳，帝故善之。

气穴论第五十八篇

气穴者，一身之气，循行三百六十五穴也。孙络溪谷，亦三百六十五会，皆应一岁之数。帝愿闻真数，而藏金兰之室，署曰气穴所在，是为《气穴论》也。

黄帝问曰：余闻气穴三百六十五，以应一岁，未知其所，愿卒闻之。

周天三百六十五度，一岁三百六十五日，人身气穴亦三百六十五会，以应一岁之数，而气穴所在，愿尽闻之。

岐伯稽首再拜对曰：窘乎哉问也！其非圣帝，孰能穷其道焉！因请溢意，尽言其处。

处，去声，下同。以血肉之形身，应天度之岁数。惟天生圣帝，能穷其道，因请溢意，尽言其处。

帝捧手逡巡而却曰：夫子之开余道也，目未见其处，耳未闻其数，而目以明，耳以聪矣。

逡巡，退让貌。道，言也。开余道，开示于我而言之也。目未见，耳未闻，而目以明，耳以聪，是伯虽未言，帝先知之，此臣君一德一心，阐明大道也。

岐伯曰：此所谓圣人易语，良马易御也。

易，去声，下同。未见其处，未闻其数，而目明耳聪，此所谓圣人易语，犹良马易御也。

帝曰：余非圣人之易语也。世言真数开人意，今余所访问者，真数发蒙解惑，未足以论也。然余愿闻，夫子溢志尽言其处，令解其意，请藏之金匮，不敢复出。

藏，如字。真数，三百六十五穴之数。帝不自圣，故言余非圣人之易语。但世恒言真数可以开人心意，今余所访问者，亦真数之发蒙解惑。真数之外，未足以论也。然此真数，余愿闻之。上文岐伯云：因请溢意，尽言其处。故曰：夫子溢志，尽言其处，令余能解其意，请藏之金匮，而不敢复出。藏之金匮，中心藏之之意。不敢复出，不轻示人之意。

岐伯再拜而起曰：臣请言之。背与心相控而痛，所治天突，与大椎，及上纪。上纪者，胃脘也。下纪者，关元也。背胸邪系阴阳左右。

大椎，旧本讹“十椎”，下同，今俱改。邪，斜同。控，引也。天突，在结喉下中央。大椎，乃脊骨高起第一椎。胃脘，有上脘、中脘、下脘，以脐之上下为纪，则此胃脘，乃下脘也，脐上至下脘，脐下至关元，分寸相等，故曰上纪下纪。背与心相控而痛，背痛引心，或心痛引背也。所治在天突，心胸之上也。与大椎，脊背之上也。及上纪，以脐为中，纪其上也。故上纪者，脐上下脘之胃脘也。由脐纪下，则下纪者，脐下小腹之关元也。背心相控，不但从背引胸，从胸引背，乃背胸斜系阴阳左右也。

如此，其病前后痛涩，胸胁痛，而不得息，不得卧，上气短气，偏痛。

如此，指背胸斜系阴阳左右也。斜系如此，故其病当前后痛涩，前后凭乎胁，故胸胁痛，胸胁痛，则枢转有乖，而不得息。不得息，则不得卧。不得息，不得卧，则上气短气，致有偏痛之病。

脉满起，斜出尻。脉络胸胁，支心贯膈，上肩，加天突，斜下肩，交大椎下。

支，如字。此复申明斜系阴阳左右之脉也。脉满起，经脉满盛，从下而起，斜出尻，从左右足胫，行身之背，则斜出于尻也。脉络胸胁者，行身之前，则由胁而至胸，故曰脉络胸胁也。络胸则支心贯膈，由膈而斜上于肩，必由天突而上，故曰加天突。经脉既从下而斜上，亦必从上而斜下，故斜下肩，斜下肩，则交大椎而下也。所以申明斜系阴阳左右也。天突、大椎，合胃脘、关元，凡四穴。

脏俞五十穴。

五脏俞穴，出于井，溜于荥，注于俞，行于经，入于合。肺心之穴，在手。肝脾肾在足。一脏五俞，五五二十五俞，合两手足，共五十俞。

腑俞七十二穴。

六腑俞穴，出于井，溜于荥，注于俞，过于原，行于经，入于合。膀胱胆胃之穴在足。三焦小肠大肠在手，一腑六俞，六六三十六俞，合两手足共七十二俞。

热俞五十九穴。

热俞，《水热穴论》治热之俞也。《论》云：头上五行，行五，以越诸阳之热。大杼、膺俞、缺盆、背俞，此八者，以泻胸中之热。气街、三里、巨虚上、下廉，此八者，以泻胃中之热。云门、髃骨、委中、髓空，此八者，以泻四肢之热。五脏俞旁五，此十者，以泻五脏之热。凡此五十九穴者，皆热之左右也。热俞五十九穴，此之谓也。

水俞五十七穴。

水俞，《水热穴论》治水之俞也。《论》云：尻上五行，行五，伏兔上各二行，行五，踝上各一行，行六，凡五十七穴者，皆脏之阴络，水之所客也。水俞五十七穴，此之谓也。

头上五行，行五，五五二十五穴。

行，音杭。热俞五十九穴，内有头上五行，行五。于此复言者，头有前后，从头上，前行行五，后行亦五行，重举之，则前后之穴毕备矣。

中朌两旁各五，凡十穴。

朌，膂同，余篇仿此。热俞五十九穴，内有五脏俞，旁五乃脏俞两旁之穴。此中膂两旁各五，乃五脏之俞穴也。

大椎上两旁各一，凡二穴。

大椎，脊骨高起第一椎也。上两旁，肩项相交，肩中俞也，两旁各一，凡二穴。

目瞳子，浮白，二穴。

目瞳子，乃目稍瞳子髎穴也。浮白穴，在耳骨发际间。瞳子、浮白各二穴，凡四穴。

两髀厌分中，二穴。

胆足少阳之脉，循胸，过季胁，下合髀厌中。两髀厌分中，两腿砚子骨分界之处，环跳穴也，左右二穴。

犊鼻二穴。

膝盖下两旁中央形如牛鼻，左右二穴。

耳中多所闻二穴。

耳内听宫，左右二穴。

眉本二穴。

本，根也。眉根攒竹左右二穴。

完骨二穴。

耳后发际浮白上即完骨，左右二穴。

项中央一穴。

项后中央，风府穴也。

枕骨二穴。

脑后左右玉枕穴，即枕骨也。

上关二穴。

听宫之上为上关，一名客主人穴。

大迎二穴。

颊车之下，颔前一寸二分，为大迎穴。

下关二穴。

听宫下，颊车上，即下关穴。

天柱二穴。

项后风府两旁，即天柱穴。

巨虚上、下廉四穴。

三里下三寸为巨虚上廉，上廉复下三寸为巨虚下廉，在胫骨间，左右凡四穴。

曲牙二穴。

曲牙即颊车，又名牙车，当牙骨尽处，开口陷中。

天突一穴。

结喉下中央为天突。

天府二穴。

臂臑内为天府。

天牖二穴。

耳后完骨下为天牖。

扶突二穴。

膺胸上，缺盆下，为扶突。

天窗二穴。

天牖下名天容，天容下即天窗，后发际尽处两旁。

肩解二穴。

肩上陷中，即肩井穴。

关元一穴。

脐下三寸为关元穴。

委阳二穴。

腿后廉之中，两筋之间，为委阳。

肩贞二穴。

肩臂上两板骨上侧为肩贞。

喑门一穴。

项后风府下为喑门，即哑门也。

齐一穴。

齐，脐通。当脐之中，神厥穴也。

胸俞十二穴。

颔下两旁，巨骨之下，俞府、彧中、神藏、灵墟、神封、步郎，左右凡十二穴。

背俞二穴。

背俞，七椎两旁，膈俞穴也。

膺俞十二穴。

膺中俞府之外，左右气户、库房、屋翳、膺窗、乳中、乳根，凡十二穴。

分肉二穴。

脐上水分穴，两旁滑肉门为分肉。

踝上横二穴。

踝上横纹之解溪穴。

阴、阳跷四穴。

阴跷起于足内踝之照海，左右二穴。阳跷起于足外踝之申脉，左右二穴，凡四穴。

水俞在诸分，热俞在气穴，寒热俞在两骸，厌中二穴。

水气不行，则皮肤胀满，故水俞在诸分。诸分，周身肌腠之分理也。热气有余，则经脉消烁，故热俞在气穴。气穴，阳气循行之穴孔也。寒热，阴阳皆病也。左右，乃阴阳之道路。故寒热俞在两骸。两骸，形身左右也。环跳二穴，当身左右。厌中，即上文髀厌分中，环跳穴也。

大禁二十五，在天府下五寸。

大禁二十五，乃五脏之井荥俞经合。五五二十五俞之禁也。在天府下五寸，乃天府之下，相去五寸，左右五里穴也。《本俞》论云：尺动脉在五里，五俞之禁者是也。

凡三百六十五穴，针之所由行也。

承上文而总结之，凡三百六十五穴，以应一岁之数，为针之所由行，皆气穴之所在也。自天突至天府下五寸，共三百六十六穴。一岁三百六十五日而有奇，周天三百六十五度四分度之一，则三百六十六数，相吻合也。按：头上五行行五，及天突、关元、厌中、巨虚上、下廉，穴有重复，而一岁之数，毫无错也。

此一节言气穴三百六十五，以应岁数，皆针之所由行也。

帝曰：余已知气穴之处，游针之居，愿闻孙络溪谷，亦有所应乎？

孙络、溪谷亦应一岁之数，故承上文而复问之。

岐伯曰：孙络三百六十五穴会，亦以应一岁，以溢奇邪，以通荣卫。荣卫稽留，卫散荣溢，气竭血着，外为发热，内为少气。疾泻无怠，以通荣卫，见而泻之，无问所会。

经脉之外，是为络脉。络脉之外，是为孙络。孙络三百六十五穴会，言周身孙络与三百六十五穴相会合也。孙络与穴会合，故亦以应一岁之数。奇邪者，《缪刺论》云：邪入舍于孙络，不得入于经，流溢于大络而生奇病。奇邪，犹奇病也。奇邪在络，故孙络以溢奇邪。

溢，泛溢，犹外出也。孙络之所以溢奇邪者，以孙络合大络而通荣卫也。如孙络不通荣卫，则荣卫稽留，稽留则卫散荣溢。卫散则气外竭，荣溢则血内着，血着则外为发热，气竭则内为少气。如是之证，当疾泻无怠，以通荣卫。疾泻者，见其稽留而即泻之，无问孙络与气穴之所会也。

帝曰：善。愿闻溪谷之会也。

孙络会气穴而通荣卫，帝故善之。溪谷亦会三百六十五穴，故又问之。

岐伯曰：肉之大会为谷，肉之小会为溪，肉分之间，溪谷之会，以行荣卫，以会大气。邪溢气壅，脉热肉败，荣卫不行，必将为脓，肉消骨髓，外破大腘[1]，留于节凑，必将为败，积寒留舍，荣卫不居，卷肉缩筋，肋肘不得伸。内为骨痹，外为不仁，命曰不足。大寒留于溪谷也。溪谷三百六十五穴会，亦应一岁，其小痹淫溢，循脉往来，微针所及，与法相同。

会，合也。肉之大合处即为谷，肉之小合处即为溪。会之所在，即分之所在，分之所在，即会之所在，故肉分之间即为溪谷之会。溪谷之会，内外相通。内通经脉，以行荣卫，外通皮毛，以会大气。大气，宗气也，积于胸中，以司呼吸，而合于皮毛者也。如溪谷不通于内外，则邪泛溢而气壅滞，血脉热而肌肉败。夫邪溢气壅，则荣卫不行，必将为脓，脉热肉败，则内消骨髓，外破大腘，留于节凑，必将为败。为脓为败，皆积寒留舍于溪谷，致荣卫血气不居于溪谷之间，而卷肉缩筋。夫卷肉缩筋则肋肘不得舒伸，从筋至骨，则内为骨痹；从肉至皮，则外为不仁，邪盛正虚，命曰不足。此皆积寒留舍之所致，乃大寒留于溪谷也。周身三百六十五溪谷，与三百六十五气穴相会，亦以应一岁之数。故寒留溪谷，而内为骨痹，外为不仁。若其小痹淫溢，则循孙络之脉，往来于身。治之之法，但当微针所及，与见而泻之，无问所会之法相同，不若大寒之留于溪谷也。

帝乃辟左右而起，再拜曰：今日发蒙解惑，藏之金匮，不敢复出。乃藏之金兰之室，署曰气穴所在。

辟，作擗。藏，如字。三百六十五穴，与孙络溪谷相会。伯明其旨，诚为发蒙解惑，帝尊奉而珍宝之，藏之金兰之室，署曰气穴所在，而问答之言，即为气穴论也。

岐伯曰：孙络之脉别经者，其血盛而当泻者，亦三百六十五脉，并注于络，传注十四络脉，非独十二络脉也。

四，旧本讹“二”；二，旧本讹“四”，今改。此言孙络之脉，与经脉相别，与大络相通。所谓奇邪之脉，则缪刺之，以补孙络未尽之义。《缪刺论》云：邪客于皮毛，入舍于孙络，留而不去，闭塞不通，不得入于经，流溢于大络而生奇病。又云：视其皮部有血络者尽取之，此缪刺之数也。夫孙络受邪，不得入于经，故曰：孙络之脉别经者。视其皮部有血络者，尽取之，故曰：其血盛而当泻者，亦三百六十五脉。流注于大络，而生奇病，故曰：并注于络。

[1] 腘：于上下文意难解，疑为“䐃”字，下注中亦同。

络，大络也。《灵枢·经脉》论有手太阴、少阴、心主、太阳、阳明、少阳之别，足太阳、阳明、少阳、太阴、少阴、厥阴之别，并任脉之别，督脉之别，为十四大络，故曰：传注十四络脉，非独手足三阳三阴之十二络脉也。又脾之大络，为十四络脉之主，《经脉》论云：皆取脾之大络脉也。此虽不及脾络，而脾络已在其中。

内解泻于中者，十脉。

解，音蟹。解，散也。泻，行也。十四络脉，外合孙络，则有三百六十五会，内合五脏，则有左右五俞之十脉，故曰：内解泻于中者十脉。所以承十四络脉，而申明内通五脏之俞脉，以补上文孙络之未尽者又如此，此一节言孙络溪谷，亦三百六十五会，以应一岁之数，通荣卫而会大气，合大络而行脏俞也。

气府篇第五十九篇

伯承上篇《气穴论》，而复言气府也。手足三阳之脉，六腑主之。故脉气所发之穴，即为气府。手足三阳，合督任冲脉，凡三百六十五穴，亦应一岁之数，所以承气穴而补其未尽之义。

足太阳脉气所发者，七十六穴。

六，旧本讹“八”，今改。足太阳脉气所发之穴，计七十六穴。足太阳膀胱，水府也，脉气所发者，从足太阳经脉之气，而发于穴也。

两眉头各一，入发至顶，三寸半，旁五，相去三寸，其浮气在皮中者，凡五行，行五，五五二十五。

顶，旧本讹“项”，今改。行，音杭。顶，前顶穴也。两眉头各一，攒竹穴也。自攒竹入发际，至前顶，其中有神庭、上星、囟会，故长三寸半。前顶有中行，次两行，外两行，故旁五。言自中及旁，有五行也。五行之内，左右相去三寸。申明旁五者，其太阳之浮气在皮中者，凡五行，一行五穴，五五则二十五穴也。二十五者，中行有前顶、百会、后顶、强间、脑户，五穴。次两行有五处、承光、通天、络却、玉枕，左右十穴。又次两行，有正营、承灵、脑空、窍阴、完骨，左右十穴。共二十五穴，合两攒竹、神庭、上星、囟会五穴，凡三十穴。

项中大筋两旁各一。

风池二穴。

风府两旁各一。

天柱二穴，以明上文外两旁，在项中大筋两旁，名为风池者各一。内两旁，在风府穴两旁，名为天柱者各一也。

侠背以下至尻尾，二十一节，十五间各一。五脏之俞各五，六腑之俞各六。

自风府两旁，侠背以下，从大椎至尻尾，计二十一节。二十一节之中，凡十五节间各一，谓肺俞、厥阴俞、心俞、膈俞、肝俞、胆俞、脾俞、胃俞、三焦俞、肾俞、大肠俞、小肠俞、膀胱俞、中膂内俞、白环俞，左右各一，凡三十穴。十五节间，内有肺心肝脾肾五脏之俞，左右各五。胆胃三焦大肠小肠膀胱之俞，左右各六。脏俞各五、腑俞各六，总在十五间，而十五间，复在二十一节内也。

委中以下至足小趾旁各六俞。

委中，腘弯委中穴也。至足小趾旁

有昆仑、京骨、束骨、通谷、至阴，合委中，左右各六俞，凡十二穴。此足太阳脉气所发，共七十六穴。足太阳之脉，起于目内眦，上额交巅，络脑下项，侠脊抵腰，循髀腘，至足小趾外侧，故脉气所发如此。

足少阳脉气所发者，六十二穴。

足少阳为胆府，脉气所发之穴，计六十二穴。

两角上各二。

角，头角也。从耳之曲鬓至天冲两角上左右各二，凡四穴。

直目上发际内各五。

直，中正也。直目上发际内，从目中正间，上于发际之内。有临泣、目窗、正营、承灵、脑空，左右各五，凡十穴。

耳前角上各一。

颔厌二穴。

耳前角下各一。

悬厘二穴。

锐发下各一。

锐发，即鬓发。下各一，和髎二穴也。

客主人各一。

一名上关，在耳前之上。

耳后陷中各一。

翳风二穴。

下关各一。

在耳前之下，故名下关。

耳下牙车之后各一。

车，音叉。耳下颊车之后，天容二穴。

缺盆各一。

项侧两开锁骨，缺陷如盆，左右二穴。

腋下三寸，胁下至胠，八间各一。

腋下三寸，渊液穴也。腋下为胁，胁下为胠，胁下至胠，有辄筋、大包、日月、京门、带脉、五枢、维道、居髎，八穴之间，左右各一行，计十六穴，合左右渊液，凡十八穴。

髀枢中旁各一。

髀枢，即髀厌，环跳穴也，在居髎穴下，髀枢中旁，即髀厌分中之义，两旁各一，凡二穴。

膝以下至足小趾次趾，各六俞。

阳陵泉、阳辅、丘墟、临泣、侠溪、窍阴，左右各六俞，凡十二穴。此足少阳脉气所发，共六十二穴。足少阳之脉，起于目锐眦，上抵头角，入耳前后，从腋下胁，行身之侧，下膝至足，故脉气所发如此。

足阳明脉气所发者，六十八穴。

足阳明为胃腑，脉气所发之穴，计六十八穴。

额颅发际旁各三。

从额颅入发际，有本神、头维、悬颅，两旁各三，凡六穴。

面鼽骨空各一。

空，孔同，余仿此。面鼽骨空，四白穴也，面上鼻气旁通之处，故曰面鼽。穴居骨内，故曰骨空。左右凡二穴。

大迎之骨空各一。

大迎在颊车下，承浆旁，穴在骨间，故曰大迎之骨空，左右凡二穴。

人迎各一。

在结喉两旁动脉间。

缺盆外骨空各一。

缺盆，在颔下两旁陷中。缺盆外骨空，肩缺盆之天髎穴也。

膺中骨间各一。

膺，膺窗也。中，乳中也。膺中骨间，谓膺窗乳中，胸骨之间，即上文十五间、八间之义。膺窗之上，有屋翳、库房、气户。乳中之下，有乳根，其穴俱在胸骨间，左右各一行，凡十二穴。

侠鸠尾之外，当乳下三寸，侠胃脘，各五。

侠，并也。侠鸠尾之外，并鸠尾之外两旁也，当乳下三寸，外旁不容之穴，与鸠尾相并，当在乳下，则相去三寸也。侠胃脘，谓不容之下，即有承满、梁门、关门、太乙，与胃上脘、中脘、下脘相并也。合鸠尾外旁、胃脘外旁，左右各五，凡十穴。

侠脐广二寸各三。

齐，脐通，下同。二寸，旧本讹“三寸”，今改。侠脐，与脐相并也。广，开广也。侠脐广二寸，天枢穴也。各三，乃天枢、外陵、大巨，左右各三，凡六穴。

下齐三寸，侠之各三。

三寸，旧本讹“二寸”，今改。下脐三寸，关元穴也。下脐三寸侠之，乃外两旁之水道、归来、气冲，左右各三，凡六穴。

气街动脉各一。

《骨空论》云：冲脉者，起于气街。《卫气》论云：胸气有街，腹气有街，头气有街，胫气有街。此气街动脉，乃腹气之街，左右肓俞二穴。

伏兔上各一。

伏兔上，髀关穴也，左右各一。

三里以下，至足中指各八俞，分之所在穴空。

膝犊鼻下外廉，相去三指，是为三里，膝三里以下，至足中指，其中有三里、上廉、下廉、解溪、冲阳、陷谷、内庭、厉兑，左右各八俞，凡十六穴。六腑皆六俞，独足阳明有八俞，盖大肠属上廉，小肠属下廉，其大小肠分属所在穴孔，为阳明之所主也。《本俞》论云：大肠属上，小肠属下，大肠小肠皆属于胃，是足阳明者此也。此足阳明脉气所发，共六十八穴。足阳明之脉，起于鼻交頞中，旁约太阳之脉，循发际至额颅，从大迎下人迎，入膺胸，行身之前，下腹，从胫抵足厉兑，故脉气所发如此。

手太阳脉气所发者三十六穴。

手太阳为小肠腑，脉气所发之穴，计三十六穴。

目内眦各一。

两睛明穴。

目外各一。

目外，谓目外眦，两瞳子髎穴。

鼽骨下各一。

即上文面鼽骨空之下，两巨髎穴。

耳郭上各一。

郭，匡郭也。耳郭上两角孙穴。

耳中各一。

耳中珠子，两听宫穴。

巨骨穴各一。

肩上叉骨尖端罅间，两巨骨穴。

曲掖上骨穴各一。

肩端尖骨，从后下陷，是为曲掖，曲掖上骨，两臑俞穴，举臂取之。

柱骨上陷者各一。

柱骨，项骨也。柱骨上陷者，两肩井穴也。

上天窗四寸各一。

天窗，项侧发际尽处也。上天窗四寸，浮白穴也。天窗、浮白，左右各一，凡四穴。

肩解各一。

肩外解分之处，两秉风穴。

肩解下三寸各一。

肩解下三寸，两天宗穴，相去秉风三寸。

肘以下至手小指本，各六俞。

指本，指头也。肘以下至手小指本，谓肘骨之下，从侧而下，至小指之头有少海、阳谷、腕骨、后溪、前谷、少泽，左右各六俞，凡十二穴。此手太阳脉气所发，共三十六穴。手太阳之脉，起于手小指之端，从肘至臂，绕肩循颔，上頞入耳中，至目内眦，故脉气所发如此。

手阳明脉气所发者，二十二穴。

手阳明为大肠腑，脉气所发之穴，计二十二穴。

鼻空外廉，项上各二。

鼻孔外廉，迎香穴也。项上，扶突穴也。左右各二，凡四穴。

大迎骨空各一。

颊车之下，承浆之旁，两大迎穴。骨空，解见前。

柱骨之会各一。

柱骨，项骨也。柱骨之会，谓项肩相会之处，两天鼎穴。

髃骨之会各一。

髃，音鱼，余篇同。髃骨，两肩髃穴之骨。髃骨之会，谓肩髃，乃肩臂相会之处。

肘以下至手大指次指本，各六俞。

从肘以下，至大指次指头，有曲池、阳溪、合骨、三间、二间、商阳，左右各六俞，凡十二穴。此手阳明脉气所发，共二十二穴。手阳明之脉，起于大指次指之端，从肘上臂，至肩，出于柱骨，上颈贯颊，挟鼻孔，故脉气所发如此。

手少阳脉气所发者，三十二穴。

手少阳为三焦府，脉气所发之穴，计三十二穴。

鼽骨下各一。

鼽骨下，两巨髎穴也，见手太阳脉气内。

眉后各一。

眉后陷中，两丝竹空穴。

角上各一。

头角之上，两天冲穴也。足少阳脉气云：两角上各二。此则云各一。

下完骨后各一。

下完骨后，谓完骨之下，完骨之后，两天牖穴。

项中足太阳之前各一。

足太阳之脉下项，行身之背，今在足太阳项中之前，乃人迎之下，气舍二穴。

侠扶突各一。

承上文气舍而言，故曰侠扶突，谓气舍、扶突穴相并也。

肩贞各一。

肩臂板骨缝中，即两肩贞穴。

肩贞下三寸分间，各一。

肩贞下三寸，消泺穴也。分间，即肩贞分肉之间，天宗、臑会穴也。消泺、天宗、臑会，左右各一，凡六穴。

肘以下至手小指次指本，各六俞。

肘骨以下，至手小指次指头，有天井、支沟、阳池、中渚、液门、关冲，左右各六俞，凡十二穴。此手少阳脉气所发，共三十二穴。手少阳之脉，起于小指次指之端，循肘上臂，交肩出缺盆，至耳上角，侠頞抵𩓐，故脉气所发如此。

此一节言手足三阳之脉，是为六腑，其脉气所过之穴，即为气府也。

督脉气所发者，二十八穴。

督脉行身之背，从下而上。气府之统于形身者，更有督脉，其脉气所发者，计二十八穴。

项中央二。

风府、哑门二穴。

发际后中八。

发际之后，从中至顶，下额，则有脑户、强间、后顶、百会、前顶、囟会、上星、神庭八穴。

面中三。

面之中央，从鼻至唇，有素髎、水沟、兑端三穴。

大椎以下至尻尾及旁，十五穴。至骶下，凡二十一节，脊椎法也。

从大椎以下，至尻尾之长强，计十三穴，及长强两旁之会阳，共十五穴。大椎、陶道、身柱、神道、灵台、至阳、筋缩、脊中、悬枢、命门、阳关、腰俞、长强、左右会阳，凡十五穴。自大椎至骶骨下，凡二十一节，此督脉督于后，而为脊椎之法，所以补气府未尽之义。

任脉之气所发者二十八穴。

任脉行身之前，气府之统于形身者，更有任脉，其脉气所发者，亦二十八穴。

喉中央二。

廉泉，在喉中央之上。天突，在喉中央之下。凡二穴。

膺中骨陷中各一。

膺中，胸之中行也。骨陷中有璇玑、华盖、紫宫、玉堂、膻中、中庭各一，凡六穴。

鸠尾下三寸，胃脘五寸，胃脘以下，至横骨，六寸半一，腹脉法也。

鸠尾下三寸，自鸠尾之下，有巨阙、上脘、中脘三穴，当三寸也。胃脘五寸，自上脘至脐中，有中脘、建里、下脘、水分、脐中五穴，当五寸也。胃脘以下，指脐中也，自胃脘以下之脐中，由中极至两旁横骨，有阴交、气海、石门、关元、中极，五穴五寸。中极至横骨，约寸半余，当六寸半一分也。自鸠尾至两横骨，凡十五穴。此任脉任于前，而为中行腹脉之法。亦所以补气府未尽之义。

下阴，别一。

下阴，下于阴前，会阴穴也。别一，上文横骨，不通会阴，别从曲骨至会阴之一穴。

目下各一。

两承泣穴。

下唇一。

承浆一穴。

龂交一。

齿缝任督之交，故曰龂交。以上任脉所发，凡二十八穴。

冲脉气所发者，二十二穴。

冲脉任脉皆起于胞中，气府之统于形身者，更有冲脉，其脉气所发者，计二十二穴。

侠鸠尾外各半寸，至脐寸一，侠脐下旁各五分，至横骨寸一，腹脉法也。

寸一，一寸也。五分，犹半寸也。并鸠尾外两旁，各开半寸。至脐两旁，有幽门、通谷、阴都、石关、商曲、肓俞，其穴相去之寸，约一寸也。肓俞之穴，正在脐旁，并脐下两旁，各开五分，下至横骨，有中注、四满、气穴、大赫、横骨，其穴相去之寸，亦一寸也。并鸠尾两旁，下至横骨左右，凡二十二穴。此冲脉与任脉相并，为中二行之腹脉法也。

足少阴舌下，厥阴毛中，急脉各一。

此举足少阴厥阴之脉，以明足少阴合任脉，足厥阴合督脉，而任督相交也。足少阴舌下，廉泉穴也。厥阴毛中，曲骨穴也。足少阴合任脉而交于督脉，从廉泉入龈交，交督脉。足厥阴合督脉而交于任脉。从长强至曲骨，交任脉。上下相交，脉气往来，不容稍缓，故曰急脉。舌下廉泉，毛中曲骨各一，凡二穴。

手少阴各一，阴阳跷各一。

此举手之少阴，足之跷脉，以明手足阴阳之脉，皆为气府，而手脉之穴出于手，足脉之穴起于足也。手少阴，心脉也。心脉起于心中，循手小指少冲出其端，左右少冲各一，凡二穴。阴跷起于足内踝之照海，阳跷起于足外踝之申脉，照海、申脉左右各一，凡四穴。

手足诸鱼际脉气所发者，凡三百六十五穴也。

此举手足鱼际之脉，以明手鱼际属手太阴，足鱼际属足太阴。而三百六十五穴之脉，皆主于手足之太阴也。手大指后，白肉隆起如鱼腹，为鱼际穴。手足诸鱼际，谓足大趾后，亦有白肉隆起，皆可谓之鱼际。手足鱼际，凡四穴。手之脉气，手太阴鱼际主之。足之脉气，足太阴鱼际主之。故手足诸鱼际脉气所发者，凡三百六十五穴，以明手足三阳三阴，周身脉气，而为手足太阴之所主也。

此一节，举督脉、任脉、冲脉，及手足阴阳之脉，合三百六十五穴，而统于形身之气府也。按：本篇脉气所发之穴，手足三阳计二百九十六穴，督脉至鱼际计九十穴，共三百八十六穴。除督脉发际后之脑户、强间、后顶、百会、前顶、囟会、上星、神庭八穴，重于太阳，足少阳直目上发际内各五，其正营、承灵、脑空左右六穴，亦重于太阳，又手足阳明重大迎、骨空二穴，手少阳、手太阳重颧骨下巨髎二穴，冲脉、任脉重横骨二穴，足少阴舌下与喉中央重廉泉一穴，除所重二十一穴，乃三百六十五穴，亦以应一岁之数。上篇合重复之穴，成三百六十六穴，此篇除重复之穴，成三百六十五穴，所以承上篇而补其未尽之义者如此。

骨空论第六十篇

空，作孔，篇内俱同。骨空，周身骨节之穴孔也。少阴属肾主骨，与太阳为表里。太阳主皮肤，少阴主骨髓。任、冲、督脉皆起于少阴，合于太阳。任脉起于中极之下，冲脉起于气街，并少阴之经，督脉起于少腹以下，骨中央，凡此皆起于少阴也。任、冲之血，澹渗皮肤，督脉之经，行于脊背，凡此皆合于太阳也。故上节论风伤太阳，及于任、冲、督脉也。少阴主骨，骨属屈伸不利，则机关废弛。机关废弛，则水气不行，故次节论膝痛不和，及于水俞五十七穴也。少阴属肾，精髓渗灌骨空，荣于经脉，精髓不濡于骨空，则水毒乘于经脉，故末节论髓空，而及于鼠瘘之寒热，并为灸刺之法也。

黄帝问曰：余闻风者，百病之始也，以针治之奈何？

六淫之邪，风居其首，故风者百病之始，始伤太阳，勿令传变，以针治之奈何？

岐伯对曰：风从外入，令人振寒，汗出，头痛，身重，恶寒，治在风府，调其阴阳，不足则补，有余则泻。

恶，去声。风从外入，伤太阳通体之皮肤，故令人振寒。从皮肤而入于肌腠，故汗出。随太阳经脉上行，故头痛。周身肌表不和，故身重。太阳之上，寒气主之，故恶寒。太阳之脉，从头下项，故治在风府。治在风府，所以调其阴阳。经脉不足，则用灸法以补之；经脉有余，则用刺法以泻之。

大风，颈项痛，刺风府，风府在上椎。

所谓有余则泻者，如大风伤其经脉，致颈项痛，即当刺风府以泻之。申明风府在项之上椎，盖项上高起第一椎为大椎，项上平坦第一椎为上椎。大椎至尾骶共二十一节，大椎之上另有二节也。

大风汗出，灸譩譆，譩譆在背下，侠脊旁三寸所，厌之，令病者呼譩譆，譩譆应手。

厌，作压。所谓不足则补者，如大风入于肌腠，则汗出，汗出表虚，故当灸譩譆。申明譩譆在背下，侠脊两旁，共开三寸所，以手压之，令病者呼譩譆，而譩譆之脉则应于手者是也。

从风憎风，刺眉头。

从，迎也。憎，恶也。迎风恶风，乃面额经脉不和，当刺眉头以泻之。

失枕，在肩上横骨间，折，使榆臂齐肘，正灸脊中。

折，音舌，下同。榆，作摇。齐，平也。夜卧失枕，患在肩上横骨间。伸舒不能，故如折也。折则臂不能举，当使摇臂平肘以和之。摇臂平肘，则脊中有窝，当正灸脊中，毋他求也。

䏚络季胁，引少腹而痛胀，刺譩譆。

胁稍曰䏚。䏚络，胁稍之络也。季胁，胁之尽处也。䏚络季胁，经脉不和，枢转不利，致引少腹而痛胀。少腹者，太阳膀胱之部也，故当刺太阳之譩譆，通其经脉焉。

腰痛不可以转摇，急引阴卵，刺八髎，与痛上，八髎在腰尻分间。

太阳经脉，挟脊抵腰，主筋所生病，腰痛。不可以转摇，腰脊皆病也。急引阴卵，筋病也。八髎，上髎、次髎、中髎、下髎，左右凡八髎也。与痛上，及与腰之痛上，皆当刺也。申明八髎在腰尻两分肉间。

鼠瘘寒热，还刺寒府，寒府在附膝外解荣。取膝上外者，使之拜，取足心者，使之跪。

解，骨解也。荣，荣俞也。拜，揖也。鼠瘘寒热，乃肾脏水毒，循脉而上。颈项如瘘，是为鼠瘘。身发寒热，是为鼠瘘寒热。太阳膀胱寒水，为肾之腑，故还刺寒府。寒府，太阳经脉也，申明寒府，在附膝外解荣。附膝外，膝外侧也。解，骨解，膝外侧之骨缝也。荣，荣俞，足小趾本节之通谷穴也。如刺骨解之穴，取膝上外侧者，使之揖，揖则膝挺骨竖，而骨解可取矣。如刺荣俞之穴，取足心者，使之跪，跪则足心宛宛，而荣俞通谷可取矣。

任脉者，起于中极之下，以上毛际，循腹里，上关元，至咽喉，上颐循面，入目。

任冲督脉，皆起于少阴，合于太阳。中极之下，乃少阴属肾络膀胱之处。故任脉者，起于中极之下，从中极而上，则过毛际，循腹里，上关元，至咽喉，更上颐循面，入于目。循面入目，则合太阳矣。

冲脉者，起于气街，并少阴之经，侠齐上行，至胸中而散。

齐，脐通，下同。气街，乃腹气之街，脐左右动脉之处。故冲脉者，起于气街。冲脉任脉皆起于少阴。故并少阴之经，侠脐上行，至胸中而散，散于皮肤，则合太阳矣。

任脉为病，男子内结七疝，女子带下瘕聚。冲脉为病，逆气里急。督脉为病，脊强反折。

强，去声。此论任脉冲脉之病，而并及于督脉也。任脉起于中极之下，上毛际，循腹里。故任脉为病，男子则内结七疝。七疝，狐疝、颓疝及五脏之疝也。女子则带下瘕聚。带下，湿浊下淫也。瘕聚，血液内瘀也。冲脉侠脐上行，至胸中而散，病则不能上行外散。故冲脉为病，逆气里急。逆气者，气不循经。里急者，气不输布。任脉冲脉，行身之前，督脉行身之背，故督脉为病，失其循行，则脊强反折。夫胸腹为阴，脊背为阳，逆气里急，阴病不能仰也，脊强反折，阳病不能俯也。

督脉者，起于少腹以下骨中央，女子入系廷孔。其孔，溺孔之端也。其络循阴器，合篡间，绕篡后，别绕臀，至少阴与巨阳中络者合。少阴上股内后廉，贯脊属肾，与太阳起于目内眦，上额交巅，上入络脑，还出别下项，循肩髆内，挟脊抵腰中，入循膂，络肾。其男子循茎，下至篡与女子等。

溺，鸟去声，下同。督脉亦起于少阴，故督脉者，起于少腹以下，乃曲骨中央。女子则入系廷孔，申明其孔乃溺孔之端，其络脉由阴而阳，从下而上。故其络循阴器，合前后二阴之篡间，复绕篡后，又别绕臀，至少阴与巨阳中络者相合。夫少阴巨阳中络，乃少阴上股内之后廉，贯脊属肾者是也。督脉由少阴而上，合于太阳。故与太阳之起于目内眦，上额交巅，上入络脑，还出别下项，循肩髆内，挟脊抵腰中，入循膂，络肾者，相合而偕行也。女子入系廷孔之溺孔，其男子则循茎下至篡，与女子之廷孔溺孔相等。所以申明任冲督三脉，皆起于少阴而合于太阳也。

其少腹直上者，贯脐中央，上贯心，入喉，上颐，环唇，上系两目之下中央，此生病从少腹上冲心而痛，不得前后，为冲疝，其女子不孕，癃痔遗溺，嗌干。

此复申明任脉之为病也。其少腹直上者，即任脉上毛际，循腹里直上也。贯脐中央，上贯心，入喉，即任脉循腹里，上至咽喉也。上颐环唇，上系两目之下中央，即任脉上颐循面入目也。任脉从少腹，上贯心，故此生病，从少腹上冲心而痛。上文任脉为病，男子内结七疝，女子带下瘕聚，故男子不得前后为冲疝。谓不但疝病于内，而且不得前后。不但疝结于内，而且上冲也。其女子不孕，谓女子带淫于下，瘕聚于内，不能孕也。又曰：癃痔遗溺者，申明不得前后，乃癃痔之病，癃与遗溺，不得前矣，痔则不得后矣。任脉上至咽喉，故嗌干，所以复举任脉，而申明任脉之病者如此。

督脉生病，治督脉，治在骨上，甚者在脐下营。

此复申明督脉之为病也。上文督脉为病，脊强反折，脊骨者，督脉之所循，故督脉生病，即治督脉，治督脉，治其脊骨也，故曰治在骨上。若病甚者，在脐下营。脐下营，乃少腹以下骨中央，督脉所起之部也。所以复举督脉生病而为治法者如此。

其上气有音者，治其喉中央，在缺盆中者。其病上冲喉者，治其渐，渐者，上侠颐也。

此复申明冲脉之为病也，上文冲脉为病，逆气里急，故此言其上气有音者，不能从胸而上，故当治其喉中央。喉中央者，缺盆之中，故曰在缺盆中者，此逆气里急，不能从胸而上出于喉也。若其病上冲喉者，不能从喉上濡于面，故当治其渐。治其渐者，使从喉上面，故曰渐者，上侠颐也。《灵枢·五音五味》篇云：冲脉、任脉皆起于胞中，其浮而外者会于咽喉，别而络唇口，是冲脉不但至胸中而散，亦上颐循面，故复举冲脉之病以明之。

此一节，言太阳寒府之气，合于少阴，任冲督三脉，皆起于少阴而合于太阳也。

蹇膝，伸不屈，治其楗。

蹇，难也。蹇膝，膝难进也。膝蹇故伸不能屈。楗，犹枢也。下文云：辅骨上横骨下为楗，治其楗而膝能伸屈矣。

坐而膝痛治其机。

机，机关也。坐而膝痛，则机关不和。下文云：侠髋为机，治其机而膝痛可愈矣。

立而暑解，治其骸关。

暑，热也。解，膝骨缝也。立而暑解，立则骨缝如暑热也。骸关，即膝解也。下文云：膝解为骸关，治其骸关，而暑解可愈矣。

膝痛，痛及拇指，治其腘。

拇指，足大趾也。膝痛，痛及拇指，经脉相应也。腘，腿曲处也。下文云：骸下为辅，辅上为腘，治其腘而拇指膝痛可愈矣。

坐而膝痛，如物隐者，治其关。

隐，犹藏也。膝痛如物隐者，痛而高肿，如物内藏也。关，关节也。下文云：腘上为关，治其关而痛如物隐可愈矣。

膝痛，不可屈伸，治其背内。

膝痛而筋不柔和，故脊背不可屈伸，太阳主筋所生病，故当治其背内，而屈伸自如矣。

连骺若折，治阳明中俞髎。

折，音舌。骺，足骨也。髎，骨穴也。膝痛连骺，其痛若折，当治阳明之中俞髎。中俞，足阳明俞穴也。五俞之穴，前有井荥，后有经合，俞居中，故曰中俞髎，足中趾间陷谷穴也。治阳明中俞髎，而连骺若折可愈矣。

若别，治巨阳少阴荥。

承上文而言，膝痛连骱若别。别，离也。若骱膝之不相属也。当治巨阳、少阴之荥穴。巨阳之荥，足小趾后通谷穴也。少阴之荥，足心后然谷穴也。治其荥，而连骱若别可愈矣。

淫泺胫酸，不能久立，治少阳之维，在外上五寸。

泺，音洛。淫，极也。泺，寒也。维，络也。淫泺胫酸，极寒而胫骨酸削也。胫酸，则不能久立，少阳主骨所生病，故治少阳之维，在外踝上五寸。《经脉》论云：少阳之别，名曰光明，去踝五寸，坐不能起，取之所别者，此也。

辅骨上，横骨下，为楗。

上文云：蹇膝伸不屈，治其楗。所谓楗者，辅骨上，横骨下，为楗，股胫皆有辅骨，乃大骨之旁骨，此辅骨，股内旁骨也。横骨，脐下少腹两旁之骨也。

侠髋，为机。

上文云：坐而膝痛，治其机。所谓机者，侠髋为机。侠，并也。髋，臀上两旁侧骨也。

膝解，为骸关，侠膝之骨为连骸。

上文云：立而暑解，治其骸关。所谓骸关者，膝后分解之处，为骸关。夫膝解为骸关，则侠膝前之骨，为连骸。所以申明膝后解处为关，而膝骨则为骸也。

骸骨下为辅，辅上为腘。

上文云：膝痛，痛及拇指，治其腘。所谓腘者，骸下为辅，辅上为腘。骸下，即骸关之下。辅上，胫辅骨之上也。

腘上为关。

上文云：膝痛如物隐者，治其关。所谓关者，腘上为关，腿曲处之上也。

头横骨为枕。

上文云：膝痛不可屈伸，治其背内。脊背上通枕骨，故不释背内，而释头横骨为枕。知头横骨为枕，则知脊直骨为背矣。

水俞五十七穴者，尻上五行，行五，伏兔上两行，行五，左右各二行，行五，踝上各一行，行六穴。

行，音杭，旧本讹左右各“一行”，今改“二行”。此举水俞五十七穴，以明水俞之本于肾也。《水热穴论》云：尻上五行，行五者，此肾俞也。伏兔上各二行，行五者，此肾之街也。踝上各一行，行六者，此肾脉之下行也。夫尻上五行，行五，则五五二十五俞，其俞在背。伏兔上两行，行五，乃左右各二行，行五，则四五二十俞，其俞在腘。踝上各一行，行六穴，则左右十二俞，其俞在足，是水俞五十七穴，而本于肾也。

此一节言膝骨乃机关之会，机关不利而痛，则水气不行，故水俞五十七穴，皆附于骨空也。

髓空，在脑后三分，在颅际锐骨之下，一在龈基下，一在项后中复骨下，一在脊骨上空，在风府上，脊骨下空，在尻骨下空。

此言髓空有在头上下者，有在脊上下者，髓藏骨空，故曰髓空。脑为髓海，故髓空在脑后三分，申明脑后三分在悬颅穴之际，悬颅在头两旁锐骨之下。锐骨，尖骨也。从头而下，一在龈基下，龈基，齿根也。齿根之下，骨空处也，此髓空在头上下也。从龈基而下，一在项后中复骨下，脊椎之骨，名曰复骨，复骨在项后之中，从上而下，故曰复骨下也。从大椎之骨而计其上，一在脊骨上空，申明脊骨上空在风府上者是也。有脊骨上空，则有脊骨下孔，申明脊骨下孔在尻骨下空者是也。此髓空在脊上下也。

数髓空，在面侠鼻。

面之左右，鼻之上下，髓空不一，故曰数髓空，在面而侠于鼻也。

或骨空在口下，当两肩。

从面鼻而下于口，从口而下于肩，皆有骨空。故曰或骨空在口下，当两肩也。

两髆骨空，在髆中之阳。

从肩至两髆之骨空，则在两髆中之阳。阳，外侧也。

臂骨空，在臂阳，去踝四寸，两骨空之间。

髆骨空，在髆中之阳，则臂骨空，亦在臂阳，申明臂阳去手踝四寸，穴名三阳络，在两骨空缝之间者是也。

股骨上空，在股阳，出上膝四寸。

从臂反股，则股骨上空亦在股阳。申明股阳出外，上膝四寸，穴名伏兔者是也。

骱骨空，在辅骨之上端。

从股至骱，则骱骨空，在辅骨之上端。辅骨，小腿大骨之旁骨也，上端，近膝处也。

股际骨空，在毛中动下。

股际，阴股交会之际。股际骨空，在毛中动下，乃动脉之下，跨缝间也。

尻骨空，在髀骨之后，相去四寸。

尻骨，尾骨也。髀骨，臀侧骨也。髀骨之后，相去四寸，正当尻骨空之处。

扁骨，有渗理凑，无髓孔，易髓，无空。

扁骨，胸脊相交之肋骨也。渗，澹渗也。理，纹理也。凑，会合也。易，交易也。扁骨有澹渗之纹理，凑会于胸脊，其内则无髓孔。申明渗理凑者，髓之交易也，无髓孔者，两头无空也。

灸寒热之法，先灸项大椎，以年为壮数，次灸橛骨，以年为壮数。

髓藏于骨，骨归于肾，骨髓内虚，则肾脏水毒，从经脉而上承，发为鼠瘘寒热之病。上文云：鼠瘘寒热，还刺寒府，夫有余则刺，不足则灸。故又言灸寒热之法，先灸项大椎，项大椎为脊骨之始，以年为壮数，计其结核初起之年，以年数之多少而为灸之壮数。其次则灸橛骨，橛骨为脊骨之终，亦以年为壮数。

视背俞陷者灸之，举臂肩上陷者灸之。

五脏六腑之俞，皆在于背，故视背俞，其俞内陷者，则于左右以灸之。视之之法，须举其臂肩，举臂肩而背上陷者，即灸之。

两季胁之间，灸之。

从肩背而及于胁，则两季胁之间，左右灸之。

外踝上绝骨之端灸之，足小趾、次趾间灸之。

《经脉》论云：胆足少阳之脉，下抵绝骨之端，出外踝之前，循足跗上，入小趾、次趾之间，故外踝绝骨，小趾、次趾间，各当灸之。

腨下陷脉灸之，外踝后灸之。

《经脉》论云：膀胱足太阳之脉，下贯腨内，出外踝之后，故腨下陷脉及外踝后各当灸之。

缺盆骨上，切之，坚痛如筋者灸之。

缺盆骨上，与颈项之鼠瘘相近，故切之。坚痛如筋者，即于坚痛上灸之。

膺中陷骨间灸之。

膺中陷骨间，乃胸之上喉之下，当膺之中，天突一穴。

掌束骨下灸之。

束骨，横骨也。掌束骨下，犹言掌下束骨，谓横骨缝中，大陵二穴。

脐下关元三寸，灸之。

脐下三寸，关元穴也。故曰脐下关元三寸。

毛际动脉，灸之。

毛际两旁气冲之动脉。

膝下三寸分间，灸之。

膝下三寸分肉之间，三里二穴。

足阳明跗上动脉，灸之。

跗上动脉，足阳明冲阳二穴。

巅上一，灸之。

巅上，百会穴也。

犬所啮之处，灸之三壮，即以犬伤病法灸之。

啮，音业。此假犬啮以明当灸之穴，谓鼠瘘溃烂，形同犬伤也。犬所啮之处，腿上伏兔二穴也，狗之啮人，从后而啮其腿下。犬之啮人，从前而啮其腿上。当于伏兔二穴，灸之三壮，上文以年为壮数，此亦以年为壮数，年数虽少，肌肉深厚，灸之亦须三壮，即以犬伤病治法灸之。谓鼠瘘伤其肌肉，犬啮亦伤肌肉，其病等也。

凡当灸二十九处，伤蚀，灸之。不已者，必视其经之过于阳者，数刺其俞而药之。

蚀，旧本讹“食”，今改。数，音朔。承上文而总结之，申明阳气下陷则灸，过于阳热，更当刺而药之也。二十九处，谓大椎一，橛骨一，背俞二，季胁二，绝骨二，小趾次趾二，腨下陷脉二，外踝二，缺盆二，膺中一，掌骨二，关元一，毛际动脉二，膝下三寸二，跗上二，巅上一，犬啮处二，凡当灸二十九处，乃伤烂如蚀，阳气下陷，则当灸之。若灸之而其病不已者，乃过于阳热，非关下陷，故必视其经之过于阳者，数刺其阳热之俞，而用药以调之。斯为治鼠瘘寒热之全法也。此一节，言精髓藏于骨空，精髓内虚，发为鼠瘘寒热，而有灸刺之法也。

水热穴论第六十一篇

水热穴者，水俞五十七穴，热俞五十九穴也。少阴属肾主水，阳气内虚，则水聚为肿，而有水俞之五十七穴，人伤于寒，寒盛则热，热气内逆，而有热俞之五十九穴。水为阴，寒亦为阴，寒盛则热，是水俞、热俞皆主于少阴，各有当刺之穴也。

黄帝问曰：少阴何以主肾？肾何以主水？

帝欲详明水病之原，故为此问。

岐伯对曰：肾者，至阴也。至阴者，盛水也。肺者，太阴也。少阴者，冬脉也。故其本在肾，其末在肺，皆积水也。

盛，音成。少阴所以主肾者，以肾者，至阴也。肾所以主水者，以至阴者盛水也。至阴之水，上通于肺，肺者太阴也，水王于冬，少阴者冬脉也。肾位居下，肺位居上，故其本在肾，其末在肺。肾脏之水合膀胱水府，外出于皮毛，皮毛者，肺之合，循行失职，肺肾不交，皆积水也。

帝曰：肾何以能聚水而生病？

聚，犹积也。肾本肺末，上下相通，水何以能聚，故为此问。

岐伯曰：肾者，胃之关也，关门不利，故聚水而从其类也，上下溢于皮肤，故为胕肿，胕肿者，聚水而生病也。

肾所以聚水生病者，肾络膀胱，主于下焦，为胃腑水注之关也。关门不利，水道不行，则胃腑所化之水，不能下出，故聚水而从其类也。水道不行，则泛溢于外，故上下溢于皮肤，溢于皮肤，故为胕肿。胕肿者，皮肌胀满，水气不行，故聚水而生病也。

帝曰：诸水皆生于肾乎？

水，水病也。水病不一，水之输布又各不同，故问诸水病皆生于肾乎？

岐伯曰：肾者，牝脏也，地气上者，属于肾，而生水液也，故曰至阴。

少阴主肾，牝为阴畜，故肾者牝脏也。脾为阴中之至阴，今肾亦为至阴，则地气之上升者属于肾，而生地中之水液也，液主于肾，故曰至阴，盖藏于骨者为精，而濡于肉者，则为液也。此言水附于地，液为水源，肾为水液之主，故曰至阴，诸水之所以皆生于肾也。

勇而劳甚则肾汗出，肾汗出，逢于风，内不得入于脏腑，外不得越于皮肤，客于玄府，行于皮里，传为胕肿，本之于肾，名曰风水。所谓玄府者，汗空也。

空，孔同。《经脉别论》云：持重远行，汗出于肾。故勇而劳甚则肾汗出，肾汗既出，复逢于风，逢风之汗，内不得入于脏腑，外不得越于皮肤，致风水客于玄府，行于皮里，传为皮里肉外之胕肿，劳甚汗出，是病之本于肾，汗出逢风，故名曰风水。不但水液之生本于肾，而胕肿之水亦本于肾，诸水皆生于肾，又何疑焉。复申明所谓玄府者，乃皮毛之汗孔也。

帝曰：水俞五十七处者，是何主也？

处，去声，下同。诸水皆生于肾，则水俞亦主于肾，故问水俞五十七处，是何主也？

岐伯曰：肾俞五十七穴，积阴之所聚也，水所从出入也。

《阴阳应象大论》云：积阳为天，积阴为地。水俞五十七处，乃肾俞五十七穴，其穴从尻至足，在身半以下，地气所主，故曰积阴之所聚也。积阴所聚，水气从之，故水之所从以出入也。水从出入，乃水在地中之义，是知水俞五十七穴，而主于肾也。

尻上五行行五者，此肾俞，故水病下为胕肿，大腹，上为喘呼，不得卧者，标本俱病，故肺为喘呼，肾为水肿，肺为逆，不得卧，分为相输，俱受者，水气之所留也。

行，音杭，下仿此。尻上，尻尾上也。五行行五，中行有悬枢、命门、阳关、腰俞、长强五穴；次两行有大肠俞、小肠俞、膀胱俞、中膂内俞、白环俞，左右十穴；外两行有胃仓、肓门、志室、胞肓、秩边，左右十穴。凡二十五穴，在肾俞之左右上下，故曰此肾俞也。肾俞即水俞，故水病于下，则为胕肿大腹，水病于上，则为喘呼不得卧。所以然者，肾为本，肺为标，标本俱病，病标故肺为喘呼，病本故肾为水肿，肺喘呼为逆，故不得卧也。分为相输，谓肾气上升，肺气下降，上下分行，相为输布，今俱受病者，乃水气之所留聚也。水气留聚，则不输布，致有水肿喘逆之病矣。

伏兔上各二行行五者，此肾之街也，三阴交之所结于脚也。

三阴交，旧本讹“三阴之所交”，今改正。伏兔上，两腿伏兔穴也。各二行行五，并伏兔之穴，在内旁两行，其一有血海、阴陵泉、地机、筑宾、交信五穴；其一有阴包、曲泉、膝关、中都、蠡沟五穴。左右凡四行，计二十穴。其穴在胫之气街，肾脉从胫而上，故曰此肾之街也。两行并行，三阴交总结于下，上连于胫，下贯于脚，故曰三阴交之所结于脚也。

踝上各一行行六者，此肾脉之下行也，名曰太冲。

下行之“行”，如字。踝上，足踝处也。足踝上各一行行六，谓三阴交、漏谷、商丘、公孙、太白、大都六穴，左右十二穴。肾脉从足而上，亦可从胫而下，故曰此肾脉之下行也。肾脉下行，则名曰太冲，《阴阳离合论》曰：太冲之地，名曰少阴者，此也。

凡五十七穴者，皆脏之阴络，水之所客也。

承上文而言凡此五十七穴者，尻上之穴为肾俞，伏兔之穴为肾街，踝上之穴为肾脉，是皆肾脏之阴络，而为水之所客也。所以水俞五十七穴，皆主于肾也。

帝曰：春取络脉分肉，何也？

承上文而言水俞五十七穴，皆主于肾，何以春夏秋冬，各有取刺之法。《本输》论云：春取络脉诸荥，大筋分肉之间。故问春取络脉之分肉，刺极浅者，何也？

岐伯曰：春者，木始治，肝气始生，肝气急，其风疾，经脉常深，其气少，不能深入，故取络脉分肉间。

天之四时，地之五行，人之五脏，气相输应，故时之春者，五行之木气始治，五脏之肝气始生，肝始生，则肝气急，肝气急，一如其风之疾，人之经脉常深，其急疾之肝气始生，故其气少，不能深入于经脉，故春时取络脉间之分肉而浅刺也。

帝曰：夏取盛经分腠，何也？

《灵枢·四时气》论云：夏取盛经孙络，取分间绝皮肤，故问夏取盛经分腠，刺稍深者，何也。

岐伯曰：夏者火始治，心气始长，脉瘦气弱，阳气留溢，热熏分腠，内至于经，故取盛经分腠，绝肤而病去者，邪居浅也。所谓盛经者，阳脉也。

长，上声。时之夏者，五行之火气始治，五脏之心气始长。心主脉，心气始长，故脉瘦气弱。火为阳，火始治，故阳气留溢。留溢，留满于中也。热熏分腠，充达于外也。分腠，乃盛经之分腠，故热熏分腠，则内至于经。热熏分腠，内至于经，故取盛经分腠，刺之稍深，所以答帝夏取盛经分腠之间，然夏时亦有绝皮肤，取孙络之病，故又言绝肤而病去者，邪居浅也，今所谓取盛经者，乃盛阳之经脉，不在皮肤也。

帝曰：秋取经俞，何也？

《四时气》论云：秋取经俞，邪在府，取之合，故问秋取经俞，刺之深者何也？

岐伯曰：秋者金始治，肺将收杀，金将胜火，阳气在合，阴气初胜，湿气及体，阴气未盛，未能深入，故取俞以泻阴邪，取合以虚阳邪，阳气始衰，故取于合。

时之秋者，五行之金气始治，五脏之肺气将收杀。收，收敛。杀，肃杀也。夏火气消，故金将胜火。阳气内收，故阳气在合。时方清肃，故阴气初胜。白露乃下，故湿气及体。阴气初胜，则阴气未盛，湿气及体，则未能深入，故取俞以泻阴湿之邪。俞，经俞也。所以答帝秋取经俞之问。然秋时亦有阳邪内入之病。若果阳气在合，则取合以虚阳邪，所以然者，秋时阳气始衰，故当更取于合，不但取于经俞也。

帝曰：冬取井荥，何也？

《四时气》论云：冬取井荥，必深以留之。故问冬取井荥，刺亦深者何也？

岐伯曰：冬者水始治，肾方闭，阳气衰少，阴气坚盛，巨阳伏沉，阳脉乃去，故取井以下阴逆，取荥以实阳气，故曰：冬取井荥，春不鼽衄，此之谓也。

时之冬者，五行之水气始治，五脏之肾气方闭，斯时阳气衰少，而阴气坚盛，巨阳寒水之气，伏沉于内。巨阳伏沉，则阳脉乃去阳而入阴，阳气衰少，阴气坚盛，故当取井以下阴逆。巨阳伏沉，阳脉乃去，故当取荥以实阳气。冬取井荥，使其藏也，故尝言曰：冬取井荥，春不鼽衄。即此取井以下阴逆，取荥以实阳气之谓也。《金匮真言论》云：冬不按跷，春不鼽衄。不按跷者，使之藏。取井荥者，亦使之藏。故不曰冬不按跷，而曰冬取井荥，其义一也。

帝曰：夫子言治热病五十九俞，余论其意，未能领别其处，愿闻其处，因闻其意。

别，音逼。春夏秋冬，各有取刺之法，则阳中有阴，阴中有阳，水病皆主于肾，而肾不止于寒，故复举热病以为问。本经《刺热》篇言少阳热病、少阴热病，病甚者，皆为五十九刺。故问夫子言治热病五十九俞，与余曾论其意，余未能领别其处，今愿闻其处，使之得闻其意。

岐伯曰：头上五行，行五者，以越诸阳之热逆也。

头者，诸阳之会。头上五行，行五者，中行有上星、囟会、前顶、百会、后顶五穴；次两行有五处、承光、通天、络却、玉枕，左右十穴；外两行有临泣、目窗、正营、承灵、脑空，左右十穴。此二十五穴者，刺之，以越诸阳之热逆也。

大杼、膺俞、缺盆、背俞，此八者以泻胸中之热也。

大杼，项后第一椎两旁，大杼穴也。膺俞，膺中第一俞两旁，俞府穴也。缺盆，颔下两旁横骨陷中，缺盆穴也。背俞，背中第一俞两旁，肺俞穴也。此八俞者，在膺背之上，刺之所以泻胸中之热也。

气街、三里、巨虚上、下廉，此八者以泻胃中之热也。

气街，一名气冲，少腹两旁横骨外，气冲二穴也。三里，膝下三寸，两三里穴也。三里下三寸，两巨虚上廉穴也。上廉下三寸，两巨虚下廉穴也。此八俞者，足阳明经脉之循行，刺之所以泻胃中之热也。

云门、髃骨、委中、髓空，此八者以泻四肢之热也。

云门，在缺盆下，左右二穴。髃骨，肩外两旁，肩髃二穴。委中，膝后屈中二穴。《骨空论》云：髓空在脑后三分锐骨之下，悬颅二穴。此八俞者，从肩至背，行于上下，所以泻四肢之热也。

五脏俞旁五，此十者以泻五脏之热也。

肺俞旁魄户，心俞旁神堂，肝俞旁魂门，脾俞旁意舍，肾俞旁志室，此左右十俞者，居五脏之旁，刺之所以泻五脏之热也。

凡此五十九穴者，皆热之左右也。

自头上至俞旁，凡此五十九穴者，病热则左右皆刺，故皆热之左右，而为热俞也。

帝曰：人伤于寒而传为热何也？

热者，病之标；寒者，病之本。故问人伤于寒，而传变为热何也？

岐伯曰：夫寒盛则生热也。

寒盛生热，自然之理，非关传变也。夫在地为水，在天为寒，寒盛则热，是水俞、热俞皆本少阴之气化，而为少阴之所主也。

调经论第六十二篇

经，经脉也。十二经脉，内通五脏六腑，外络三百六十五节，相并为实，相失为虚，寒热阴阳，血气虚实，随其病之所在而调之，是为《调经论》也。

黄帝问曰：余闻《刺法》言，有余泻之，不足补之。何谓有余，何谓不足？

举《刺法》之泻有余、补不足以为问，盖欲调和其经脉也。

岐伯对曰：有余有五，不足亦有五，帝欲何问？帝曰：愿尽闻之。岐伯曰：神有余有不足，气有余有不足，血有余有不足，形有余有不足，志有余有不足，凡此十者，其气不等也。

神气血形志，各有有余，各有不足，凡此有余不足之气，不相同等，故于下文详论之。

帝曰：人有精气津液，四肢九窍，五脏十六部，三百六十五节，乃生百病；百病之生，皆有虚实。今夫子乃言有余有五，不足亦有五，何以生之乎？

百病之众，有余不足，不止于五，故言人身有内脏之精，运行之气，腠理之津，骨属之液，手足之四肢，上下之九窍，肝心脾肺肾之五脏。形体之十六部，谓两肘两臂两腘两股，身之前后左右，头之前后左右也。大谷小溪之三百六十五节，合之乃生百病。是百病之生，皆有虚实。今夫子乃言有余只有五，不足亦只有五，凡此百病之众，果何以生之乎？

岐伯曰：皆生于五脏也。夫心藏神，肺藏气，肝藏血，脾藏肉，肾藏志，而此成形。

下[1]五“藏”，如字。百病之生，不外五脏，故皆生于五脏也。脏者，藏也。夫心藏神，则神有余不足，心所主也。

---

[1] 下：于上下文义不顺，应为“上”字。

肺藏气，则气有余不足，肺所主也。肝藏血，则血有余不足，肝所主也。脾藏身形之肉，则形有余不足，脾所主也。肾藏志，则志有余不足，肾所主也。合神气血肉志，而此成形，犹言此形乃成也。

志意通，内连骨髓，而成身形。五脏。

“五脏”二字衍文，疑下有“五脏”误重于此。肾藏志，复藏精。脾藏意，复藏肉。志意通，则内连肾精之骨髓，而成脾肉之身形，以明志通则髓通，意通则形通。推之于心，神通则脉通。推之于肺，气通则魄通。推之于肝，血通则魂通。词虽未及，而意已该，贵学者之能善悟也。

五脏之道，皆出于经隧，以行血气，血气不和，百病乃变化而生，是故守经隧焉。

道，犹路也。五脏循行之路，皆从出于经脉之隧道，以行血气于周身，血气不和，则百病乃变化而生，是故调经者，当守其经隧焉。

帝曰：神有余不足，何如？

伯言神有余有不足，气有余有不足，血有余有不足，形有余有不足，志有余有不足，帝则一一以问。

岐伯曰：神有余则笑不休，神不足则悲，血气未并，五脏安定，邪客于形，洒淅起于毫毛，未入于经络也，故命曰神之微。

神藏于心，在志为喜，神有余则笑不休，心气有余也；神不足则悲，心气不足也。《灵枢·本神》论云：心气虚则悲，实则笑不休。夫血气相并，内动五脏，为病则甚。若血气未并，五脏安定之时，虽邪客于形身，洒淅起于毫毛，是为微邪，未入于经络也，故命曰神之微。犹言心主之神，外受微邪也。

帝曰：补泻奈何？

不足则补，有余则泻，故论神气血形志之有余不足，皆问补泻奈何？

岐伯曰：神有余，则泻其小络之血，出血，勿之深斥，无中其大经，神气乃平。神不足者，视其虚络，按而致之，刺而利之，无出其血，无泄其气，以通其经，神气乃平。

中，去声，下同。小络，孙络也。神有余，则泻其孙络之血，然虽出血，勿之深斥。斥，开拓也，下“斥”仿此。无中其大经，即勿之深斥之义。刺得其宜，则神气乃平，此泻有余之法也。若神不足者，视其不足之虚络，先按而致之，然后刺而利之，无出其血，无泄其气，以通其经，刺得其宜，则神气乃平，此补不足之法也。

帝曰：刺微奈何？

邪客于形，未入于经络，命曰神之微，故问刺微奈何？

岐伯曰：按摩勿释，着针勿斥，移气于不足，神气乃得复。

刺微之法，当按摩勿释，使聚其气，着针勿斥，微泄其邪，移气于不足之处而补之，则神气乃得复，此微泻兼补之法也。

帝曰：善。气有余不足奈何？岐伯曰：气有余则喘咳上气，不足则息利少气，血气未并，五脏安定，皮肤微病，命曰白气微泄。

喘咳上气者，肺气内逆而有余，息

利少气者，肺气内虚而不足。息利，鼻气出入也。《本神》论云：肺气虚则鼻塞不利少气，实则喘喝胸盈仰息。当血气未并，五脏安定之时，若皮肤微病，命曰白气微泄。白气，肺气也。肺主皮肤，故曰白气。微泄，犹言微虚也。

帝曰：补泻奈何？岐伯曰：气有余则泻其经隧，无伤其经，无出其血，无泄其气。不足则补其经隧，无出其气。

肺气有余则气机内逆，故当泻其经隧，泻经隧者，通经脉之隧道，故必无伤其经，无出其血，无泄其气，而肺气乃平，此泻有余之法也。若肺气不足，则当补其经隧，更当无出其气，此补不足之法也。

帝曰：刺微奈何？

皮肤微病，命曰白气微泄，故问刺微奈何。

岐伯曰：按摩勿释，出针视之，曰：我将深之，适人必革，精气自伏，邪气散乱，无所休息。气泄腠理，真气乃相得。

按摩勿释，使聚其气也，刺之极浅，故出针视之，其意若曰：皮肤微病，刺不可深。我将深之，适人必革，适，及也，革，变也，谓深刺及人，血气虚微，必内变也。精气自伏者，精气退伏，不濡空窍也。邪气散乱者，散乱于经，邪无从出也。无所休息者，正虚邪盛，病无已时也。惟刺之极浅，使邪气泄于腠理，泄腠理者，从腠理而外泄也。经脉无伤，故真气乃相得。其意中之言若此，此微泻兼补之法也。

帝曰：善。血有余不足，奈何？岐伯曰：血有余则怒，不足则恐，血气未并，五脏安定，孙络水溢，则经有留血。

血有余而肝气盛则怒，血不足而肝气虚则恐。《本神》论云：肝气虚则恐，实则怒。当血气未并，五脏安定之时，若外有微邪，而孙络水溢，则经有留血。夫肝主冲任之血，热肉充肤，澹渗皮毛，今外有微邪而水溢孙络，致经脉有留积之血矣。

帝曰：补泻奈何？岐伯曰：血有余则泻其盛经，出其血；不足则视其虚经，内针其脉中，久留，而视脉大疾，出其针，无令血泄。

内，作“纳”，下同。中，如字。肝血有余，则泻其有余之盛经，而出其血，此泻有余之法也。肝血不足，则视其不足之虚经，内针于其脉中，久留，而视脉大疾，然后出其针，久留出针，所以候气，更当无令血泄，此补不足之法也。

帝曰：刺留血奈何？

孙络水溢，则经有留血，故问刺留血奈何？

岐伯曰：视其血络，刺出其血，无令恶血得入于经，以成其疾。

刺留血者，当视其在外之血络，而刺出其血，无令恶血得入于经，以成其留血之疾，此微泻兼补之法也。

帝曰：善。形有余不足，奈何？岐伯曰：形有余则腹胀，泾溲不利。不足则四肢不用。血气未并，五脏安定，肌肉蠕动，命曰微风。

形肉有余，则土气壅滞，故腹胀而泾溲不利，形肉不足，则土气不达，故四肢不用。《本神》论云：脾气虚则四肢不用，实则腹胀泾溲不利。当血气未并，五脏安定之时，风邪入于肌肉，则肌肉蠕动，命曰微风，言微风在肌肉也。

帝曰：补泻奈何？岐伯曰：形有余则泻其阳经，不足则补其阳络。

阳经，阳明经也。阳络，阳明络也。形肉有余，则土气实，故泻阳明之经。泻经者，从内而出于外，此泻有余之法也。形肉不足，则土气虚，故补阳明之络。补络者，从外而入于内，此补不足之法也。

帝曰：刺微奈何？

肌肉蠕动，命曰微风。故问刺微奈何？

岐伯曰：取分肉间，无中其经，无伤其络，卫气得复，邪气乃索。

肌肉蠕动，当取刺于分肉间，分肉在经之外、络之内，故刺之内无中其经，外无伤其络，刺得其宜，使卫气得复。卫气者，所以温分肉，充皮肤，肥腠理，司开阖者也。卫气得复，则邪气乃索。索，消索也。此微泻兼补之法也。

帝曰：善。志有余不足，奈何？岐伯曰：志有余则腹胀飧泄，不足则厥。血气未并，五脏安定，骨节有动。

肾志有余则水气盛，故腹胀飧泄。肾志不足则生阳内虚，故厥。厥，手足逆冷也。《本神》论云：肾气虚则厥，实则胀。当血气未并，五脏安定之时，微邪伤肾，则骨节有动。有动，不安之意。

帝曰：补泻奈何？岐伯曰：志有余，则泻然筋血者。不足，则补其复溜。

然筋，即然谷，在足心斜上内侧两筋间，故曰然筋。肾志有余则泻然筋，出其血者，此泻有余之法也。肾志不足，则补肾经之复溜。复溜，在内踝后上二寸。此补不足之法也。

帝曰：刺未并奈何？

血气未并，五脏安定，骨节有动，故问刺未并奈何？

岐伯曰：即取之，无中其经，邪所乃能立虚。

血气未并，骨节有动之时，当即取之，使病无中其经，庶受邪之所，乃能立虚。立虚者，使邪即去，毋容缓也。此微泻兼补之法也。

帝曰：善。余已闻虚实之形，不知其何以生？

虚，不足也。实，有余也。神气血形志，各有有余不足之形，帝已闻之，而有余不足之形，从何以生，故复问之。

岐伯曰：气血已并，阴阳相倾，气乱于卫，血逆于经，血气离居，一实一虚。

并，交并也。倾，欹也，不平也。气血交并，虚实乃生，故气血已并，则阴阳相倾，阴阳相倾，不得其平，有气乱于卫而为气实者，有血逆于经而为血实者，有血气离居而为血虚气虚者。乱卫逆经，实也。离居，虚也。故曰一实一虚。此血气虚实之大概也。

血并于阴，气并于阳，故为惊狂。血并于阳，气并于阴，乃为炅中。

中，如字。此即上文而申明之。血并于阴，是血逆于经也。气并于阳，是气乱于卫也。并阴并阳，血气不平，故为惊狂。并阴则惊，并阳则狂也。血并于阳，是血离其居也。气并于阴，是气离其居也。并阳并阴，血气离居，乃为炅中，炅，热也。血气离居，中生热也。

血并于上，气并于下，心烦惋善怒。血并于下，气并于上，乱而善忘。

此即并阳并阴、惊狂炅中而申明之。血并于上，是血并于阳也。气并于下，是气并于阴也。不但炅中，必有心烦惋善怒之病。血并于下，是血并于阴也。气并于上，是气并于阳也。不但惊狂，必有乱而喜忘之病。

帝曰：血并于阴，气并于阳，如血气离居，是何者为实，何者为虚？

旧本“如”、“是”二字相连，今改。血并气并，有实有虚，血气离居，有实有虚，故举血并于阴，气并于阳。如血气离居，而问是何者为实，何者为虚？交并为实，亦有虚。离居为虚，亦有实。故复问之。

岐伯曰：血气者，喜温而恶寒，寒则泣不能流，温则消而去之，是故气之所并为血虚，血之所并为气虚。

恶，去声。泣，作涩，下同。承何实何虚之问，言实之所在，皆虚之所在，但有虚而无实也。如人身血气者，喜温暖而恶寒冷，以寒冷则血气凝涩，不能流行，惟温暖则消而去之。消，不凝也。去，流也。夫寒为虚，温为实。涩不能流，似乎实矣，然寒则为虚，不寒而温，似乎实矣，然消去为虚。是故气之所并，气实也，而为血虚；血之所并，血实也，而为气虚。此实之所在，即虚之所在，但有虚而无实也。

帝曰：人之所有者，血与气耳，今夫子乃言血并为虚，气并为虚，是无实乎？

帝谓有虚必有实，如岐伯血并为气虚，气并为血虚之言，岂但有虚而无实乎？

岐伯曰：有者为实，无者为虚，故气并则无血，血并则无气，今血与气相失，故为虚焉。络之与孙脉，俱输于经。血与气并，则为实焉。血之与气，并走于上，则为大厥，厥则暴死，气复返则生，不返则死。

虚者，血气相失。实者，大厥暴死。是虚者固虚，而实者尤虚也。凡虚实之道，有者为实，无者为虚，故气并则阴阳皆在于气而无血，血并则阴阳皆在于血而无气。今无血无气，是血与气相失，相失，故为虚焉。人身血气，内外循行，各有其部，孙脉居外，络脉居中，经脉居内，络脉与孙脉之血气，俱输于经，是血与气并，谓血与气皆并于经也，皆并于经，则为实焉。既并于经，则血之与气，从经而并走于上，上而不下，则为大厥，厥则阴阳不相顺接，故一时暴死，若气复返于下则生，不返于下则上厥下脱而死，是知血气相失，虚者固虚，而大厥暴死，则实者尤虚也。

帝曰：实者何道从来？虚者何道从去？虚实之要，愿闻其故。

承上文之意，谓血气并走于上而为实者，从何道来？血气相失而为虚者，从何道去？去来虚实之要，愿闻其故。

岐伯曰：夫阴与阳，皆有俞会，阳注于阴，阴满之外，阴阳匀平，以充其形，九候若一，命曰平人。

俞会者，五五二十五俞，六六三十六俞，与周身阴阳血气相会合也。夫阴与阳皆有俞会，从阳而阴，则阳注于阴，从阴而阳，则阴满之外，阳注阴满，斯为阴阳匀平。阴阳匀平，则血气调和，以充其形，既充其形，则形身之三部九候，上下若一，命曰平人。平人，血气调和之人也，是知阴阳来去，由于俞会，不由俞会，而血气相并，则有阴阳之虚实也。

夫邪之生也，或生于阴，或生于阳，其生于阳者，得之风雨寒暑，其生于阴者，得之饮食居处，阴阳喜怒。

上文血气交并，阴阳虚实，乃经脉不得其平，非六淫外感，七情内伤，故承上文而复论外感内伤、阴阳寒热之病。夫邪气之生病也；或有生于阴者，或有生于阳者，其生于阳者，得之风雨寒暑之外感，其生于阴者，得之饮食居处阴阳喜怒之内伤，言风雨寒暑而六气可该，言喜怒而七情可该，随举即是，不必悉具，故或言风雨寒暑，或言风雨寒湿，或言喜怒，或言喜悲，有如下文之问答也。

帝曰：风雨之伤人奈何？

帝承岐伯之言，更欲阐明其义，故屡问而详悉之。

岐伯曰：风雨之伤人也，先客于皮肤，传入于孙脉，孙脉满则传入于络脉，络脉满则输于大经脉，血气与邪并客于分腠之间，其脉坚大，故曰实。实者外坚充满，不可按之，按之则痛。

凡风雨之伤人也，由浅入深，故先客于皮肤，从皮肤而传入于孙脉，孙脉满则传入于络脉，络脉满则输于大经脉，由外入内，则血气与邪并客于分腠之间，故其脉坚大。脉者，孙脉、络脉、经脉也。其脉坚大，故曰实。实，即满也。因言所谓实者，其外坚大充满，故不可按之，按之则痛者是也。

帝曰：寒湿之伤人奈何？岐伯曰：寒湿之中人也，皮肤不收，肌肉坚紧，荣血泣，卫气去，故曰虚。虚者聂辟，气不足，按之，则气足以温之，故快然而不痛。

其寒湿之中人也，在于皮肤肌肉之间，故皮肤不收，肌肉坚紧。不收，汗出而不闭密也。坚紧，涩滞而不柔和也。故肌肉坚紧，则荣血涩。涩，凝涩也。皮肤不收，则卫气去。去，失守也。血涩气去，故曰虚。虚者，血气皆虚，故聂辟，谓肌肉皮肤，聂聂然而辟动也。气不足者，气不足以内温其血也。上文充满而实，不可按之，按之则痛，此血气不足，故按之则气足以温之，言气足以内温其血，故快然而不痛。上文云生于阳者，得之风雨寒暑，故举风雨寒湿以明外感之病生于阳，而有实有虚也。

帝曰：善。阴之生实奈何？

生于阳者，得之风雨寒暑，生于阴者，得之饮食居处，阴阳喜怒。生于阳者，上文已详论之，此举阴之生实生虚，以明喜怒饮食之义。

岐伯曰：喜怒不节，则阴气上逆，上逆则下虚，下虚则阳气走之，故曰实矣。

喜怒人之情也。喜怒不节，则内伤其阴，而阴气上逆，阴气上逆则下虚，下虚则阳气走之而并于阴，故曰实矣，此言阴之生实也。

帝曰：阴之生虚奈何？岐伯曰：喜则气下，悲则气消，消则脉虚空，因寒饮食，寒气熏满，则血泣气去，故曰虚矣。

喜而怒则气上，喜而悲则气下，故

喜则气下，悲则气消，消则经脉虚空，复因于寒冷之饮食，寒气熏满，则荣血涩，卫气去，故曰虚矣，此言阴之生虚也。上文云：生于阴者，得之饮食居处，阴阳喜怒，故举喜怒悲寒饮食，以明内伤之病，生于阴，而有实有虚也。

帝曰：经言阳虚则外寒，阴虚则内热，阳盛则外热，阴盛则内寒，余已闻之矣，不知其所由然也。

岐伯云：邪之生也，或生于阴，或生于阳，夫阳主外，阴主内，阳虚阴虚，有外内之寒热，阳盛阴盛，有外内之寒热，故引经言而探其所由然也。

岐伯曰：阳受气于上焦，以温皮肤分肉之间，今寒气在外，则上焦不通，上焦不通，则寒气独留于外，故寒栗。

所谓阳虚则外寒者，以阳受气于上焦，上焦开发，以温皮肤分肉之间，今寒气在外，则上焦不通，上焦不通，则寒气独留于外，故寒栗而外寒也。

帝曰：阴虚生内热奈何？岐伯曰：有所劳倦，形气衰少，谷气不盈，上焦不行，下脘不通，胃气热，热气熏胸中，故内热。

中，去声，下同。所谓阴虚生内热者，有所劳倦，致形气衰少，胃中谷气不盈，谷入少，则上焦不能宣五谷味，故上焦不行，下脘不能化谷之精，故下脘不通，中土虚而胃气热。热气熏于胸中，故阴虚则内热也。

帝曰：阳盛生外热奈何？岐伯曰：上焦不通利，则皮肤致密，腠理闭塞，玄府不通，卫气不得泄越，故外热。

所谓阳盛生外热者，阳主上，主外，上焦不通利，则在外之皮肤致密，内则因之腠理闭塞，玄府不通。腠理者，肌腠之纹理。玄府者，毛窍之汗孔，玄府皮肤腠理，不相通贯，则卫气壅滞，不得泄越，故阳盛则外热也。

帝曰：阴盛生内寒奈何？岐伯曰：厥气上逆，寒气积于胸中而不泻，不泻，则温气去，寒独留，则血凝泣，凝则脉不通，其脉盛大以涩，故中寒。

中，如字。所谓阴盛生内寒者，阴主下，主内。厥气上逆，寒厥之气从下而逆于上也。阴在内，故寒气积于胸中而不泻，寒气不泻，则温气去，寒独留，留则血凝涩，凝则脉不通，脉不通者，其脉盛大以涩，故阴盛则内寒。中，犹内也。

帝曰：阴与阳并，血气已并，病形已成，刺之奈何？

复承上文阴阳血气病形，问补泻虚实之刺，以为调经之法也。

岐伯曰：刺此者，取之经隧，取血于荣，取气于卫，用形哉，因四时多少高下。

上文云：五脏之道，皆出于经隧，以行血气，故刺此者，当取之经隧，取血于荣，取气于卫者，以行其血气也。夫荣卫血气，周于人身，合于四时，今取之经隧，虽曰用形哉，必因天之四时，以为针之多少高下耳。《缪刺论》云：以月生死为数，即多少之谓也。《金匮真言论》云：春俞在颈项，夏俞在胸胁，秋俞在肩背，冬俞在腰股，即高下之谓也。

帝曰：血气已并，病形已成，阴阳相倾，补泻奈何？

血气并，病形成，阴阳相倾，自有

补泻，不必因于四时，故复问之。

岐伯曰：泻实者，气盛乃内针，针与气俱内。以开其门，如利其户，针与气俱出，精气不伤，邪气乃下。外门不闭，以出其疾。摇大其道，如利其路，是谓大泻。必切而出，大气乃屈。

相并为实，相失为虚。泻实者，泻其血气之并，故气盛乃内针，气盛内针，所以泻实也。针与气俱内，针随相并之气而深之也。以开其门，泻之也，如利其户，大泻也，既开既利，则针与气俱出，谓针出而相并之气亦出也，泻其外邪，不伤正气，故精气不伤，而邪气乃下。所谓开其门者，外门不闭，以出其疾也。所谓利其户者，摇大其道，如利其路也。夫开门出疾，是谓泻之，如利其路，是谓大泻。切，按也，必切而出，谓右手持针，左手必切其穴，而使之外出，然后大气乃屈。大气，即相并之盛气也。

帝曰：补虚奈何？岐伯曰：持针勿置，以定其意，候呼内针，气出针入，针空四塞，精无从去。方实而疾出针，气入针出，热不得还，闭塞其门，邪气布散，精气乃得存。动气候时，近气不失，远气乃来，是谓追之。

空，作孔。补虚者，补其血气相失，故当持针勿置，以定其补之之意。吸则气入，呼则气出，候呼内针，乃气出而针入也。内针，则当针孔四塞，使精无从去。其出针也，候气聚方实，则当疾出其针，使气入而针则出，针出则热不得还，气入则闭塞其门，热不得还，则邪气布散，闭塞其门，则精气乃得存。夫持针勿置，以定其意者，乃动气候时，谓穴俞动气，必候其时，候时则近气不失，远气乃来，是谓追之，追之所以补之，此补虚之法为然也。

帝曰：夫子言虚实者有十，生于五脏，五脏五脉耳，夫十二经脉，皆生其病，今夫子独言五脏，夫十二经脉者，皆络三百六十五节，节有病，必被经脉，经脉之病，皆有虚实，何以合之？

上文岐伯云：有余有五，不足亦有五，皆生于五脏，帝谓五脏只五脉，五脉虚实何以合十二经脉，及三百六十五节，故举而复问之。

岐伯曰：五脏者，故得六腑与为表里，经络支节，各生虚实，其病所居，随而调之。

人身五脏，属于五行，五行合六气，故五脏得六腑与为表里。五脏六腑，十二经络也，十二经络，周身肢节也，故经络肢节，各生虚实之病，随其病之所居而调治之。

病在脉，调之血；病在血，调之络；病在气，调之卫；病在肉，调之分肉；病在筋，调之筋；病在骨，调之骨。

五行之中有二火，以合六气，故举包络所主之脉，心主之血，肺主之气，脾主之肉，肝主之筋，肾主之骨，以明六脏六腑，为十二经脉也。包络主脉，心主血，血脉无分，故病在脉，调之血，病在血，调之络，络，犹脉也。肺主气而卫外，故病在气，调之卫。其余则随其病之所在而调之。

燔针劫刺其下，及与急者。病在骨，淬针药熨。病不知所痛，两跷为上。身形有痛，九候莫病，则缪刺之。痛在于左而右脉病者，巨刺之。必谨察其九候，针道备矣。

此举经脉肢节之痹痛，在于形身上下左右，合三部九候，以为调经之法也。燔针劫刺其下者，治痹证也。《灵枢·经筋》篇有十二筋痹证，皆治以燔针劫刺。痹发于阴，故刺其下也，及与急者，谓筋痹也。《经筋》篇云：腹筋急，引缺盆及颊，猝口僻。颊筋有寒，则急引颊，移口，以马膏膏、白酒和桂以涂。病在骨者，骨痹也，痹在骨，则淬针。病在筋，则药熨也。痹病在五脏之外合者，必痛。若痹病不知所痛，则从奇经之脉而上，故曰两跷为上。两跷，足之阳跷、阴跷也。为上，从跷脉而上行也。阳跷脉病，阴缓阳急。阴跷脉病，阳缓阴急。故虽病而不知所痛，若痹病在于肌肉，则身形有痛，无关经脉，故九候莫病，则为缪刺之法以治之。《缪刺论》云：凡痹在分肉间，痛而刺之，左刺右，右刺左者是也。若痛在左而右脉病者，邪客经脉也，则为巨刺之法以治之。巨刺者，长针深刺，所以取深邪远痹也。凡此痹痛之证，在于形身上下左右，故必谨察其九候。九候者，上中下三部，一部三候，三部九候，合于经脉，候其形神，谨察于此，针道备矣。

缪刺论第六十三篇

缪，平声，篇内同。左右交刺，谓之缪刺。病在经脉，则经刺之，刺其俞穴也。病在络脉，则缪刺之，刺其皮络也。邪客于手足三阳三阴之络，有经刺、缪次之法。邪客于五脏之络，亦有经刺、缪刺之法。知经脉、络脉、孙络脉之浅深，而缪刺之理明矣。

黄帝问曰：余闻缪刺，未得其意，何谓缪刺？

缪刺，左右交刺，刺极浅也。篇名缪刺，帝直举以问也。

岐伯对曰：夫邪之客于形也，必先舍于皮毛，留而不去，入舍于孙脉，留而不去，入舍于络脉，留而不去，入舍于经脉，内连五脏，散于肠胃，阴阳俱感，五脏乃伤，此邪之从皮毛而入，极于五脏之次也。如此，则治其经焉。

人身形体，外而皮毛，内而五脏，由浅入深，阴阳相应，故夫邪之客于形身也，必先舍于皮毛，留而不去，则入舍于孙脉，留而不去，则入舍于络脉，留而不去，则入舍于经脉。皮毛、孙脉、络脉、经脉，皆内连五脏，六经为川，肠胃为海，故散于肠胃，三阳三阴，表里相应，若阴阳俱感，则五脏乃伤，此邪始从皮毛之表阳，而入极于五脏之次也。如此，则治其经焉，言当刺其经俞，不缪刺也。

今邪客于皮毛，入舍于孙络，留而不去，闭塞不通，不得入于经，流溢于大络，而生奇病也。

承上文之意，而言今邪客于皮毛，入舍于孙络，留于孙络而不去，致孙络闭塞不通，不得入于经，但流溢于大络，而生左右相注之奇病也。流溢，传注也。《气穴论》云：孙络之脉别经者，并注于络，传注十四络脉者是也。

夫邪客大络者，左注右，右注左，上下左右，与经相干，而布于四末，其气无常处，不入于经俞，命曰缪刺。

处，去声，下同。承流溢于大络之

意，而言夫邪客大络者，但传注于左右，故左注右，右注左。身半以上，身半以下，皆有传注，故上下左右，与经相干。经，经隧也，经隧者，五脏六腑之大络也，故与经相干，而输布于手足之四末，其气左右流行，无有常处，经隧相干，故不入于经俞，不入经俞，刺其络脉，故命曰缪刺。

帝曰：愿闻缪刺，以左取右，以右取左，奈何？其与巨刺何以别之？

别，音逼。《灵枢·官针》篇：八曰巨刺，左取右，右取左。缪刺亦左取右，右取左，故问缪刺、巨刺何以别之？

岐伯曰：邪客于经，左盛则右病，右盛则左病，亦有移易者，左痛未已，而右脉先病，如此者，必巨刺之，必中其经，非络脉也，故络病者，其痛与经脉缪处，故命曰缪刺。

中，去声。上“缪”作“谬”，下“缪”，平声。此言邪客于经，左右移易，则当巨刺，邪客于络，左右纰缪，则当缪刺也。邪客于经，客于经脉也，经脉流行，贵得其平，若左之经脉有余而盛，则右病；右之经脉有余而盛，则左病。夫左盛右病，右盛左病，不相移易者也。亦有移易者，如左痛未已，而右脉先病，左移于右，则右亦可移于左，如此，邪客于经而移易者，必巨刺之，申言巨刺必中其经，非中络脉也。《灵枢·脉度》论云：经脉为里，支而横者为络，故络病者，其痛与经脉缪处。缪处，异处也。谓经脉之痛，深而在里，络脉之痛，支而横居，病在于络，左右纰缪，故命曰缪刺。

帝曰：愿闻缪刺奈何？取之何如？

缪刺之法，无有常处，故问取之何如？

岐伯曰：邪客于足少阴之络，令人卒心痛，暴胀，胸胁支满，无积者，刺然谷之前，出血如食顷而已，不已，左取右，右取左，病新发者，取五日已。

卒，音促，下同。谷，旧本讹“骨”，今改，下二然谷之“谷”仿此。凡邪客于络，内并于经，则正刺之，邪客于络，不并于经，则缪刺之，《经脉》论云：足少阴之别，并经上走于心包下，故邪客于足少阴之络，令人卒心痛。又云：其病气逆，则烦闷，故暴胀，胸胁支满，胀满有积，当刺其胸胁，若无积者，病少阴之络，上走心包，故当刺足少阴然谷之前，而出其血。《本俞》论云：然谷，然骨之下者也，今曰然谷之前，即然骨也。刺如食顷，而痛胀支满可已，如不已，则病在络脉，不并于经，故当左取右，右取左，而为缪刺以治之，病新发者，邪气方盛，取刺五日，其病始已。

邪客于手少阳之络，令人喉痹舌卷，口干，心烦，臂外廉痛，手不及头，刺手中指次指爪甲上，去端如韭叶，各一痏，壮者立已，老者有顷已，左取右，右取左，此新病，数日已。

《经脉》论云：三焦手少阳之脉病，则嗌肿喉痹。故邪客于手少阳之络，令人喉痹。又云：手少阳之别，注胸中，合心主，外绕臂，实则肘挛，虚则不收，故舌卷口干心烦，臂外廉痛，手不及头，此病少阳之络而合于经，故当刺中指之次指，中指次指，即小指次指也。爪甲上去端如韭叶，手少阳关冲井穴也，痏，针瘢也，刺其左右各一痏，壮者血气盛，故病立已，老者血气虚，故有顷已，若不合于经，但在络脉，则当左取右，右取左，而为缪刺以治之，此新病而邪气方盛，故缪刺数日，其病始已。

邪客于足厥阴之络，令人卒疝暴痛，刺足大趾爪甲上，与肉交者各一痏，男子立已，女子有顷已，左取右，右取左。

《经脉》论云：足厥阴之别，其病气逆，则睾肿卒疝，故邪客于足厥阴之络，令人卒疝暴痛，当刺足大趾爪甲上与肉交者，足厥阴大敦井穴也。刺其左右各一痏，男子血盛故立已，女子不足于血故有顷已，邪客厥阴之络，更当左取右，右取左，而为缪刺以治之。

邪客于足太阳之络，令人头项肩痛，刺足小趾爪甲上与肉交者各一痏，立已。不已，刺外踝下三痏，左取右，右取左，如食顷已。

《经脉》论云：膀胱足太阳之脉从巅下项，循肩膊内。又云：足太阳之别，实则头背痛，故邪客于足太阳之络，令人头项肩痛，当刺足小趾爪甲上与肉交者，足太阳至阴井穴也，刺其左右各一痏，其痛立已。如不已，更刺外踝下荥俞原三痏，三痏者，通谷为荥，束骨为俞，京骨为原也。但客太阳之络，不病其经，则当左取右，右取左，而为缪刺以治之，如食之顷，其病即已。

邪客于手阳明之络，令人气满，胸中喘息，而支胠胸中热，刺手大指次指爪甲上，去端如韭叶，各一痏，左取右，右取左，如食顷已。

《经脉》论云：手阳明之别，别入太阴。太阴者，肺也。故邪客手阳明之络，令人气满，气满，肺气满也。胸中喘息，喘息肺病也，而支胠胸中热者，肺脉从胸胠而行于手肢也，当刺手大指之次指爪甲上，去端如韭叶，手阳明商阳井穴也，刺其左右各一痏，邪客阳明之络，更当左取右，右取左，而为缪刺以治之，如食之顷，其病即已。

邪客于臂掌之间，不可得屈，刺其踝后，先以指按之，痛乃刺之，以月死生为数，月生一日一痏，二日二痏，十五日十五痏，十六日十四痏。

《经脉》论云：心主手厥阴心包络之脉，下臂入掌中，病则臂肘挛急，掌中热，故邪客于臂掌之间不可得屈，当刺其手踝之后，先以指按之，按之而痛，乃刺之。刺之痏数，当以月死生为数，月生一日一痏，二日二痏，十五日十五痏，乃由微而盛，如月之生，故渐多之，十六日十四痏，乃由盛而微，如月之衰故渐减之，至廿十九日，则一痏，月郭空则无治也。但言痏数，不言俞穴，按之而痛即俞穴也。人身十五大络，故以月死生为痏数，厥阴心包主血脉，故刺法又如是也。

邪客于足阳跷之脉，令人目痛，从内眦始，刺外踝之下，半寸所，各二痏，左刺右，右刺左，如行十里顷而已。

《脉度》论云：跷脉从足至目，属目内眦，故邪客于足阳跷之脉，令人目痛，从内眦始。当刺足外踝之下，外踝之下，仆参穴也，半寸所，相去仆参半寸，申脉穴也，刺其左右各二痏，阳跷之脉合太阳，故其刺如是。但客阳跷之脉，不合太阳之经，则左刺右，右刺左，而为缪刺以治之。跷脉属奇经，其行最疾，故如人行十里之顷，而痛病可已。

人有所堕坠，恶血留内，腹中满胀，不得前后，先饮利药，此上伤厥阴之脉，下伤少阴之络，刺足内踝之下，然谷之前，血脉出血，刺足跗上动脉，不已，刺三毛上，各一痏，见血立已，左刺右，右刺左，善悲惊，不乐，刺如上方。

上文皆言邪客，此言堕坠，以明堕坠，犹之邪客也。人有所堕坠，乱其经气，则恶血留内，以致腹中满胀，而不得前后，先饮利药，通其前后，堕坠，则伤肝主之筋、肾主之骨，此上伤厥阴之脉，肝脉也，下伤少阴之络，肾络也，肝属木，其性上行，故曰上，肾属水，其性下行，故曰下，此因堕坠伤其脉络，故刺足内踝之下，然谷之前。然谷之前，解见上文，刺之所以从血脉而出其血也，又刺足跗上动脉，以通少阴之络。刺之而病不已，更刺足大趾三毛上大敦，左右各一痏，以通厥阴之脉，见血则其病立已，此伤厥阴之脉、少阴之络，更当左刺右，右刺左，而为缪刺以治之，若因堕坠而善悲惊，则手厥阴心包之气不和不乐，则手少阴心脏之气内逆，取刺之法，亦如上方，谓如然谷之前跗上动脉，及三毛诸刺之法也。

邪客于手阳明之络，令人耳聋，时不闻音，刺手大指次指爪甲上，去端如韭叶，各一痏，立闻。不已，刺中指爪甲，上与肉交者，立闻。其不时闻者，不可刺也。耳中生风者，亦刺之如此数，左刺右，右刺左。

《经脉》论云：手阳明之别，入耳合于宗脉，故邪客于手阳明之络，令人耳聋，时不闻音，当刺手大指之次指爪甲上，去端如韭叶，手阳明商阳井穴也，刺其左右各一痏，当耳聪立闻。若耳聋不已，更刺手中指爪甲上与肉交者，心主包络之中冲井穴也，包络主脉，刺之所以通其宗脉也，通其宗脉，当耳聪立闻。其不时闻者，正气不充，不可刺也。若耳中有声，如生风者，乃邪客阳明之络，亦刺之如大指次指爪甲上各一痏之数，更当为左刺右，右刺左，而为缪刺以通其络。

耳聋，刺手阳明，不已，刺其通脉出耳前者。

旧本在“则缪刺之”之下，今改正于此。此复申明上文之意，上文耳聋刺手阳明之商阳，刺之病不已，更刺中指之中冲，中指中冲，主通脉出于耳前，故曰耳聋，刺手阳明不已，刺其通脉出耳前者。盖手阳明之脉，上颈贯颊，在于耳前，通脉出耳前，通心主包络之脉而出于耳前之手阳明也。

凡痹往来，行无常处者，在分肉间，痛而刺之，以月死生为数。用针者，随气盛衰，以为痏数，针过其日数，则脱气，不及日数，则气不泻，左刺右，右刺左，病已止。不已，复刺之如法，月生一日一痏，二日二痏，渐多之，十五日十五痏，十六日十四痏，渐少之。

此言往来行痹，不涉经脉，但当缪刺其络脉，不必刺其俞穴也。凡痹往来，谓之行痹，其行无常处者，邪在分肉之间，不涉经脉也。凡痹必痛，痛而刺之，当以月死生为数。盖月方生则气盛，月将死则气衰，用针者，随人气之盛衰，以为痏数。气衰则针宜少，针过其日数，则虚脱其气；气盛则针宜多，针不及其日数，则邪气不泻。此病在分肉，合于络脉，故当左刺右，右刺左，而为缪刺以治之，刺之病已则止针，不已复刺之，仍如前法。所谓如法者，月生一日一痏，二日二痏，渐多之，至十五日十五痏，而为多之极，十六日十四痏，而为渐少之法也。上文手厥阴心包主血脉，故以月死生为痏数，此言痹痛，则冲任之血不能热肉充肤，澹渗皮毛，故亦以月死生为痏数，篇中缪刺，无痏数皆以月死生为痏数也。

邪客于足阳明之经，令人鼽衄，上齿寒，刺足中趾次趾爪甲上与肉交者，各一痏，左刺右，右刺左。

《经脉》论云：胃足阳明之脉，起于鼻交頞中，下循鼻外，上入齿中，病则鼽衄。邪客于足阳阴之经，故令人鼽衄。上齿寒，当刺足中趾之次趾，中趾次趾即大趾次趾也，爪甲上与肉交者，足阳明厉兑井穴也，刺其左右各一痏，若病阳明之络，而鼽衄齿寒，则当左刺右，右刺左，而为缪刺以治之。

齿龋，刺手阳明，不已，刺其脉入齿中，立已。

旧本在“邪客于五脏之间”上，今改正于此。龋，音矩。齿龋，齿腐痛也。承上文齿寒之意，而言齿龋腐痛，则刺手阳明之俞穴，刺之而齿龋不已，更刺其脉入齿中者，则齿龋立已，脉入齿中，乃足阳明上入齿中之脉也。

缪传引上齿，齿唇寒痛，视其手背脉血者，去之，足阳明中趾爪甲上各一痏，手大指次指爪甲上各一痏，立已，左取右，右取左。

旧本在“五刺已”之下，今改正于此。旧本无“各”字，今臆补。承上文而言刺其入齿中之脉，其病不已，复缪传引上齿，甚至齿唇寒痛。当视其手背之脉，有血络者，刺去其血，更刺足阳明中趾爪甲上，乃中趾次趾，足阳明之厉兑井穴也，左右各一痏，及手大指次指爪甲上商阳井穴，左右各一痏，齿唇寒痛当立已。缪传引上齿，故当左刺右，右刺左，而为缪刺以治之也。

邪客于足少阳之络，令人胁痛，不得息，咳而汗出，刺足小趾次趾爪甲上与肉交者，各一痏，不得息立已，汗出立止。咳者，温衣饮食，一日已，左刺右，右刺左，病立已，不已，复刺如法。

《经脉》论云：胆足少阳之脉，合缺盆以下胸中，循胁里。邪客于足少阳之络，循胁里，故令人胁痛，合缺盆以下胸中，故不得息，不得息则咳。不得息而咳，故咳则汗出。当刺足小趾之次趾爪甲上与肉交者，足少阳窍阴井穴也，刺其左右各一痏，不得息当立已，汗出当立止。咳不能已，故云咳者当温其衣，温其饮食，勿使形寒饮冷，则一日气机环转，其咳可已。其胁痛未愈，当缪刺以治之，左刺右，右刺左，其痛病当立已。不能立已，复为缪刺，亦如左刺右，右刺左之法。

邪客于足少阴之络，令人嗌痛，不可内食，无故善怒，气上走贲上，刺足下中央之脉各三痏，凡六刺立已。左刺右，右刺左。嗌中肿，不能内唾，时不能出唾者，刺然谷之前，出血，立已，左刺右，右刺左。

内，音纳。贲，音奔。前“左刺右右刺左”六字衍文。《经脉》论云：肾足少阴之脉，从肾上贯肝膈，入肺中，病则饥不能食，气上，嗌干及痛。邪客于足少阴之络，令人嗌痛，即嗌干及痛也。不可内食，即饥不欲食也。无故善怒，即上贯肝膈也。气上走，即入肺中也，贲上，即气上也。如是之病，当刺足下中央之脉，肾足少阴涌泉井穴也，中央及中央之前、中央之后，左右各三痏，凡六刺，其病立已。若嗌痛不已，致嗌中肿，肿则不能内唾，内，犹咽也。其时亦不能出唾者，当刺足少阴然谷之前，然谷之前，然骨穴也，刺出其血，其病立已。邪客少阴之络，故当左刺右，右刺左，而为缪刺以治之。

邪客于足太阴之络，令人腰痛引少腹，控胁，不可以仰息，刺腰尻之解，两胂之上，是腰俞，以月死生为痏数，发针立已，左刺右，右刺左。

《经脉》论云：脾之大络名曰大包，出渊液，布胸胁，实则身尽痛，虚则百节尽皆纵。邪客于足太阴之络，令人腰痛引少腹，身尽痛之意也。控胁，不可以仰息，布胸胁，百节尽皆纵之意也。此络脉虚实之病，当刺腰尻之解，以及两胂之上。解，骨缝也。胂上，髁胂之上，即髀股也。申明腰尻之解，两胂之上，腰俞是也。盖腰尻之解，属于腰俞，两胂之上，即腰俞两旁之下也，刺法当以月死生为痏数，发针立已。邪客于络，故当左刺右，右刺左，而为缪刺以治之。

邪客于足太阳之络，令人拘挛背急，引胁而痛，刺之从项始，数脊椎，侠脊，疾按之，应手如痛刺之，旁三痏，立已。

数，上声。上文邪客于足太阳之络，令人头项肩痛。此不但头项肩痛，且背拘挛而急，引胁而痛。上文刺足外踝而刺其下，此刺从项始，数脊椎，侠脊，而刺其上。上文刺足小趾井穴，此随痛应手而刺之。上文刺外踝下三痏而缪刺，此刺旁脊椎三痏而不缪刺，所以不同于上文，举一以例其余也。

邪客于足少阳之络，令人留于枢中，痛髀不可举，刺枢中，以毫针，寒则久留针，以月死生为数，立已。

上文邪客于足少阳之络，刺足少阳之井穴，此邪客于足少阳之络，则随其痛之所在而刺之，亦举一以例其余也。少阳主枢，行身之侧，其脉循季胁，下合髀厌中，邪客于足少阳之络，令人留于枢中，痛髀不可举者，少阳经脉不和，枢转不利也，即刺其枢中。枢中，髀枢中也，以毫针刺其络也，寒则久留针，及于经也，少阳主初生之气，故以月死生为痏数，痛当立已。

治诸经刺之，所过者不病，则缪刺之。

此结上文刺法之意，治诸经刺之，谓治诸经之病，则正刺其经也，所过者不病，谓诸经所过之道，不为邪客而不病也。不病，则但在于络，故缪刺之，所以申明上文刺穴俞，与左右交刺不同者，以此故也。

邪客于五脏之间，其病也，脉引而痛，时来时止，视其病，缪刺之，于手足爪甲上视其脉，出其血，间日一刺，一刺不已，五刺已。

后“间”，去声。承上文邪客经络之意，而言周身经络，不外五脏，故举五脏五络，以终缪刺之义。五脏之脉，行于周身，邪客于五脏之间，其病也，经脉络脉相引而痛，有时来出于络脉，有时但止于经脉，故时来时止，视其病在络脉，则缪刺之，更于手足爪甲上视其孙络之脉，而出其血，若邪客五脏之经脉，须间日一刺，一刺不已，至五刺而五脏始周，故五刺已。

邪客于手足少阴、太阴、足阳明之络，此五络，皆会于耳中，上络左角，五络俱竭，令人身脉皆动，而形无知也，其状若尸，或曰尸厥，刺其足大趾内侧爪甲上，去端如韭叶，后刺足中趾爪甲上，各一痏，后刺手大指内侧，去端如韭叶，后刺手心主少阴锐骨之端，各一痏，立已。不已，以竹管吹其两耳，鬄其左角之发，方一寸，燔治，饮以美酒一杯，不能饮者，灌之立已。

鬄，鬀同，俗作剃。承上文邪客五脏之意，而言五络会于耳中，合卫气而行于皮肤也，手足少阴心肾，水火之络也，手足太阴肺脾，天地之络也，足阳明胃，中土之络也，心肾开窍于耳，犹天地水火，会于中土之义，故凡此五络，皆会于耳中，从耳而上，则上络左角。若五络俱竭，不相交会，则令人身脉皆动，而形无知也，动而无知，其状如尸，或曰尸厥者是也。刺其足大趾内侧爪甲上，去端如韭叶，脾足太阴隐白井穴也。后刺足心，肾足少阴涌泉穴也。后刺足中趾爪甲上各一痏，足阳明厉兑井穴也。后刺手大指内侧去端如韭叶，肺手太阴少商井穴也。后刺手心主少阴锐骨之端各一痏，心手少阴掌后高骨大陵俞穴也，心者君主之官，故曰心主。刺其五络，病当立已。如不已，则以竹管吹其两耳，以通五络之会于耳中者，更剃其左角之发，方一寸，燔治，使耳中之络，上络于左角也，更饮以美酒一杯，不能饮者，灌之，使络脉与卫气相通，周于一身，出于皮肤，则其病立已。

凡刺之数，先视其经脉，切而从之，审其虚实而调之，不调者，经刺之，有痛而经不病者，缪刺之，因视其皮部有血络者，尽取之，此缪刺之数也。

此举刺数，以结缪刺之义。经脉在里，络脉在中，孙络脉在外，故凡刺之数，先当视其在里之经脉，切而从之，审其虚实而调之，不调者，刺其经脉，故曰经刺之，有痛在于络脉而经不病者，则缪刺之，如病在孙络，因视其周身皮部有血络者，尽取刺之而出其血，此所以为缪刺之数也。

四时刺逆从论第六十四篇

四时刺逆从者，春刺经脉，夏刺孙络，长夏刺肌肉，秋刺皮肤，冬刺骨髓，四时各有所刺，刺之从也。刺不知四时之经，正气内乱，中伤五脏，死之有期，刺之逆也。四时合五行，六气亦合五行，故论四时刺逆从，先论六气有余不足滑涩之病也。

厥阴有余病阴痹，不足病生热痹。滑则病狐疝、风。涩则病少腹积气。

四时合五行，六气亦合五行，故岐伯论四时之刺，先论六气之有余不足也。厥阴，木也。木，四时之春也。厥阴有余，则阳气不足，故病阴痹。厥阴不足，则阳气有余，故病生热痹。痹，闭也，不和也。气病为疝，血病为积。滑主气盛，涩主少血，故厥阴脉滑，则病狐疝。

又曰：风者，气动风生，风主气也，下文肺风、脾风、心风、肾风、肝风，皆气动风生之义。厥阴脉涩，则病少腹当有积气。

少阴有余病皮痹隐轸，不足病肺痹。滑则病肺风疝。涩则病积、溲血。

轸，疹同。少阴，火也。火，四时之夏也。少阴有余，则火气外炎，故病皮痹隐疹。少阴不足，则火气内虚，故病肺痹。气病为疝，故少阴脉滑则病肺风疝。血病为积，故少阴脉涩则病积、溲血。

太阴有余病肉痹寒中，不足病脾痹。滑则病脾风疝。涩则病积，心腹时满。

太阴，土也。土，四时之长夏也。太阴有余，则土气壅滞，故病肉痹寒中。太阴不足，则土气不达，故病脾痹。气病为疝，故太阴脉滑则病脾风疝。血病为积，故太阴脉涩则病积，心腹时满。

阳明有余病脉痹，身时热，不足病心痹。滑则病心风疝。涩则病积，时善惊。

阳明，金也。金，时之秋也。阳明有余，则气燥而热，故病脉痹，身时热。阳明不足，则胃络不通于心包，故病心痹。气病为疝，故阳明脉滑则病心风疝。血病为积，故阳明脉涩则病积，时善惊。

太阳有余病骨痹，身重，不足病肾痹。滑则病肾风疝。涩则病积，善时起颠疾。

太阳，水也。水，时之冬也。太阳有余则水寒气盛，故病骨痹，身重。太阳不足，则水气虚竭，故病肾痹。气病为疝，故太阳脉滑，则病肾风疝。血病为积，故太阳脉涩，则病积，善时颠疾。

少阳有余病筋痹胁满，不足病肝痹。滑则病肝风疝。涩则病积，时筋急目痛。

少阳，火也，亦时之春也。六气之中有二火，所以合于五行也。少阳厥阴，相为表里，少阳有余，则肝木之气亦有余，故病筋痹胁满。少阳不足，则肝木之气亦不足，故病肝痹。气病为疝，故少阳脉滑，则病肝风疝。血病为积，故少阳脉涩，则病积，时筋急目痛。

是故春气在经脉，夏气在孙络，长夏气在肌肉，秋气在皮肤，冬气在骨髓中。

四时之气，合于人身。春气发生，行于周身，是故春时之气在经脉。夏气开张，浮泛于外，故夏时之气在孙络。土气敦厚，居时之中，故长夏之气在肌肉。秋气肃杀，化暑为凉，故秋时之气在皮肤。冬气闭藏，深伏于内，故冬时之气在骨髓中。

帝曰，余愿闻其故。

愿闻春夏秋冬，所以在经脉、络脉、肌肉、皮肤、骨髓之故。

岐伯曰：春者，天气始开，地气始泄，冻解冰释，水行经通，故人气在脉。

春气之所以在经脉者，盖以春者因冬之藏，其时天气始开，地气始泄，冻始解，冰始释，水行而经通，故人气在经脉。

夏者，经满气溢，入孙络受血，皮肤充实。

夏气之所以在孙络者，盖以夏者盛大于外，经满气溢，外入孙络而受血，皮肤充实，故夏气在孙络。

长夏者，经络皆盛，内溢肌中。

长夏之所以在肌肉者，盖以长夏者，

夏时经络皆盛，长夏则内溢肌中，故长夏之气在肌肉。

秋者，天气始收，腠理闭塞，皮肤引急。

秋气之所以在皮肤者，盖以秋者，天时之气始收，人之腠理闭塞，皮肤内引而急，故秋气在皮肤。

冬者，盖藏，血气在中，内着骨髓，通于五脏。

上“藏”，如字。冬气之所以在骨髓者，盖以冬者，气机盖藏，血气在中，内着骨髓，通于五脏。脏者，藏也。惟冬主藏，故通五脏，而冬气在骨髓。

是故邪气者，常随四时之气血而入客也，至其变化，不可为度，然必从其经气，辟除其邪，除其邪，则乱气不生。

人身经络、肌肉、皮肤、骨髓，各主其时，是故邪气者，常随四时所主之气血内虚而入客也。四时主气，各有常度，至其邪气变化，不可为度，然必从其经脉之正气，经气充足，辟除其邪，除其邪，则乱气不生，而合于常度也。

帝曰：逆四时而生乱气，奈何？

上文云：从其经气，则乱气不生。从则乱气不生，逆则生乱，故问逆四时而生乱气奈何？

岐伯曰：春刺络脉，血气外溢，令人少气；春刺肌肉，血气环逆，令人上气；春刺筋骨，血气内着，令人腹胀。

人身络脉、经脉、肌肉、筋骨，本于血气，合于四时，刺失其宜，则血气内逆而生乱也。春气在经脉，宜刺其经脉。若春刺络脉、肌肉、筋骨，刺失其宜，则血气外溢、血气环逆、血气内着，而令人生病也。筋连于骨，故曰筋骨。刺络脉、经脉、肌肉、筋骨，必由皮肤而入，故不言皮肤。但举四时，故不言长夏也。

夏刺经脉，血气乃竭，令人解㑊；夏刺肌肉，血气内却，令人善恐；夏刺筋骨，血气上逆，令人善怒。

夏气在孙络，宜刺其孙络。若夏刺经脉、肌肉、筋骨，则血气乃竭、血气内却、血气上逆，而令人生病也。

秋刺经脉，血气上逆，令人善忘；秋刺络脉，气不外行，令人卧，不欲动；秋刺筋骨，血气内散，令人寒栗。

秋气在皮肤，宜刺其皮肤。若秋刺经脉、络脉、筋骨，则血气上逆、气不外行、血气内散，而令人生病也。四时刺逆，不及皮肤，但举四时，不及长夏，故上文不言皮肤，此宜刺皮肤，则不言长夏之肌肉也。

冬刺经脉，血气皆脱，令人目不明；冬刺络脉，内气外泄，留为大痹；冬刺肌肉，阳气竭绝，令人善忘。

冬气在骨髓，宜刺其骨髓。若冬刺经脉、络脉、肌肉，则血气皆脱、内气外泄、阳气竭绝，而令人生病也。

凡此四时刺者，大逆之病，不可不从也。反之，则生乱气，相淫病焉。

总承上文，而言凡四时之刺者，刺失其从。若大逆之病，不可不从也。大逆之病而反刺之，则生乱气，乱气生则相淫而为病焉。

故刺不知四时之经，病之所生，以从为逆，正气内乱，与精相薄。

四时之刺，各有其经。故刺不知四时之经，及病之所生，若以从为逆，必致以逆为从，正气内乱，邪气乃生，而与精相薄矣。

必审九候，正气不乱，精气不转。

欲知四时经病之生，从逆之道，必审九候。人身上中下三部，各有天地人三候，而为九候也。审九候，所谓正气内乱者，而正气不乱矣；所谓与精相薄者，而精气不转矣。不转，内存也。

帝曰。善。刺五脏中心一日死，其动为噫。中肝三日死，其动为语。中肺五日死，其动为咳。中肾六日死，其动为嚏欠。中脾十日死，其动为吞。刺伤人五脏必死，其动，则依其脏之所变，候知其死也。

中，俱去声。“三日”、“五日”，今改正。刺失其宜，是为刺逆，知其逆，则知其从，帝故善之。复举《刺禁论》岐伯之言，以明刺伤五脏，各有死期，各有动病。其死者，刺失其宜，伤人五脏必死。其动者，则依其脏之所变病，以候其动，候其动，而知其死也。

刺法论第六十五篇

本病论第六十六篇

二篇原遗阙，今补六卷末

标本病传论第六十七篇

标本，阴阳先后之气也。先病为本，后病为标。人身正气调和，外感风热湿火燥寒之气，谓之客气，则以外感客气为本，三阳三阴正气为标。若正气先病，因病而生风热湿火燥寒之气，谓之同气，则以三阳三阴正气为本，所生同气为标。故治有从本者，有从标者，有先治其本而后治其标者，有先治其标而后治其本者。间者并行，甚者独行，此标本之大法也。病传者，心病传肺，肺病传肝，肝传脾，脾传肾，相克而传，皆有死期。若间一脏，则相生而传，病当自止，不止，而至三四脏者，乃可刺，此病传之大法也。《灵枢》有《病本》篇论标本，《病传》篇论病传，分而为二，此则合为一也。

黄帝问曰：病有标本，刺有逆从，奈何？

帝承上篇四时刺逆从之意，谓欲知刺之逆从，必知病之标本，不知病之标本，犹未知刺之逆从，故问病有标本，刺有逆从奈何？

岐伯对曰：凡刺之方，必别阴阳，前后相应，逆从得施，标本相移。

别，音逼。应，平声。刺得其宜，标本始得，故凡刺之方，必别四时六气之阴阳，在表在里，浅刺深刺，前后相应，何者为逆，何者为从，逆从得施，则因标治本，因本治标，而标本可以相移，是刺得其宜，而标本始得也。

故曰：有其在标而求之于标，有其在本而求之于本，有其在本而求之于标，有其在标而求之于本，故治有取标而得者，有取本而得者，有逆取而得者，有从取而得者，故知逆与从，正行无问，知标本者，万举万当，不知标本，是谓妄行。

当，去声。《至真要大论》云：百病之起，有生于本者，有生于标者，有取本而得者，有取标而得者，有逆取而得者，有从取而得者。故曰有其在标而求之于标，此病生于标，取标而得也。有其在本而求之于本，此病生于本，取本而得也。二者乃从取之法也。有其在本而求之于标，有其在标而求之于本，二者乃逆取之法也。故申明治有取标而得者，即在标而求之于标也。有取本而得者，即在本而求之于本也。有逆取而得者，即在本求标、在标求本也。有从取而得者，即在标求标、在本求本也。故知逆取与从取之法，则正行而无可问。正行无问，可以万举万当，无有妄行，故又曰：知标本者，万举万当，不知标本，是谓妄行。

夫阴阳逆从标本之为道也，小而大，言一而知百病之害，少而多，浅而博，可以言一而知百也，以浅而知深，察近而知远，言标与本，易而弗及，治反为逆，治得为从。

易，去声。此复举阴阳逆从标本，至大深远，而治之宜审也。上文论阴阳逆从标本，故曰夫阴阳逆从标本之为道也，小而至大，言一标本逆从，而知百病之害。夫小而大者，乃少而能多，浅而能博，故可以言一而知百病之害也，浅而博，是以浅而知深，少而多，是察近而知远，故言标与本，言易而知之弗及。不知标本，治之相反，则为逆，识其标本，治之得宜，始为从，此阴阳标本逆从，而治之宜审也。

先病而后逆者，治其本；先逆而后病者，治其本；先寒而后生病者，治其本；先病而后生寒者，治其本；先热而后生病者，治其本。

此下论标本先后之治，与《灵枢·病本》论辞意相同，凡病皆当治本，惟中满而大小不利当治其标，更当察其间甚，为并行独行之治也。先病而后逆者，先病为本，后逆为标，当治其先病之本。先逆而后病者，先逆为本，后病为标，当治其先逆之本。先寒而后生病者，先寒为本，后病为标，当治其先寒之本。先病而后生寒者，先病为本，后寒为标，当治其先病之本。先热而后生病者，先热为本，后病为标，当治其先热之本。凡此皆治本之法也。

先热而后生中满者，治其标。

《病本》篇无此句。此承上文而言，先热后生中满，则不治先热之本，而治中满之标。中满，则上下不交，人以中土为本。故治其标。

先病而后泄者治其本，先泄而后生他病者治其本，必且调之，乃治其他病，先病而后生中满者治其标，先中满而后烦心者治其本。

先病而后泄者，治其先病之本。先泄而后生他病者，治其先泄之本，先泄则中土先虚，既治其本，必且调之，乃治其他病，所以重其中土也。先病而后生中满者，则治中满之标，先中满而后烦心者，则治中满之本，虽有标本，中满当先治也。

人有客气，有同气。

承上文而言，所谓先病、先逆、先寒、先热、先泄、先中满者，人有客气，有同气也。客气者，风热湿火燥寒之气，侵于人身而为病也。同气者，人身厥阴之气同于风，少阴之气同于热，太阴之气同于湿，少阳之气同于火，阳明之气同于燥，太阳之气同于寒。病三阴三阳之正气，因有风热湿火燥寒之同气而为病也。

小大不利治其标，小大利治其本。

上文中满治标，更当审其小大二便，所以补上文未尽之意。后生中满，而治后病之标者，以中满，则小大二便不利，故治其后病之标。若中满而小大利，亦当先治其本。所以申明中满治标，而补其未尽之意也。

病发而有余，本而标之，先治其本，后治其标。病发而不足，标而本之，先治其标，后治其本。

有余者，邪气有余。不足者，正气不足。病发而邪气有余，则本而标之，申明本而标之者，先治其邪气之本，后治其正气之标，此治有余之法也。病发而正气不足，则标而本之，申明标而本之者，先治其正气之标，后治其邪气之本，此治不足之法也。《天元纪大论》云：厥阴之上，风气主之；少阴之上，热气主之；太阴之上，湿气主之；少阳之上，火气主之；阳明之上，燥气主之；太阳之上，寒气主之，所谓本也。是以风热湿火燥寒淫气为本，人身三阳三阴正气为标。

谨察间甚，以意调之，间者并行，甚者独行，先小大不利而后生病者治其本。

间，去声，下同。间，相兼也。甚，独盛也。治本治标，其中复有间甚，故当谨察间甚，以意调之，如邪正之有余不足，叠胜而相间者，则并行其治。并行者，补泻兼施，寒热互用也。如但邪气有余，但正气不足，而偏甚者，则独行其治。独行者，专补、专泻、专寒、专热也。若先小大二便不利，后生标本之病者，无论间甚，但治其本，以行其便，是察间甚之中，而小大不利，当先治也。

此一节，论标本先后治法之不同。

夫病传者，心病先心痛，一日而咳，三日胁支痛，五日闭塞不通，身痛体重，三日不已，死，冬夜半，夏日中。

此下皆论病传。其传也，相克而传，故病皆死，与《灵枢·病传》论大旨相同，辞稍异也。《病传》论云：病先发于心，一日而之肺，三日而之肝，五日而之脾，三日不已，死，冬夜半，夏日中。夫病传者，心病先心痛，是病先发于心也，一日而咳，一日始传之肺也，三日胁支痛，又三日而传之肝也，五日闭塞不通，身痛体重，又五日而传之脾也，心肺肝脾相传，则火刑金，金刑木，木刑土。又三日而病不已，则死。冬夜半，水刑火也，夏日中，亢极自焚也。日月运行，一寒一暑，言冬可以该秋，言夏可以该春。

肺病喘咳，三日而胁支满痛，一日身重体痛，五日而胀，十日不已，死，冬日入，夏日出。

《病传》论云：病先发于肺，三日而之肝，一日而之脾，五日而之胃，十日不已，死，冬日入，夏日出。肺病喘咳，病先发于肺也。三日而胁支满痛，三日始传之肝也。一日身重体痛，又一日而传之脾也。五日而胀，又五日而传之胃也。肺肝脾胃相传，则金刑木，木刑土，又十日而病不已，则死。冬日入，气不内归也，夏日出，气不外达也。

肝病头目眩，胁支满，三日体重身痛，五日而胀，三日腰脊少腹痛胫酸，三日不已，死，冬日入，夏早食。

《病传》论云，病先发于肝，三日而之脾，五日而之胃，三日而之肾，三日不已，死，冬日入，夏早食。肝病头目眩，胁支满，病先发于肝也。三日体重身痛，三日始传之脾也。五日而胀，又五日而传之胃也。三日腰脊少腹痛胫酸，又三日而传之肾也。肝脾胃肾相传，则木刑土，土刑水。又三日而病不已，则死。冬日入，申酉属金，金克木也。夏早食，寅卯属木，不能生旺也。

脾病身痛体重，一日而胀，二日少腹腰脊痛胫酸，三日背胎筋痛，小便闭，十日不已，死，冬人定，夏晏食。

《病传》论云：病先发于脾，一日而之胃，二日而之肾，三日而之膂膀胱，十日不已死，冬人定，夏晏食。脾病身痛体重，病先发于脾也。一日而胀，一日始传之胃也。二日少腹腰脊痛胫酸，又二日而传之肾也。三日背胎筋痛，小便闭，又三日而传之膀胱也。脾胃肾膀胱相传，则土刑其水，脏腑皆病。又十日而病不已，则死，冬之人定在戌，夏之晏食亦在戌，皆土不生旺而死也。

肾病少腹腰脊痛，胻酸，三日背胎筋痛，小便闭，三日腹胀，三日两胁支痛，三日不已，死，冬大晨，夏晏晡。

《病传》论云：病先发于肾，三日而之膂膀胱，三日而上之心，三日而之小肠，三日不已死，冬大晨，夏晏晡。肾病少腹腰脊痛胻酸，病先发于肾也。三日背胎筋痛，小便闭，三日始传之膀胱也。三日腹胀，又三日传之胃，而不传之心也。《病传》论三日而上之心，三日而之小肠，乃传其所胜，水克火也。此下三段，皆不传心与小肠，而传脾与胃，乃传所不胜，土克水也。我克、克我，皆为逆传，其义一也。三日两胁支痛，又三日而传之肝也。肾膀胱胃肝相传，则水受土刑，土受木刑。又三日而病不已，则死。冬大晨，冬之大晨在辰。夏晏晡，夏之晏晡在戌，晡与餔同，皆土制其水而死也。

胃病胀满，五日少腹腰脊痛胻酸，三日背胎筋痛，小便闭，五日身体重，六日不已，死，冬夜半后，夏日昳。

《病传》论胃病在脾病下，膀胱在肾病下，乃脏腑相连。此则先脏后腑，故胃与膀胱，总列于后也。《病传》论云：病先发于胃，五日而之肾，三日而之膂膀胱，五日而上之心，二日不已死，冬夜半，夏日昳。昳，晐也。胃病胀满，病先发于胃也。五日少腹腰脊痛胻酸，五日始传之肾也。三日背胎筋痛小便闭，又三日而传之膀胱也。五日身体重，又五日传之脾，而不传之心也。胃肾膀胱与脾相传，皆土刑其水。又六日而病不已，则死。冬夜半后，其时在丑，夏日昳，其时在未，皆土不生旺而死也。《病传》论二日死，此则六日死，盖偶一为二，偶三为六，其理一也。《病传》论夜半死，此则夜半后死，夫夜半之子，一阳初生，阳气不生，虽夜半不死，而夜半后亦死，理亦一也。

膀胱病小便闭，五日少腹胀，腰脊痛，胻酸，一日腹胀，一日身体痛，二日不已，死，冬鸡鸣，夏下晡。

《病传》论云：病先发于膀胱，五日而之肾，一日而之小肠，一日而之心，二日不已死，冬鸡鸣，夏下晡。膀胱病小便闭，病先发于膀胱也。五日少腹胀腰脊痛骱酸，五日始传之肾也。一日腹胀，一日身体痛，又一日传胃，又一日传脾，而不传小肠与心也。膀胱与肾、胃与脾相传，则腑脏皆病，水病土刑。又二日而病不已，则死，冬之鸡鸣在丑，膀胱肾病，土克水也。夏之下晡在申，脾胃皆病，土不生金也。

诸病以次是相传，如是者，皆有死期，不可刺，间一脏止，及至三四脏者，乃可刺也。

《玉机真脏论》云：五脏相通，移皆有次。次者，木火土金水相生而传。故诸病以次，是相传之正。如是者，谓如上文之相克而传，则皆有死期，虽治无功，故不可刺。若间一脏相传，其病当止。如肺欲传肝而肾间之，则金生水，水生木；肾欲传心而肝间之，则水生木，木生火；肝欲传脾而心间之，则木生火，火生土；心欲传肺而脾间之，则火生土，土生金；脾欲传肾而肺间之，则土生金，金生水。是以其病当止。若不止，及至三四脏者，是以次相传，乃可刺也。

此一节论病传相克之死期，必相生而传，始可刺治也。

卷 六

合下三卷，计论七篇，皆名大论。论五运六气，司天在泉，天时民病，寒热胜复之理。天地之阴阳四时，备于人身；人身之寒热虚实，同于天地。首纪天元，而五运五行，六气微旨，归于人气以交变，更有五常之政，六元之纪，道极其大，理悉其微，至真至要，皆大论也。

天元纪大论第六十八篇

此篇引《天元玉册》❶ 之言，以明五运六气，上下相召，五六相合，三十岁为一纪，六十岁为一周，周而复始，无有终时，著之玉版，藏之金匮，署曰“天元纪”，故曰《天元纪大论》。

《太始天元玉册·运气微旨篇》曰：太虚寥廓，肇其❷化元，虚皇❸转运，变易渊玄，万物资始，五运终天，布气真灵，总统坤元，十二流精，五气横天，曰阴曰阳，曰柔曰刚。寒暑燥湿风火，天之阴阳，天以三阴三阳上奉之；木火土金水火，地之阴阳，地以生长化收藏下应之。天以阳生阴长，地以阳杀阴藏。天有阴阳，地亦有阴阳。五运之德，气建于寅。又曰：子午之岁，上见少阴；丑未之岁，上见太阴；寅申之岁，上见少阳；卯酉之岁，上见阳明；辰戌之岁，上见太阳；巳亥之岁，上见厥阴。少阴所谓标也，厥阴所谓终也。厥阴之上，风气主之；少阴之上，热气主之；太阴之上，湿气主之；少阳之上，相火主之；阳明之上，燥气主之；太阳之上，寒气主之。所谓本也，是谓六元。

黄帝问曰：天有五行御五位，以生寒暑燥湿风；人有五脏化五气，以生喜怒思忧恐。《论》言“五运相袭，而皆治之；终期之日，周而复始”，余已知之矣，愿闻其与三阴三阳之候，奈何合之？

天有五行之理，以御天度之五位，而五位之中，以生寒暑燥湿风之五气，数相合也。其在于人，则有五脏，化生五脏之气，五气之中，以生喜怒思忧恐之五志，其数亦相合也。《六节脏象大论》言：“五运相袭，而皆治之，终期之日，周而复始。”谓五运递相承袭，而一岁之中，皆主治之，至三百六十五终期之日，则周而复始。其运惟五，余已知之矣，愿闻其与三阴三阳六气之候，奈何合之。帝欲详明五运六气相合之道而问也。

鬼臾区稽首再拜对曰：昭乎哉问也！夫五运阴阳者，天地之道也，万物之纲纪，变化之父母，生杀之本始，神明之

❶ 《天元玉册》：古书名，即下文《太始天元玉册》，已佚。

❷ 其：通“基”。

❸ 虚皇：此指太虚。

府也，可不通乎？

五运合于三阴三阳，盖欲昭明天地交会之道，故曰“昭乎哉问也”。夫五运三阴三阳者，乃上天下地之道也。万物之多，皆以五运阴阳为之纲纪；物极之变，物生之化，皆以五运阴阳为之父母；物之始生，物之肃杀，皆以五运阴阳为之本始。是此五运阴阳，乃神明之府也，可不通乎？

故物生谓之化，物极谓之变。

《六微旨大论》曰：“物之生，从于化；物之极，由乎变。”故物生谓之化，物极谓之变，此万物所以有变化生杀也。

阴阳不测谓之神，神用无方谓之圣。

阴阳者，天地之道，至精至微，故阴阳不测谓之神，神用无方谓之圣。此天地神明之府，所当通其神用也。

夫变化之为用也，在天为玄，在人为道，在地为化。

即上文变化神用而推论之。夫变化之为用也，至神无方，故在天为玄，玄，纯粹幽深也；在人为道，道，大中至正也；在地为化，化，孕育生成也。

化生五味，道生智，玄生神。

申明在地为化，化生五行之五味也；在人为道，道生观察之智慧也；在天为玄，玄生灵明之神变也。

神在天为风，在地为木；在天为热，在地为火；在天为湿，在地为土；在天为燥，在地为金；在天为寒，在地为水。故在天为气，在地成形，形气相感，而化生万物矣。

即在天为玄，玄生神而推论之，则无在非神。故神在天为风者，在地即为木；神在天为热者，在地即为火；神在天为湿者，在地即为土；神在天为燥者，在地即为金；神在天为寒者，在地即为水。风热湿燥寒，无形之气也，故在天为气；木火土金水，有象之形也，故在地成形。在地之形，与在天之气相感，而化生万物矣。

然天地者，万物之上下也；左右者，阴阳之道路也；水火者，阴阳之征兆也；金木者，生成之终始也。气有多少，形有盛衰，上下相召，而损益彰矣。

在天之气，通于在地之形，而化生万物。然则天地者，乃万物之上下也。天地左右旋转者，乃阴阳之道路也。天地之一水二火者，乃阴阳之征验而兆端也。天地之秋金春木者，乃万物生成之终始也。在天为风热湿燥寒之气，而气各有多少；在地为木火土金水之形，而形各有盛衰。形气相感，是上下相召，多少盛衰，而损益彰矣。此言形气相感，所以对帝五运五行与三阴三阳六气相合之问也。

帝曰：愿闻五运之主时也何如？

木火土金水，谓之五运。一岁之中有五运，故愿闻五运之主时。

鬼臾区曰：五气运行，各终期日，非独主时也。

五气运行，言五行之气，同于五运，次第循行，各终一岁之期日，非独主于四时也。

帝曰：请闻其所谓也。

五运主岁主时之义，必有所本，故请闻其所谓。

鬼臾区曰：臣积考《太始天元册》文曰：太虚寥廓，肇基化元，万物资始，五运终天，布气真灵，总统坤元，九星悬朗，七曜周旋，曰阴曰阳，曰柔曰刚，幽显既位，寒暑弛张，生生化化，品物咸章。臣斯十世，此之谓也。

基，本“其”，作“基”亦通。此引《太始天元玉册》之言，以明运气之本于元始也。太虚寥廓，言天之清净而广大也。肇基化元，言始基造化之真元也。故万物皆资之以为始，而五运循环以终天，此五运之所以主岁也。真灵之气，布于四时，故曰布气真灵。至哉坤元，万物资生，故曰总统坤元，此五运之所以主时也。九星，天蓬、天芮、天冲、天辅、天禽、天心、天柱、天任、天英也，九星悬朗于上，下应九州。七曜，金木水火土星、日月也，七曜周旋于左右，以应五行。曰阴曰阳，立天之道也。曰柔曰刚，立地之道也。阴幽阳显，曰阴曰阳，则幽显既位，既位，犹云定位也。寒柔暑刚，曰柔曰刚，则寒暑弛张，弛张，犹云往来也。夫幽显既位，寒暑弛张，则生生化化，而品物咸章，咸章，万物由生而化，从化而生，彰明昭著也。此五运主岁，五运主时，而万物化生也。此《天元册》文之言，传自往古，至臣斯时，已经十世。帝欲闻其所谓，则此之谓也。

帝曰：善。何谓气有多少，形有盛衰？

《天元册》文之言，以明五运主岁主时之本，帝故善之，复举鬼臾区气有多少，形有盛衰之言以问。

鬼臾区曰：阴阳之气，各有多少，故曰三阴三阳也。形有盛衰，谓五行之治，各有太过不及也。

阴阳之气，有太有少，其气不同，各有多少。阴非一阴，阳非一阳，故曰三阴三阳，此气所以有多少也。五运之形，有盛有衰，谓五行之治，盛则太过，衰则不及，各有太过不及，此形所以有盛衰也。

故其始也，有余而往，不足随之，不足而往，有余从之。知迎知随，气可与期。

天干始于甲，地支始于子。甲丙戊庚壬为阳，主有余；乙丁己辛癸为阴，主不足。子寅辰午申戌为阳，主有余；丑卯巳未酉亥为阴，主不足。干支以次相纪，是阳年有余而往，则阴年不足随之；阴年不足而往，则阳年有余从之。迎，犹从也。知从知随，则阴阳干支之气，可与相期而有定矣。

应天为天符，承岁为岁直，三合为治。

承上文有余不足之意，而言六十岁之中，有天符、岁直、三合之年，则为平气，无有余无不足也。天符者，如甲己土运之岁，岁当己丑己未，盖己为土运，而丑未为太阴湿土；乙庚金运之岁，岁当乙卯乙酉，乙为金运，而卯酉为阳明燥金；丙辛水运之岁，岁当丙辰丙戌，丙为水运，而辰戌为太阳寒水；丁壬木运之岁，岁当丁巳丁亥，丁为木运，而巳亥为厥阴风木；戊癸火运之岁，岁当戊子戊午，戊寅戊申，戊为火运，而子午为少阴君火，寅申为少阳相火。五运之气与司天之气相应，故曰应天为天符。岁直者，如甲己土运，岁当甲辰甲戌，己丑己未，盖甲己运土，而辰戌丑未属土也；乙庚金运，岁当乙酉庚申，乙庚运金，而申酉属金也；丙辛水运，岁当丙子辛亥，丙辛运水，而亥子属水也；丁壬木运，岁当丁卯壬寅，丁壬运木，而寅卯属木也；戊癸火运，岁当戊午癸巳，戊癸运火，而巳午属火也。五运之气承袭岁支，故曰承岁为岁直。直，犹会也。三合者，五运之气，司天之气，岁支之气，三者皆同。如戊午之岁，戊为火运，午为少阴君火，而午支亦属乎火；己丑己未之岁，己为土运，丑未为太阴湿土，而丑未之支，亦属乎土；乙酉之岁，乙为金运，酉为阳明燥金，而酉支亦属乎金，故曰三合。三合，又名太乙天符。为治者，言天符、岁直、三合，无有余无不足也。

帝曰：上下相召奈何？

上文云“气有多少，形有盛衰，上下相召，而损益彰”，故问上下相召奈何？

鬼臾区曰：寒暑燥湿风火，天之阴阳也，三阴三阳上奉之。木火土金水火，地之阴阳也，生长化收藏下应之。天以阳生阴长，地以阳杀阴藏。天有阴阳，地亦有阴阳。

长，去声；藏，如字，下俱同。此引《天元册》文之言，言天地气交，以明上下相召之意。寒暑燥湿风火，乃天之六气，而为天之阴阳也。太阳主寒，少阴主热，暑，犹热也，阳明主燥，太阴主湿，厥阴主风，少阳主火，故三阴三阳上奉之。木火土金水火，乃地之五行，而为地之阴阳也。春木主生，夏火主长，长夏土主化，秋金主收，冬水主藏，故生长化收藏下应之。春生夏长，而岁半之前，天气主之，故天以阳生阴长；秋杀冬藏，而岁半之后，地气主之，故地以阳杀阴藏。夫阳生阴长，是天有阴阳；阳杀阴藏，是地亦有阴阳。此《天元册》文之言，引之以明上下相召之意。

木火土金水火，地之阴阳也，生长化收藏，故阳中有阴，阴中有阳。

申明地亦有阴阳者，即上文所言木火土金水火，地之阴阳也，而主生长化收藏。但言地而不言天者，地秉天气以化生也。秉天气以化生，故天为阳，而阳中有阴，地为阴，而阴中有阳。是天地皆[1]主生化，不但天主生长，地主杀藏也。

所以欲知天地之阴阳者，应天之气，动而不息，故五岁而右迁；应地之气，静而守位，故六期而环会。

天地阴阳，上下相召，所以欲知天地之阴阳者，天动地静，地以五运应天之气，则动而不息。五运本于天干，始于甲之土运，次则乙之金运，次则丙之水运，次则丁之木运，次则戊之火运。土金水木火，五岁以终，至六岁右迁于己，复起土运，此地之五运，而上召于天也。天以六气应地之气，则静而守位。六气本于地支，始以少阴君火之子，次则太阴湿土之丑，次则少阳相火之寅，次则阳明燥金之卯，次则太阳寒水之辰，次则厥阴风木之巳。三阴三阳，以君相二火，而合五行，至六期则六气以终。七岁临午，复环会于少阴君火。此天之六气，而下召于地也。

动静相召，上下相临，阴阳相错，而变由生也。

---

[1] 皆：浙江书局本为“者”。

天动地静，天上地下，天阳地阴。如上文动静相召，上下相临，阴阳相错，则损益在其中，而变所由生也。此承帝问，所以申明上下相召，而损益彰者如此。

帝曰：上下周纪，其有数乎？

五岁右迁，六期环会，上下相召，为周为纪，其有定数乎？

鬼臾区曰：天以六为节，地以五为制。周天气者，六期为一备；终地纪者，五岁为一周。君火以明，相火以位。

上下周纪之数，乃天之六气、地之五运相合而成。天以六为节，六气之三阴三阳也；地以五为制，五运之五行也。周天气者，子属少阴君火司天，丑属太阴湿土司天，寅属少阳相火司天，卯属阳明燥金司天，辰属太阳寒水司天，巳属厥阴风木司天，是六期为六气之一备。终地纪者，甲主土运，乙主金运，丙主水运，丁主木运，戊主火运，是五岁为五运之一周。五运者，五行也。六气者，亦五行也。六气之中有二火，则君火以明，相火以位。君主神明，故曰以明；相主辅佐，故曰以位。

五六相合，而七百二十气为一纪，凡三十岁；千四百四十气，凡六十岁而为一周。不及太过，斯皆见矣。

五六相合者，五运之十干，六气之十二支，相合成岁，始于甲子，终于癸亥。一岁凡二十四气，而七百二十气，为三十岁之一纪。又七百二十气，则一千四百四十气，为六十岁之一周。其中五运六气之不及太过，斯皆见矣。此申明上下周纪之数者如此。

帝曰：夫子之言，上终天气，下毕地纪，可谓悉矣。余愿闻而藏之，上以治民，下以治身，使百姓昭著，上下和亲，德泽下流，子孙无忧，传之后世，无有终时，可得闻乎？

上天下地，其理难悉。鬼臾区言之，上终天气，下毕地纪，可谓悉矣。而帝欲藏之金匮，使百姓子孙知天地阴阳之数，更欲传之后世，无有终时。谓阴阳之理，至重至贵，不可不知之意。

鬼臾区曰：至数之机，迫迮以微，其来可见，其往可追，敬之者昌，慢之者亡，无道行私，必得天殃。谨奉天道，请言真要。

迮，窄同。迫迮以微，细而深也。可见可追，复彰著矣。敬畏而研求之，则灾眚[1]可避，故昌。慢忽而舍置之，则灾害及身，故亡。若无天地阴阳之道，而行家技方术之私，必得天殃。天殃而曰必得，谓不得之于身，必得之于后世也。天道至真，各有其要，故必谨奉天道，而请言真要耳。

帝曰：善言始者，必会于终。善言近者，必知其远。是则至数极而道不惑，所谓明矣。愿夫子推而次之，令有条理，简而不匮，久而不绝，易用难忘，为之纲纪，至数之要，愿尽闻之。

易，去声。阴阳之道，自始至终，由近及远，简而明，易而难，有条有理，有纲有纪，帝愿尽闻以传后世。

鬼臾区曰：昭乎哉问！明乎哉道！如鼓之应桴，响之应声也。

道，言也。帝问既昭，臣言必明。君臣问对，一德一心，如鼓之应桴，响

[1] 眚（shěng）：本义为目疾，此指灾害。

之应声，相合而无间也。

臣闻之，甲己之岁，土运统之；乙庚之岁，金运统之；丙辛之岁，水运统之；丁壬之岁，木运统之；戊癸之岁，火运统之。

闻之者，闻之上古也。甲己化土，故甲己之岁，土运统之；乙庚化金，故乙庚之岁，金运统之；丙辛化水，故丙辛之岁，水运统之；丁壬化木，故丁壬之岁，木运统之；戊癸化火，故戊癸之岁，火运统之。

或问甲己何以化土云云。愚曰：《太始天元玉册》云：十二流精，五气横天，五运之德，气建于寅者是也。谓十二地支，配合天干，流行一周，复得地支之首，而精气化生，即以正月建寅之义推之，尤本于五气之横天，而得其真也。支干配合，始于甲子，流行一周，则当丙子，丙属火而生土，故甲己化土。又行一周，则当戊子，戊属土而生金，故乙庚化金。此即正月建寅，而甲己之岁，月建丙寅，乙庚之岁，月建戊寅之义。以次推之，是十二流精，而气建于寅也。五气横天者，黅[1]天之气，经于心尾己分，心尾，甲度也，己分，己度也，黅，土气也，故甲己化土。素天之气，经于亢氐昴毕，亢氐，乙度也，昴毕，庚度也，素，金气也，故乙庚化金。玄天之气，经于张翼娄胃，张翼，丙度也，娄胃，辛度也，玄，水气也，故丙辛化水。苍天之气，经于危室柳鬼，危室，壬度也，柳鬼，丁度也，苍，木气也，故丁壬化木。丹天之气，经于女牛戊分，女牛，癸度也，戊分，戊度也，丹，火气也，故戊癸化火。此五气横天，候之所始，道之所生也。

帝曰：其于三阴三阳合之奈何？

三阴三阳合十二地支，故问其于三阴三阳合之奈何？

鬼臾区曰：子午之岁，上见少阴；丑未之岁，上见太阴；寅申之岁，上见少阳；卯酉之岁，上见阳明；辰戌之岁，上见太阳；巳亥之岁，上见厥阴。少阴所谓标也，厥阴所谓终也。厥阴之上，风气主之；少阴之上，热气主之；太阴之上，湿气主之；少阳之上，相火主之；阳明之上，燥气主之；太阳之上，寒气主之。所谓本也，是谓六元。

此引《天元册》文之言，以明三阴三阳合十二地支，复承六气于上也。子午之岁，少阴司天，故上见少阴。丑未之岁，太阴司天，故上见太阴。寅申之岁，少阳司天，故上见少阳。卯酉之岁，阳明司天，故上见阳明。辰戌之岁，太阳司天，故上见太阳。巳亥之岁，厥阴司天，故上见厥阴。标，犹始也。少阴，子午也。厥阴，巳亥也。立岁始于甲子，终于癸巳，此三十岁为一纪。其次始于甲午，终于癸亥，此六十岁为一周。故少阴子午，所谓始也；厥阴巳亥，所谓终也。厥阴合风，故厥阴之上，风气主之，风气在上，而厥阴在下也。少阴合热，故少阴之上，热气主之，热气在上，而少阴在下也。太阴合湿，故太阴之上，湿气主之，湿气在上，而太阴在下也。少阳合火，故少阳之上，相火主之，相火在上，而少阳在下也。阳明合燥，故阳明之上，燥气主之，燥气在上，而阳

[1] 黅（jīn）：黄色。

明在下也。太阳合寒，故太阳之上，寒气主之，寒气在上，而太阳在下也。风热湿火燥寒在上，所谓本也。在上为本，为六气之元，故曰是谓六元。此引《天元册》文之言，以明三阴三阳上合六气之义。

帝曰：光乎哉道，明乎哉论！请著之玉版，藏之金匮，署曰《天元纪》。

道，言也。论，亦言也。鬼臾区之言，至光至明。著之玉版，示贵重也。藏之金匮，垂不朽也。署曰《天元纪》，因《天元册》文之言而命名也。

五运行大论第六十九篇

五运行者，木火土金水，五运五行之气也。始则五气横天，而化五运五行，既则天地之大，人物之众，皆本运行以化生。本经第五篇《阴阳应象大论》，为五运行之大纲，此则原其所始，而反复申明之。

黄帝坐明堂，始正天纲，临观八极，考建五常。

明堂，君臣一堂，向明而治也。天纲，天文之大纲也，始正天纲，天道立矣。八极，皇极之八方也，临观八极，地道立矣。五常，五伦之常理也，考建五常，人道立矣。史臣将述黄帝、岐伯论天地阴阳气运之理，而先记叙之。

请天师而问之曰：《论》言天地之动静，神明为之纪；阴阳之升降，寒暑彰其兆。余闻五运之数于夫子，夫子之所言，正五气之各主岁尔。首甲定运，余因论之。鬼臾区曰：土主甲己，金主乙庚，水主丙辛，木主丁壬，火主戊癸。子午之上，少阴主之；丑未之上，太阴主之；寅申之上，少阳主之；卯酉之上，阳明主之；辰戌之上，太阳主之；巳亥之上，厥阴主之。不合阴阳，其故何也？

帝引《气交变大论》之言，并《六节脏象大论》之言，及上篇鬼臾区之言，而探阴阳相合之原也。《气交变大论》云：天地之动静，神明为之纪；阴阳之往复，寒暑彰其兆。帝引以问，盖欲详明天地动静之神明，阴阳升降之寒暑也。闻五运之数于夫子，五气各主岁者，《六节脏象》岐伯云："五运相袭，而皆治之，终期之日，周而复始也。"首甲定运者，天有十日，日六竟而周甲，甲六复而终岁也。余因论之者，《天元纪大论》帝举五运相袭之言，与鬼臾区论五六相合之道，鬼臾区有"甲己之岁，土运主之"云云，有"子午之岁，上见少阴"云云。此帝复举鬼臾区之言，而言不合阴阳，谓五六之不相合，其故何也？盖欲探其相合之原也。

岐伯曰：是明道也，此天地之阴阳也。夫数之可数者，人中之阴阳也，然所合，数之可得者也。夫阴阳者，数之可十，推之可百，数之可千，推之可万。天地阴阳者，不以数推，以象之谓也。

可数及数之可十、数之可千，俱上声，余皆如字。天地之阴阳，不同于人中之阴阳。天地之阴阳，道也；人中之阴阳，数也。五气主岁，首甲定运，阴阳相合者，是明道也，此天地之阴阳也。若夫五行之数可数者，此人中之阴阳也。然以人中阴阳之数，而合于天，则天人一理，所合数之可得者也。夫人中之阴阳者，数之可十，推之可百，数之可千，推之可万，其数无穷。若天地之阴阳者，不以数推，而澹漠之初，仰观其象，但以象之谓也。

帝曰：愿闻其所始也。

天地阴阳，不以数而以象，故愿闻其所始。

岐伯曰：昭乎哉问也！臣览《大始天元册》文，丹天之气经于牛女戊分，黅天之气经于心尾己分，苍天之气经于危室柳鬼，素天之气经于亢氐昴毕，玄天之气经于张翼娄胃。所谓戊己分者，奎壁角轸，则天地之门户也。夫候之所始，道之所生，不可不通也。

分，俱去声。黅，音今，余篇同。阴阳之始，本于太虚，故举《太始天元册》文而言其始也。轻清之气，上凝为天，轻清之中，复有丹黅苍素玄之气，气色殊，而应化不同。故丹天之气，经于牛女戊分：牛女，癸度也，戊分，奎壁❶之乾度也，丹天之气，始经于此，此戊癸所以化火，而少阳相火，应丹天之左右也。黅天之气，经于心尾己分：心尾，甲度也，己分，角轸之巽度也，黅天之气，始经于此，此甲己所以化土，而太阴湿土，应黅天之左右也。苍天之气，经于危室柳鬼：危室，壬度也，柳鬼，丁度也，苍天之气，始经于此，此丁壬所以化木，而厥阴风木应苍天之左右也。素天之气，经于亢氐昴毕：亢氐，乙度也，昴毕，庚度也，素天之气始经于此，此乙庚所以化金，而阳明燥金应素天之左右也。玄天之气，经于张翼娄胃：张翼，丙度也，娄胃，辛度也，玄天之气始经于此，此丙辛所以化水，而太阳寒水应玄天之左右也。少阴君火，位极其尊，不司气化，故不应也。所谓丹天戊分、黅天己分者，戊为天门，犹乾之奎壁，己为地户，犹巽之角轸，故奎壁角轸，则天地之门户也。夫此气候之所始，而为道之所生，本于澹漠，生化无穷，不可不通也。

帝曰：善。《论》言天地者，万物之上下；左右者，阴阳之道路。未知其所谓也。

阴阳之始既明，帝故善之。复举《天元纪大论》鬼臾区之言而复问也。

岐伯曰：所谓上下者，岁上下见，阴阳之所在也。

所谓上下者，司天在上，在泉在下。如少阴在上，则阳明在下；阳明在上，则少阴在下；太阴在上，则太阳在下；太阳在上，则太阴在下；少阳在上，则厥阴在下；厥阴在上，则少阳在下。一岁之中，上下可见，即阴阳之所在也。天地者，万物之上下，此之谓也。

左右者，诸上见厥阴，左少阴右太阳；见少阴，左太阴右厥阴；见太阴，左少阳右少阴；见少阳，左阳明右太阴；见阳明，左太阳右少阳；见太阳，左厥阴右阳明。所谓面北而命其位，言其见也。

此言在上之左右也。诸，犹凡也。所谓左右者，凡见厥阴在上，则少阴在左，太阳在右；见少阴在上，则太阴在左，厥阴在右；见太阴在上，则少阳在左，少阴在右；见少阳在上，则阳明在左，太阴在右；见阳明在上，则太阳在

❶ 奎璧：此指二十八宿之奎、壁二星，“璧”应为“壁”，下径改。

左，少阳在右；见太阳在上，则厥阴在左，阳明在右。天体面南，人见而定其位，所谓面北而命其左右之位，面北而言其在上之见也。

帝曰：何谓下？

因上而探其下。

岐伯曰：厥阴在上，则少阳在下，左阳明右太阴；少阴在上，则阳明在下，左太阳右少阳；太阴在上，则太阳在下，左厥阴右阳明；少阳在上，则厥阴在下，左少阴右太阳；阳明在上，则少阴在下，左太阴右厥阴；太阳在上，则太阴在下，左少阳右少阴。所谓面南而命其位，言其见也。

此言在下之左右也。如厥阴司天在上，则少阳在下，少阳之左，阳明也，少阳之右，太阴也。少阴司天在上，则阳明在下，阳明之左，太阳也，阳明之右，少阳也。太阴司天在上，则太阳在下，太阳之左，厥阴也，太阳之右，阳明也。少阳司天在上，则厥阴在下，厥阴之左，少阴也，厥阴之右，太阳也。阳明司天在上，则少阴在下，少阴之左，太阴也，少阴之右，厥阴也。太阳司天在上，则太阴在下，太阴之左，少阳也，太阴之右，少阴也。地体面北，人定其位，所谓面南而命其左右之位，面南而言其在下之见也。左右者，阴阳之道路，此之谓也。

上下相遘，寒暑相临，气相得则和，不相得则病。

上下相遘，天地之气相交也。寒暑相临，阴阳之气相加也。气相得则和，加临之气与主时之气相为生旺则和。不相得则病，加临之气与主时之气相为克贼则病。如子午少阴司天，阳明在泉，此主岁之气也。初之气厥阴风木，二之气少阴君火，三之气太阴湿土，四之气少阳相火，五之气阳明燥金，终之气太阳寒水，此主时之气也。如阳明在泉，则阳明之左太阳也。凡加临之客气起于在泉之左气，则太阳寒水加于初之气，厥阴风木加于二之气，少阴君火加于三之气，以次相加，其中与主时之气生旺而相得，克贼而不相得，可意会矣。

帝曰：气相得而病者，何也？

六气加临，亦有相得而病者，故举以问。

岐伯曰：以下临上，不当位也。

当，去声，后同。六气之中有二火，君火以明而在上，相火以位而在下。如卯酉阳明司天，则少阴在泉，少阴之左太阴也。太阴湿土加于初气之厥阴风木，则少阳相火加于二气之少阴君火。以火加火，其气相得。虽曰相得，以在下之火，加临于上，不当位也。《六微旨大论》曰：君位臣则顺，臣位君则逆，此之谓也。

帝曰：动静何如？

承上文以下临上之意，而问动静何如，谓天动地静，其加临何如也。

岐伯曰：上者右行，下者左行，左右周天，余而复会也。

地体常静，承天气而运行。子午少阴司天者，从右行而交于丑未之太阴，则卯酉阳明在下者，从左行而交于辰戌之太阳，是上者右行，下者左行，始于子而终于巳。六期环会，则左右周天，其后复始于午而终于亥，则余而复会也。

帝曰：余闻鬼臾区曰应地者静。今

夫子乃言下者左行，不知其所谓也，愿闻何以生之乎？

生，犹动也。《天元纪大论》鬼臾区曰："应地之气，静而守位。"帝引之以证岐伯"下者左行"之语，而愿闻地之所以动也。

岐伯曰：天地动静，五行迁复，虽鬼臾区其上，候而已，犹不能遍明。

天地动静，犹言天动地静也。地虽静，而地之五行亦迁移环转，余而复会，故曰五行迁复。前篇鬼臾区曰：臣斯十世。虽鬼臾区其十世以上，只占候其气而已，犹不能遍明其变化流行之理。

夫变化之用，天垂象，地成形，七曜纬虚，五行丽地。地者，所以载生成之形类也。虚者，所以列应天之精气也。形精之动，犹根本之与枝叶也。仰观其象，虽远可知也。

《易》曰：乾道变化。变者化之渐，化者变之成。《易系》曰：在天成象，在地成形。象者，日月星辰之属；形者，山川动植之属。故夫变化之用，天垂象，地成形。天垂象，此七曜所以纬虚，言日月五星，经纬于太虚也。地成形，此五行所以丽地，言天布五行，下丽于地，而生长化收藏也。五行丽地，故地者所以载生成之形类也。七曜纬虚，故虚者所以列应天之精气也。形类精气之动，而形本乎精，是精为根，而形为叶，犹根本之与枝叶也。但仰观其天象，天虽高远，理可知也，知天则知地矣。

帝曰：地之为下否乎？

否，批上声。否，闭塞也。地气不升，天气不降，则闭塞不通，故问：地之为下否乎？

岐伯曰：地为人之下，太虚之中者也。

人戴天履地，故地为人之下，天覆于上，环绕地下，地在太虚之中者也。

帝曰：冯乎？

冯作凭。

凭，依也。地为太虚之中，其有依乎？

岐伯曰：大气举之也。

天清于上，地宁于下，大气举之，则所凭者气也。

燥以干之，暑以蒸之，风以动之，湿以润之，寒以坚之，火以温之。故风寒在下，燥热在上，湿气在中，火游行其间。寒暑六入，故令虚而化生也。

统言之，则曰大气；析言之，则有燥、暑、风、湿、寒、火六气，游行出入于地中，而化生万物也。燥、暑、风、湿、寒、火，在天无形之气也；干、蒸、动、润、坚、温，在地有形之征也。故风寒之气，在于地下；燥热之气，在于地上；湿土之气，在于地中；火热之气，游行其间。一岁之中，日月运行，一寒一暑。今风湿类乎寒，燥火类乎暑，是寒暑六气入于地中，故令地在太虚之中，而化生万物也。由此而推之于人，肝肾在下，即风寒在下也；肺心在上，即燥热在上也；脾位中央，即湿气在中也；三焦之气游行于上中下，即火游行其间也。人居天地之中，而与天地相参也。

故燥胜则地干，暑胜则地热，风胜则地动，湿胜则地泥，寒胜则地裂，火胜则地固矣。

此承上文之义而复言之。上文云燥以干之，故燥胜则地干；暑以蒸之，故暑胜则地热，惟蒸也，故热；风以动之，故风胜则地动；湿以润之，故湿胜则地泥，惟润也，故泥；寒以坚之，故寒胜则地裂，裂，坚之极也；火以温之，故火胜则地固，固，牢实也。润则泥，温则固，理当然也。

帝曰：天地之气，何以候之？

天地之气，何以候之于人。

岐伯曰：天地之气，胜复之作，不形于诊也。《脉法》曰：天地之变，无以脉诊，此之谓也。

天地之气，五运六气也。胜复之作，淫胜郁复也。运气之变，发为民病，非诊候之可知也。故诊脉之法曰：天地之变，无以脉诊。即此天地之气，胜复之作，不形于诊之谓也。

帝曰：间气何如？

间，去声。

岐伯曰：随气所在，期于左右。

司天左右之气，在泉左右之气，谓之间气。如少阴司天，则左太阴，右厥阴，谓之间气，而居乎上。阳明在泉，则左太阳，右少阳，谓之间气，而居乎下。是随司天在泉之气，而期于左右也。

帝曰：期之奈何？

期于左右，何以验之？故问期之奈何。

岐伯曰：从其气则和，违其气则病。

从，同也。违，逆也。从其气者，岁中主时之气与加临之间气相同。如初之气厥阴风木，而丑未之岁，厥阴风木加于初气，是从其气也。从则阴阳相合，故和。违其气者，主时之气与加临之气相逆。如初之气厥阴风木，而卯酉之岁，太阴湿土加于初气，木刑其土，是违其气也。违则加临受制，故病。

不当其位者病。

不当其位，即上文云以下临上，不当位也。如卯酉之岁，太阴湿土加于初气之厥阴风木，则少阳相火加于二气之少阴君火，以下临上，不当其位，故病。

迭移其位者病。

迭，代也。间气加临其主时正位之气，代为移易，间气乘主，非其时而有其气，故病。

失守其位者危。

失守其位者，非其主气之时而乘侮之，虚其本位而失守也。如初气厥阴风木，燥金之气乘所不胜而侮之，则金失守其位，至阳明燥金主气之时，不能自旺，故危。危，无以自立也。

尺寸反者死。

少阴君火不司气化，五运南北之政，则司天在泉，尺寸当不应而反应者，失其常也，故死。

阴阳交者死。

《评热病论》云：有病温者，汗出辄复热，而脉躁疾不为汗衰，狂言不能食，病名阴阳交，交者死也。”

先立其年，以知其气，左右应见，然后乃可以言死生之逆顺。

应，平声。结上文左右间气加临，必先立其主气之年，以知其间气之左右应见，然后乃可以言死生之逆顺。

帝曰：寒、暑、燥、湿、风、火，在人合之奈何？其于万物，何以化生？

天地人万物，皆有寒、暑、燥、湿、风、火之六气，故举六气之合于人，而化生万物以问。

岐伯曰：东方生风，风生木，木生

酸，酸生肝，肝生筋，筋生心。其在天为玄，在人为道，在地为化。化生五味，道生智，玄生神，化生气。神在天为风，在地为木，在体为筋，在气为柔，在脏为肝。

此下皆申明六气合于人身，而化生万物之意。文同《阴阳应象大论》，解在本篇。此则曰化生气，化生五味之气也。在气为柔，风木之气柔和也。

其性为暄，其德为和，其用为动。

日暖曰暄。春时天日始暖，故其性为暄。阳和始布，故其德为和。性暄德和，气机旋转，故其用为动。

其色为苍，其化为荣，其虫毛。

彼苍者天，色之青也。其化为荣，物始生也。其虫毛，森森之象也。

其政为散，其令宣发，其变摧拉，其眚为陨。

散，敷布也。其政敷布，则其令宣发。摧拉，解散也。陨，崩堕也。眚，灾害也。其变摧拉，则其眚为陨。

其味为酸，其志为怒。怒伤肝，悲胜怒；风伤肝，燥胜风；酸伤筋，辛胜酸。

曲直作酸，故其味为酸。肝志善怒，故其志为怒，而怒则伤肝。悲者，忧之类，肺之情，金能平木，故悲胜怒。风气伤肝，而燥胜风；酸味伤筋，而辛胜酸，皆金能平木之意。

南方生热，热生火，火生苦，苦生心，心生血，血生脾。其在天为热，在地为火，在体为脉，在气为息，在脏为心。

解见《阴阳应象大论》。此则曰在气为息，呼吸之息，乃阳热之气也。

其性为暑，其德为显，其用为躁。

炎夏曰暑。南方火热，故其性为暑。火气彰明，故其德为显。性暑德显，气机迅疾，故其用为躁。

其色为赤，其化为茂，其虫羽。

丹天之气，色之赤也。其化为茂，物之盛也。其虫羽，飞动之象也。

其政为明，其令郁蒸，其变炎烁，其眚燔焫。

明，犹显也。郁蒸，盛热也。其政为明，则其令盛热。炎烁，火热也。燔焫，火热之极也。其变炎烁，则其眚燔焫。

其味为苦，其志为喜。喜伤心，恐胜喜；热伤气，寒胜热；苦伤气，咸胜苦。

炎上作苦，故其味为苦。心志善喜，故其志为喜，而喜则伤心。恐者，肾之情，水能制火，故恐胜喜。热伤心气，而寒胜热；苦伤心气，而咸胜苦，皆水能制火之意。

中央生湿，湿生土，土生甘，甘生脾，脾生肉，肉生肺。其在天为湿，在地为土，在体为肉，在气为充，在脏为脾。

解见《阴阳应象大论》。此则曰在气为充，土气充于四旁也。

其性静兼，其德为濡，其用为化。

土位中央而四布，位中央则静，四布则兼，故其性静兼。万物资生，故其德为濡。静兼而濡，生变无穷，故其用为化。

其色为黄，其化为盈，其虫倮。

黅天之气，色之黄也。其化为盈，物之充也。其虫倮，肉体之象也。

其政为谧，其令云雨，其变动注，其眚淫溃。

谧，音密，余篇同。谧，安静也。地体安静，故其政为谧。湿气上升，为云为雨，故其令云雨。云行雨施，故其变动注。动注不已，则其眚淫溃。

其味为甘，其志为思。思伤脾，怒胜思；湿伤肉，风胜湿；甘伤脾，酸胜甘。

稼穑作甘，故其味甘。脾志善思，故其志为思，而思则伤脾。怒者，肝之情，木能刑土，故怒胜思。湿气伤肉，而风胜湿；甘味伤脾，而酸胜甘，皆木能刑土之意。

西方生燥，燥生金，金生辛，辛生肺，肺生皮毛，皮毛生肾。其在天为燥，在地为金，在体为皮毛，在气为成，在脏为肺。

解见《阴阳应象大论》。在气为成者，感秋气而万物成就也。

其性为凉，其德为清，其用为固。

秋气容平，故其性为凉。气机收敛，故其德为清。万物成实，故其用为固。

其色为白，其化为敛，其虫介。

素天之气，色之白也。其化为敛，物之收也。其虫介，金甲之象也。

其政为劲，其令雾露，其变肃杀，其眚苍落。

劲，坚锐也。金质坚锐，故其政为劲。白露降，故其令雾露。夏盛极而秋始衰，故其变肃杀，万物凋谢，故其眚苍落。

其味为辛，其志为忧。忧伤肺，喜胜忧；热伤皮毛，寒胜热；辛伤皮毛，苦胜辛。

从革作辛，故其味为辛。肺志善忧，故其志为忧，而忧则伤肺。喜者，心之情，火能克金，故喜胜忧。热气伤皮毛，而寒胜热；辛味伤皮毛，而苦胜辛，皆火能克金之意。

按：春曰风伤肝，夏曰热伤气，长夏曰湿伤肉，冬曰寒伤血，皆四时本气自伤。此秋则曰热伤皮毛，乃所胜之气伤之。以见五脏，有受伤于四时之本气者，有受伤于所胜之客气者。举一脏之不同，而可类推于五脏矣。

北方生寒，寒生水，水生咸，咸生肾，肾生骨髓，髓生肝。其在天为寒，在地为水，在体为骨，在气为坚，在脏为肾。

解见《阴阳应象大论》。在气为坚者，感冬气而万物坚凝也。

其性为凛，其德为寒，其用为操。

操，原本阙，今补。凛，严厉也。冬气严厉而寒，故其性为凛。其性为凛，则其德为寒。性凛德寒，则其用为操。操，贞固也。

其色为黑，其化为肃，其虫鳞。

玄天之气，色之黑也。其化为肃，物之藏也。其虫鳞，水中之生物也。

其政为静，其令严贞，其变凝冽，其眚冰雹。

严贞，原本阙文，今补。雹，音薄，余篇同。冬气安定，故其政为静。严寒贞固，故其令严贞。凝冽，冷之极也。冰雹，水之坚也。其变凝冽，则其眚冰雹。

其味为咸，其志为恐。恐伤肾，思胜恐；寒伤血，燥胜寒；咸伤血，甘胜咸。

润下作咸，故其味为咸。肾志善恐，故其志为恐，而恐则伤肾。思者，脾之情，土胜其水，故思胜恐。寒水伤阴血，而土燥则胜寒；咸味伤阴血，而甘味则胜咸，皆土能胜水之意。

五气更立，各有所先，非其位则邪，当其位则正。

更，平声。总结上文而言五方之气，更立四时，春风、夏热、秋燥、冬寒，各有所先。非其主位而有是气则为邪，当其主位而有是气则为正也。

帝曰：病之生变何如？

非其位则邪，故问病之生变何如。

岐伯曰：气相得则微，不相得则甚。

四时之气，皆能为病。气相得而病，则病之生变也微；气不相得而病，则病之生变也甚。

帝曰：主岁何如？

气相得则微，不相得则甚，则四时之气皆能为病，故问主岁之太过不及何如。

岐伯曰：气有余，则制己所胜而侮所不胜；其不及，则己所不胜侮而乘之，己所胜轻而侮之。

五气更立，主时之气也。五运在中，主岁之气也。如甲己土运主岁，土气有余，则制己所胜之水气，而侮所不胜之木气。土气不及，则己所不胜之木气侮而乘之，己所胜之水气亦轻而侮之。有余不及，皆为病也，五气皆然。

侮反受邪，侮而受邪，寡于畏也。

岁气贵得其平，不可有余，不可不及。始则乘而侮之，既则侮反受邪。如岁土有余，制其水气，土虚本位，至长夏土气主时，不能自旺，水之子木反制其土，是侮反受邪。申言侮而受邪，其始不安其位，寡于畏忌之所致也。五气皆然。

帝曰：善。

气有余而乘侮，则侮反受邪；若气不足而受侮，则郁久当复。帝故善之。

六微旨大论第七十篇

承上篇《五运行》，而论天道六六之节，地理应六节，上下有位，左右有纪，岁数始终，万物生化之道。本经第九篇《六节脏象大论》，为六气之大纲，此则阐明其旨，以悉其微，故曰《六微旨大论》。

黄帝问曰：呜呼远哉，天之道也！如迎浮云，若视深渊，视深渊尚可测，迎浮云莫知其极。夫子数言谨奉天道，余闻而藏之，心私异之，不知其所谓也。愿夫子溢志，尽言其事，令终不灭，久而不绝。天之道，可得闻乎？

数，音朔。藏，如字。呜呼，叹词。远，大也。帝叹天道远大，莫知其极，愿闻天道于岐伯，令终不灭，久不绝，而传之后世也。

岐伯稽首再拜，对曰：明乎哉，问天之道也！此因天之序，盛衰之时也。

帝问天道，故赞其明。天道者，因天四时之序，而有盛衰之时也。盛衰者，春夏为盛，秋冬为衰。

帝曰：愿闻天道六六之节，盛衰何也？

承上文盛衰之时，而问天道六六之节，亦有盛衰何也。六六之节者，天以六为节，六六三百六十日，以成一岁也。

岐伯曰：上下有位，左右有纪。

六六之节而有盛衰者，一岁之中，有上下阴阳之气，有左右阴阳之气也。上下者，司天在上，在泉在下。司天在泉，有一定之位。左右者，司天左右之气，在泉左右之气。左右阴阳，有不易之纪。详见下文。

故少阳之右，阳明治之；阳明之右，太阳治之；太阳之右，厥阴治之；厥阴之右，少阴治之；少阴之右，太阴治之；太阴之右，少阳治之。此所谓气之标，盖南面而待之[1]也。故曰：因天之序，盛衰之时，移光定位，正立而待。此之谓也。

所谓左右有纪者，在泉左气为间气加临之首。六气始于厥阴，厥阴司天，则少阳在泉，故少阳之右，阳明治之，为间气加临之首；少阴司天，则阳明在泉，故阳明之右，太阳治之，为间气加临之首；太阴司天，则太阳在泉，故太阳之右，厥阴治之，为间气加临之首；少阳司天，则厥阴在泉，故厥阴之右，少阴治之，为间气加临之首；阳明司天，则少阴在泉，故少阴之右，太阴治之，为间气加临之首；太阳司天，则太阴在泉，故太阴之右，少阳治之，为间气加临之首。在上为本，在下为标。今举在泉之气，故曰此所谓气之标。位本在左，今曰右者，在泉面北，盖人则面南而待之也。故《八正神明论》曰：因天之序，盛衰之时，移光定位，正立而待。即此面南而待之之谓也。

少阳之上，火气治之，中见厥阴；阳明之上，燥气治之，中见太阴；太阳之上，寒气治之，中见少阴；厥阴之上，风气治之，中见少阳；少阴之上，热气治之，中见太阳；太阴之上，湿气治之，中见阳明。所谓本也，本之下，中之见也，见之下，气之标也。

所谓上下有位者，六气有上、中、下之位也。承上文所举之次，而言少阳之上，火气治之，是火气在上而少阳在下也，少阳厥阴相为表里，故中见厥阴。阳明之上，燥气治之，是燥气在上，而阳明在下也，阳明太阴相为表里，故中见太阴。太阳之上，寒气治之，是寒气在上，而太阳在下也，太阳少阴相为表里，故中见少阴。厥阴之上，风气治之，是风气在上，而厥阴在下也，厥阴少阳相为表里，故中见少阳。少阴之上，热气治之，是热气在上，而少阴在下也，少阴太阳相为表里，故中见太阳。太阴之上，湿气治之，是湿气在上，而太阴在下也，太阴阳明相为表里，故中见阳明。此火燥寒风热湿六气在上，所谓本也。厥阴、少阴、太阴、少阳、阳明、太阳六气在中，是本之下而有中之见也。少阳、阳明、太阳、厥阴、少阴、太阴六气在下，是中之下而有气之标也。

本标不同，气应异象。

本在上，标在下，故本标不同。气有从本者，有从本从标者，有不从标本从乎中者，六气应病不同，故气应异象。象，病形也。

帝曰：其有至而至，有至而不至，有至而太过，何也？

上文言六气之上下左右，未言盛衰，故举岁气之不及太过以问。

---

[1] 之：文成堂本无。

岐伯曰：至而至者和；至而不至，来气不及也；未至而至，来气有余也。

至而至者，得其平也，故曰和。至而不至，乃时至而气不至，是谓不及，故曰来气不及也。未至而至，乃时未至而气先至，是至而太过，故曰来气有余也。有余不及，即盛衰也。

帝曰：至而不至，未至而至，何如❶？

至而不至，未至而至，何如验之？

岐伯曰：应则顺，否则逆，逆则变生，变生❷则病。

应者，时至物生，不先不后，有常序也，故应则顺。否则物不应期，或后或先，失其常序，故否则逆。逆则变生，变生则为民病矣。

帝曰：善。请言其应。

时物相应则顺，帝故善之，复探其应。

岐伯曰：物生其应也，气脉其应也。

以天时之气而征于地，则物应四时，故物生其应也。物生其应，以明应则顺，否则逆也。以天时之气而征于人，则脉应四时，故气脉其应也。气脉其应，以明逆则变生，变生则病也。

帝曰：善。愿闻地理之应六节气位何如。

天时之应，不但征诸物生，且验诸气脉，帝故善之。而天道六六之节应于地理，故问地理之应六节气位何如。

岐伯曰：显明之右，君火之位也；君火之右，退行一步，相火治之；复行一步，土气治之；复行一步，金气治之；复行一步，水气治之；复行一步，木气治之；复行一步，君火治之。

地理，地之五方五行也。六节，时之六气六位也。以地理之五，而应六节之六，当分南北四隅，以定其位而应之。显明者，东方日出，厥阴木旺之气也。厥阴位于东北，从东北而转于东南，则厥阴显明之右，少阴君火之位也。从东南而转于正南，则君火之右，退行一步，少阳相火治之。从正南而转于西南，则复行一步，太阴土气治之。从西南而转于西北，则复行一步，阳明金气治之。从西北而转于正北，则复行一步，太阳水气治之。从正北而转于东北，则复行一步，厥阴木气治之。从东北而转于东南，则复行一步，少阴君火治之，犹之显明之右，君火之位之谓也。此地理之南北四隅，以应天时之六气六位者如此。

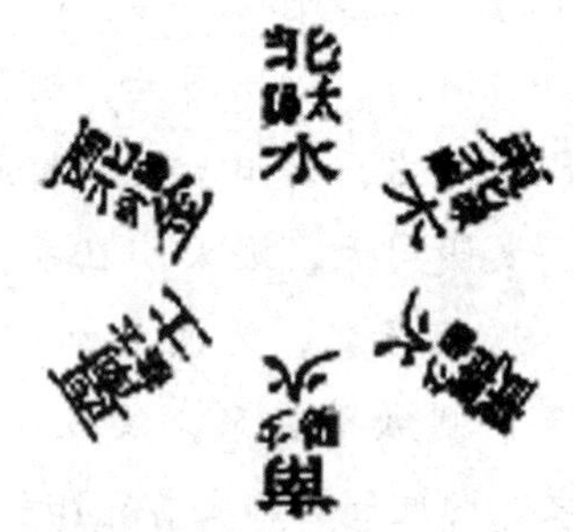

余注五运六气司天在泉，皆以辞达意，阐明经旨，并不绘图。兹地理应六节气位，并非六气主时之位，故绘此图以晓之。至六气主时，但以六气主岁，六气加临之次，比类例观，总属一理，毋烦余言之喋喋也。

愚按：地理应六节，论南北四隅方位，非六气主时之位也。六气主时，以正月朔日平旦为始，一气主六十日：初

---

❶ 何如：文成堂本为“如何”。

❷ 生：文成堂本无。

之气厥阴风木，二之气少阴君火，三之气太阴湿土，四之气少阳相火，五之气阳明燥金，终之气太阳寒水。《六元正纪大论》云：六气者，常以正月朔日平旦视之，睹其位而知其所在也。其气当以立春为始，大寒为终。此三阴三阳之气，从阴而阳，由一而三，环转运行。天气如是，人气亦如是。前人图式，讹以地理相应之位为六气主时之位，又扯大寒之气为六气之首，未免节气有乖，三气少阳，四气太阴，不无阴阳倒置，且于《五常政》、《至真要大论》诸篇，次序不合。前人因讹传讹，亟当改正。

相火之下，水气承之；水位之下，土气承之；土位之下，风气承之；风位之下，金气承之；金位之下；火气承之；君火之下，阴精承之。

少阳相火位乎南，太阳寒水位乎北，是相火之下水气承之也；太阳寒水位乎正北，太阴湿土位乎西南，是水位之下土气承之也；太阴湿土位乎西南，厥阴风木位乎东北，是土位之下风气承之也；厥阴风木位乎东北，阳明燥金位乎西北，是风位之下金气承之也；阳明燥金位乎西北，少阴君火位乎东南，是金位之下火气承之也；少阴君火位乎东南，太阳寒水位乎正北，是君火之下阴精承之也。此四隅上下，气有承制，犹之春时木旺，越夏与长夏，而秋金之气承之；夏时火旺，越长夏与秋，而冬水之气承之；秋时金旺，越冬春而夏火之气承之；冬时水旺，越春夏而长夏之土气承之，其义一也。

帝曰：何也？

帝问下承何义。

岐伯曰：亢则害，承乃制。制则生化，外列盛衰；害则败乱，生化大病。

张隐庵曰：古文制生则化，今文改为制则生化。亢，盛极也。五行之气，盛极则害，下承乃所以制之。惟其制之，则生化无穷，而外列盛衰。制则生化者，如水制其火，而水之子木又生火也。外列盛衰者，盛已而衰，衰已而盛，四时之气可征也。若亢极而害，则败乱内生，致生化大病。

帝曰：盛衰何如？

上文云外列盛衰，故问盛衰何如。

岐伯曰：非其位则邪，当其位则正，邪则变甚，正则微。

当，去声。盛衰者，有余不及之谓。非其主气之位，而或盛或衰，则为邪；当其所主之位，宜盛而盛，宜衰而衰，则为正。邪气为病，则变异必甚；正气为病，虽病则微。

帝曰：何谓当位？

上文云当其位则正，故问何谓当位。

岐伯曰：木运临卯，火运临午，土运临四季，金运临酉，水运临子，所谓岁会，气之平也。

当位者，天干化运，地支主岁，五行相合，各当其位也。如丁卯之岁，木运临于卯木；戊午之岁，火运临于午火；甲辰甲戌、己丑己未之岁，土运临于辰戌丑未；乙酉之岁，金运临于酉金；丙子之岁，水运临于子水。干支运气相合，所谓岁会，气之平也。平气之岁，虽有盛衰，是为正气，其病则微。

帝曰：非位何如？

上文云非其位则邪，故问非位何如。

岐伯曰：岁不与会也。

岁不与会者，非岁会之年。非岁会之年，而气有盛衰则为邪气，邪则变甚。

帝曰：土运之岁，上见太阴；火运之岁，上见少阳、少阴；金运之岁，上见阳明；木运之岁，上见厥阴；水运之岁，上见太阳。奈何？

上文五运下合主岁之地支，是为岁会。此帝复举五运上合司天之气以问。土运之岁，上见太阴，如己丑己未之岁也；火运之岁，上见少阳，如戊寅戊申之岁也；上见少阴，如戊子戊午之岁也；金运之岁，上见阳明，如乙卯乙酉之岁也；木运之岁，上见厥阴，如丁巳丁亥之岁也；水运之岁，上见太阳，如丙辰丙戌之岁也。

岐伯曰：天之与会也。故《天元册》曰天符。

帝之所问，乃司天之气与五运相合，故曰天之与会也。《天元纪大论》云"应天为天符"，故《天元册》曰天符，非《太始天元册》文也。

帝曰：天符岁会何如？

天符与岁会相合何如。

岐伯曰：太乙天符之会也。

天符岁会相合，是名太乙天符，故曰太乙天符之会也。《天元纪大论》云："应天为天符，承岁为岁直，三合为治。"太乙天符之会，即三合也，谓五运之气、司天之气、岁支之气三者皆同。解见《天元纪》"三合为治"注内。

帝曰：其贵贱何如？

至尊无二，谓之太乙。伯云"太乙天符"，故问贵贱何如。

岐伯曰：天符为执法，岁会为行令，太乙天符为贵人。

应司天之气，是为天符，天无言而化育，犹之执法于上也。应主岁之气，是为岁会，地承天而生杀，犹之行令于下也。五运之气、司天之气、岁支之气，三者皆同，是为太乙天符，太乙者，无上至尊，犹之众职环会而为贵人也。

帝曰：邪之中也奈何？

中，去声，下同。执法、行令、贵人，是有贵而无贱也。若中于邪，则非贵矣，故问邪之中也奈何。

岐伯曰：中执法者，其病速而危；中行令者，其病徐而持；中贵人者，其病暴而死。

天气运行，强健不息，中执法者，失其旋转之机，故其病速而危。主岁之气，下合于地，中行令者，伤其有形之体，故其病徐而持。贵人者，天地气交，上下环会，中贵人者，一时不相交会，则霄壤判，故其病暴而死。中邪而病，病而且死，则为贱矣。

帝曰：位之易也何如？

天符岁会，太乙天符，皆主一岁之气。其四时之气，则有六位更易，位之易也，其病何如？

岐伯曰：君位臣则顺，臣位君则逆。逆则其病近，其害速；顺则其病远，其害微。所谓二火也。

六气之中有二火，君火加于相火之位，是君位臣，乃以上临下则顺。相火加于君火之位，是臣位君，乃以下侵上则逆。逆则其病近，其害速；顺则其病远，其害微。君臣者，所谓二火也。

此一节，言天道六六之节，地理之应六节，而各有盛衰也。

帝曰：善。愿闻其步何如。

步，犹位也。上文南北四隅，地理之步也，愿闻六气之步何如。

岐伯曰：所谓步者，六十度❶而有奇，故二十四步积盈百刻而成日也。

奇，音箕，下同。六十度，犹六十日也。奇，犹零也。所谓步者，六十日而有零则为一步。六十日为一步，则一岁六步，故二十四步，则当四岁❷。有奇者，周天三百六十五度四分度之一。四分度之一，则一岁余二十五刻，四岁则积盈百刻而成有奇之一日也。盖积有奇之刻而成日，积有奇之日而成月，所以合三百六十五度四分度之一也。

帝曰：六气应五行之变何如？

一岁六气，气应五行，有常有变，帝故问之。

岐伯曰：位有终始，气有初中，上下不同，求之亦异也。

位者，主时之定位。厥阴为始，太阳为终，终而复始，故曰位有终始。位有终始，位之常也。气者，加临之间气。在泉左间之气，为加临之初气，而主岁半以上；司天左间之气，为加临之四气，而主岁半以下。四气居中，故曰气有初中，初中者，随司天在泉之上下而更变，故上下不同。上下不同，则求之亦异，不同而异，气之变也。

帝曰：求之奈何？

伯云求之亦异，故问求之奈何。

岐伯曰：天气始于甲，地气始于子，子甲相合，命曰岁立，谨候其时，气可与期。

天干之气始于甲，地支之气始于子，子甲相合以成其岁，故命曰岁立。其岁既立，则谨候其四时，而六气可与之相期。谨候其时，所以求之也。

帝曰：愿闻其岁六气始终，早晏何如？

虽曰谨候其时，气可与期，而一岁之中，六气相继，有时未至而气先至，有时已至而气未至，是六气始终有早晏之不同，故复问之。

岐伯曰：明乎哉问也！甲子之岁，初之气，天数始于水下一刻❸，终于八十七刻半。

六气始终，求其早晏，问之明也。溯其所始，甲子之岁初之气，天数始于水下一刻，终于八十七刻半。盖一日十二时，一时八刻，子午二时各十刻，一日计百刻。六十日为一气，一气计六千刻。一岁六气，六六计三万六千刻。以岁时而合天度，则周天三百六十五度四分度之一。一度为一日，一日计百刻，四分度之一，谓一度四分，计二十五刻也。三百六十日，仅合三百六十度，以五百二十五刻而六分之，则一气当余八十七刻半。六十日，计六千零八十七刻半。此申明始终相继之早晏，故但举其零也。

二之气，始于八十七刻六分，终于七十五刻。

初之气终于八十七刻半，故二之气始于八十七刻六分。每气六千零八十七刻半，计二气之终，共一万二千一百七十五刻，终于七十五刻者，举其零也。

---

❶ 度：浙江书局本为“步”，误。

❷ 则当四岁：浙江书局本为“而言四步”。

❸ 水下一刻：水漏下一刻，时间相当于今之14.4分钟。古人用漏壶滴漏计时，一昼夜分为一百刻。

三之气，始于七十六刻，终于六十二刻半。

二之气终于七十五刻，故三之气始于七十六刻。三气之终，共一万八千二百六十二刻半。

四之气，始于六十二刻六分，终于五十刻。

三之气终于六十二刻半，故四之气始于六十二刻六分。四气之终，共二万四千三百五十刻。

五之气，始于五十一刻，终于三十七刻半。

四之气终于五十刻，故五之气始于五十一刻。五气之终，共三万四百三十七刻半。

六之气，始于三十七刻六分，终于二十五刻。所谓初六，天之数也。

五之气终于三十七刻半，故六之气始于三十七刻六分。六气之终，共三万六千五百二十五刻，以成三百六十五日二十五刻。所谓初六，此以六气而合天度之数也。

乙丑岁，初之气，天数始于二十六刻，终于一十二刻半。

甲子之六气终于二十五刻，故乙丑岁初之气，天数始于二十六刻，终于四万二千六百一十二刻半。

二之气，始于一十二刻六分，终于水下百刻。

二之气，加六千零八十七刻半，共四万八千七百刻，举其零数，则百刻也。

三之气，始于一刻，终于八十七刻半。

上文终于百刻，故此复始于一刻，纪❶其零数，复如甲子之初气。

四之气，始于八十七刻六分，终于七十五刻。

记其零数，复如甲子之二气。

五之气，始于七十六刻，终于六十二刻半。

记其零数，复如甲子之三气。

六之气，始于六十二刻六分，终于五十刻。所谓六二，天之数也。

记其零数，复如甲子之四气。此六气二周，所谓六二，以六气而合天度之数也。

丙寅岁，初之气，天数始于五十一刻，终于三十七刻半；二之气，始于三十七刻六分，终于二十五刻；三之气，始于二十六刻，终于一十二刻半；四之气，始于一十二刻六分，终于水下百刻；五之气，始于一刻，终于八十七刻半；六之气，始于八十七刻六分，终于七十五刻。所谓六三，天之数也。

此皆举其零数，六气三周，以六气而合天度之数也。

丁卯岁，初之气，天数始于七十六刻，终于六十二刻半；二之气，始于六十二刻六分，终于五十刻；三之气，始于五十一刻，终于三十七刻半；四之气，始于三十七刻六分，终于二十五刻；五之气，始于二十六刻，终于一十二刻半；六之气，始于一十二刻六分，终于水下百刻。所谓六四，天之数也。次戊辰岁，初之气复始于一刻，常如是无已，周而复始。

此亦举其零数，以明六气始终相继之早晏也。四岁，则二十四步。次戊辰

❶ 纪：通“记”，下径改。

岁，初之气复始于一刻，亦如上文始于甲子初气之一刻，终于丁卯六气之百刻。常如是无已，四岁一小周，周而复始。

帝曰：愿闻其岁候何如？

岁候者，一岁一候，六十岁则六十候也。

岐伯曰：悉乎哉问也！日行一周天，气始于一刻；日行再周天，气始于二十六刻；日行三周天，气始于五十一刻；日行四周天，气始于七十六刻；日行五周天，气复始于一刻。所谓一纪也。是故寅午戌岁气会同，卯未亥岁气会同，辰申子岁气会同，巳酉丑岁气会同，终而复始。

欲悉岁候，可以一纪而会同之。如上文甲子之岁，日行一周天，气始于一刻，一岁既终；乙丑之岁，日行再周天，气始于二十六刻，一岁既终；丙寅之岁，日行三周天，气始于五十一刻，一岁既终；丁卯之岁，日行四周天，气始于七十六刻。四岁已周，日行五周天，其气复如甲子之始于一刻。凡此四岁，所谓一纪也。是故四岁会同，则寅午戌、卯未亥、辰申子、巳酉丑，四岁一会，度数相同，是为岁气会同。岁气会同，则终而复始。

此一节，言六十度有奇为一气，四岁为一纪，三合会同，终而复始之义。

帝曰：愿闻其用也。

帝欲以天地阴阳之理，合于人身，故愿闻其用。用者，变化动静，升降出入也。

岐伯曰：言天者求之本，言地者求之位，言人者求之气交。

天有天之用，地有地之用，人有人之用。故言天之用者，当求之本，本，太初也；言地之用者，当求之位，位，八方也；言人之用者，当求之气交，气交，合天地之气而交于人也。

帝曰：何谓气交？

帝欲闻人之用，故问何谓气交。

岐伯曰：上下之位，气交之中，人之居也。故曰：天枢之上，天气主之；天枢之下，地气主之；气交之分，人气从之，万物由之。此之谓也。

分，去声。上下之位，上天下地之位也。气交之中，天气之下，地气之上，是气交之中，而为人之居也。《六元正纪大论》云：岁半之前，天气主之；岁半之后，地气主之；上下交互，气交主之。枢者，上下之半，如枢楗之开阖也。故曰天枢之上，天气主之，而春夏岁半之气，主乎开也；天枢之下，地气主之，而秋冬岁半之气，主乎阖也。上下交互，气交之分，人气从之而生长壮老已，万物由之而生长化收藏。即此气交之中，人居之谓也。

帝曰：何谓初中？

天枢当岁半之中，然必由初而中，故问何谓初中。

岐伯曰：初凡三十度而有奇，中气同法。

六十度零八十七刻半为一气，故凡三十度而有奇为初，三十四度便为中，故曰中气同法。此言一气之初中也。

帝曰：初中何也？

帝复问一岁之初中。

岐伯曰：所以分天地也。

岁半之前，天气主之；岁半之后，地气主之。一岁初中，所以分天地也。

帝曰：愿卒闻之。

愿卒闻所以分天地之义。

岐伯曰：初者，地气也；中者，天气也。

在泉左气为初气加临之首，故初者，在泉之地气也。司天右气为四气加临之首，故中者，司天之天气也。此一岁之初中，所以分天地也。

帝曰：其升降何如？

地气主升，天气主降，故问升降何如。

岐伯曰：气之升降，天地之更用也。

更，平声。升者，降之基；降者，升之本。故气之升降，乃天地之更用也。

帝曰：愿闻其用何如。

其更用何如。

岐伯曰：升已而降，降者谓天；降已而升，升者谓地。天气下降，气流于地；地气上升，气腾于天。故高下相召，升降相因，而变作矣。

所谓更用者，升已而降，降者谓天，是天之降，实基于地之升。降已而升，升者谓地，是地之升，实本于天之降。夫天气下降，而下降之气流于地；地气上升，而上升之气腾于天。故高下相召而通感，升降相因而互迁，由是而变作矣。变者，物生之谓也。

帝曰：善。寒湿相遘，热燥相临，风火相值，其有间乎？

间，去声。热燥，旧本系“燥热”，今改。升降之理既明，帝故善之。复举司天在泉，加临主时之气以问。寒湿相遘者，司天在泉之气也，如太阳寒水司天，则太阴湿土在泉。热燥相临者，加临之气也，如太阳司天，太阴在泉，则少阳火热加临初之气，阳明燥金加临二之气。风火相值者，主时之气也，如厥阴风木主初之气，少阴君火主二之气。此司天在泉，加临主时之气，同属一气，其有间乎？间，不同也。

岐伯曰：气有胜复，胜复之作，有德有化，有用有变，变则邪气居之。

始则有余而胜，继则不足而受复，是一气之中，有胜复之不同。而胜复之作，中有生物之德，有柔和之化，有操守之用，有灾眚之变。德化，用气之正也，变则邪气居之，以明六气之有间也。

帝曰：何谓邪乎？

变则邪气居之，故问何谓邪乎。

岐伯曰：夫物之生从于化，物之极由乎变，变化之相薄，成败之所由也。故气有往复，用有迟速，四者之有，而化而变，风之来也。

万物由化而生，故物之生从于化。万物至变则已极，故物之极由乎变。变者，物之已败，化者，物之将成，是变化之相薄，乃成败之所由也。故天地变化之气，有往有复，而往复之用，有迟有速。往复迟速，四者之有，则万物从之而化，从之而变，变则邪气居之，此风之所由来也，以明风气之为邪也。

帝曰：迟速往复，风所由生，而化而变，故因盛衰之变耳。成败倚伏游乎中，何也？

承岐伯之言而复问也。谓迟者气之衰，速者气之盛，往者气之衰，复者气之盛，变者气之已衰，化者气之将盛。如迟速往复，则风所由生，而化而变，其故乃因盛衰之变耳。又云成败之所由，则成败之所以倚伏而游行乎中者，何也？

岐伯曰：成败倚伏生乎动，动而不已，则变作矣。

动者生之机，动而不已，则变之兆，故成败之所以倚伏者，生乎气机之动。动而不已，则变作矣。《中庸》云："动则变。"此之谓也。

帝曰：有期乎？

伯云动而不已，帝问其动有止息之期乎？

岐伯曰：不生不化，静之期也。

动者，无息之谓。有生有化，动无止期，惟不生不化，则止息之期也。静，止也，息也。

帝曰：不生化乎？

万物资始资生，可以不生化乎？

岐伯曰：出入废则神机化灭，升降息则气立孤危。故非出入，则无以生长壮老已；非升降，则无以生长化收藏。是以升降出入，无器不有。故器者，生化之宇，器散则分之，生化息矣。故无不出入，无不升降。化有小大，期有近远，四者之有，而贵常守，反常则灾害至矣。故曰：无形无患，此之谓也。

长，上声。藏，如字。《五常政大论》云：根于中者，命曰神机，神去则机息；根于外者，命曰气立，气止则化绝。不生化者，犹之出入废则神机化灭，升降息则气立孤危，而天地或几乎崩堕矣。出入者，往来不穷之义，故非出入，则天下之动物无以生长壮老已；升降者，上下无方之义，故非升降，则天下之植物无以生长化收藏。凡有形者谓之器。人与万物生于天地之中，皆属有形，均谓之器。是以升降出入，无器不有。故器者，生化之宇。宇，犹居也。聚则成器，器散则分之。分之者，阳归于天，阴归于地，分之则生化息矣。故万物无不有此出入，无不有此升降。但其中生化有小大，死期有远近。如朝菌晦朔，蟪蛄春秋，此化之小，期之近者也；冥灵❶大椿，千百岁为春，千百岁为秋，此化之大，期之远者也。小大近远，四者之有，而贵常守。常守则生，反常失守则灾害至，而不能生矣。凡属有形，必患其败，故曰无形无患，即此不生化之谓也。

故曰成语，未详其处。

帝曰：善。有不生不化乎？

生化之理既明，帝故善之。若云无形无患，有不生不化者乎？

岐伯曰：悉乎哉问也！与道合同，惟真人也。

不生不化，与道合同，惟真人其能之。首篇云：上古有真人者，提挈天地，把握阴阳，寿敝天地，无有终时，此其道生。其斯之谓欤！

帝曰：善。

真人与道合同，是无形无患，帝故善之。

此一节，言人在天地之中，有变化之用，真人体同天地，无庸变化也。

气交变大论第七十一篇

上篇云：气交之分，人气从之。此承上篇气交之意，而为《气交变大论》，以明岁运之太过不及，四时之德化政令，星象之吉凶善恶，有常有变，征应于人，

---

❶ 冥灵：神话中的瑞木名。

藏之灵室，命曰《气交变大论》。

黄帝问曰：五运更治，上应天期，阴阳往复，寒暑迎随，真邪相薄，内外分离，六经波荡，五气倾移，太过不及，专胜兼并，愿言其始，而有常名，可得闻乎？

更，平声。五运，五行也。期，一岁也。一岁之中，五行各主其时，故曰五运更治，上应天期。春夏为阳，秋冬为阴，日月运行，一寒一暑，故曰阴阳往复，寒暑迎随。若真邪相薄，则内外分离。相薄分离，则六经波荡，五气倾移。波荡倾移，其中有太过、不及之气，太过则专胜，不及则兼并。欲究其终，必言其始；欲明其变，必悉其常，此帝举以为问。

岐伯稽首再拜对曰：昭乎哉，问也！是明道也。此上帝所贵，先师传之，臣虽不敏，往闻其旨。

五运上应天期，以及阴阳寒暑，始终常变，是明道也。道者，上帝所贵，先师传之，故往昔曾闻其旨。

帝曰：余闻得其人不教，是谓失道。传非其人，慢泄天宝。余诚菲德[1]，未足以受至道。然而众子哀其不终，愿夫子保于无穷，流于无极，余司其事，则而行之，奈何？

欲岐伯尽言，传于后世，无有穷极也。

岐伯曰：请遂言之也。《上经》曰：夫道者，上知天文，下知地理，中知人事，可以长久。此之谓也。

《上经》，《著至教论》也。《著至教论》帝语雷公曰：而道上知天文，下知地理，中知人事，可以长久。岐伯引之以明往闻其旨，此之谓也。

帝曰：何谓也？

天文、地理、人事，帝欲详明其旨，故复问之。

岐伯曰：本气位也。位天者，天文也；位地者，地理也；通于人气之变化者，人事也。故太过者先天，不及者后天，所谓治化而人应之也。

气位，六气主岁之位。六气位天，六气位地，人居气位之中，故曰本气位也。三阳三阴位乎天者，即天文也；三阳三阴位乎地者，即地理也；以六气之位，通于人气之变化者，即人事也。未当位而气先至，是气之太过，故太过者先天；已当位而气未至，是气之不及，故不及者后天。先天后天，所谓主治之气化，而人应之，以为气之变化也。

帝曰：五运之化，太过何如？

上文太过者先天，不及者后天，帝先问五运气化之太过。

岐伯曰：岁木太过，风气流行，脾土受邪，民病餐泄[2]食减，体重烦冤，肠鸣腹支满，上应岁星。甚则忽忽善怒，眩冒巅疾。化气不政，生气独治，云物飞动，草木不宁，甚而摇落，反胁痛而吐甚，冲阳绝者，死不治。上应太白星。

在地为木，在天为风，故岁木太过，则风气流行。其在于人，则脾土受邪，木克土也。民病飧泄，土气虚于下也。食减，土气虚于上也。体重，则土气不和于外。烦冤，则土气不和于内。脾气

---

[1] 菲德：德浅。谦辞。

[2] 餐泄：文成堂本为“飧泄”，餐泄为误，下文据改。飧（sūn）泄，中医病名，指大便泄泻清稀，并有不消化的食物残渣。

不通于胃则肠鸣，脾气不行于四肢则腹支满，腹支满，腹满而下连于足也。下文胁支满，胁满而上连于手也。岁木太过，故上应岁星。岁星，木星也。甚则风木太过，自致其病，忽忽善怒，风淫于内，厥阴肝脏病也；眩冒巅疾，风薄于上，厥阴经脉病也。化气，土气也，木盛土衰，故化气不政。政，治也。生气，木气也，木气有余，故生气独治。风气在天，则云物飞动；风气在地，则草木不宁，甚而摇落；风气在人，则反胁痛而吐甚。冲阳，胃脉也，始则化气不政，若木盛土衰，至冲阳脉绝者，死不治。侮反受邪，故上应太白星。太白，金星也。应太白，金刑木也。此岁木太过，而有气交之变也。

岁火太过，炎暑流行，肺金受邪，民病疟，少气咳喘，血溢血泄，注下，嗌燥耳聋，中热，肩背热，上应荧惑星。甚则胸中痛，胁支满，胁痛，膺背肩胛间痛，两臂内痛，身热骨痛，而为浸淫。收气[1]不行，长气独明，雨水霜寒，上应辰星。上临少阴少阳，火燔焫，水泉涸，物焦槁，病反谵妄狂越，咳喘息鸣，下甚，血溢泄不已，太渊绝者，死不治。上应荧惑星。

肺金，旧本讹“金肺”，今改。长，上声，余“长”仿此。在地为火，在天为暑，故岁火太过，则炎暑流行。其在于人，则肺金受邪，火克金也。民病疟，毫毛伸欠，乃作寒热也。少气咳喘，肺气虚也。血溢血泄，气虚不能摄血也。水不上升则注下，注下则津液不濡，故嗌燥耳聋。火不下降则中热，中热则肩背热。岁火太过，故上应荧惑星。荧惑，火星也。火炎过甚，自致其病，则胸中痛，胁支满，胁痛，膺背肩胛间痛，两臂内痛，皆心主包络之病也。盖心主包络之脉起于胸中，循胸出胁，入肘下臂故也。身热，火气外浮也。骨痛，火浮于外，不温于内也。而为浸淫，言身热久则留注皮络而成浸淫疮也。收气，金气也，火盛金衰，故收气不行。长气，火气也，火气有余，故长气独明。有余而往，不足随之，侮反受邪，则雨水霜寒，而上应辰星。辰星，水星也。应辰星，水刑火也。少阴，君火也。少阳，相火也。岁火太过，故上临少阴、少阳。火气在天，则火燔焫；火气在地，则水泉涸，物焦槁；火气在人，则病反谵妄狂越，咳喘息鸣，火气下甚，则血溢泄不已。太渊，肺腧之穴也。始则收气不行，若火盛金衰至太渊绝者，死不治。火气亢极，上应荧惑星。此岁火太过，而有气交之变也。

岁土太过，雨湿流行，肾水受邪，民病腹痛，清厥，意不乐，体重烦冤，上应镇星。甚则肌肉痿，足痿不收，行善瘈，脚下痛，饮发，中满食减，四肢不举。变生得位，藏气伏，化气独治之，泉涌河衍，涸泽生鱼，风雨大至，土崩溃，鳞见于陆。病腹满溏泄肠鸣，反下甚而太溪绝者，死不治。上应岁星。

藏，如字。见，音现，下“见”同。在地为土，在天为湿，故岁土太过，则雨湿流行。其在于人，则肾水受邪，土克水也。民病腹痛清厥，阴寒水气之病也。意不乐，则脾志不舒。体重，则

[1] 收气：文成堂本为“岁气”。

土气不和。烦冤，则心肾不交。岁土太过，故上应镇星。镇星，土星也。土湿过甚，自致其病，则肌肉痿，肌肉痿则足痿不收，足痿不收则行善瘈，行善瘈则脚下痛，此土气壅滞致生痿痹之证也。饮发者，水气不行，发为饮病，故饮发则中满，中满则食减，食减则四肢不举，此土气壅滞致有停饮之证也。变生得位者，变而生病，当土旺之时也。藏气，水气也，土盛水衰故藏气伏。化气，土气也，土气有余故化气独治之。湿淫于地，则泉涌河衍，涸泽生鱼；湿淫于天，则风雨大至。夫泉涌河衍则土崩溃，涸泽生鱼则鳞见于陆。湿淫于人，则病腹满、溏泄、肠鸣，反下甚。太溪，肾脉也，始则藏气伏，若土盛水衰，至太溪脉绝者，死不治。侮反受邪，故上应岁星。应岁星，木刑土也。此岁土太过，而有气交之变也。

岁金太过，燥气流行，肝木受邪，民病两胁下少腹痛，目赤痛眦疡，耳无所闻。肃杀而甚，则体重烦冤，胸痛引背，两胁满且痛引少腹，上应太白星。甚则喘咳逆气，肩背痛，尻阴股膝髀腨胻足皆病，上应荧惑星。收气峻，生气下，草木敛，苍干凋陨。病反暴痛，胠胁不可反侧，咳逆甚而血溢，太冲绝者，死不治，上应太白星。

在地为金，在天为燥，故岁金太过，则燥气流行。其在于人，则肝木受邪，金克木也。民病两胁下少腹痛，肝病也。目赤痛眦疡，肝开窍于目也。耳无所闻，阴中之初阳不升也。金气太过，肃杀而甚，则体重烦冤。上文脾病、心病皆体重烦冤，此则申明烦冤者，乃胸痛引背，阴阳血气不和；体重者，乃两胁满，左右枢转不利。又言不但胸痛引背，且痛引少腹。岁金太过，故上应太白星。金燥过甚，自致其病，则喘咳逆气，肩背痛。《经脉》论云：肺所生病，咳上气，喘，渴，肩背痛也。肺主周身之气，为十二经脉之首，肺病则周身经脉不和，故尻阴股膝髀腨胻足皆病。金亢则害，侮反受邪，故上应荧惑星。应荧惑，火刑金也。收气，金气也，金气有余，故收气峻。生气，木气也，金盛木衰，故生气下。金主肃杀，故草木敛，而苍干凋陨。天气收敛，当无病矣，病反暴痛胠胁，不可反侧者，肝木受刑，致少阳枢转不利也。肺气不能开浮于外，则咳逆过甚。咳逆而血溢者，气虚不能摄血也。太冲，肝经穴也。始则生气下，若金盛木衰，至太冲脉绝者，死不治。金气盛，故上应太白星。此岁金太过，而有气交之变也。

岁水太过，寒气流行，邪害心火，民病身热烦心，躁悸阴厥，上下中寒，谵妄心痛，寒气早至，上应辰星。甚则腹大胫肿，喘咳，寝汗出，憎风。大雨至，埃雾朦郁，上应镇星。上临太阳，雨冰雪霜不时降，湿气变物。病反腹满，肠鸣溏泄，食不化，渴而妄冒，神门绝者，死不治。上应荧惑、辰星。

在地为水，在天为寒，故岁水太过，则寒气流行。其在于人，则邪害心火，水克火也。民病身热烦心，火气盛也。火气盛而水制之，则烦心不已，转为躁悸；身热不已，转为阴厥。躁悸阴厥，则三焦内虚，故上下中皆寒。上下中寒则神气内虚，故谵妄心痛。水盛火衰，故寒气早至，上应辰星。水寒过甚，自致其病，水气下行则腹大胫肿，水气上逆则喘咳，水气外浮则寝汗出，憎风。始则有余而侮，既则侮反受邪。大雨至者，地气升而为云为雨也。埃雾朦郁者，土湿如雾，朦昧郁结也。上应镇星，土刑水也。太阳，寒水也，岁水太过，故上临太阳。水气在天，则雨冰雪霜不时降。冰，冰雹也。水气在地，则湿气变物。水气在人，则病反腹满，肠鸣溏泄。火气不行则食不化，火气内郁则渴而妄冒。神门，心脉也，始则身热烦心，若水盛火衰，至神门脉绝者，死不治。水火者，阴阳也，阴阳往复，故上应荧惑、辰星。此岁水太过，而有气交之变也。

帝曰：善。其不及何如?

运气太过之理既明，帝故善之，复问五运气化之不及。

岐伯曰：悉乎哉，问也！岁木不及，燥乃大行，生气失应，草木晚荣，肃杀而甚，则刚木辟著，柔萎苍干，上[1]应太白星。民病中清，胠胁痛，少腹痛，肠鸣溏泄。凉雨时至，上应太白星，其谷苍。上临阳明，生气失政，草木再荣，化气乃急，上应太白、镇星，其主苍早。复则炎暑流火，湿性燥，柔脆，草木焦槁，下体再生，花实齐化，病寒热疮疡疿疹痈痤，上应荧惑、太白，其谷白坚。白露早降，收杀气行，寒雨害物，虫食甘黄，脾土受邪，赤气后化，心气晚治，上胜肺金，白气乃屈，其谷不成，咳而鼽，上应荧惑、太白星。

岁木不及，则燥金之气乘而侮之，故燥乃大行。生气，木气也。生气失应，则百物愆期，故草木晚荣。金气肃杀而甚，则刚木受刑。辟，刑也。著，受也。其柔草则苍干，萎，犹草也。木受金刑，故上应太白星。金气清肃，故民病中清。肝虚，故胠胁痛，少腹痛。清气在中，故肠鸣溏泄。金气清凉，故凉雨时至，而上应太白星。苍，木色也，木虽不及，始屈终复，其谷成熟，则色苍。阳明，燥金之气也，金刑其木，故上临阳明。阳明上临，则生气失政，草木凋而再荣。再荣则化气乃急，谓金盛克木，则草木凋谢，而金之子水又生其木，故得再荣。此制则生化之义，故曰化气乃急，言化气急而得再荣也。阳明属秋金，又主中土，故上应太白、镇星。草木再荣而成实，速于常期，故其主苍早。复，母郁子复也，如金盛木郁，而木之子火又克其金，故复则炎暑流火，火气盛矣。湿性燥，燥万物者，莫熯[2]乎火矣。柔脆，金不坚矣。草木焦槁，将自焚矣。下体再生，花实齐化，言下体得以再生，花实齐归制化之义。如火盛金衰，而火之子土又生其金，亦制则生化也。病寒热、疮疡、疿疹、痈痤，火气郁于皮毛也。火盛而制化生金[3]，故上应荧惑、太白星。制化生金，故其谷白坚。金气胜，故白露早降，收杀气行，而寒雨害物。寒雨害物则生虫，故虫食甘黄。虫食甘黄则脾土受邪，此金刑其木，寒雨生虫而害物也。炎暑流火，乃母郁子复，其气后至，故赤气后化，心气晚治。子复母仇，故上胜肺金。火盛金衰，故白气乃屈，而其谷不成。其在于人，则肺咳

---

❶ 上：浙江书局本为“左”。
❷ 熯（hàn）：干燥。
❸ 金：浙江书局本为“今”，误。

而鼻鼽。赤气后化，火也，白露早降，金也，故上应荧惑、太白星。此岁木不及，而有气交之变也。

岁火不及，寒乃大行，长政不用，物荣而下，凝惨而甚，则阳气不化，乃折荣美，上应辰星。民病胸中痛，胁支满，两胁痛，膺背肩胛间及两臂内痛，郁冒朦昧，心痛暴喑，胸腹大，胁下与腰背相引而痛，甚则屈不能伸，髋髀如别，上应荧惑、辰星，其谷丹。复则埃郁，大雨且至，黑气乃辱，病鹜溏腹满，食饮不下，寒中肠鸣，泄注腹痛，暴挛痿痹，足不任身，上应镇星、辰星，玄谷不成。

岁火不及，则寒水之气乘而侮之，故寒乃大行。长政，火政也，长政不用，火气衰也。物荣而下，生不长也。凝惨而甚，阴寒极也。水盛火衰，则阳气不化，乃折荣美，折，犹抑也。水气胜，故上应辰星。民病胸中痛，胁支满，两胁痛，膺背肩胛间及两臂内痛，皆心主包络之病也。上文岁火太过，此岁火不及，其病相同。郁冒朦昧，水制其火，湿热病也。心痛暴喑，心气寒而不舒也。胸腹大，火气虚而水逆也。胁下与腰背相引而痛，甚则屈不能伸，髋髀如别，乃骨之大会不得君火之游行也。水火皆病，阴阳互陈，故上应荧惑、辰星。丹，火色也。火虽不及，始屈终复，故谷之成熟，其色则丹。复，如水盛火郁，而火之子土又克水也，故复则埃郁。埃，土也。郁，蒸也。土气郁蒸则地气上升，故大雨且至。黑气，水气也。辱，下也。土制其水，故黑气乃下。病鹜溏腹满，食饮不下，寒中肠鸣，泄注腹痛，是土制其水，水气不行，病在内也。暴挛痿痹，足不任身，是土制其水，病在外也。土复水平，故上应镇星、辰星。侮反受邪，故玄谷不成。此岁火不及，而有气交之变也。

岁土不及，风乃大行，化气不令，草木茂荣，飘扬而甚，秀而不实，上应岁星。民病飧泄霍乱，体重腹痛，筋骨繇[1]复，肌肉瞤酸，善怒，脏气举事，蛰虫早附，咸病寒中，上应岁星、镇星，其谷黅。复则收政严峻，名木苍凋，胸胁暴痛，下引少腹，善太息，虫食甘黄，气客于脾，黅谷乃减，民食少失味，苍谷乃损，上应太白、岁星。上临厥阴，流水不冰，蛰虫来见，藏气不用，白乃不复，上应岁星，民乃康。

末藏，如字。岁土不及，则风木之气乘而侮之，故风乃大行。化气，土气也。化气不令，土气衰也。草木茂荣，飘扬而甚，木气盛也。秀而不实，土气虚也。木气有余，故上应岁星。民病飧泄霍乱，体重腹痛，土气病也。筋骨繇复，肌肉瞤酸，风气胜也。善怒，脏气举事，言善怒，乃肝脏之气举而用事也。蛰，藏也，蛰虫早附，乃木气有余，藏虫早附而出也。凡此民病，皆木制其土，土湿内逆，故咸病寒中。土、木皆病，故上应岁星、镇星。土虽不及，始屈终复，故谷之成熟，其色则黅。复，如木盛土郁，而土之子金，又克木也。故复则收政严峻，金气盛矣。名木苍凋，木气衰矣。其在于人，病胸胁暴痛，下引少腹，肝木病也。善太息，胆气逆也。

---

[1] 繇：通“摇”。

风木气郁则生虫，故虫食甘黄，而气客于脾。虫食甘黄则黅谷乃减。气客于脾则民食少失味。始焉木盛，既则金复❶，故苍谷乃损，上应太白、岁星。厥阴，风木也。岁土不及，风乃大行，故上临厥阴。厥阴上临则风木生动，故流水不冰。蛰虫来见，生而不藏，故藏气不用。此上临厥阴，金气不复，故白乃不复。木气有余，故上应岁星。胜而不复，故民乃康。此岁土不及，而有气交之变也。

岁金不及，炎火乃行，生气乃用，长气专胜，庶物以茂，燥烁以行，上应荧惑星。民病肩背瞀重，鼽嚏，血便注下，收气乃后，上应太白星，其谷坚芒。复则寒雨暴至，乃零，冰雹霜雪杀物，阴厥且格，阳反上行，头脑户痛，延及脑顶，发热，上应辰星，丹谷不成。民病口疮，甚则心痛。

岁金不及，则火热之气乘而侮之，故炎火乃行。生气，木气也，金不平木，故生气乃用。长气，火气也，火气有余，故长气专胜。长气专胜，则庶物以茂，而燥烁以行。燥烁，火热之气也。火气盛，故上应荧惑星。民病肩背瞀重，鼽嚏，皆肺病也。血便注下，火热盛也。收气乃后，金不及也。金虽不及，乃为岁主，故上应太白星。其谷成熟，则坚芒。复，如火盛金郁，而金之子水，又克火也，故复则寒雨暴至。乃零，水气盛也。冰雹霜雪杀物，水寒之变也。水寒属阴，阴寒之极，故阴厥且格。格，拒也，阴极而拒阳也。阴极拒阳，阳无所容，故阳反上行，致头之脑户痛，而延及脑顶，身且发热。水气盛，故上应辰星。水盛火衰，故丹谷不成。迫火外行，故民病口疮，甚则心痛。此岁金不及，而有气交之变也。

岁水不及，湿乃大行，长气反用，其化乃速，暑雨数至，上应镇星。民病腹满身重，濡泄寒疡流水，腰股痛发，腘腨股膝不便，烦冤，足痿清厥，脚下痛，甚则跗肿，藏气不政，肾气不衡，上应辰星，其谷秬。上临太阴，则大寒数举，蛰虫早藏，地积坚冰，阳光不治。民病寒疾于下，甚则腹满浮肿，上应镇星，其主黅谷。复则大风暴发，草偃木零，生长不鲜，面色时变，筋骨并辟，肉瞤瘛，目视䀮䀮，物疏璺❷，肌肉疹发，气并膈中，痛于心腹，黄气乃损，其谷不登，上应岁星。

数，音朔。便，平声。藏，如字。璺，音问。岁水❸不及，则土湿之气乘而侮之，故湿乃大行。长气，火气也，水不平火，故长气反用。化气，土气也，土气有余，故其化乃速。湿气上升则雨，长气反用，化气乃速，故暑雨数至。土气盛，故上应镇星。民病腹满身重，土湿太过，水不行也。濡泄寒疡流水，土湿太过，水下泄也。腰股痛发，腘腨股膝不便，土湿太过，关节不利也。烦冤，土湿太过，火气郁也。足痿清厥，脚下痛，寒湿之气下凝也，甚则跗肿，凝而不散也。藏气不政，肾气不衡，冬令水阴之气失职也。水虽不及，乃为岁主，故上应辰星，而秬谷成熟。秬，黑黍也。太阴，湿土也，岁水不及，湿乃大行，

---

❶ 复：浙江书局本作“从”。
❷ 璺（wèn）：微裂。
❸ 水：原为“火”，据上下文义改，下注文“岁水”同。

故上临太阴。太阴上临，则土湿阴寒，故大寒数举。寒性凝敛，故蛰虫早藏。寒湿过甚，故地积坚冰，而阳光不治。民病寒疾于下，湿在下也；甚则腹满，湿在中也；浮肿，湿在上也。太阴上临，故上应镇星。谷之成熟，其色则黅，故其主黅谷。复，如土盛水郁，而水之子木，又克土也。故复则大风暴发，草偃木零，风气胜也。生长不鲜，面色时变，土气虚也。辟，刑也，筋骨并辟，肉瞤瘛，言水木气复，而木主之筋，水主之骨，其气相并而克土，则土受刑，而肉瞤瘛。瞤瘛，动跃不宁也。挠万物者，莫疾乎风，风气胜，故目视䀮䀮，而气血不和。物疏璺，而形体不固。疏璺，犹破裂也。肌肉瘆发，土虚风胜也。气并膈中，痛于心腹，乃风木之气，并逆于胸膈之中，不从上出，反下逆而痛于心腹之间。土受木刑，故黄气乃损。黄气，土气也。其主黅谷者，至此则其谷不登。水郁木复，故上应岁星。此岁水不及，而有气交之变也。

帝曰：善。愿闻其时也。

运气不及之理既明，帝故善之。一岁四时，亦有太过不及，故愿闻其时。

岐伯曰：悉乎哉，问也！木不及，春有鸣条律畅之化，则秋有雾露清凉之政；春有惨凄残贼之胜，则夏有炎暑燔烁之复。其眚东，其脏肝，其病内舍胠胁，外在关节。

五运之气而论其时，可谓悉矣。四时之气，贵得其平，有胜则有复。试以木之不及言之，木气主春，春有鸣条律畅之化，则秋有雾露清凉之政，此木气自和，无胜则无复也。若春有惨凄残贼之胜，金胜木矣，则夏有炎暑燔烁之复，木之子火复胜而克金也。春木位于东，故其眚东。东方属肝，故其脏肝。胠胁者，肝之部，故其病内舍胠胁。关节者，筋之属，故外在关节。

火不及，夏有炳明光显之化，则冬有严肃霜寒之政；夏有惨凄凝冽之胜，则不时有埃昏大雨之复。其眚南，其脏心，其病内舍膺胁，外在经络。

试以火之不及言之，夏有炳明光显之化，则冬有严肃霜寒之政，无胜则无复也。夏有惨凄凝冽之胜，水胜火矣。土旺四季，不拘其时，则不时有埃昏大雨之复，火之子土复胜而克水也。夏火位于南，故其眚南。南方属心，故其脏心。膺胁者，心包之部，故其病内舍膺胁。经络者，心包之主，故外在经络。

土不及，四维有埃云润泽之化，则春有鸣条鼓折之政；四维发振拉飘腾之变，则秋有肃杀霖霪之复。其眚四维，其脏脾，其病内舍心腹，外在肌肉四支。

试以土之不及言之，土位中央，气灌四旁，故曰四维。四维有埃云润泽之化，则春有鸣条鼓折之政，无胜则无复也。四维发振拉飘腾之变，木胜土矣，则秋有肃杀霖霪之复，土之子金复胜而克木也。土灌四旁，故其眚四维。中央属脾，故其脏脾。腹者，脾之部，心腹者，心之下皆腹也，故其病内舍心腹。肌肉、四肢，脾所主也，故外在肌肉四肢。

金不及，夏有光显郁蒸之令，则冬有严凝整肃之应；夏有炎烁燔燎之变，则秋有冰雹霜雪之复。其眚西，其脏肺，其病内舍膺胁肩背，外在皮毛。

试以金之不及言之，夏有光显郁蒸之令，则冬有严凝整肃之应，无胜则无复也。夏有炎烁燔燎之变，火胜金矣，则秋有冰雹霜雪之复，金之子水复胜而克火也。秋金位于西，故其眚西。西方属肺，故其脏肺。肺脉起于中焦，上膈属肺，出腋至臂，气盛有余则肩背痛，故其病内舍膺胁肩背。皮毛者，肺之合，故外在皮毛。

水不及，四维有湍润埃云之化，则不时有和风生发之应；四维发埃昏骤注之变，则不时有飘荡振拉之复。其眚北，其脏肾，其病内舍腰脊骨髓，外在溪谷踹❶膝。

试以水之不及言之，四维有湍润埃云之化，则不时有和风生发之应，无胜则无复矣。四维发埃昏骤注之变，土胜水也，则不时有飘荡振拉之复，水之子木复胜而克土也。冬水位于北，故其眚北。北方属肾，故其脏肾。肾主骨髓，腰脊者，肾之府，故其病内舍腰脊骨髓。《阴阳应象大论》云：溪谷属骨，又肾脉从踹至膝，故外在溪谷踹膝。《至真要大论》云：初气终三气，胜之常也；四气尽终气，复之常也。故上文木言春，火言夏，土言四维，至金则不言秋而言夏，水不言冬而言四维。是岁半以上主胜气，岁半以下主复气，所以申明主时之气，胜复在一岁之内，而不同于主岁之气也。

夫五运之政，犹权衡也，高者抑之，下者举之，化者应之，变者复之，此生长化成收藏之理，气之常也。失常则天地四塞矣。

藏，如字，末“藏之灵室”藏字同。主岁之气，有太过有不及，主时之气，有太过有不及。上文言太过，而不及在其中。故夫五运之政，贵得其平，犹权衡也。高者抑之，无太过矣。下者举之，无不及矣。德化之常必有应，故化者应之。非时之变必有复，故变者复之。此生长化成收藏四时五行之理，乃运气之常也。如失常，则天地四塞而不顺序矣。所以申明不可太过，不可不及也。

故曰：天地之动静，神明为之纪，阴阳之往复，寒暑彰其兆。此之谓也。

《五运行大论》帝引《阴阳应象大论》之言，谓天地❷之动静，神明为之纪，阴阳之升降，寒暑彰其兆。兹岐伯引之以明四时之应，即天地之动静，而神明为之纪。五气之变，即阴阳之往复，而寒暑彰其兆。故曰此之谓也。

此一节言五运之政，四时之气，贵得其平，太过、不及而有气交之变也。

帝曰：夫子之言五气之变，四时之应，可谓悉矣。夫气之动乱，触遇而作，发无常会，卒然灾合，何以期之？

卒❸，音促，下俱同。上文言五气之变，应于四时。帝承上文之意，谓气之变也，猝然而至，人居天地之中，何以期之？

岐伯曰：夫气之动变，固不常在，而德化政令灾变，不同其候也。

动变，犹动乱。承帝问而言，夫气之动乱，触遇而作，发无常会，固不常

---

❶ 踹（duān）：《集韵》，足踹也。《玉篇》，足跟也。

❷ 地：浙江书局本作“帝”，误。

❸ 卒：同“猝”，下文径改。

在，而德化政令之气则有常，与动乱之灾变而不同其候也。

帝曰：何谓也？

何以德化政令灾变不同其候？

岐伯曰：东方生风，风生木，其德敷和，其化生荣，其政舒启，其令风，其变振发，其灾散落。

德化政[1]令灾变，皆有常候，知常则知变矣。《五运行大论》云：东方生风，风生木。其德敷和，即其德为和也。其化生荣，即其化为荣也。其政舒启，即其政为散也。其令风，即其令宣发也。其变振发，即其变摧拉也。其灾散落，即其眚为陨也。辞意与《五运行大论》相同，下四方亦然。

南方生热，热生火，其德彰显，

《五运行大论》云：其德为显。

其化蕃茂，

即其化为茂。

其政明曜，

即其政为明。

其令热，

即其令郁蒸。

其变销烁，

《五运行》同。

其灾燔焫。

其眚燔焫。

中央生湿，湿生土，其德溽蒸，

即其德为濡。

其化丰备，

即其化为盈。

其政安静，

即其政为谧。

其令湿，

即其令云雨。

其变骤注，

即其变动注。

其灾霖溃。

即其眚淫溃。

西方生燥，燥生金，其德清洁，

即其德为清。

其化紧敛，

即其化为敛。

其政劲切，

即其政为劲。

其令燥，

西方生燥故也。

其变肃杀，

《五运行》同。

其灾苍陨。

即其眚苍落。

北方生寒，寒生水，其德凄沧，

即其德为寒。

其化清谧，

即其化为肃。

其政凝肃，

即其政为静。

其令寒，

即其令严贞。

其变凓冽，

即其变凝冽。

其灾冰雪霜雹。

《五运行》但言其眚冰雹。

是以察其动也，有德有化，有政有令，有变有灾，而物由之，而人应之也。

德化政令灾变，乃四时气机之动，不可不察。是以察其动也，则有德有化，有政有令，有变有灾，而物由之以生长

[1] 政：浙江书局本作“故”，误。

化收藏，而人应之以生长壮老已。察其气机之动，则猝然灾合，可以期之矣。

帝曰：夫子之言岁候，其太过不及，而上应五星。今夫德化政令，灾眚变易，非常而有也，卒然而动，其亦为之变乎？

上文言岁候之太过、不及，皆上应五星，则德化政令，灾眚变易，亦上应五星。若灾变猝然而动，五星亦猝然而变乎？此帝举以为问。

岐伯曰：承天而行之，故无妄动，无不应也。卒然而动者，气之交变也，其不应焉。故曰：应常不应卒，此之谓也。

木火土金水五运，上承天气而行之。气有常数，故无妄动，动则无不应于五星也。若猝然而动者，乃四时淫气之交变也。淫气交变，其不上应于五星焉。故经曰"应常不应卒"，即此猝然而动，不应之谓也。"故曰……"未详其处。

帝曰：其应奈何？

其应常奈何？

岐伯曰：各从其气化也。

在天为气，在地为化。风热湿燥寒，天之气也；木火土金水，地之化也。各从其气化者，岁星从风木，荧惑从热火，镇星从湿土，太白从燥金，辰星从寒水，此五星各从天地之气化也。

帝曰：其行之徐疾逆顺何如？

五星旋转，有徐行、疾行、逆行、顺行，其义何如？

岐伯曰：以道留久，逆守而小，是谓省下。

以道留久，道路稽留延久也。逆守而小，逆而不进，自守其度，不放光芒也。此行之徐，是谓省下之义。盖省察其分野之下，君民之有过有德也。

以道而去，去而速来，曲而过之，是谓省遗过也。

以道而去，不久留也。去而速来，不逆守也。曲而过之，即有阻滞，亦屈曲而过也。此行之疾，是谓省遗过之义。盖分野之下，省察有未尽，复省察其所遗之过失也。

久留而环，或离或附，是谓议灾与其德也。

久留，守其位而不去也。环，迁其途而逆行也。环则离，留则附，故或离或附。附则顺，离则逆，此行之或逆或顺，是谓议灾与其德之义。盖议其分野之下常见其灾，与其改过为德而免之也。

应近则小，应远则大。芒而大，倍常之一，其化甚；大常之二，其眚即也。小常之一，其化减；小常之二，是谓临视，省下之过与其德也。德者福之，过者伐之。

五星所过之度，有远近祸福之应。过度应近，则不放光芒而小；过度应远，则放光芒而大。所谓大者，光芒而大，倍常之一，则淫胜郁复之气化甚于常时；光❶芒而大，倍常之二，是为太过，其眚即至也。所谓小者，光芒小于常时一倍，其淫胜郁复之气化亦减少焉；若小于常时二倍，是谓临视，以上临下而视察也，此即省下之过与其德之义。盖分野之下，省察其有过与其有德也。有德者则降祥以福之，有过者则降灾以伐之。

是以象之见也，高而远则小，下而

❶ 光：侣本作"若"，误，据浙江书局本改。

近则大，故大则喜怒迩，小则祸福远。岁运太过，则运星北越，运气相得，则各行以道。故岁运太过，畏星失色而兼其母，不及，则色兼其所不胜。

五星之行，有徐疾逆顺，所行之度，有高下远近。是以星象之见也，位高而远则星象小，位下而近则星象大。大则星象之喜怒下应者迩，小则星象之祸福下降者远。五星有高下远近，岁运有太过、不及、和平。如岁运太过，则运星北越，北者，星居北极，越者，出于众星之上，高且远也。如运气相得而和平，则各行其道，不相越矣。故岁运太过，则侮所不胜，致畏星失色而兼其母。如木运太过，土为畏星而失色，火为土之母，则火星亦失其色而兼其母。五运仿此类推。岁运不及，则无畏星，无畏则星不失色而增色矣。如木运不及，则金星乘侮而增色，所不胜之土星亦相兼而增色也。五运仿此类推。

消者瞿瞿，莫知其妙，闵闵之当，孰者为良，妄行无征，示畏侯王。

当，去声。岁运太过不及，星象高下远近，其理至微，其道至深，故探其消息，则瞿瞿然而惊顾，仍莫知其妙。闵闵，忧之深也，深忧理道之切当，仍不知孰者为良。苟不深求而研察之，则妄行其治，必无征验，妄言灾祸，徒示畏于侯王。此不学妄行，不知妄言，自欺欺人，必受天殃。

帝曰：其灾应何如？

天人相应，理道至微，帝复问灾眚之下应。

岐伯曰：亦各从其化也。故时至有盛衰，凌犯有逆顺，留守有多少，形见有善恶，宿属有胜负，征应有吉凶矣。

上文帝问其应如何，伯云各从其气化。今其灾下应，亦各从其化也。化，犹气化。故四时星象之至，有太过而盛，不及而衰。凌犯，犹言过度也，五星过度，有相违而逆，相得而顺。留守其位，有期久而多，期速而少。彰形下见，有和霭而善，闪烁而恶。五行宿属，有已克而胜，受克而负。盛衰逆顺多少善恶胜负，征应于下，则有吉凶矣。

帝曰：其善恶何谓也？

时至盛衰，凌犯逆顺，留守多少，宿属胜负，理固宜然。同是星也，何以形有善恶？此帝独举以问。

岐伯曰：有喜有怒，有忧有丧，有泽有燥，此象之常也，必谨察之。

丧，去声。安静者，善之象；躁乱者，恶之形。天之星象，有喜有怒，喜则安静而善，怒则躁乱而恶。复有忧有丧，忧则安静而善，丧则躁乱而恶。复有泽有燥，泽则安静而善，燥则躁乱而恶。此喜怒忧丧泽燥，乃善恶所系，星象之常也。必谨察之，则吉凶征应可知矣。

帝曰：六者高下异乎？

异，分别也。喜怒忧丧泽燥六者，其象或高或下，其有分别乎？上文云：高而远则小，小则祸福远，下而近则大，大则喜怒迩。故帝复有此问。

岐伯曰：象见高下，其应一也，故人亦应之。

上文位高形小而应远，位下形大而应迩，固有异也。若喜怒忧丧泽燥之象现于高下，其应一也，无远迩之分也。故星象应于人，而人亦应之，谓人之喜怒即星之喜怒也，人之忧丧即星之忧丧也，人之泽燥即星之泽燥也。此天人之相应也。

帝曰：善。其德化政令之动静损益皆何如？

五星德化政令灾变之理既明，帝故善之。复问德化政令，其中有动静损益，皆当何如？

岐伯曰：夫德化政令，灾变不能相加也；胜复盛衰，不能相多也；往来小大，不能相过也；用之升降，不能相无也。各从其动而复之耳。

动静损益，在德化政令之中，非德化政令之外复有动静损益也。故夫德化政令，虽四时之灾变不能相加也，灾变之胜复盛衰不能相多也，五星之往来小大不能相过也。灾变胜复盛衰，五星往来小大，皆用德化政令为之升降，是德化政令不能相无也。虽用之升降，仍各从其动而复之耳。

帝曰：其病生何如？

上文云灾变不能相加，故问病生何如。

岐伯曰：德化者，气之祥；政令者，气之章；变易者，复之纪；灾眚者，伤之始。气相胜者和，不相胜者病，重感于邪则甚也。

重，平声。有德有化者，气之和祥也。有政有令者，气之彰著也。若夫变易者，报复之纪，始焉受制，既则复也。灾眚者，受伤之始，始受其伤，未发病也，故变易灾眚之至。而气相胜者和，谓四时主气能胜客气则和。不相胜者病，谓主时之气不胜客气则病。不胜而病，若重感于邪，则病甚也。是变易灾眚，虽生民病，不能相加于德化政令也。

帝曰：善。所谓精光之论，大圣之业，宣明大道，通于无穷，究于无极也。余闻之，善言天者，必应于人；善言古者，必验于今；善言气者，必彰于物；善言应者，同天地之化；善言化言变者，通神明之理。非夫子孰能言至道欤！乃择良兆而藏之灵室，每旦读之，命曰《气交变》。非斋戒不敢发，慎传也。

欤，平声。极言之而赞其深，尊奉之而慎其传，所以为《气交变大论》者如此。

此一节，言四时之德化政令灾变，星象之远近善恶吉凶，征应于人，以为气交之变也。

《素问》补遗

合下二篇，原本次《六元正纪大论》后，俱云遗阙。愚以大论七篇，相为连属，不当杂以他论，故改次五卷诸刺论后，注亦云亡。后阅马氏《灵枢》注九卷，至第十卷，补《刺法》《本病》两论，愚细阅之，篇名虽《刺法》《本病》，所论皆阴阳上下，运气升降，与诸大论相为贯通，奈书卷梓成，不能如次，谨附于此，以为补遗。

刺法论篇 原本次第七十二

篇中大旨，论六气升降不前，不迁正，不退位，及化运刚柔失守，民病疫疠，帝谋诸岐伯，欲预救生灵，详其刺治之法，以除民病，故曰《刺法论》。

黄帝问曰：升降不前，气交有变，

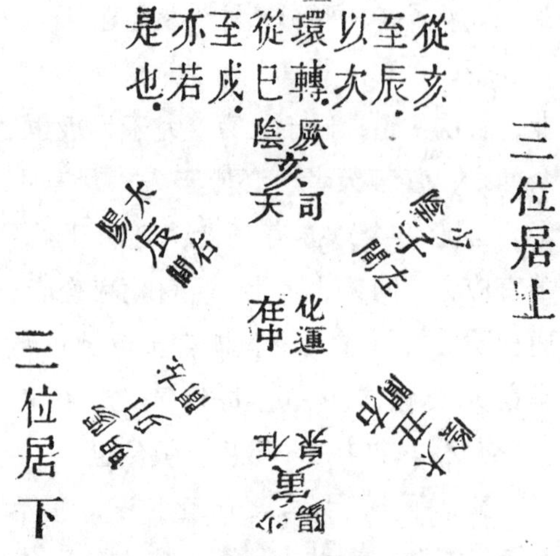

即成暴郁，余已知之，何如预救生灵，可得却乎？

六气以次主岁，有升有降，若升降不前，则气交有变，变则暴郁而为民病。帝欲详明刺治，以救生灵，故问。

岐伯稽首再拜对曰：昭乎哉问！臣闻夫子言，既明天元，须穷刺法，可以折郁扶运，补弱全真，泻盛蠲余，令除斯苦。

天元，《天元纪大论》也。夫子，鬼臾区也。《天元纪大论》帝曰，愿夫子推而次之，令有条理，而鬼臾区详悉言之，故曰闻夫子言，既明天元，而预救生灵，须穷刺法，可除斯苦也。

帝曰：愿卒闻之。

愿闻刺法。

岐伯曰：升之不前，即有甚凶也。木欲升，而天柱窒抑之，木欲发郁，亦须待时，当刺足厥阴之井。

六气以次相并，若升之不前，即有甚凶。如辰戌之岁，太阳司天，则厥阴木气，为司天左间，木欲升，而逢天柱之金星窒抑之，则木郁矣。郁而欲发，亦须待时。待时，待居位时也。欲扶运折郁以却其病，当刺足厥阴所出之井。

火欲升，而天蓬窒抑之，火欲发郁，亦须待时，君火相火，同刺包络之荣[1]。

巳亥之岁厥阴司天，则少阴火气为司天左间；丑未之岁太阴司天，则少阳火气为司天左间。火欲升，而逢天蓬之水星窒抑之，则火郁矣。郁而欲发，亦须待时，待居位时也。欲扶运折郁以却其病，则少阴君火，少阳相火，当同刺包络所溜之荣。

土欲升，而天冲窒抑之，土欲发郁，亦须待时，当刺足太阴之俞。

俞，音输，下同。子午之岁少阴司天，则太阴土气为司天左间，土欲升，而天冲木星窒抑之，则土郁矣。郁而欲发，亦须待土气居位时。若扶运折郁以却其病，当刺足太阴所注之俞。

金欲升，而天英窒抑之，金欲发郁，亦须待时，当刺手太阴之经。

寅申之岁少阳司天，阳明金气为司天左间，金欲升，而天英火星窒抑之，则金郁矣。郁而欲发，亦须待金气居位时。若扶运折郁以却其病，当刺手太阴所行之经。

水欲升，而天芮窒抑之，水欲发郁，亦须待时，当刺足少阴之合。

---

[1] 荣：应为“荥”。详上下文义，指五腧穴之荥穴，下注文径改。

卯酉之岁阳明司天，则太阳水气为司天左间，水欲升，而天芮土星窒抑之，则水郁矣。郁而欲发，亦须待水星居位时。若扶运折郁以却其病，当刺足少阴所入之合。

帝曰：升之不前，可以预备，愿闻其降，可以先防。

升之不前，则先郁后发，各有取刺，可以预备，愿闻其降，可先防乎？

岐伯曰：既明其升，必达其降也。升降之道，皆可先治也。木欲降，而地晶室抑之，降而不入，抑之郁发，散而可得位，降而郁发，暴如天间之待时也。降而不下，郁可速矣。降可折其所胜也，当刺手太阴之所出，刺手阳明之所入。

间，去声，余及下篇同。惟左位升之不前，则右位降之不下，故皆可先治也。如丑未之岁，太阳在泉，厥阴木气降为地之左间，木欲降，而地晶金司室抑之，则降而不入，降而不入则木抑矣。抑之而郁发，必金气散而可得位，抑之郁发，散可得位，是降而郁发也。上文欲发其郁亦须待时，此降而郁发，其气之暴，亦如上文天间之待时也。如当降而终不降，是降而不下矣，降而终不下，则不能待时，郁可速发矣。其发虽速，不可折之，必待降时，可折其所胜也。治之之法，当刺手太阴肺金所出之井，肺为脏，手阳明大肠为之腑，故更刺手阳明所入之合。

火欲降，而地玄窒抑之，降而不入，抑之郁发，散而可矣，当折其所胜，可散其郁，当刺足少阴之所出，刺足太阳之所入。

寅申之岁厥阴在泉，少阴火气降为地之左间，火欲降而地玄水司室抑之，则降而不入矣。火抑之而郁发，必水气散而可矣，斯时当折其所胜之水，可散其所郁之火，当刺足少阴肾水所出之井，肾为脏，足太阳膀胱为之腑，故更刺足太阳所入之合。

土欲降，而地苍窒抑之，降而不下，抑之郁发，散而可入，当折其胜，可散其郁，当刺足厥阴之所出，刺足少阳之所入。

卯酉之岁少阴在泉，太阴土气降为地之左间。土欲降而地苍木司室抑之，降而不下则土抑矣。抑之郁发，必木气散而土可入，斯时当折其所胜之木，可散其所郁之土，当刺足厥阴肝木所出之井，肝之脏，胆为腑，故更刺足少阳所入之合。

金欲降，而地彤窒抑之，降而不下，抑之郁发，散而可入，当折其胜，可散其郁，当刺心包络所出，刺手少阳所入也。

巳亥之岁，少阳在泉，阳明金气降为地之左间。金欲降，而地彤火司室抑之，则降而不下矣，火抑之而金郁发，必火气散而金可入。斯时当折其所胜之火，散其所郁之金，当刺心包络火气所出之井，包络三焦相为表里，故更刺手少阳所入之合也。

水欲降，而地阜窒抑之，降而不下，抑之郁发，散而可入，当折其土，可散其郁，当刺足太阴之所出，刺足阳明之所入。

子午之岁，阳明在泉，太阳水气降为地之左间。水欲降，而地阜土司室抑之，则降而不下矣。土抑之而水郁发，必土气散而水可入，斯时当折其所胜之土，散其所郁之水，当刺足太阴脾土所出之井，脾为脏，胃为腑，故更刺足阳明所入之合。上文升之不前，皆取本气之郁而刺治之，此降之不下，皆取所胜之气而刺治之，是皆立教之法，以明刺治之不可执也。

帝曰：五运之至，有前后与升降往来，有所承抑❶之，可得闻乎刺法？

上文木火土金水论上下左右升降不前，故曰五运之至有前后，与上下升降，左右往来，有所承制而抑郁之，因各有刺，可得闻乎刺法之义乎？

岐伯曰：当取其化源也。是故太过取之，不及资之。太过取之，次抑其郁，取其运之化源，令折郁气。不及扶资，以扶运气，以避虚邪也。资取之法令出《密语》。

《六元正纪大论》云：折其郁气，资其化源，化源，生化之源，故曰当取化源也。是故太过则取之，不及则资之。太过取之者，乃以次而抑其郁，取其五运之化源，令折其郁气也。不及资之者，乃不及扶资，以扶运气，以避虚邪也。下《本病论》岐伯有注《玄珠密语》之云，故曰资取之法令出《密语》。以上论上下左右间气升降不前，各有刺法也。

黄帝问曰：升降之刺，已知其要。愿闻司天未得迁正，使司化之失其常政，即万化之或其皆妄，然与民为病，可得先除，欲济群生，愿闻其说。

上文论升降不前各有所刺，故曰升降之刺，已知其要。每岁司天，当其时而未得迁正，使司化失其五常之政，即万化之或其皆妄，时既不正，然必与民为病，欲济群生，故复问之。

岐伯稽首再拜曰：悉乎哉问！言其至理，圣念慈悯，欲济群生，臣乃尽陈斯道，可申洞微。

帝念慈悯群生，探其至理，伯因赞美而申陈之。

太阳布复❷，即厥阴不迁正，不迁正，气塞于上，当泻足厥阴之所流。

巳亥厥阴司天，上年司天则辰戌太阳也。一岁既终，太阳有余复布，即厥阴不迁正矣。不迁正则木气塞于上，厥阴之气，郁而不伸，故当泻足厥阴之所流。人身经气出于井，溜于荥，注于俞，行于经，入于合。流，谓荥俞经也，下“流”仿此。

厥阴复布，少阴不迁正。不迁正，即气留于上，当刺心包络脉之所流。

子午少阴司天，上年司天则巳亥厥阴也。一岁既终，厥阴有余复布，则少阴不迁正矣。不迁正即火气留于上，少阴之气郁而不伸，故当刺心包络脉之所流。

少阴复布，太阴不迁正。不迁正，即气留于上，当刺足太阴之所流。

丑未太阴司天，上年子午少阴有余复布，则太阴不迁正矣。不迁正则土气留于上，太阴之气郁而不伸，故当刺足太阴之所流。

太阴复布，少阳不迁正。不迁正，则气塞未通，当刺手少阳之所流。

寅申少阳司天，上年丑未太阴有余复布，则少阳不迁正矣。不迁正，则火

❶ 抑：浙江书局本为“仰”，误。
❷ 布复：与下文互参，应为“复布”。

气塞而未通，郁而不伸，故当刺手少阳之所流。

少阳复布，则阳明不迁正。不迁正，则气未通上，当刺手太阴之所流。

卯酉阳明司天，上年寅申少阳有余复布，则阳明不迁正矣。不迁正则阳明金气未能通上，郁而不伸，故当刺手太阴之所流。手太阴，金也。

阳明复布，太阳不迁正，不迁正，则复塞其气，当刺足少阴之所流。

辰戌太阳司天，上年卯酉阳明有余复布，则太阳不迁正矣。不迁正则上年终气之太阳，与本年司天之太阳，复塞其气。复，重复也。太阳重郁，故当刺足少阴之所流。足少阴，水也。

帝曰：迁正不前，已通其要，愿闻不退，欲折其余，无令过失，可得明乎？

上文论迁正不前，帝更欲详明不退之义。

岐伯曰：气过有余，复作布正，是名不退位也，使地气不得后化，新司天未可迁正，故复布化，令如故也。

不退位者，乃气过于有余，下年复作布政，是名不退位也。天气不退，使地气不得后化以迁正，地气不得后化，故新司天未可迁正，故复布化，令如其故也。是知不退位，乃所以不迁正，不迁正，乃所以不退位也。

巳亥之岁，天数有余，故厥阴不退位也，风行于上，木化布天，当刺足厥阴之所入。

如巳亥之岁，天数有余，故厥阴不退位也。不退位，则子午之岁，犹尚治天，风行于上，木化布天，厥阴之气有余也，当刺足厥阴所入之合穴以泻之。

子午之岁，天数有余，故少阴不退位也。热行于上，火余化布天，当刺手厥阴之所入。

凡本年司天之气，有余不退，则下年司天未得迁正，下义俱仿此。手厥阴，心包络也，刺之所以泻火热之有余。

丑未之岁，天数有余，故太阴不退位也。湿行于上，雨化布天，当刺足太阴之所入。

寅申之岁，天数有余，故少阳不退位也。热行于上，火化布天，当刺手少阳之所入。

气同少阴。上文君火、相火，同刺包络，至此则异，穴虽不同，理则一也。

卯酉之岁，天数有余，故阳明不退位也，当刺手太阴之所入。

辰戌之岁，天数有余，故太阳不退位也。寒行于上，凛水化布天，当刺足少阴之所入。

故天地气逆，化成民病，以法刺之，预可平疴。

总结上文，言六气不迁正，不退位，故天地气逆，化成民病，以法刺之，疴可平也。以上论上下在中正位，迁退失时，各有刺法也。

黄帝问曰：刚柔二干，失守其位，使天运之气皆虚乎？与民为病，可得平乎？

上文升降迁退，乃司天之六气也，帝又问天干之气，有刚柔以化五运，如刚柔二干失守，使司天五运之气皆虚乎？虚而为病，可得平乎？

岐伯曰：深乎哉问！明其奥旨。天地叠移，三年化疫，是谓根之可见，必有逃门。

五运六气，乃天地叠移也。与民为病，是三年化疫也。三年化疫，是谓根之可见也。必有逃门，可得而平也。

假令甲子，刚柔失守，刚未正，柔孤而有亏，时序不令，即音律非从，如此三年，变大疫也，详其微甚，察其浅深，欲至而可刺，刺之，当先补肾俞，次三日，可刺足太阴之所注。又有下位己卯不至，而甲子孤立者，次三年作土疠，其法补泻，一如甲子同法也。其刺已毕，又不须夜行及远行，令七日洁清净斋戒。所有自来肾有久病者，可以寅时面向南，净神不乱思，闭气不息七遍，以引颈咽气顺之，如咽甚硬物，如此七遍后，饵舌下津令无数。

甲丙戊庚壬为刚干，乙丁己辛癸为柔干，子寅辰午申戌为刚支，丑卯巳未酉亥为柔支。此以下论刚柔二干，以甲丙庚壬戊五干，为在天上位，刚也。甲与己合，丙与辛合，庚与乙合，壬与丁合，戊与癸合。以己辛乙丁癸，为在地在位，柔也。其六气，则以子寅辰午申合五刚干，子司天则卯在泉，寅司天则巳在泉，辰司天则未在泉，午司天则酉在泉，申司天则亥在泉。既以子寅辰午申为司天上位，合卯巳未酉亥在地下位，六气合五运，丑戌不与焉。时序不令，天时失守，则三年化疫也，地时失守，则三年作疠，各有补泻之治法。

干支首立甲子，假令甲子司天，则甲为土运，甲与己合，甲为刚，己为柔也。子午少阴司天，则卯酉阳明在泉，如甲己子卯，刚柔失守，刚未正则柔孤立有亏，致时序不令，即五音之太少，六律之阴阳，不与岁运相合，故曰非从。岁运如此，则甲乙丙三年当变大疫，而为民病也。详其郁之微甚，察其病之浅深，病欲至而可刺，刺之当先补肾俞，次三日可刺足太阴之所注。所以然者，丙为水运，故补肾俞，甲为土运，故刺足太阴也。甲与己合，皆为土运，子午司天，则卯酉在泉，故兼论下位之己卯。下位，在泉之位也，刚柔失守者，又有下位己卯不至，而甲子孤立者。次三年则作土疠，天气病则为疫，地气病则为疠，疫病气而疠病形也。其补泻刺治之法，一如甲子先补肾俞，后刺足太阴，所谓同法也。刺毕又不须夜行及远行以养身，令七日洁清净斋戒以养心。夫疫疠之病皆乘虚入，故曰所有自来也。若其人肾有久病者，又有导引吐纳之法，以补刺法之所不及也。

假令丙寅，刚柔失守，上刚失守，下柔不可独主之，中水运非太过，不可执法而定之，布天有余，而失守上正，天地不合，即律吕音异，如此即天运失序，后三年变疫。详其微甚，差有大小，徐至，即后三年至，甚，即首三年，当先补心俞，次五日，可刺肾之所入。又有下位地甲子、辛巳，柔不附刚，亦名失守，即地运皆虚，后三年变水疠，即刺法皆如此矣。其刺如毕，慎其大喜，欲情于中，如不忌，即其气复散也，令静七日，心欲实，令少思。

丙，刚干也，寅，刚支也。假令丙寅，丙为水运，与辛相合，寅申少阳司天，则巳亥厥阴在泉。如刚柔失守，夫上刚干既失守，则下柔干不可独主之而亦失守矣。丙为阳水之运，理应太过，今上刚失守，则中水运非太过矣。夫丙为刚干，而水运非太过，是不可执法而定之也。布天，司天也，寅年司天，则布天有余，而失守上正，如是则天地之气，不相和合，即阳律阴吕之音亦乖异矣。司天五运如此，即天运失序，则其后丙丁戊三年，民变疫病。详其病之微甚，大则甚，小则微，而病差有大小，其病徐至，即后三年至，戊也，甚而即至，则首三年，丙也。戊为火运，故当补心俞，丙为水运，故次五日可刺肾之所入也。下位，司地之位也，寅申司天则巳亥在泉。丙与辛皆为水运，故又有下位地甲子辛巳，柔不附刚，亦名失守，所谓上刚干失守，下柔不可独主之者是也。如此，则司地与化运皆虚，后三年民病变为水疠，即刺法与丙寅同，故曰皆如此矣。其刺如毕，当慎其大喜，并慎欲情于中。如不忌，虽补心俞即其气复散也，亦必令静七日。如心气欲实，当令少思，思伤心也。

假令庚辰，刚柔失守，上位失守，下位无合，乙庚金运，故非相招，布天未退，中运胜来，上下相错，谓之失守，姑洗林钟，商音不应也，如此即天运化易，三年变大疫。详其天数，差有微甚，微即微，三年至，甚即甚，三年至，当先补肝俞，次三日，可刺肺之所行。刺毕，可静神七日，慎勿大怒，怒必真气却散之。又或在下地甲子、乙未失守者，即乙柔干，即上庚独治之，亦名失守者，即地运孤主之。三年变疠，名曰金疠，其至待时也，详其地数之等差，亦推其微甚，可知迟速耳。诸位乙庚失守，刺法同，肝欲平，即勿怒。

假令庚辰干支皆刚，而庚与乙合，庚为刚，乙为柔，刚柔失守，谓上位刚干失守，则下位柔干亦无合，是乙庚金运，而故非相招也。上年布天未退，则中运胜来，盖布天未退，乃上年己卯司天之气未退也。己为土运在中，而中运又胜辰年太阳之水，致上下相错而失守。姑洗，阳律也，林钟，阴律也。庚为金运，其音商，上下相错，是以阳律阴律而商音不应也。如此，即天运化易，言司天岁运变化易常也，庚辛壬三年变大疫矣。详其天数，差有微甚之不同，天气微者，民病即微，气病虽微，三年必至。天气甚者，民病即甚，气病虽甚，亦三年至。壬年运木，故当先补肝俞。庚年运金，故次三日可刺肺之所行，行，经穴也。刺毕，可静神七日，慎勿大怒，怒必真气却散之矣。又或在下地甲子乙未失守者，乃庚与乙合，辰水太阳司天，则未土太阴在泉也。庚为刚干，即乙为柔干，刚干失守，即上庚独治之，而乙干之柔亦名失守者。即在地之未，与乙之化运，孤主之矣。至三年，民病变疠，名曰金疠。三年至，故其至待时也。详其地数之等差，亦可推其病之微甚，微则病迟，甚则病速，故可知迟速耳。诸在地之位，若乙庚失守，其刺法同于上。所谓慎勿大怒者，三年交壬，壬为木运，肝气主之，肝欲平，即勿怒也。

假令壬午，刚柔失守，上壬未迁正，下丁独然，即虽阳年，亏及不同，上下失守，相招其有期，差之微甚，各有其数也。律吕二角，失而不和，同音有日，微甚如见，三年大疫，当刺脾之俞，次三日，可刺肝之所出也。刺毕，静神七日，勿大醉歌乐，其气复散，又勿饱食，勿食生食，欲令脾实，气无滞饱，无久坐，食无大酸，无食一切生物，宜甘宜淡。又或地下甲子、丁酉失守其位，未得中司，即气不当位，下不与壬奉合者，亦名失守，非名合德，故柔不附刚，即地运不合，三年变疠，其刺法一如木疫之法。

当，去声。假令壬午干支皆刚，而壬与丁合，壬为刚，丁为柔，刚柔失守，刚失守则上壬未迁正，柔失守则下丁亦独然之。夫刚干合阳支，是为有余，柔干合阴支，是为不及。即虽阳年与亏及不同，而上下既失守，则病之相招其有期也，相差之微甚，亦各有其数也。阳律阴吕皆应角木，今律吕二角失而不和，虽同音有日，而此时失守之微甚，则如见焉。三年之内当大疫矣，三年，壬癸甲也。甲为土运，故当刺脾之俞以平土，次三日可刺肝之所出以平木也。刺毕，须静神七日，勿大醉歌乐，致其气复散，又勿饱食，勿食生食，欲令脾实，须气无滞饱也。久坐而食则四肢不运，故无久坐食。酸为木味，大酸则木盛土虚，故无大酸。生物伤脾，故无食一切生物。宜甘宜淡以养之。又或地下甲子、丁酉失守其位，木运有亏，未得中司，即上天气不当位，而下地不与壬运奉合者，亦名失守。不失守则上下合德，失守则非名合德矣。非名合德，故柔不附刚，即下地中运不合，三年变疠，其刺法一如壬干木疫之法也。

假令戊申，刚柔失守，戊癸虽火运阳年，不太过也，上失其刚，柔地独主，其气不正，故有邪干，叠移其位，差有浅深，欲至将合，音律先同，如此天运失时，三年之中，火[1]疫至矣，当刺肺之俞。刺毕，静神七日，勿大悲伤也，悲伤即肺动，而其气复散也，人欲实肺者，要在息气也。又或地下甲子、癸亥失守者，即柔失守位也，即上失其刚也，即亦名戊癸不相合德者也，即运与地虚，后三年变疠，即名火疠。

假令戊申，干支皆刚。戊与癸合，戊为刚，癸为柔，刚柔失守，戊癸火运，申为阳年，今既失守，不太过也。上司天之阳既失其刚，则在地之柔独主之矣。上失刚，地独主，则其气不正，其气不正，故有邪干，且叠移其位。邪干移位，差有浅深矣。凡上下之气欲至将合，音律先同，今也不然，如此，则司天中运失时，三年之中，火疫至矣。三年，戊己庚也。庚为金运，故当刺肺金之俞，刺毕，静神七日，勿大悲伤也，申明悲伤即肺动，肺动而其气复散也。由是而知人欲实肺者，要在息气也，息犹止也。又或地下甲子，癸亥失守者，癸为柔干，亥为柔支，即柔失守位也。柔失守位，亦即上失其刚之义也。戊癸相合，今失守失刚，即亦名戊癸不相合德者也。不相合德，即中运与在地皆虚矣，后三年民病变疠，戊癸运火，即名火疠。

是故立地五年，以明失守，以穷法刺。于是疫之与疠，即是上下刚柔之名也，穷归一体也，即刺疫法，只有五法，是总其诸位失守，故只归五行而统之也。

总结上文，言六气在天，地支主之，五行在地，天干主之。是故立地五年，以明刚柔之失守也，以穷治法之所刺也，

[1] 火：浙江书局本为“水”，误。

于是知疫之与疠，即是上下刚柔之名也。虽有疫疠刚柔之名，穷究其极，总归一体也。所谓一体者，即刺疫之法，只有五法，而刺疠之法同于疫也。以上失守，俱曰“假令”，是六十年中，总其诸位之失守，故此只归五行而统之也。

黄帝曰：余闻五疫之至，皆相染易，无问大小，病状相似，不施救疗，如何可得不相移易者？

时疫之病，传染移易，如何救疗，可得不相移易者。

岐伯曰：不相染者，正气存内，邪不可干，避其毒气，天牝从来，复得其往，气出于脑，即不邪干。气出于脑，即室先想心如日。欲将入于疫室，先想青气自肝而出，左行于东，化作林木。次想白气自肺而出，右行于西，化作戈甲。次想赤气自心而出，南行于上，化作焰明。次想黑气自肾而出，北行于下，化作水。次想黄气自脾而出，存于中央，化作土。五气护身之毕，以想头上如北斗之煌煌，然后可入于疫室。

天牝❶即玄牝，人身真元之气也。天牝从来，从鼻息而下丹田，得其从来，复得其往，合五脏元真之气，上出头脑，然后可入疫室。盖邪之所至，其气必虚，真气内存，发见于外，则邪不能入，疫可却矣。

又一法，于春分之日，日未出而吐之。

所以清其胃脘也。

又一法，于雨水日后，三浴，以药泄汗。

所以通其肌表也。

又一法，小金丹方：辰砂二两，水磨雄黄一两，叶子雌黄一两，紫金半两，同入合中，外固，了地一尺，筑地宾不用炉，不须药制，用火二十斤煅之也，七日终，候冷，七日取，次日出合子，埋药地中，七日取出，顺日研之三日，炼白沙蜜为丸，如梧桐子大，每日望东吸日华气一口，冰水下一丸，和气咽之，服十粒，无疫干也。

紫金，紫色金也。合，盒也。固，以泥封固之也。了地，入地也。地宾，地穴也。顺日，就日，犹向日也。冰水，冷水也，小金丹，所以镇腑脏而和三焦也。以上言三年化疫，疠亦随之，与民为病，各有逃门，是以刺法之外，更有却疫之方也。

黄帝问曰：人虚即神游失守位，使鬼神外干，是致夭亡，何以全真？愿闻刺法。

承上下失守之意，问人虚则神游失守，何以全真，不致夭亡。

岐伯稽首再拜曰：昭乎哉问！谓神游失守，虽在其体，然不致死，或有邪干，故令夭寿。

神游失守，虽本体内虚，然不致死，复有邪干，则夭寿矣。如下文三虚相搏，各有刺法。

只如厥阴失守，天以虚，人气肝虚，感天重虚，即魂游于上，邪干，厥，大气，身温犹可刺之，刺其足少阳之所过，复刺肝之俞。

厥阴，司天之气也。如厥阴失守，则天已虚，人气肝虚而感天之虚，是谓重虚。肝藏魂，即魂游于上。重虚而外

---

❶ 牝：浙江书局本为“化”，误。

邪干之，是为三虚。邪干，则病厥。厥，厥逆也。大气，肝气上逆也。身温，热气外浮也。邪干致病，犹可刺之，刺其足少阳之所过，以治身温。复刺肝之俞，以治厥气。少阳所过，刺其原也，六腑有原。《九针论》云：所过为原。下“过”义俱仿此。

人病心虚，又遇君相二火，司天失守，感而三虚，遇火不及，黑尸鬼犯之，令人暴亡，可刺手少阳之所过，复刺心俞。

人病心虚，心脏虚也，又遇少阴君火、少阳相火，司天失守，天气虚也，重虚感邪而三虚。火气不及，水制其火，故有黑尸水鬼犯之，令人暴亡，而有取刺之法也。

人脾病，又遇太阴司天失守，感而三虚，又遇土不及，青尸鬼邪犯之于人，令人暴亡，可刺足阳明之所过，复刺脾之俞。

人虚、天虚而感邪，是为三虚。木克土，故青尸鬼邪犯之，病之所在，即取刺之，下肺肾二段，其义一也。

人肺病，遇阳明司天失守，感而三虚，又遇金不及，有赤尸鬼干人，令人暴亡，可刺手阳明之所过，复刺肺俞。

火克金，故犯赤尸鬼。

人肾病，又遇太阳司天失守，感而三虚，又遭水运不及之年，有黄尸鬼干犯人正气，吸人神魂，致暴亡，可刺足太阳之所过，复刺肾俞。

黄尸鬼，土克水也，所谓三虚相搏，则为暴疾，此之谓也。

黄帝问曰：十二脏之相使，神失位，使神彩之不圆，恐邪于犯，治之可刺，愿闻其要。

十二经脉，脏腑主之，腑能藏物，皆谓之脏。神游旋转，则神彩周圆，否则恐邪于犯，刺治何如？

岐伯稽首再拜曰：悉乎哉问！至理道真宗，此非圣帝，焉究斯源，是谓气神合道，契符上天。

帝屡问详悉，皆至理至道之真宗，人身气神合于天道，故曰契符上天。

心者，君主之官，神明出焉，可刺手少阴之源。

合下十二官，解见《灵兰秘典论》。心为君主，出神明，故刺手少阴之源。手少阴，心也。上文升降之刺，有刺其流者，合溜注行而总摄之，则曰流。此则刺其源，盖出者入之基，入者出之本，合出入而总摄之，则曰源，下“源”俱仿此。

肺者，相傅之官，治节出焉，可刺手太阴之源。

肝者，将军之官，谋虑出焉，可刺足厥阴之源。

胆者，中正之官，决断出焉，可刺足少阳之源。

膻中者，臣使之官，喜乐出焉，可刺心包络之所流。

手少阴心，既刺其源，故心包络刺其所流。

脾为谏议之官，智周出焉，可刺脾之源。

《灵兰秘典》合脾胃而总言之，故曰“脾胃者，仓廪之官，五味出焉”，此则分言之，故如此云云。磨运输散，犹谏议也，藏意藏智，智之周也，又土灌四旁也。

胃为仓廪之官，五味出焉，可刺胃之源。

大肠者，传道之官，变化出焉，可刺大肠之源。

小肠者，受盛之官，化物出焉，可刺小肠之源。

肾者，作强之官，伎巧出焉，刺其肾之源。

三焦者，决渎之官，水道出焉，刺三焦之源。

膀胱者，州都之官，津液藏焉，气化则能出焉，刺膀胱之源。

凡此十二官者，不得相失也。

十二官各有所司，相为传使，故不得相失，解见《灵兰秘典》。

是故刺法有全神养真之旨，亦法修真之道，非治疾也，故要修养和神也。道贵常存，补神固根，精气不散，神守不分，然即神守，而虽不去，亦全真。人神不守，非达至真，至真之要，在乎天玄，神守天息，复入本元，命曰归宗。

刺法，所以全神养真也，是故刺法有全神养真之旨焉，亦其法有修真之道焉，非但治疾也。非治疾，故要修养和神也。道贵常存，常存则补神固根，能如是也，则精气不散，而神守不分。然即神守而疾虽不去，亦全真矣。所以然者，重内守之神，非治疾也。苟人神不守，非能达乎至真，以至真之要，在乎天玄，不在形身也。神守而天息依，复入本元，命曰归宗。刺法有修真之道，有全神养真之旨，其洵然乎！

本病论篇 原本次第七十三

此复申明上篇之义。上篇论升降迁正退位，及刚柔干支失守，民病疫疠，三虚暴亡，十二官相失，各有刺法。帝更欲宣畅其旨，故又探诸岐伯以明之，名《本病论》者，盖本上篇刺法之病，以为论也。

黄帝问曰：天元九室，余已知之，愿闻气交，何名失守？

上篇论升降不前，乃九星室抑。帝承上篇之义，故曰天元九室，余已知之，更欲详明气交失守之义。

岐伯曰：谓其上下升降，迁正退位，各有经论，上下各有不前，故名失守也，是故气交失易位，气交乃变，变易非常，即四时失序，万化不安，变民病也。

帝云天元九室，余已知之者，谓其上下升降迁正退位之理，各有经以论之也。问气交何名失守者，亦上下各有不前，故名失守也，气交则易位，是故气交失易位，则气交乃变，变易非常，即时序乃失，致万化不安，变民病也。

帝曰：升降不前，愿闻其故。气交有变，何以明之？

气交，即升降之义，故合升降以问气交。

岐伯曰：昭乎哉问，明乎道矣！气交有变，是谓天地机，但欲降而不得降者，地室刑之。又有五运太过，而先天而至者，即交不前，但欲升而不得其升，中运抑之。但欲降而不得其降，中运抑之。于是有升之不前，降之不下者，有降之不下，升而至天者，有升降俱不前，作如此之分别，即气交之变，变之有异常，各各不同，灾有微甚者也。

气交有变，是谓天地之机。天地机，旋转者也。今但欲降而不得降者，乃地司室刑之，有如前篇所云也。又有五运之气太过，先天而至者，夫五运太过则上下受制，即气交亦不前矣。有但欲升而不得其升，乃中运制抑之，有但欲降而不得其降，亦中运制抑之。于是有升之不前，降之不下者矣，有降之不下，升而至天者矣。由此推之，有升之不前，降而至地者矣。不言者省文也。又有升降俱不前者矣。作如此之分别，即气交之变，变之有异常，各各不同，而灾囚有微甚者也。

帝曰：愿闻气交遇会胜抑之由，变成民病，轻重何如？

承五运太过，中运抑之，及灾有微甚之言而复问也。

岐伯曰：胜相会，抑伏使然。是故辰戌之岁，木气升之，主逢天柱，胜而不前。又遇庚戌，金运先天，中运胜之，忽然不前。木运升天，金乃抑之，升而不前，即清生风少，肃杀于春，露霜复降，草木乃萎。民病瘟疫早发，咽嗌乃干，四支满，支节皆痛。久而化郁，即大风摧拉，折陨鸣紊。民病卒中偏痹，手足不仁。

支，肢同，卒，音促，下俱同。中，去声。始焉受制，既乃复也，故胜相会，乃抑伏使然。是故辰戌之岁，太阳司天，厥阴木气升为左间，主逢天柱，则金星胜，而木不前。又遇庚戌，庚为金运，故金运先天，化运在中，故中运胜[1]之。有所制胜，则忽然不前。夫木运欲升天，金气乃抑之，则升而不前。盖金为清肃之气，木为风动之气，故即清气生而风气少。肃杀之气行于春，则露霜复降，草木乃萎，民病瘟疫早发，咽嗌乃干，燥金胜也。四肢满，肢节皆痛，风木病也。久而化郁，木先郁而后发也。木郁而发，即大风摧拉，折陨鸣紊，民病卒中偏痹，手足不仁，风病也。

是故巳亥之岁，君火升天，主窒天蓬，胜之不前。又厥阴未迁正，则少阴未得升天，水运已至其中者。君火欲升，而中水运抑之，升之不前，即寒清复至，冷生旦暮。民病伏阳，而内生烦热，心神惊悸，寒热间作。日久成郁，即暴热乃至，赤风瞳翳，化疫温疠，暖作赤气瘴，而化火疫，皆烦而燥渴，渴甚，治之以泄之可止。

巳亥厥阴司天，则少阴君火升为左间，主室天蓬，则水星胜而火不前。又厥阴司天未迁正，则少阴未得升天矣。若水运已至其中者，君火欲升，而中水运抑之也。升之不前，即清寒复作，冷生旦暮，水气胜也。民病伏阳，而内生烦热，火气郁也。心神惊悸，火气虚也。寒热间作，水火相争也。日久成郁，郁而乃发，即暴热乃至矣。赤风，火风也，赤风瞳翳，火风交炽，目不明也。化疫温疠，先病疫，后病疠也，疠为温疠，则疫为火疫，故又曰暖作赤气瘴，而化火疫。温疠、火疫，均为热病，故皆烦而燥渴，渴甚。治之以泄之可止，谓泄其火也。

是故子午之岁，太阴升天，主窒天冲，胜之不前，又或遇壬子，木运先天而至者，中木运抑之也。升天不前，即风埃四起，时举埃昏，雨湿不化，民病风厥涎潮，偏痹不随，胀满。久而伏郁，

---

[1] 胜：浙江书局本为“升”。

即黄埃化疫也，民病夭亡，脸肢腑黄疸，满闭，湿令弗布，雨化乃微。

子午之岁，少阴司天，则太阴土气升为左间。主窒天冲，则木星胜而土不前。又或遇壬子，壬为木运，木运先天而至者，则中木运抑之也。太阴升天不前，即风埃四起，时举埃昏，风气胜也。雨湿不化，土气虚也。民病风厥涎潮，风湿病也。偏痹不随，胀满，亦风湿病也。久而伏郁，郁乃发，即黄埃化疫也。民病夭亡，脸肢腑黄疸，满闭，湿令弗布，雨化乃微，土疫病也。

是故丑未之年，少阳升天，主窒天蓬，胜之不前。又或遇太阴未迁正者，即少阴未升天也。水运已至者，升天不前，即寒雰反布，凛冽如冬，水复涸，冰再结，暄暖乍作，冷复布之，寒暄不时。民病伏阳在内，烦热生中，心神惊骇，寒热间争，以久成郁，即暴热乃生，赤风气瞳翳，化成疫疠，乃化作伏热内烦，痹而生厥，甚则血溢。

丑未之年，太阴司天，少阳相火升为左间，主窒天蓬，水星胜之，火气不前。又或遇太阴未迁正者，即少阴未升天也。辛为水运，水运已至者，则火气升天不前，即寒雰反布，凛冽如冬，水涸而冰再结，水气胜也。暄暖乍作，冷复布之，寒胜热也。乍暄乍寒，故寒暄不时。民病伏阳在内，至伏热内烦，与巳亥之岁同。寒制其热，水胜火虚，故痹而生厥，甚则血溢，火郁发也。

是故寅申之年，阳明升天，主窒天英，胜之不前。又或遇戊申、戊寅，火运先天而至，金欲升天，火运抑之，升之不前，即时雨不降，西风数举，咸卤燥生。民病上热喘嗽血溢，久而化郁，即白埃翳雾，清生杀气，民病胁满悲伤，寒鼽嚏，嗌干，手拆[1]皮肤燥。

数，音朔。寅申之年，少阳司天，阳明金气升为左间，主窒天英，火星胜之，金气不前。又或遇戊申戊寅，火运先天而至，金欲升天，火运抑之，则升之不前矣。即时雨不降，火气胜也。西风数举，咸卤燥生，金气郁也。民病上热喘嗽血溢，火病也。久而化郁，郁久而发病也，即白埃翳雾，清生杀气，秋金之气也。民病胁满悲伤，寒鼽嚏，嗌干，手折皮肤燥，金刑之病也。

是故卯酉之年，太阳升天，主窒天芮，胜之不前，又遇阳明未迁正者，即太阳未升天也。土运已至，水欲升天，土运抑之，升之不前，即湿雨热蒸，寒生雨间。民病注下，食不及化，久而成郁，冷来客热，冰雹猝至。民病厥逆而哕，热生于内，气痹于外，足胫酸疼，反生心悸，懊热暴烦而复厥。

间，如字。卯酉之年，阳明司天，太阳水气升为左间，主窒天芮，土星胜之，水气不前。又遇阳明司天未迁正者，即太阳左间未升天也。土运已至，太阳水气欲升天，而土运抑之，则升之不前矣。即湿雨热蒸，湿兼热也。寒生雨间，湿兼寒也。民病注下，食不化，土湿病也。久而成郁，郁久而水病发也。冷来客热，冰雹猝至，水气之寒也。民病厥逆而哕，水寒病也。热生于内，气痹于外，气痹于外故足胫酸疼，热生于内故反生心悸。热生于内，气痹于外，故郁

---

[1] 拆：通“坼”。坼：裂开。

热暴烦而复厥。

黄帝曰：升之不前，余已尽知其旨。愿闻降之不下，可得明乎？

问意与前篇同。

岐伯曰：悉乎哉问也！是谓天地微旨，可以尽陈斯道。所谓升已必降也，至天三年，次岁必降，降而入也，始为左间也。如此升降往来，命之六纪者矣。

至天三年，如少阴为司天左间，则次年少阴司天三年则为右间。三年之后，降而入地，始为地之左间。如此升降往来，无有已时，命之六十年之六纪者矣。

是故丑未之岁，厥阴降地，主窒地晶，胜而不前。又或遇少阴未退位，即厥阴未降下，金运已至中，金运承之，降之未下，抑之变郁，木欲降下，金承之，降而不下，苍埃远见，白气承之。风举埃昏，清燥行杀，霜露复下，肃杀布令，久而不降，抑之化郁，即作风燥相伏，暄而反清，草木萌动，杀霜，乃蛰未见，惧清伤脏。

见，音现，余同。丑未太阴司天，则辰戌太阳在泉，厥阴降地为地之左间，主窒地晶，金胜木也，胜之而厥阴不前。又或遇上年司天少阴未退位，即厥阴未降下矣。厥阴，木也，金运已至其中，则金运承之，承乃制也，承制之，则降之未下，抑之则变郁矣。夫木欲降下，金承之，降而不下，则苍埃远见，而金之白气承之。风举埃昏，风气盛也。清燥行杀，霜露复下，肃杀布令，金气胜也。郁久而木不降，则抑之化郁，即风燥相伏，暄而反清，时惟春也，草木萌动而杀以霜，蛰虫乃蛰而时未见，惧清气之伤脏也。

是故寅申之岁，少阴降地，主窒地玄，胜之不入。又或遇丙申、丙寅，水运太过，先天而至。君火欲降，水运承之，降而不下，即彤云才见，黑气反生，暄暖如舒，寒常布雪，凛冽复作，天云惨凄，久而不降。伏之化郁，寒胜复热，赤风化疫，民病面赤心烦，头痛目眩也，赤气彰而温病欲作也。

寅申少阳司天，则巳亥厥阴在泉，少阴降地，为地之左间。主窒地玄，水胜火也，胜之而火不前。又或遇丙申、丙寅，丙为水运太过，先天而至，君火欲降，水运承制之。降而不下，即火气之彤云才见，而黑气反生。暄暖之阳气如舒，而寒常布雪，水气本寒，故凛冽复作，天云惨凄。久而不降，则抑伏之而化郁矣。郁极而复，则始焉寒胜者，今乃复热矣。复热故赤风化为温疫，民病面赤心烦，头痛目眩，皆火郁乃发之病，是以火气彰而温病欲作也。

是故卯酉之岁，太阴降地，主窒地苍，胜之不入。又或少阳未退位者，即太阳未得降也，或木运已至，木运承之，降而不下，即黄云见而青霞彰，郁蒸作而大风，雾翳埃胜，折损[1]乃作，久而不降也。伏之化郁，天埃黄气，地布湿蒸，民病四肢不举，昏眩，肢节痛，腹满填臆。

卯酉之岁，阳明司天，则子午少阴在泉，太阴降地为地之左间。主窒地苍，木胜土也，木胜之而土不入。又或上年少阳司天未退位者，即太阴未得降也。或丁酉、丁卯木运已至，木运承制之，

[1] 损：浙江书局本为“陨”。

则太阴降而不下矣。如是即土色之黄云见，而木之青霞彰，土之郁蒸作，而木起大风。土湿之雾翳埃胜，而风木之折损乃作，且久而不降也。久伏之而化郁，郁乃发，故天埃黄气，地布湿蒸，民病四肢不举，昏眩，肢节痛，腹满填臆，皆土郁乃发之病也。

是故辰戌之岁，少阳降地，主窒地玄，胜之不入。又或遇水运太过，先天而至也，水运承之，降而不下，即彤云才见，黑气反生，暄暖欲生，冷气猝至，甚即冰雹也。久而不降，伏之化郁，冷气复热，赤风化疫。民病面赤、心烦、头痛、目眩也，赤气彰而热病欲作也。

辰戌太阳司天，则丑未太阴在泉，少阳降地，为地之左间。主窒地玄，水胜火也，水胜之而火不前。又或遇丙戌、丙辰，水运太过，先天而至也。水运承之，火气降而不下矣。"彤云才见"以下，大意与少阴同。

是故巳亥之岁，阳明降地，主窒地彤，胜而不入。又或遇太阴未退位，即阳明未得降，即火运已至之，火运承之不下，即天清而肃，赤气乃彰，暄热反作，民皆昏倦，夜卧不安，咽干引饮，懊热内烦，大清朝暮，暄还复作。久而不降，伏之化郁，天清薄寒，远生白气，民病掉眩，手足直而不仁，两胁作痛，满目忙忙❶。

巳亥厥阴司天，则寅申少阳在泉，阳明降为地之左间。主窒地彤，火气胜之，火胜之而金不入。又或遇上年太阴未退位，即阳明未得降也。岁当戊申、戊寅，即火运已至之，火运承制之，而金不下，即天清而肃，则赤气乃彰，暄热反作，火胜金也。民病昏倦，夜卧不安，不清宁也。咽干引饮，懊热内烦，热气胜也。故虽大清朝暮，而火气之暄还复作也，若抑久而终不降，则伏之而化郁。金郁而发，则天清薄寒，远生白气，金胜木虚，故民病掉眩，手足直而不仁，且两胁作痛，满目忙忙，是皆肝虚之病也。

是故子午之年，太阳降地，主窒地阜，胜之，降而不入。又或遇土运太过，先天而至，土运承之，降而不入。即天彰黑气，瞑暗凄惨，才施黄埃，而布湿寒化令，气蒸湿复令。久而不降，伏之化郁，民病大厥，四肢重怠，阴痿少力，天布沉阴，蒸湿间作。

子午少阴司天，则卯酉阳明在泉，太阳降为地之左间。主窒地阜，土胜水也，胜之则水降而不入。又或遇甲午、甲子，土运太过，先天而至，土运承制之，水气降而不入，即天彰黑色而水欲舒，却瞑暗凄惨，才施黄埃，而土布湿矣。水欲动，而寒化令，其气随蒸湿，而土复令矣。久而不降，则伏抑之而化郁，谓郁而复发也。民病大厥，四肢重怠，阴痿少力，水发之病也。天布沉阴，蒸湿间作，水郁之气也。

帝曰：升降不前，晰知其宗，愿闻迁正，可得明乎？

升降，论左右之间位，迁正，论上下之中位，故复问之。

岐伯曰：正司中位，是全迁正位司天，不得其迁正者，即前司天已遇交司之日，即遇司天太过有余日也，即仍旧

---

❶ 忙忙：即"茫茫"。

治天数，新司天未得迁正也。

迁正者，正司中位，是全迁正位以司天也。不得其迁正者，即前司天已遇交司之日，即遇上年司天太过而有余日，即仍旧以治[1]天数，以致新司天未得迁正也。

厥阴不迁正，即风暄不时，花卉萎瘁。民病淋溲，目系转，转筋，喜怒，小便赤。风欲令，而寒犹不去，温暄不正，春正失时。

巳亥之岁，厥阴不迁正，则风木失时，故即风暄不时，而花卉萎瘁也。民病诸证，皆属肝虚。不迁正而失时序，故风欲令而寒犹不去，温暄不正，春正失时也。

少阴不迁正，即冷气不退，春冷后寒，暄暖不时。民病寒热，四肢烦痛，腰脊强直。木气虽有余，位不过于君火也。

强，去声。过，平声，下"过"同。子午之岁，少阴不迁正，则热火失时，故即冷气不退。春时先冷后寒，以致温暖不时也。民病诸证，皆少阴心肾内虚。少阴之不迁正，必厥阴之不退位，然厥阴木气虽有余，而位不过于二气之君火也。

太阴不迁正，即云雨失令，万物枯焦，当生不发。民病手足肢节肿满，大腹水肿，填臆不食，飧泄胁满，四肢不举。雨化欲令，热犹治之，温煦于气，亢而不泽。

丑未之岁，太阴不迁正，则土湿不濡，故即云雨失令，而万物枯焦，当生不发矣。民病诸证，皆属脾虚。太阴之不迁正，必少阴之不退位也，故雨化欲令，而热犹治之，温煦于气，致亢而不泽也。

少阳不迁正，即炎灼弗令，苗莠不荣，酷暑于秋，肃杀晚至，霜露不时。民病痎疟骨热，心悸惊骇，甚时血溢。

寅申之岁，少阳不迁正，则火热愆期，故即炎灼弗令。苗莠不荣，物不长也。酷暑于秋，热气后也。当秋而暑，以致肃杀晚至，而霜露不时。民病诸证，皆少阳火郁之所致也。

阳明不迁正，则暑化于前，肃于后，草木反荣。民病寒热鼽嚏，皮毛折，爪甲枯焦，甚则喘嗽息高，悲伤不乐，热化乃布，燥化未令，即清劲未行，肺金复病。

卯酉之岁，阳明不迁正者，乃少阳不退位也。不退位则暑化于前，金肃于后，热多清少，故草木反荣。民病诸证，皆金虚肺病。热化乃布，火气余也。燥化未令，金气虚也。金气虚即清劲未行，若清劲行而肺金复病。

太阳不迁正，即冬清反寒，易令于春，杀霜在前，寒冰于后，阳光复治，凛冽不作，雰云待时。民病温疠至，喉闭嗌干，烦燥而渴，喘息而有音也。寒化待，燥犹治天，气过失序，与民作灾。

辰戌之岁，太阳不迁正，太阳主寒水之气，太阳不迁正，乃阳明不退位。阳明不退，即冬时清肃反寒之气，易令于太阳主岁之春。杀霜在前，金气胜也。寒冰于后，水愆期也。水气虚，故阳光复治而凛冽不作，雰云待时也。民病诸证，皆水虚火病。太阳未迁正，故寒化

[1] 治：浙江书局本为"致"。

待。阳明不退位，故燥犹治天，其气过时失序，则与民为灾。

帝曰：迁正早晚，已命其旨，愿闻退位，可得明哉？

迁正义明，愿闻退位。

岐伯曰：所谓不退者，即天数未终，即天数有余，名曰复布正，故名曰再治天也，即天令如故而不退位也。

至春不得温和之气，一如旧岁之冬，为不退位也。

厥阴不退位，即大风早举，时雨不降，湿令不化，民病温疫，疵发风生，皆肢节痛，头目痛，伏热内烦，咽喉干，引饮。

巳亥厥阴不退位，则子午少阴未迁正。当子午之年，即大风早举，木气胜也。时雨不降，湿令不化，木制土也。民病温疫，疵发风生，风热病也。皆肢节痛，头目痛，伏热内烦，咽喉干，引饮，亦皆厥阴风热之病也。

少阴不退位，即温生春冬，蛰虫早至，草木发生，民病膈热咽干，血溢惊骇，小便赤涩，丹瘤疹，疮疡留毒。

子午少阴不退位，则丑未太阴未迁正。当丑未之年，即温生春冬，蛰虫早至，草木发生，火气胜也。民病膈热诸证，亦皆少阴火热之病也。

太阴不退位，而且寒暑不时，埃昏布作，湿令不去，民病四肢少力，食饮不下，泄注淋满，足胫寒，阴痿，闭塞失溺，小便数。

数，音朔。丑未太阴不退位，则寅申少阳未迁正。当寅申之年，而且寒暑不时，埃昏布作，湿令不去，土气胜也。民病诸证，皆为太阴土湿之病也。

少阳不退位，即热生于春，暑乃后化，冬温不冻，流水不冰，蛰虫出见，民病少气，寒热更作，便血上热，小腹坚满，小便赤沃，甚则血溢。

寅申少阳不退位，则卯酉阳明未迁正。当卯酉之年，即热生于春，暑乃后化，冬温不冻，流水不冰，蛰虫出见，皆火热之气有余也。民病诸证，亦皆少阳火热之病也。

阳明不退位，即春生清冷，草木晚荣，寒热间作，民病呕吐暴注，食饮不下，大便干燥，四肢不举，目瞑掉眩。

卯酉阳明不退位，则辰戌太阳未迁正。当辰戌之年，值寒金之气，即春生清冷，而草木晚荣，清气惟寒，燥气则热，故寒热间作。民病诸证，亦皆阳明清寒燥热之病也。言此五气，不及太阳，可类推矣。

帝曰：天岁早晚，余已知之，愿闻地数，可得闻乎？

司天者，谓之天岁，司地者，谓之地数。

岐伯曰：地下迁正升，及退位不前之法，即地土产化，万物失时之化也。

下迁，从天而迁于地也。正升，从地而升于天也。退位，成功者退也。不前，司令者当升不升也。中有所失，即地土产化，皆为万物失时之化也。

此一节申明上篇升降迁正退位之义。

帝曰：余闻天地二甲子，十干十二支，上下经纬天地，数有叠移，失守其位，可得昭乎？

上篇岐伯有在下地甲子之说，故问天地二甲子，叠移失位，即上篇刚柔失守之意。

岐伯曰：失之叠位者，谓虽得岁正，未得正位之司，即四时不节，即生大疫。注《玄珠密语》云：阳年三十年，除六年天刑，计有太过二十四年，除此六年，皆作太过之用，令不然之旨。今言叠支叠位，皆可作其不及也。

失之，犹言失守。叠位，更移其位也。失守叠位，谓虽得岁正，未得正位之司，即四时不节，即生大疫矣。《玄珠密语》，书名也。以甲丙戊寅壬阳干，配子寅辰午申戌阳支，计有三十年。除甲辰甲戌，丙子戊午，庚申壬寅，岁会六年为天刑，尚计有二十四年，主阳年为太过，除此天刑六年，皆作太过之用。今也若令有不然之旨，所谓不然之旨者，今言叠支叠位，虽太过有余，皆可作其不及也，盖言当位不位，虽有余亦不及也。

假令甲子阳年，土运太窒。如癸亥天数有余者，年虽交得甲子，厥阴犹尚治天，地已迁正，阳明在泉，去岁少阳，已作右间，即厥阴之地阳明，故不相和奉者也。癸己相会，土运太虚，反受木胜，故非太过也。况黄钟不应太宫，木既胜而金复还，金既复而少阴如至，即木胜如火而金复微，如此，则甲己失守，后三年化成土疫，晚至丁卯，早至丙寅，土疫至也。大小善恶，推其天地，详乎太一。又只如甲子年，如甲至子而合，应交司而治天，即下己卯未迁正，而戊寅少阳未退位者，亦甲己下有合也，即土运非太过，而木乃乘虚而胜土也，金次又行复胜之，即反邪化也。阴阳天地殊异尔，故其大小善恶，一如天地之法旨也。

窒，有余而不通也。甲子皆阳，甲己化土，甲为有余，己为不及。假令甲子阳年，土运太过而窒，今年甲子，上年癸亥，如癸亥天数有余者，今年虽交得甲子，上年厥阴，犹尚治天，此司天之失守也。子年少阴司天，则阳明在泉。若司天失守，而地已迁正，则阳明在泉矣。去岁当少阳在泉者，今岁已作阳明之右间。夫地已迁正，而厥阴犹尚治天，即为厥阴之地阳明，阳明金气上制其木，故不相和奉者也。甲己皆为土运，假令癸亥司天，运值己土，癸己相会，己之[1]土运太虚，虚则反受厥阴木胜，夫癸主化火，火能生土，土应太过，己运不及，故非太过也。此因甲而兼论乎己也。甲主土运，是为太宫，今司天失守，即黄钟不应太宫，土虚而木既胜，始焉木胜，既而金还复。金既复，而少阴如至，至，迁正也。少阴，火也，始则木胜，终则火胜，故曰木胜如火，犹言火之胜一如木胜也。火胜而金复微矣，胜复如此，则皆甲己土运之失守也。后三年，化成土疫，晚至丁卯，三年后也，早至丙寅，正三年也，土疫至也。病之大小善恶，推其天地之阴阳，详乎太一之出入，可以知之。又只如甲子之年，如甲至子而合，阳合阳也，合则甲与子应交司而治天，即在下之己卯未迁正，而在地上年之戊寅少阳未退位者，亦甲与己下有合也，谓从上合下也。即土运虽非太过，而木乃乘虚胜土也，金次又行，复胜其木，即反致邪化而病疫也。此皆阴阳天

[1] 甲己皆为土运……己之：浙江书局本为“上年癸亥，犹未退位，甲己运土，则癸己相会，己为阴土，故”。

地之殊异尔。故其病之大小善恶，一如天地之法旨，以推乎天数，详乎太一也。

假令丙寅阳年太过，如乙丑天数有余者，虽交得丙寅，太阴尚治天也，地已迁正，厥阴司地，去岁太阳已作右间，即天太阴而地厥阴，故地不奉天化也。乙辛相会，水运太虚，反受土胜，故非太过，即太簇之管，太羽不应，土胜而雨化，水复即风，此者丙辛失守其会，后三年化成水疫，晚至己巳，早至戊辰，甚即速，微即徐，水疫至也，大小善恶推其天地数，乃太一游宫。又只如丙寅年，丙至寅且合，应交司而治天，即辛巳未得迁正，而庚辰太阳未退位者，亦丙辛不合德也，即水运亦小虚而小胜，或有复，后三年化疠，名曰水疠，其状如水疫，治法如前。

丙寅干支皆阳，阳主太过，故曰假令丙寅阳年太过，如上年乙丑天数有余者，今年虽然得丙寅，上年太阴尚治天也，此司天之失守也。寅年少阳司天，则厥阴在地。如地已迁正，则厥阴司地矣，去岁太阳在泉者，今岁已作地之右间。地已迁正，而太阴尚治天，即天太阴而地厥阴，厥阴木气上制其土，故地不奉天化也。丙辛皆为水运，假令乙丑司天，运值辛水，乙辛相会，辛之水运太虚，反受太阴土胜，故非太过，此因丙兼论乎辛也。丙主水运，是为太羽，司天失守，即太簇之管，太羽不应，土气胜而雨湿化。雨者，水也，水生其木，故水复即风。风，风木也。凡此者[1]，论丙辛水运失守其会合也。至后三年，化成水疫，晚至三年后之己巳，早至三年之戊辰。甚即速，一二年也，微即徐，三年，三年后也，水疫至也。病之大小善恶，推其天地之数，乃在太一游宫，可以知之。又只如丙寅年，丙与寅且合，应交司而治天，丙[2]与辛合，皆为水运[3]，少阳寅在上，则厥阴巳在下，即辛巳未得迁正，而在地之[4]庚辰太阳未退位者，无论刚柔[5]，亦丙辛之不合德也。即水运之虚，亦小虚而小胜，小胜或有复也。后三年，病地气而化疠者，名曰水疠，其状即如水疫，治法如前。前，前[6]《刺法论》也。

假令庚辰阳年太过，如己卯天数有余者，虽交得庚辰年也，阳明犹尚治天，地已迁正，太阴司地，去岁少阴已作右间，即天阳明而地太阴也，即[7]姑洗之管，太商不应，火胜热化，水复寒刑，此乙庚失守，其后三年，化成金疫也。速至壬午，徐至癸未，金疫至也。大小善恶，推本年天数及太一也。又只如庚辰，如庚至辰，且应交司而治天，即下乙未未得迁正者，即地甲午少阴未退位者，且乙庚不合德也，即下乙未，干失刚，亦金运小虚也，有小胜或无复，后三年化疠，名曰金疠，其状如金疫也，治法如前。

庚与辰为阳年太过。如上年己卯天数有余者，本年虽交得庚辰年也，而上年阳明犹尚治天，此司天之失守也。辰

---

❶ 凡此者：浙江书局本为“此”。

❷ 丙：浙江书局本“丙”前有“然”字。

❸ 皆为水运：浙江书局本脱。

❹ 在地之：浙江书局本为“上年”。

❺ 无论刚柔：浙江书局本为“干虽在丙”。

❻ 前前：浙江书局本为“篇”。

❼ 即：浙江书局本“即”前有“故地下奉天也，己乙相会，金运太虚，反受火胜，故非太过也”。

年太阳司天，则太阴在地。如地已迁正，则太阴司地矣。去岁少阴在泉者，今岁已作地之右间。即天乃上年之阳明，而地乃今岁之太阴也，太阴在泉，土也，阳明在天，金也，泉在地之下，土生其金，故地下而上奉于天也。乙庚皆金运，假令己卯司天，运值乙金，乙己相会，乙之❶金运太虚，反受少阴火胜。夫乙为金运，阳明司天，则金气太过，以受少阴火胜，故非太过也。此因庚而兼论乎乙也。庚主金运，谓之太商，司天失守，即姑洗之管，太商不应，金失守而不及，则火胜而热化，金气正位，则金生其水，而水复寒刑，以胜其火。凡此皆论乙庚金运失守，其后三年化成金疫也，速至壬午，三年也，徐至癸未，三年后也，金疫至也。大小善恶，推本年天数及乎太一，可以知之。又只如庚辰之年，庚与辰，且应交司而治天，乙与庚合，皆为金运。太阳辰在上，则太阴未在下，引而伸之，即下乙未未得迁正者，本年乙未，则上年甲午，即上年地甲午，少阴未退位者。夫在上则庚失守，在下则乙失守。且乙庚不合德也，即下乙未未得迁正，是柔干失刚，亦金运小虚也。有小虚则有小胜，小胜或无复也。后三年化疠，名曰金疠，其状如金疫，治法如前篇。

假令壬午阳年太过，如辛巳天数有余者，虽交后壬午年也，厥阴犹尚治天。地已迁正，阳明在泉。去岁丙申少阳已作右间，即天厥阴而地阳明，故地不奉天者也。丁辛相合会，木运太虚，反受金胜，故非太过也。即蕤宾之管，太角不应，金行燥胜，火化热复，甚即速，微即徐，疫至。大小善恶，推疫至之年、天数及太一。又只如壬至午，且应交司而治之，即下丁酉未得迁正者，即地下丙申，少阳未得退位者，见丁壬不合德也。即丁柔干失刚，亦木运小虚也，有小胜小复。后三年化疠，名曰木疠，其状如风疫，治法如前。

壬午之岁，阳气太过。如上年辛巳，天数有余者，虽交后壬午年也，上年辛巳厥阴犹尚治天，此司天之失守也。午年少阴司天，当阳明在地。如地已迁正，则阳明在泉矣。去岁丙寅少阳在泉者，今岁已作右间，天即乃上年之厥阴，而地乃今岁之阳明。阳明金气，上刑其木，故地不奉天者也。丁壬皆木运，假令辛巳司天，运值丁未、丁辛相合会，丁之❷木运太虚，虚则反受金胜，木虚金胜，故非太过也。此因壬而兼论乎丁也。壬主木运，谓之太角，司天失守，即蕤宾之管，太角不应，木失守而不及，则金行燥胜，木气正位，则木生火，而火化热复，以胜其金。胜之甚者，病即速，胜之微者，病即徐。速与徐，则疫至也。大小善恶，推疫至之年、天数及太一，可以知之。又只如壬午年，如壬至午，且应交司而治之。壬与丁合，皆为木运，少阴午在上，则阳明酉在下，引而伸之，即下丁酉未迁正者，即地下上年丙申少阳未退位者，在上则壬不迁正，在下则丁不迁正，见丁壬不合德也。即丁柔干

❶ 乙庚皆金运……乙之：浙江书局本为“上年己卯犹未退位，乙庚同运，则乙己相会。乙为阴，故”。

❷ 丁壬皆木运……丁之：浙江书局本为“上年辛巳犹未退位，丁壬运木，则丁辛相会合。丁为阴，故”。

亦失其刚，失刚，谓不迁正也，此亦木运之小虚也。虚而有小胜，则有小复，后三年化疠，名曰木疠，其状如风疫，治法如前篇。

假令戊申阳年太过，如丁未天数太过者，虽交得戊申年也，太阴犹尚治天，地已迁正，厥阴在泉，去岁壬戌太阳已退位作右间，即天丁未，地亥癸，故地不奉天化也。丁癸相会，火运太虚，反受水胜，故非太过也，即夷则之管，上太徵不应，此戊癸失守其会，后三年化疫也，速至庚戌，大小善恶，推疫至之年、天数及太一。又只如戊申，如戊至申，且应交司而治天，即下癸亥未得迁正者，即地下壬戌太阳未退位者，见戊癸未合德也，即下癸柔干失刚，见火运小虚也，有小胜或无复也，后三年化疠，名曰火疠也，治法如前，治之法可寒之泄之。

戊申之岁，阳年太过。如上年丁未天数太过者，虽交得戊申年也，上年丁未太阴犹尚治天，此司天之失守也。申年少阳司天，当厥阴在地，如地已迁正，则厥阴在泉矣。去岁壬戌太阳在泉者，今岁已退位而作地之右间。天即上年丁未之太阴，而地乃癸亥之厥阴也。厥阴木气上胜其土，故地不奉天化也。戊癸皆火运，假令丁未司天，运值癸火[1]，丁癸相会，癸之火运太虚，则反受水胜，火虚水胜，故非太过也。此因戊而兼论乎癸也。戊主火运，谓之太徵，司天失守，即夷则之管，上太徵不应，此戊癸失守其会也。至后三年，当化疫也，速至庚戌，戊申、己酉、庚戌，交三年也。疫之大小善恶，推疫至之年，并天数及太一，可以知之。又只如戊申，戊，火运在中也，申，少阳司天也。如戊至申，且应交司而治天。戊与癸合，少阳申在上，则厥阴亥在下，即下厥阴未得迁正者，即地下上年壬戌太阳未退位者，在上则戊不迁正，在下则癸不迁正，见戊癸未合德也。即下癸柔干失刚，而不迁正，亦见火运小虚也。小虚有小胜，或无复也。后三年化疠，名曰火疠也，治法如前篇。又曰治之法可寒之泄之者，以明寒泄之法，可治火疠也。推而及之，则土金水木，亦可仿此义以治之，不但如前篇治法也。

此一节，申明上篇刚柔二干失守及三年变疫疠之义。

黄帝曰：人气不足，天气如虚，人神失守，神光不聚，邪鬼干人，致有暴亡，可得闻乎？

帝承上篇三虚之意以问。

岐伯曰：人之五脏，一脏不足，又会天虚，感邪之至也。

脏不足，一虚也。天虚，二虚也。感邪，三虚也。有如下文所云也。

人忧愁思虑即伤心，又或遇少阴司天，天数不及，太阴作接间至，即谓天虚也，此即人气、天气同虚也。又遇惊而夺精，汗出于心，因而三虚，神明失守，心为君主之官，神明出焉，神失守位，即神游上丹田，在帝太一帝君泥丸君下，神既失守，神光不聚，却遇火不及之岁，有黑尸鬼见之，令人暴亡。

子午之后，丑未继之，故子午少阴

---

[1] 假令丁未司天，运值癸火：浙江书局本为“而上年丁未退位，是为”。

天数不及，而丑未太阴作接间至。下少阳、少阴，作接间至同。人气、天气虚，又遇惊而夺精，汗出于心，是为三虚。心为火脏，黑尸鬼见之，水克火也，此三虚相搏，令人暴亡也。

人饮食劳倦即伤脾，又或遇太阴司天，天数不及，即少阳作接间至，即谓之虚也，此即人气虚而天气虚也。又遇饮食饱甚，汗出于胃，醉饱行房，汗出于脾，因而三虚，脾神失守，脾为谏议之官，智周出焉，神既失守，神光失位而不聚也，却遇土不及之年，或己年或甲年失守，或太阴天虚，青尸鬼见之，令人猝亡。

脾与胃以膜相连，故论脾而兼言胃也。

人久坐湿地，强力入水，即伤肾。肾为作强之官，伎巧出焉，因而三虚，肾神失守，神志失位，神光不聚，却遇水不及之年，或辛不会符，或丙年失守，或太阳司天虚，有黄尸鬼至见之，令人暴亡。

符，犹合也。不会符，犹言不会合也，亦失守意。

人或恚怒气上，逆而不下，即伤肝也。又遇厥阴司天，天数不及，即少阴作接间至，是谓天虚也，此谓天虚、人虚也。又遇疾走恐惧，汗出于肝，肝为将军之官，谋虑出焉，神位失守，神光不聚，又遇木不及年，或丁年不符，或壬年失守，或厥阴司天虚也，有白尸鬼见之，令人暴亡也。

言心脾胃肝，不及肺者，可类推也。

以上五失守者，天虚而人虚也，神游失守其位，即有五尸鬼见之，令人暴亡也，谓之曰尸厥。人犯五神易位，即神光不圆也，非但尸鬼，即一切邪犯者，皆是神失守位故也。此谓得守者生，失守者死，得神者昌，失神者亡。

此一节申明上篇三虚暴亡，十二藏不得相失之义。

卷　七

五常政大论第七十二篇

木火土金水，有平气，有不及之气，有太过之气，皆其常也。天气制于上，运气主于中，百物生化，五虫孕育，有盛有衰，是其政也。五运根中，六气根外，化不可代，时不可违，皆为五常之政，故以名篇。

黄帝问曰：太虚寥廓，五运回薄，衰盛不同，损益相从，愿闻平气，何如而名，何如而纪也？

太虚寥廓，天之幽远广大也。五运回薄，五行回绕，依薄于太虚之中也。五运回薄，其中有衰盛不同，因有损益相从，衰损则不及，盛益则太过，平气则不衰不盛，无损无益。故愿闻平气，何如而立其名，何如而定其纪。立名定纪，下文岐伯所言者是也。

岐伯对曰：昭乎哉问也！木曰敷和，火曰升明，土曰备化，金曰审平，水曰静顺。

敷布阳和，木之性也。上升明显，火之性也。化物周备，土之性也。审束平定，金之性也。沉静柔顺，水之性也。此五运平气，而有如是之名也。

帝曰：其不及奈何？岐伯曰：木曰委和，火曰伏明，土曰卑监，金曰从革，水曰涸流。

委和，阳和不敷而委弱也。伏明，明显不升而下伏也。卑监，化成不备，卑以自监也。从革，平定不审，从而变革也。涸流，静顺有愆，其流干涸也。此五运不及，而有如是之名也。

帝曰：太过何谓？岐伯曰：木曰发生，火曰赫曦，土曰敦阜，金曰坚成，水曰流衍。

发生，生育峻发也。赫曦，曦耀显赫也。敦阜，阜高敦厚也。坚成，成物坚刚也。流衍，其流衍溢也。此五运太过，而有如是之名也。

帝曰：三气之纪，愿闻其候。

三气，谓平气、太过、不及之气也。纪，年数也。候，五运之纪，各有时候也。

岐伯曰：悉乎哉问也！敷和之纪，木德周行，阳舒阴布，五化宣平，其气端，其性随，其用曲直，其化生荣，其类草木，其政发散，其候温和，其令风，其脏肝，肝其畏清，其主目，其谷麻，其果李，其实核，其应春，其虫毛，其畜犬，其色苍，其养筋，其病里急支满，其味酸，其音角，其物中坚，其数八。

木之平气曰敷和。故敷和之纪，木德周布宣行，阳气以舒，阴气以布，五行各有所化，一气平则五气皆平，故五化宣平。其气端，木之正直也。其性随，木之柔顺也。其用曲直，木之枝干也。

其化生荣，木之茂密也。其类草木，凡有形草木皆其类也。其政发散，木之条达也。其候温和，春时之气也。其令风，风为木之号令也。其脏肝，肝属木也。肝其畏清，木畏金也。其主目，目为肝窍也。麻，体直而色苍，为五谷之首，故其谷麻。李，色青而味酸，故其果李。核内有仁，木生之本，故其实核。春气温和，故其应春。毛虫通体皆毛，犹木之森丛，故其虫毛。犬性勇往直前，犹春之迅发，故其畜犬。苍者，木之色，故其色苍。筋者，肝所主，故其养筋。其病里急肢满，肝气不达也。酸者，木之味。角者，木之音。凡具木体之物，其中必坚。八者，木之成数也。

升明之纪，正阳而治，德施周普，五化均衡，其气高，其性速，其用燔灼，其化蕃茂，其类火，其政明曜❶，其候炎暑，其令热，其脏心，心其畏寒，其主舌，其谷麦，其果杏，其实络，其应夏，其虫羽，其畜马，其色赤，其养血，其病瞤瘛，其味苦，其音徵，其物脉，其数七。

火之平气曰升明。火位南方，故升明之纪，正阳而治，阳气四布，故德施周普，火气平，则五行之化气皆平，故五化均衡。其气高，火之上炎也。其性速，火之急烈也。其用燔灼，火之焚爇❷也。其化蕃茂，火之广大也。其类火，凡有形之火皆其类也。其政明曜，火之光焰也。其候炎暑，夏时之气也。其令热，热为火之号令也。其脏心，心属火也。心其畏寒，火畏水也。其主舌，舌为心窍也。麦，春生夏熟，故其谷麦。杏，色赤味苦，故其果杏。络脉横遍，火散之象，故其实络。夏气炎暑，故其应夏。羽虫飞翔戾天，犹火之炎上，故其虫羽。马，乾象，主天，天以日光明，故其畜马。赤者，火之色，故其色赤。血者，心所主，故其养血。其病瞤瘛，火气不周也。苦者，火之味。徵者，火之音。凡具火体之物，必有络脉。七者，火之成数也。

备化之纪，气协天休❸，德流四政，五化齐修，其气平，其性顺，其用高下，其化丰满，其类土，其政安静，其候溽蒸，其令湿，其脏脾，脾其畏风，其主口，其谷稷，其果枣，其实肉，其应长夏，其虫倮，其畜牛，其色黄，其养肉，其病否❹，其味甘，其音宫，其物肤，其数五。

否，批上声，下同。土之平气曰备化。天生地成，故备化之纪，气协天休。土王四时，故德流四政。土气平，则五行之化气皆平，故五化齐修。其气平，土之中正也。其性顺，土之柔和也。其用高下，土之山泽也。其化丰满，土之敦厚也。其类土，凡有形之土皆其类也。其政安静，土之镇重也。其候溽蒸，长夏之气也。其令湿，湿为土之号令也。其脏脾，脾属土也。脾其畏风，土畏木也。其主口，口为脾窍也。稷似黍而色黅，故其谷稷。枣味甘而肉黄，故其果枣。肉形丰厚而敦阜，故其实肉。长夏之气溽蒸，故其应长夏。倮虫肉体无毛，犹土之柔润，故其虫倮。牛，坤象，属

---

❶ 曜（yào）：明亮。
❷ 爇（ruò）：《说文》，爇，烧也。
❸ 休：美善。
❹ 否（pǐ）：“痞”之古字。

地，地主生物，故其畜牛。黄者，土之色，故其色黄。肉者，脾所主，故其养肉。其病否塞，土气不升也。甘者，土之味。宫者，土之音。凡具土体之物，必有肤肉。五者，土之生数也。《六元正纪大论》云“土常以生”，故不举成数而举生数也。

审平之纪，收而不争，杀而无犯，五化宣明，其气洁，其性刚，其用散落，其化坚敛，其类金，其政劲肃，其候清切，其令燥，其脏肺，肺其畏热，其主鼻，其谷稻，其果桃，其实壳，其应秋，其虫介，其畜鸡，其色白，其养皮毛，其病咳，其味辛，其音商，其物外坚，其数九。

金之平气曰审平。秋时收杀，金气主之，故审平之纪，收而不争，杀而无犯，金气平，则五行之化气皆平，故五化宣明。其气洁，金之净白也。其性刚，金之坚锐也。其用散落，金之肃杀也。其化坚敛，金之凝朿[1]也。其类金，凡有形之金皆其类也。其政劲肃，金之健利也。其候清切，秋时之气也。其令燥，燥为金之号令也。其脏肺，肺属金也。肺其畏热，金畏火也。其主鼻，鼻为肺窍也。稻米完而稻薪坚，故其谷稻。桃外壳而内肉白，故其果桃，桃，胡桃也。壳包乎外，金之介甲，故其实壳。秋风清切，故其应秋。介虫负甲而外坚，犹金之甲胄，故其虫介。鸡，支酉，属金而喜斗，犹金之攻伐，故其畜鸡。白者，金之色，故其色白。皮毛者，肺所主，故其养皮毛。其病咳，肺气不和也。辛者，金之味。商者，金之音。凡具金体之物，其外必坚。九者，金之成数也。

静顺之纪，藏而勿害，治而善下，五化咸整，其气明，其性下，其用沃衍，其化凝坚，其类水，其政流演[2]，其候凝肃，其令寒，其脏肾，肾其畏湿，其主二阴，其谷豆，其果栗，其实濡，其应冬，其虫鳞，其畜彘，其色黑，其养骨髓，其病厥，其味咸，其音羽，其物濡，其数六。

首“藏”，如字。水之平气曰静顺。冬时水气下藏，故静顺之纪，藏而勿害，治而善下，水气平则五行之化气皆平，故五化咸整。其气明，水之清也。其性下，水之流也。其用清[3]衍，水之充灌也。其化凝坚，水之作冰也。其类水，凡有形之水皆其类也。其政流演，水泉不竭也。其候凝肃，冬时之气也。其令寒，寒为水之号令也。其脏肾，肾属水也。肾其畏湿，水畏土也。其主二阴，二阴为肾窍也。豆，下沉而性寒，故其谷豆。栗，壳紫而形像肾，故其果栗。濡，润而滋水之液也，故其实濡。冬气凝肃，故其应冬。鳞虫生于水而长于水，故其虫鳞。彘支亥而质寒润，故其畜彘。黑者，水之色，故其色黑。骨髓者，肾所主，故其养骨髓。其病厥冷，肾气不和也。咸者，水之味。羽者，水之音。凡具水体之物，其质必濡。六者，水之成数也。

故生而勿杀，长而勿罚，化而勿制，收而勿害，藏而勿抑，是谓平气。

长，上声。藏，如字。下“长”同。总结上文而言：敷和之纪，故生而

---

[1] 朿（cì）：同“刺”。
[2] 演：水长流。
[3] 清：浙江书局本作“滑”。

勿杀；升明之纪，长而勿罚；备化之纪，化而勿制；审平之纪，收而勿害；静顺之纪，藏而勿抑。是谓五运之平气。

委和之纪，是谓胜生，生气不政，化气乃扬，长气自平，收令乃早，凉雨时降，风云并兴，草木晚荣，苍干凋落，物秀而实，肤肉内充，其气敛，其用聚，其动软戾拘缓，其发惊骇，其脏肝，其果枣李，其实核壳，其谷稷稻，其味酸辛，其色白苍，其畜犬鸡，其虫毛介，其主雾露凄沧，其声角商，其病摇动注恐，从金化也，少角与判商同，上角与正角同，上商与正商同，其病支废，痈肿疮疡，其甘虫，邪伤肝也，上宫与正宫同，萧飋[1]肃杀，则炎赫沸腾，眚于三，所谓复也，其主飞蠹蛆雉，乃为雷霆。

少，去声，下俱同。木主春生，不及则金胜，木运不及曰委和，故委和之纪，是谓胜生。生气不政，木气虚也。化气乃扬，土不畏木也。长气自平，木不生火也。收令乃早，金胜木也。木不及，则金胜而土无畏，故三气并行。盖凉为金气，云雨为土气，风为木气，故凉雨时降，风云并兴。木不及，故草木晚荣。金气胜，故苍干凋落。化气与秋成之气专令，故物秀而实。土主肤肉，故肤肉内充。金主收敛，故其气敛。木主生聚，故其用聚。筋不柔和，故其动软戾拘缓。东方肝木，其病发惊骇，故其发惊骇。其脏肝，土无畏而金气胜，则木土金并主其事。其果枣李，土与木也。其实核壳，木与金也。其谷稷稻，土与金也。其味酸辛，木与金也。其色白苍，金与木也。其畜犬鸡，其虫毛介，木与金也。其主雾露凄沧，金气胜也。其声角商，木与金也。其病摇动注恐，摇动者，风木之象，摇动注恐，水不生木也。凡此木土金并主其事，乃木气不及，从金化而然也。木运不及，故曰少角。判，犹半也，金胜用事，半属金运，故少角与判商同。木气司天，谓之上角，木之平气，谓之正角，木运不及，得司天之助，则木气敷和，故上角与正角同。金气司天，谓之上商，金之平气，谓之正商，金胜其木，又值金气司天，金全用事，故上商与正商同。其病不但摇动注恐，且筋不和而肢废，血不和而痈肿疮疡，犹木朽虫生，故曰其甘虫。凡此摇动注恐、肢废、痈肿、疮疡，乃邪伤肝也。土气司天，谓之上宫，土之平气，谓之正宫，木运不及，土无所畏，又值土气司天，则土气备化，故上宫与正宫同。萧飋肃杀，金刑木也，炎赫沸腾，子火气复也。萧飋肃杀，则木受金刑，故曰眚于三。盖东方居三宫震位，木也；南方居九宫离位，火也；中央居五宫土位，四维也；西方居七宫兑位，金也；北方居一宫坎位，水也。下文眚数，皆由此也。则炎赫沸腾，乃木之子火复胜其金，故曰所谓复也。复则火气胜，故其主飞虫、蠹虫、蛆虫、雉鸟，乃为雷霆。盖飞者，火虫也；蠹者，木所生，木生火也；蛆者，蝇之子，火虫所生也；雉为离禽，亦火虫也；震为雷，雷迅曰霆，雷霆，木郁而火发也。复则火气胜而如是也。

伏明之纪，是谓胜长，长气不宣，

[1] 飋（sè）：风凉貌。

藏气反布，收气自政，化令乃衡，寒清数举，暑令乃薄，承化物生，生而不长，成实而稚，遇化已老，阳气屈伏，蛰虫早藏，其气郁，其用暴，其动彰伏变易，其发痛，其脏心，其果栗桃，其实络濡，其谷豆稻，其味苦咸，其色玄丹，其畜马彘，其虫羽鳞，其主冰雪霜寒，其声徵羽，其病昏惑悲忘，从水化也，少徵与少羽同，上商与正商同，邪伤心也，凝惨凓冽[1]，则暴雨霖霪，眚于九，其主骤注，雷霆震惊，沉黔[2]淫雨。

上二藏，如字。数，音朔，下同。黔，音阴。火运不及曰伏明。火主夏长，不及则水胜，故伏明之纪，是谓胜长。长气不宣，火气虚也。藏气反布，水胜火也。收气自政，金无畏也。衡，平也，言不盛也。化气乃衡，火不生土也。寒为水气，清为金气，水气胜而金无畏，故寒清数举。暑为火气，火不及，故暑令乃薄。《六微旨大论》云：物之生，从于化，故承化物生。承化物生而火气虚，故生而不长，不长，故虽成实而犹稚小。遇长夏之化气，则物已老。火不及，故阳气屈伏。水用事，故蛰虫早藏。火气不充，故其气郁。郁而不和，故其用暴。心气不舒，故其动彰明内伏，变易为寒。火气虚寒，其病则痛，故其发痛。其脏心，水气胜而金无畏，则火水金三气并主其事。其果栗桃，水与金也。其实络濡，火与水也。其谷豆稻，水与金也。其味苦咸，火与水也。其色玄丹，水与火也。其畜马彘，其虫羽鳞，火与水也。其主冰雪霜寒，水气胜也。其声徵羽，火与水也。其病神虚则昏惑，心虚则悲忘。凡此火水金并主其事，乃火气不及，从水化而然也。火运不及，故曰少徵，水兼用事，故少徵与少羽同。金气司天，谓之上商，岁火不及，金无所畏，又得司天之助，是火运之纪，行审平之政，故上商与正商同。其病昏惑悲忘，乃邪伤心也。凝惨凓冽，水刑火也。暴雨霖霪，土气复也。凝惨凓冽，则火受水刑，故曰眚于九，南方离位，居于九宫也。火之子土，气盛复水，地气腾云则雨降，故其主骤注。雷霆震惊，火郁发也。沉黔淫雨，土湿胜也。此火发土胜，所谓复也。

卑监之纪，是谓减化，化气不令，生政独彰，长气整，雨乃愆，收气平，风寒并兴，草木荣美，秀而不实，成而粃也，其气散，其用静定，其动疡涌分溃痈肿，其发濡滞，其脏脾，其果李栗，其实濡核，其谷豆麻，其味酸甘，其色苍黄，其畜牛犬，其虫倮毛，其主飘怒振发，其声宫角，其病留满否塞，从木化也，少宫与少角同，上宫与正宫同，上角与正角同，其病飧泄，邪伤脾也，振拉飘扬，则苍干散落，其眚四维，其主败折虎狼，清气乃用，生政乃辱。

折，音舌。下“暴折”之折同。化，土气也。减，犹少也。土运不及曰卑监，故卑监之纪，是谓减化。化气不令，土气虚也。生政独彰，木胜土也。生政独彰，则木生其火，故长气整。化气不令，则地气不升，故雨乃愆期。土不生金，故收气平。风，木气也，寒，水气也，土受木刑，水无所畏，故风寒

---

[1] 凓冽：寒貌。
[2] 黔（yīn）：云覆日，指阴天。

并兴。长气整，则草木荣美。收气平，则秀而不实，秀而不实，乃成而粃也。木刑其土，故其气散。散，发散，木之气也。土气不充，故其用静定。土主肌肉，肌肉不和，则疮烂脓流而痈肿，故其动疡涌分溃痈肿。脾土不和，则水气不行，故其发濡滞。其脏脾，木气胜而水无畏，则土木水三气并主其事。其果李栗，木与水也。其实濡核，其谷豆麻，水与木也。其味酸甘，其色苍黄，木与土也。其畜牛犬，其虫倮毛，土与木也。其主飘怒振发，木气胜也。其声宫角，土与木也。其病留满痞塞，土气不达也。留满痞塞，以及飘怒振发，乃土气不及，从木化而然也。土运不及，故曰少宫，木兼用事，故少宫与少角同。土气司天，谓之上宫，土运不及，上得司天之助，故上宫与正宫同。木气司天，谓之上角，木兼用事，又得司天之气，则木气敷和，故上角与正角同。风木之气伤其中土，故其病飧泄。留满痞塞，以及飧泄，乃邪伤脾也。木气胜，故振拉飘扬。金气复，则苍干散落。土受木刑，土居五宫，通于四维，故其眚四维。土之子金，气盛复木，故其主败折虎狼。败折，金能断物也。虎狼，西方金兽也。金气胜，故清气乃用。辱，犹屈也，金能平木，故生政乃辱。其主如是，所谓复也。

从革之纪，是谓折收，收气乃后，生气乃扬，长化合德，火政乃宣，庶类以蕃，其气扬，其用躁切，其动铿禁瞀厥，其发咳喘，其脏肺，其果李杏，其实壳络，其谷麻麦，其味苦辛，其色白丹，其畜鸡羊，其虫介羽，其主明曜炎铄，其声商徵，其病嚏咳鼽衄，从火化也，少商与少徵同，上商与正商同，上角与正角同，邪伤肺也，炎光赫烈，则冰雪霜雹，眚于七，其主鳞伏彘鼠，岁气早至，乃生大寒。

折，犹短也。收，金气也。金运不及曰从革，故从革之纪，是谓折收。收气乃后，金气虚也。生气乃扬，木无畏也。长，火气也，化，土气也，金不及，则火胜生土，故长化合德。火气有余，故火政乃宣。火政宣，则庶类以蕃。火主发扬，故其气扬。金主锋利，故其用躁切，躁切，犹锋利也。音声固闭，关窍不通，故其动铿禁瞀厥。铿禁，音不出也，瞀厥，窍不利也。肺病发咳喘，故其发咳喘。其脏肺，火气胜而木无畏，则金火木三气并主其事。其果李杏，木与火也。其实壳络，金与火也。其谷麻麦，木与火也。其味苦辛，火与金也。其色白丹，金与火也。其畜鸡羊，其虫介羽，金与火也。其主明曜炎铄，火气胜也。其声商徵，金与火也。其病嚏咳鼽衄，肺金虚也。肺病则金受火刑，从火化而然也。金运不及，故曰少商，火兼用事，故少商与少徵同。金气司天，谓之上商，金运不及，上得司天之助，则上商与正商同。木气司天，谓之上角，木不畏金，又得司天之助，故上角与正角同。其病嚏咳鼽衄，是金从火化，邪伤肺也。火气胜，故炎光赫烈。水气复，则冰雪霜雹。金受火刑，金主西方兑位，居于七宫，故眚于七。金之子水，气盛复火，故其主鳞伏彘鼠。鳞，水虫也。伏，犹复也。彘鼠，水属也。岁寒之气早至，乃生大寒，是水胜其火，所谓复也。

涸流之纪，是谓反阳，藏令不举，化气乃昌，长气宣布，蛰虫不藏，土润，水泉减，草木条茂，荣秀满盛，其气滞，其用渗泄，其动坚止，其发燥槁，其脏肾，其果枣杏，其实濡肉，其谷黍稷，其味甘咸，其色黅玄，其畜彘牛，其虫鳞倮，其主埃郁昏翳，其声羽宫，其病痿厥坚下，从土化也，少羽与少宫同，上宫与正宫同，其病癃閟[1]，邪伤肾也，埃昏骤雨，则振拉摧拔，眚于一，其主毛显狐貉，变化不藏。

首二藏、末一藏，如字。貉，音鹤。反阳，火不畏水也。水运不及曰涸流，故涸流之纪，是谓反阳。藏令不举，水不及也。化气乃昌，土气胜也。长气宣布，火无畏也。蛰虫不藏，水失令也。土[2]胜水屈，故土润。水泉减，土气专令，故草木条茂，荣秀满盛。土主濡润，故其气滞。水不上济，故其用渗泄。水气不及，则坚止不行，故其动坚止。肾为水脏，燥槁则竭，故其发燥槁。其脏肾，土气胜而火无畏，则水土火三气并主其事。其果枣杏，土与火也。其实濡肉，水与土也。其谷黍稷，火与土也。其味甘咸，其色黅玄，土与水也。其畜彘牛，其虫鳞倮，水与土也。其主埃郁昏翳，土气胜也。其声羽宫，火与土也。其病痿厥坚下，水气不濡也。盖津液不和于四肢，则痿厥，水气不注于二阴，则坚下。痿厥坚下，并埃郁昏翳，乃水气不及，从土化而然也。水运不及，故曰少羽，土兼用事，故少羽与少宫同。土气司天，谓之上宫，土兼用事，上得司天之助，则上宫与正宫同。小便不利曰癃，大便不利曰閟，其病癃閟，乃邪伤肾也。土气胜，故埃昏骤雨，木[3]气复，则振拉摧拔。水受土刑，故眚于一，水主北方坎位，居于一宫也。水之子木，气盛复土，故其主毛显狐貉，变化不藏。狐貉，毛虫也，毛虫以毛为显，狐貉多疑善变化，变化则不藏。此水之子木，气盛复土，所谓复也。

故乘危而行，不速而至，暴虐无德，灾反及之。微者复微，甚者复甚，气之常也。

总结上文胜复之意。岁运不及，胜气侮之，故胜气之行，乘危而行，胜气之至，不速而至。始则暴虐无德，继则灾反及之。胜微者，受复亦微；胜甚者，受复亦甚，此先胜后复，而为运气之常数也。

发生之纪，是谓启陈，土疏泄，苍气达，阳和布化，阴气乃随，生气淳化，万物以荣，其化生，其气美，其政散，其令条舒，其动掉眩巅疾，其德鸣靡启坼，其变振拉摧拔，其谷麻稻，其畜鸡犬，其果李桃，其色青黄白，其味酸甘辛，其象春，其经足厥阴、少阳，其脏肝脾，其虫毛介，其物中坚、外坚，其病怒，太角与上商同，上徵则其气逆，其病吐利，不务其德，则收气复，秋气劲切，甚则肃杀，清气大至，草木凋零，邪乃伤肝。

木运太过曰发生。发生者，推陈致新，故是谓启陈。木盛土衰，故土疏泄，疏泄，虚薄也。苍气，木气也，木盛故

[1] 癃閟（bì）：病名。王冰注："癃，小便不通。閟，大便干涩不利也。"閟，通"闭"。

[2] 土：浙江书局本作"上"，误。

[3] 木：浙江书局本作"水"，误。

苍气达。木主春生，故阳和布化。厥阴主木，故阴气乃随。阳和布化，则生气淳化，阳主生物也。阴气乃随，则万物以荣，阴主成物也。其化生，春生之气也。其气美，春日之和也。其政散，木之畅达也。其令条舒，木之生发也。其动掉眩巅疾，风气淫于上也。风声曰鸣，其德鸣靡启坼，物从风而靡，靡而启坼也。其变振拉摧拔，风淫太过，挠万物也。木虽太过，太过而往，不及随之，故木金土三气并主其事。其谷麻稻，木与金也。其畜鸡犬，金与木也。其果李桃，木与金也。其色青黄白，其味酸甘辛，木土金三气也。其象春，春属木也。其经足厥阴、少阳，足厥阴，肝木也，足少阳，胆木也。其脏肝脾，木与土也。其虫毛介，其物中坚、外坚，木与金也。其病怒，肝病也。木运太过，故曰太角。丁壬运木，六丁主不及，六壬主太过，六壬无卯酉燥金之司天，今曰与上商同者，如丁卯、丁酉之岁，金胜其木，而金气司天之太过也。木运太过，木生其火，又值火气司天，谓之上徵。子居母上，则其气逆，气逆则其病吐利。木气太过，故曰不务其德，始则木盛土屈，继则土伸金复，故收气复。复则秋气劲切，甚则肃杀，金刑木也。清气大至，草木凋零，而邪乃伤肝。

赫曦之纪，是谓蕃茂，阴气内化，阳气外荣，炎暑施化，物得以昌，其化长，其气高，其政动，其令鸣显，其动炎灼妄扰，其德暄暑郁蒸，其变炎烈沸腾，其谷麦豆，其畜羊彘，其果杏栗，其色赤白玄，其味苦辛咸，其象夏，其经手少阴、太阳，手厥阴、少阳，其脏心肺，其虫羽鳞，其物脉濡，其病笑疟疮疡，血流狂妄，目赤。上羽与正徵同，其收齐，其病痓。上徵，而收气后也。暴烈其政，藏气乃复，时见凝惨，甚则雨水霜雹切寒，邪伤心也。

藏，如字。见，音现，下“见”同。火运太过曰赫曦。火主夏长，故是谓蕃茂。少阴之上，君火主之。少阴在下，故阴气内化。君火在上，故阳气外荣。火司夏令，故炎暑施化。万物充盛，故物得以昌。其化长，夏长之气也。其气高，炎热之气也。其政动，火之飞扬也。其令鸣显，火之光焰也。其动炎灼妄扰，火淫于外也。其德暄暑郁蒸，火之温热而和[1]平也。其变炎烈沸腾，火淫而销铄毁伤也。火虽太过，太过而往，不及随之，故火水金三气并主其事。其谷麦豆，其畜羊彘，其果杏栗，火与水也。其色赤白玄，其味苦辛咸，火金水也。其象夏，夏属火也。其经手少阴、太阳，手厥阴、少阳，盖手少阴主心火，而手太阳小肠为之腑，手厥阴主心包，而手少阳三焦为之腑。其脏心肺，火与金也。其虫羽鳞，其物脉濡，火与水也。其病笑疟疮疡，血流狂妄，目赤，皆心脏火热之病也。戊辰、戊戌岁，太阳寒水司天，谓之上羽，火运太过，上临寒水，则火气以平，故与升明之正徵同。火气既平，金不受伤，故其收齐。齐，足也。火主经脉，寒水上临，火气受伤，故其病痓。痓，经脉病也。戊子戊午，戊寅戊申，君相二火司天，谓之上徵，火运太过，司天助之，则金气受伤而收

[1] 和：浙江书局本为“不”。

气后也。后，退伏也。火气太过，故暴烈其政，始则火淫，继则水胜，故藏气乃复。时见凝惨，甚则水盛火灭，故雨水霜雹切寒，而邪乃伤心。

敦阜之纪，是谓广化，厚德清静，顺长以盈，至阴内实，物化充成，烟埃朦郁，见于厚土，大雨时行，湿气乃用，燥政乃避，其化圆，其气丰，其政静，其令周备，其动濡积并稸[1]，其德柔润重淖，其变震惊飘骤崩溃，其谷稷麻，其畜牛犬，其果枣李，其色黅玄苍，其味咸酸，其象长夏，其经足太阴、阳明，其脏脾肾，其虫倮毛，其物肌核，其病腹满，四支不举，大风迅至，邪伤脾也。

重，平声。"长夏"之"长"，平声，"长命"及"生气以长"之"长"，俱同。土运太过曰敦阜。土气广厚，万物化成，故是谓广化。土气有余，则厚德清净，顺夏长之气以充盈。土，太阴也，太阴，至阴也，故至阴内实，而物化充成也。烟埃朦郁，谓尘埃烟冒，如云雾之朦郁。见于厚土，见于山陵高阜之上也。云雾上升，则大雨时行，而湿气乃用。湿气用事，故惨政退辟。其化圆，土之周遍也。其气丰，土之敦厚也。其政静，土之安静也。其令周备，土之四应也。其动濡积并蓄，湿气积蓄，土濡滞也。其德柔润重淖，土气濡顺，重复灌溉也。其变震惊飘骤，土淫太过，动而不静也。崩溃，土几堕矣。土虽太过，太过而往，不及随之，故土木水三气并主其事。其谷稷麻，其畜牛犬，其果枣李，土与木也。其色黅玄苍，其味甘咸酸，土水木也。其象长夏，长夏属土也。其经足太阴、阳明，盖足太阴主脾土，而阳明胃为之腑。其脏脾肾，土与水也。其虫倮毛，其物肌核，土与木也。其病腹满，四肢不举，皆脾病也。始则土淫，继则木胜，故大风迅至，木盛土衰，而邪乃伤脾。

坚成之纪，是谓收引，天气洁，地气明，阳气随阴治化，燥行其政，物以司成，收气繁布，化洽不终，其化成，其气削，其政肃，其令锐切，其动暴折疡疰，其德雾露萧飔，其变肃杀凋零，其谷稻黍，其畜鸡马，其果桃杏，其色白青丹，其味辛酸苦，其象秋，其经手太阴、阳明，其脏肺肝，其虫介羽，其物壳络，其病喘喝、胸凭、仰息，上徵与正商同，其生齐，其病咳，政暴变则名木不荣，柔脆焦首，长气斯救，大火流，炎烁且至，蔓将槁，邪伤肺也。

金运太过曰坚成。金主秋收，故是谓收引。秋时天气清洁，天气清洁，则地气光明。夏为阳，秋为阴，至秋则阳热之气随阴治化。金在天为燥，故燥行其政。夏长秋成，故物以司成。金气太过，故秋收之气繁盛舒布，致夏长之化洽不终。化洽者，化气洽于万物。秋气早至，故化洽不终。其化成，秋之收成也。其气削，金之削物也。其政肃，金之清肃也。其令锐切，金之刚劲也。其动暴折疡疰，金之刑辟也。其德雾露萧飔，金之柔润也。其变肃杀凋零，金之清锐也。金虽太过，太过而往，不及随之，故金火木三气并主其事。其谷稻黍，其畜鸡马，其果桃杏，金与火也。其色白青丹，其味辛酸苦，金木火也。其象

[1] 稸（xù）：同"蓄"，积聚。

秋，秋属金也。其经手太阴、阳明，盖手太阴主肺金，而手阳明大肠为之腑也。其脏肺肝，金与木也。其虫介羽，其物壳络，金与火也。其病喘喝、胸凭、仰息，皆肺病也。金气太过，当庚子庚午庚寅庚申之岁，上见少阴、少阳司天，谓之上徵，金太过而火司天，则金气自平，故与正商同。木主生，金气已平，故其生齐。齐者，遂其生也。其病咳，肺病也。金气太过，暴变其政，则坚刚之名木不荣，柔脆之草类焦首。始则金淫，继则火胜，火主夏长，故长气斯救。救，犹复也。长气斯救，则大火以流。大火流，则炎烁且至，藤蔓将槁。金受火刑，邪伤肺也。

流衍之纪，是谓封藏，寒司物化，天地严凝，藏政以布，长令不扬，其化凛，其气坚，其政谧，其令流注，其动漂泄沃涌，其德凝惨寒雰，其变冰雪霜雹，其谷豆稷，其畜彘牛，其果栗枣，其色黑丹黅，其味咸苦甘，其象冬，其经足少阴、太阳，其脏肾心，其虫鳞倮，其物濡满，其病胀，上羽而长气不化也，政过则化气大举，而埃昏气交，大雨时降，邪伤肾也。

首二藏，如字。水运太过曰流衍。水主冬令，气机闭密，故是谓封藏。水在天为寒，故寒司物化，而天地严凝。冬令之藏政以布，则水胜其火，故长令不扬。其化凛，水之凛冽也。其气坚，水之坚凝也。其政谧，水之安静也。其令流注，水之滋灌也。其动漂泄沃涌，水之泛溢也。其德凝惨寒雰，水之聚而能散也。雰，雪飞貌。其变冰雪霜雹，水淫太过，转柔为刚也。水虽太过，太过而往，不及随之，故水土火三气并主其事。其畜彘牛，其果栗枣，水与土也。其色黑丹黅，其味咸苦甘，水火土也。其象冬，冬属水也。其经足少阴、太阳，盖足少阴主肾水，而足太阳膀胱为之腑。其脏肾心，水与火也。其虫鳞倮，其物濡满，水与土也。其病胀，脾土之病也。水运太过，当丙辰、丙戌之岁，太阳寒水上临，谓之上羽，水太过而水上临，则长气不能施化。长气，火气也。水政太过，始则水淫，继则土胜，故化气大举，而埃昏气交。埃昏气交，地气上升也。地气上升，故大雨时降。土气有余，则邪伤肾也。

故曰：不恒其德，则所胜来复；政恒其理，则所胜同化。此之谓也。

暴烈其政，不务其德，是不恒其德也。化气政令，是政恒其理也。承上文之意而总结之。言不恒其德，则所胜来复，如木之收气复，火之藏气乃复，土之大风至，金之大火流，水之化气大举者是也。政恒其理，则所胜同化，如谷畜果虫，皆胜气同化，五色五味，则兼三气者是也。即此岁运太过、不及，而有淫复之谓也。

此一节论五行平气，并不及太过之政也。

帝曰：天不足西北，左寒而右凉，地不满东南，右热而左温。其故何也？

承上文五运太过、不及之意，问天地四方亦有太过、不及也。天为阳，阳气温热，地为阴，阴气寒凉。天不足西北，则西北方之阳气少，故左右寒凉。地不满东南，则东南方之阴气少，故左右温热。所以不足、不满者，其故何也？

岐伯曰：阴阳之气，高下之理，太少之异也。东南方，阳也，阳者，其精降于下，故右热而左温。西北方，阴也，阴者，其精奉于上，故左寒而右凉。是以地有高下，气有温凉，高者气寒，下者气热，故适寒凉者胀，之温热者疮，下之则胀已，汗之则疮已，此腠理开闭之常，太少之异耳。

太，有余也。少，不足也。天不足西北，地不满东南，乃阴阳之天气，高下之地理，其中有太少之异也。东南为阳，故东南方阳也，阳者，阳气有余，其阴精之气，则降于下，阴精下降，阳气有余，故右热而左温。西北为阴，故西北方阴也，阴者，阴气有余，阴精之气奉于上，阴精上奉，阳气不足，故左寒而右凉。又西北地高，东南地下，西北地凉，东南地温，是以地有高下，气有温凉。温，犹热也，凉，犹寒也。故高者气寒，下者气热。适，往也，故往西北寒凉之方者，阴气有余，则病胀。之，亦往也，往东南温热之方者，阳气有余，则生疮。下之者，天气下降之意，阴寒而得阳热，则胀已。汗之者，地气上升之意，阳热而得阴液，则疮已。西北寒凉，腠理多闭少开，东南温热，腠理多开少闭。故曰此腠理开闭之常，其中有太少之异耳。

帝曰：其于寿夭何如？

阴阳高下，其中有太少之异，则太为有余，有余则寿，少为不足，不足则夭。故问其于寿夭何如。

岐伯曰：阴精所奉其人寿，阳精所降其人夭。

西北方阴也，其精奉于上，东南方阳也，其精降于下。故阴精所奉之方，其人寿，阳精所降之方，其人夭，是西北寿而东南夭也。

帝曰：善。其病也，治之奈何？

阴精所奉之方其人寿，阳精所降之方其人夭。是以西北病少，东南病多，帝故善之而探治病之法也。

岐伯曰：西北之气散而寒之，东南之气收而温之，所谓同病异治也。故曰：气寒气凉，治以寒凉，行水渍之；气温气热，治以温热，强其内守，必同其气，可使平也。假者反之。

西北腠理常闭，其气有余，故治西北之病气，当散而寒之。东南腠理常开，其气不足，故治东南之病气，当收而温之。一散一收，一寒一温，所谓同病异治也。西北之人，外虽寒闭，内则有余而热；东南之人，外虽温开，内则不足而寒。故曰：西北气寒气凉，复当治以寒凉，行水渍之，以开其闭，此散而寒之之法也；东南气温气热，复当治以温热，强其内守，必内外和同其气，然后可使平也，此收而温之之法也。如西北之人，外寒凉而内不热，亦当治以温热，东南之人，外温热而内不寒，亦当治以寒凉，故曰假者反之。

帝曰：善。一州之气，生化寿夭不同，其故何也？

西北之气，外寒凉而内有余；东南之气，外温热而内不足。假者反之，则西北寒凉，其内亦有不足，东南温热，其内亦有有余。帝故善之，复问一州之气，亦有生化寿夭之不同，不必东南西北之殊，其故何也。

岐伯曰：高下之理，地势使然也。

崇高则阴气治之，污下❶则阳气治之。阳胜者先天，阴胜者后天。此地理之常，生化之道也。

一州之中，亦有四方高下之理，乃地势使然也。地势崇高，则阴气治之，地势污下，则阳气治之。阳气治之而阳胜者，四时之气常先天，阴气治之而阴胜者，四时之气常后天。先天，则生化早，后天，则生化迟。此地理阴阳高下之常，而有生化迟早之道也。

帝曰：其有寿夭乎？

帝问生化寿夭，故复问生化之中，其有寿夭乎？

岐伯曰：高者其气寿，下者其气夭。地之小大异也，小者小异，大者大异。故治病者，必明天道地理，阴阳更胜，气之先后，人之寿夭，生化之期，乃可以知人之形气矣。

更，平声。地高者，阴气治之，阴精所奉其人寿，故高者其气寿。地下者，阳气治之，阳精所降，其人夭，故下者其气夭。高则气大，下则气小。高者、下者，乃地之小大异也。略高、略下，高下之小者，其寿夭小异。极高、极下，高下之大者，其寿夭大异。故治病者，必明上天之道，下地之理，其中有阴阳之更胜，有时气之先后，以此决人之寿夭，及生化之期，乃可以知人之形气矣。《灵枢·寿夭篇》云：形与气相任则寿，不相任则夭。立形定气，而视寿夭者是也。

帝曰：善。其岁有不病，而脏气不应不用者，何也？

生化寿夭之理既明，帝故善之。谓西北东南，同病异治，其终岁有不病，而人身脏气，不应阴阳之气，不用高下之理，则无有太少之异者，其故何也？

岐伯曰：天气制之，气有所从也。

制，犹御也。岁有不病，而脏气不应不用者，乃司天之气御于上，天气合于人身，气有所从，故不病也。

帝曰：愿卒闻之。

天气制之，气有所从之道，愿尽闻之。

岐伯曰：少阳司天，火气下临，肺气上从，白起金用，草木眚，火见燔焫，革金且耗。大暑以行，咳嚏鼽衄鼻窒，口疡，寒热胕肿。风行于地，尘沙飞扬，心痛，胃脘痛，厥逆，膈不通，其主暴速。

凡寅申之岁，少阳司天。少阳，相火也，故火气下临。司天之气，制于人身，人受其制，故肺气上从。肺色白而属金，故白起金用。白起金用，则草木乃眚，金刑木也。火见燔焫，少阳之气也。革金且耗，金受火刑，则金变革而虚耗也。火气盛，故大暑以行。咳嚏鼽衄鼻窒，肺病也。口疡寒热胕肿，火病也。少阳司天，则厥阴在泉。厥阴，风气也，故风行于地。风行于地，则尘沙飞扬。厥阴经脉属心包，故心痛。胃络上通心包，故胃脘痛。心痛，胃脘痛，则阴阳之气不相顺接，故厥逆而膈不通。风气急疾，故其主暴速。有司天，则有在泉，故并论之。

阳明司天，燥气下临，肝气上从，苍起木用而立，土乃眚，凄沧数至，木

❶ 污（wā）下：指地势低。污，同“窪”，低陷。

伐草萎，胁痛目赤，掉振鼓栗，筋痿不能久立。暴热至，土乃暑，阳气郁发，小便变，寒热如疟，甚则心痛。火行于槁，流水不冰，蛰乃见。

数，音朔，下同。凡卯酉之岁，阳明司天。阳明，燥金也，故燥气下临。司天之气，制于人身，人受其制，故肝气上从。肝色苍而属木，故苍起木用而立。苍起木用，则土乃眚，木刑土也。凄沧数至，金气胜也。木伐草萎，金刑木也。胁痛目赤，肝木病也。掉振鼓栗，肝虚病也。筋痿不能久立，肝主筋也。阳明司天，则少阴在泉。少阴，热气也，故暴热至。暴热至，则土乃暑，而阳气郁发。热入于内，则小便变，热行于外，则寒热如疟，甚则热气自伤而心痛。客气加临，则君火加于六气，故火行于草木枯槁之时，致冬令流水不冰，蛰虫乃见而不藏。

太阳司天，寒气下临，心气上从，而火且明，丹起，金乃眚，寒清时举，胜则水冰，火气高明，心热烦，嗌干善渴，鼽嚏喜悲，数欠，热气妄行，寒乃复，霜不时降，善忘，甚则心痛。土乃润，水丰衍，寒客至，沉阴化，湿气变物，水饮内稸，中满不食，皮痛❶肉苛，筋脉不利，甚则胕肿，身后痈。

痛，音群。凡辰戌之岁，太阳司天。太阳，寒水也，故寒气下临。司天之气，制于人身，人受其制，故心气上从。心属火，其色丹，而今火且明，丹起。火明丹起，则金乃眚，火刑金也。寒清时举，胜则水冰，司天之气也。火气高明，上从之气也。心热烦，嗌干善渴，火病也。鼽嚏喜悲，火刑金也。数欠，阴阳相引也。始病热气妄行，继则寒乃复，复则寒气盛，故霜不时降。心火虚，故善忘，甚则心痛。太阳司天，则太阴在泉。太阴，湿气也，故土乃润。湿者水之类，故水丰衍。水湿则寒，故寒客至，寒湿为阴，其性下沉而属土，故沉阴化，而湿气变物。湿气变物，则水饮内蓄，致民病中满不食。痛，痹也。苛，不安也。皮痹而肉不安，则筋脉亦不利，甚则胕肿。上文少阳司天，寒热胕肿，因于热也，此太阴胕肿，因于寒也。身后痈，谓痈发于背，不能上承太阳，盖太阳分部于背也。

厥阴司天，风气下临，脾气上从，而土且隆，黄起，水乃眚，土用革，体重，肌肉萎，食减口爽❷，风行太虚，云物摇动，目转耳鸣，火纵其暴，地乃暑，大热消烁，赤沃下，蛰虫数见，流水不冰，其发机速。

凡巳亥之岁，厥阴司天。厥阴，风气也，故风气下临。司天之气，制于人身，人受其制，故脾气上从。脾属土，其色黄，而今土且隆，黄起。土隆黄起，则水乃眚，土刑水也。风木气盛，故土用革。革，变革也。体重，肌肉萎，脾病也。食减口爽，言所食减少，则口中乃爽，以明饱食，则口中不和，亦脾病也。风气在上，则风行太虚，云物摇动。其在于人，则目转耳鸣。厥阴司天，则少阳在泉。少阳，火气也，故火纵其暴，而地乃暑。暑，犹热也。地暑，则大热消烁，津液受热，则赤沃下。火气主开，

---

❶ 痛（qún）：麻痹。
❷ 爽：败伤。

故蛰虫数见，火性温热，故流水不冰。火体急暴，故其发机速。

少阴司天，热气下临，肺气上从，白起金用，草木眚，喘呕寒热，嚏，鼽衄鼻窒，大暑流行，甚则疮疡燔灼，金烁石流，地乃燥清，凄沧数至，胁痛，善太息，肃杀行，草木变。

凡子午之岁，少阴司天。少阴，君火也，故热气下临。司天之气，制于人身，人受其制，故肺气上从。白起金用，草木眚，与少阳司天之气同，亦金气从火，金刑木也。喘呕寒热，嚏，鼽衄鼻窒，亦肺病也。大暑流行，热气盛也。甚则疮疡燔灼，金烁石流，如焚如焰也。少阴司天，则阳明在泉。阳明者，金也，其气燥而清，故地乃燥清。燥清则凄沧数至。金刑其木，故胁痛而肝病，善太息而胆病，且肃杀行而草木变。

太阴司天，湿气下临，肾气上从，黑起水变，埃冒云雨，胸中不利，阴痿，气大衰，而不起不用。当其时，反腰脽❶痛，动转不便也，厥逆。地乃藏阴，大寒且至，蛰虫早附，心下否❷痛，地裂冰坚，少腹痛，时害于食，乘金则止，水增，味乃咸，行水减也。

便，平声。藏，如字。否，批上声。凡丑未之岁，太阴司天。太阴，湿气也，故湿气下临。司天之气，制于人身，人受其制，故肾气上从。肾色黑，属水，故黑起水变。黑起，则尘埃如冒，水变，则云雨。水制其火，则胸中不利。阴痿，阴，前阴也，阴痿，则气大衰，而生阳之气，不起不用。当黑起水变时，不但水受其眚，反腰脽痛，动转不便也。腰脽痛，则肾精虚，肾精虚，则动转不便，此阴阳之气不相交接，故曰厥逆。太阴司天，则太阳在泉。太阳，寒水也，故地乃藏阴，大寒且至，寒气早，故蛰虫早附。火气虚，故心下痞痛。寒水凝结，则地裂冰坚。寒水之气逆于下，则少腹痛。寒水之气留于中，则时害于食。寒水之气上乘肺金，则水天一气，旋转运行，故乘金则痛止。乘金则金生其水，故水增，味乃咸。水增味咸，当行其水，则水减而寒气乃平也。凡此司天在泉，三阳三阴，皆天气制于上，气有所从而如是也。

帝曰：岁有胎孕不育，治之不全，何气使然？

司天之气制于上，则气有所从。其岁有胎孕不育，治之不全，则何气制之而使然？

岐伯曰：六气五类，有相胜制也。同者盛之，异者衰之。此天地之道，生化之常也。

六气司天，不外五行，故六气五类，有相胜制也。如司天之气，同于运气，则生物蕃盛，故同者盛之。如司天之气，异于运气，有所胜制，则生物衰微，故异者衰之。此天地盛衰之道，而为生化之常也。

故厥阴司天，毛虫静，羽虫育，介虫不成；在泉，毛虫育，倮虫耗，羽虫不育。

凡厥阴司天，则少阳在泉，厥阴木也，故厥阴司天，主毛虫静。毛虫，木虫也，静，安静也。少阳，相火也，故

---

❶ 脽（shuí）：臀部。
❷ 否（pǐ）：“痞”之古字。

主羽虫育。羽虫，火虫也，育，生育也。巳亥之岁，厥阴司天，岁当癸巳、癸亥，受火运之胜制，则金类之介虫不成。介虫，金虫也。凡厥阴在泉，则少阳司天，厥阴木也，故厥阴在泉，主木类之毛虫育，木制其土，故倮虫耗。倮虫，土虫也，耗，虚耗也。寅申之岁，少阳司天，岁当丙寅、丙申，受水运之胜制，则火类之羽虫不育。

少阴司天，羽虫静，介虫育，毛虫不成；在泉，羽虫育，介虫耗，不育。

凡少阴君火司天，则阳明燥金在泉，故少阴司天，主火类之羽虫静，而金类之介虫育。子午之岁，少阴司天，岁当庚子、庚午，受金运之胜制，则木类之毛虫不成。凡少阴在泉，则阳明司天，少阴，火也，故羽虫育。卯酉之岁，阳明司天，岁当癸卯、癸酉，受火运之胜制，则金类之介虫耗，而且不育。

太阴司天，倮虫静，鳞虫育，羽虫不成；在泉，倮虫育，鳞虫不成。

凡太阴湿土司天，则太阳寒水在泉，故太阴司天，主土类之倮虫静，而水类之鳞虫育。丑未之岁，太阴司天，岁当辛丑、辛未，受水运之胜制，则火类之羽虫不成。凡太阴在泉，则太阳司天，太阴，土也，故倮虫育。辰戌之岁，太阳司天，岁当甲辰、甲戌，受土运之胜制，则水类之鳞虫不成。

少阳司天，羽虫静，毛虫育，倮虫不成；在泉，羽虫育，介虫耗，毛虫不育。

凡少阳相火司天，则厥阴风木在泉，故主火类之羽虫静，而木类之毛虫育。当壬寅、壬申之岁，受木运之胜制，则土类之倮虫不成。凡少阳在泉，则厥阴司天，少阳，火也，故羽虫育。火盛金衰，故介虫耗。当乙巳、乙亥之岁，受金运之胜制，则木类之毛虫不育。

阳明司天，介虫静，羽虫育，介虫不成；在泉，介虫育，毛虫耗，羽虫不成。

凡阳明燥金司天，则少阴君火在泉，故主金类之介虫静，而火类之羽虫育。当癸卯、癸酉之岁，受火运之胜制，则金类之介虫不成。凡阳明在泉，则少阴司天，阳明金也，故介虫育。金盛木衰，故毛虫耗。当丙子丙午之岁，受水运之胜制，则火类之羽虫不成。

太阳司天，鳞虫静，倮虫育；在泉，鳞虫耗，倮虫不育。

凡太阳寒水司天，则太阴湿土在泉，故太阳司天，主水类之鳞虫静，而土类之倮虫育。太阳在泉，则太阴司天，当己丑、己未之岁，受土运之胜制，则水类之鳞虫耗。当丁丑、丁未之岁，受土运之胜制，则土类之倮虫不育。

按：上文厥阴、少阴等，凡司天而此虫静者，则在泉必此虫育，盖静者，育之基。太阳司天而鳞虫静，在泉当云鳞虫育，今不云育而云耗，以明生育有常有变。终举太阳如是，可以例推于厥阴、少阴等，亦有静而不育者矣。

诸乘所不成之运，则甚也。故气主有所制，岁立有所生。

总结上文，而言六气司天，六气在泉，受五运之胜制，则诸虫耗，不育不成，故曰诸乘所不成之运，则受制之甚也。然五行之理，制而后生，故气主有所制，则岁立有所生，谓六气主乎上下而有所制，则五行在中，以立岁运，而有所生也。

地气制己胜，天气制胜己，天制色，地制形。

地气，在泉之气也，地气制己胜，如上文厥阴在泉，倮虫耗；少阴在泉，介虫耗不育；太阴在泉，鳞虫不成；少阳在泉，介虫耗；阳明在泉，毛虫耗者是也。天气，司天之气也，天气制胜己，如上文少阳、少阴司天，火热下临，则白起金用；阳明司天，燥气下临，则苍起木用；太阳司天，寒气下临，则火明丹起；厥阴司天，风气下临，则土隆黄起；太阴司天，湿气下临，则黑起水变者是也。天气制于上，而白苍丹黄黑色，起而应之，是天制色也。地气制于下，而诸虫耗，及不育不成，是地制形也。

五类衰盛，各随其气之所宜也。

上文云：六气五类，有相胜制，同者盛之，异者变之。此复承上文形色制胜之意，而言五类衰盛，各随其天气、地气之所宜，以为衰盛也。

故有胎孕不育，治之不全，此气之常也。所谓中根也，根于外者亦五，故生化之别，有五气、五味、五色、五类、五宜也。

五类衰盛，则生化不全，故岁有胎孕不育，治之不全，此气运之常也。五运在中，万物生化，所谓中根也。六气在外，合于五行，是根于外者亦五。故万物生化之别，其中各有五气、五味、五色、五类、五宜，以为生化之别也。

帝曰：何谓也？

生化之别，何谓也？

岐伯曰：根于中者，命曰神机，神去则机息；根于外者，命曰气立，气止则化绝。故各有制，各有胜，各有生，各有成。故曰：不知年之所加，气之同异，不足以言生化。此之谓也。

五运在中，故根于中者，命曰神机，若神去则机息。六气在外，故根于外者，命曰气立，若气止，则化绝。根中、根外，故运气各有所制，各有所胜，各有所生，各有所成，必知年之所加，气之同异，乃可以言生化之道。苟不知此，不足以言生化。引《六节脏象》之言，而言即此神机气立之谓也。

帝曰：气始而生化，气散而有形，气布而蕃育，气终而象变，其致一也。然而五味所资，生化有薄厚，成熟有少多，终始不同，其故何也？

承上文五类衰盛之意，而言一岁四时，万物同受其气，始而生化，散而有形，布而蕃育，终而象变，万物尽然，其致一也。然而五味所资，何以生化有薄厚，成熟有少多，终始不同，故举以问。

岐伯曰：地气制之也。非天不生，地不长也。

生化薄厚，成熟少多，乃地气制之而然也。此非天气之不生，实地气有以制之而不长也。

帝曰：愿闻其道。

愿闻制之之道。

岐伯曰：寒热燥湿，不同其化也。

制之之道，乃寒则不热，热则不寒，燥则不湿，湿则不燥，寒热燥湿，不同其化。有以制之，如下文所云也。

故少阳在泉，寒毒不生，其味辛，其治苦酸，其谷苍丹。

地气制之，故但论在泉之气。在泉者，地气也，少阳，火也。故少阳在泉，热而不寒，则寒毒不生。毒，犹独也，阴阳不和，偏胜则毒也。火制其金，不但寒毒不生，其味辛者，亦不生也。苦，火味也，酸，木味也，苍，木色也，丹，火色也，少阳火气在泉，上承厥阴之木气，故其治苦酸，其谷苍丹。

阳明在泉，湿毒不生，其味酸，其气湿，其治辛苦甘，其谷丹素。

阳明在泉，燥而不湿，故湿毒不生。金制其木，其味酸者，亦不生也。又曰其气湿者，申明其味之酸，一如其气之湿，犹之湿毒之不生也。辛，金味也，苦，火味也，甘，土味也，阳明在泉，秉金土之气，而上承少阴之火热，故其治辛苦甘。丹，火色也，素，金色也，故其谷丹素。

太阳在泉，热毒不生，其味苦，其治淡咸，其谷黅秬。

太阳在泉，寒而不热，故热毒不生。水制其火，其味苦者，亦不生也。淡味附于甘，淡，土味也，咸，水味也，黅，土色也，秬乃黑黍，水之谷也。太阳在泉，上承太阴，太阴者，土也，故其治淡咸，其谷黅秬。

厥阴在泉，清毒不生，其味甘，其治酸苦，其谷苍赤，其气专，其味正。

厥阴在泉，风气属阳，故清毒不生。木制其土，其味甘者，亦不生也。厥阴在泉，上承少阳，故其治酸苦，其谷苍赤。上承少阳，则在泉者厥阴，中见者亦厥阴，在泉、中见，无有二气，故其气专。在泉、中见，无有二味，故其味正。专，不二也。正，不偏也。

少阴在泉，寒毒不生，其味辛，其治辛苦甘，其谷白丹。

少阴、少阳，皆属于火，故寒毒不生。其味辛，与少阳相同，解亦同之。少阴在泉，上承阳明，阳明秉金土之气，故其治辛苦甘，其谷白丹。

太阴在泉，燥毒不生，其味咸，其气热，其治甘咸，其谷黅秬，化淳则咸守，气专则辛化而俱治。

太阴在泉，湿而不燥，故燥毒不生。土制其水，其味咸者，亦不生也。又曰其气热者，谓燥同于热，燥毒不生，则热毒亦不生。以燥热之同，而类推之，则寒气同于湿，风气同于燥，清气同于寒，亦举一以例其余也。甘，土味也，咸，水味也，黅，土色也，秬，黑黍也。太阴在泉，上承太阳，故其治甘咸，其谷黅秬。淳，柔和也，化淳，上承太阳柔和之水化也。化淳则咸守，言太阴在泉，土制其水，咸味不生，上承太阳水化之淳，则咸守。气专则辛化而俱治，言辛属燥，金之味，太阴在泉，燥毒不生，若太阴之气专一，则土生其金，辛味生化而与太阴俱治。太阴如是，余可类推，举一以例其余，圣人立言之法也。

故曰：补上下者从之，治上下者逆之，以所在寒热盛衰而调之。故曰：上取下取，内取外取，以求其过。能毒者以厚药，不胜毒者以薄药。此之谓也。

上下，司天、在泉也。上下之气，不足则补，有余则治，故曰：补上下者从之。从，顺也。如木火不足，则用酸苦之味以补之；金水不足，则用辛咸之味以补之。补，犹助也。治上下者逆之。逆，反也。如风淫所胜，治以辛凉；热淫所胜，治以咸寒；寒淫所胜，治以甘温之类。治，犹平也。所谓从之、逆之者，乃以所在之寒热，或盛或衰，而调之使和也。司天、在泉，则有上下，五运在中，则有内外，取其有过者而补治之，故曰上取下取，内取外取，以求其过。其气有余，能胜毒者，投以厚味之药；其气不足，不胜毒者，投以薄味之药。即此求其过而调之之谓也。

气反者，病在上，取之下；病在下，取之上；病在中，旁取之。

申明上下内外，病气有相反者，则病在上，当取之下，谓气壅于上，而宜降之也。病在下，当取之上，谓气滞于下，而宜升之也。病在中，当取之外，而左右旁取之，谓气逆于中，通其经脉，而旁达之也。

治热以寒，温而行之；治寒以热，凉而行之；治温以清，冷而行之；治清以温，热而行之。

申明寒热盛衰，有从治之法，有逆治之法。治热以寒，以寒药而治热病也，温而行之，服药宜温，温则寒性之药始行于热分而治之。治寒以热，以热药而治寒病也，凉而行之，服药宜凉，凉则热性之药始行于寒分而治之。此以寒治热，以热治寒，而有从治之法也。治温以清，冷而行之，以清药而治温病，且冷服以行其温。治清以温，热而行之，以温药而治清病，且热服以行其清。此以清治温而且冷，以温治清而且热，为逆治之法也。

故消之削之，吐之下之，补之泻之，久新同法。

申明上下内外，病气不相反者，则有正取之法，故内取而消之，外取而削之，上取而吐之，下取而下之，从而补之，逆而泻之，久病新病，同一正取之法也。

帝曰：病在中而不实不坚，且聚且散，奈何？

因消削吐下之言，复为此问。

岐伯曰：悉乎哉问也！无积者，求其脏，虚则补之，药以祛之，食以随之，行水渍之，和其中外，可使毕已。

内外之病，求之于经，上下之病，求之于腑。若病在中，不实不坚，且聚且散，而无积者，当求之脏，脏虚则补之，或先用药以祛其邪，随用食以养其正，或行水渍之以取其汗，则中外皆和。虚中有邪，可使毕已。

帝曰：有毒无毒，服有约乎？

约，规则也。上文云“能毒以厚药，不胜毒以薄药”，是厚药有毒，薄药无毒。因问有毒、无毒之药，服之其有规则乎？

岐伯曰：病有久新，方有大小，有毒无毒，固宜常制矣。大毒治病，十去其六；常毒治病，十去其七；小毒治病，十去其八；无毒治病，十去其九。谷肉果菜，食养尽之，无使过之，伤其正也。不尽，行复如法。必先岁气，无伐天和。无盛盛，无虚虚，而遗人夭殃；无致邪，无失正，绝人长命。

食，音嗣。凡病有久新，处方有大小，因病处方，用有毒、无毒之药，固宜有经常之制矣。是以大毒治病，十去其六而止；常毒治病，十去其七而止；小毒治病，十去其八而止；无毒治病，十去其九而止。服药之外，更兼谷肉果菜，为之食养，使病尽除去之。毒药攻邪，中病即止，无使过之，伤其正也。谷肉果菜，食养之而病不尽，复欲治之，其行复如前法。然必先知岁气之太过、不及，无过用毒药，伐其天和。太过而补，是盛盛也，不及而消，是虚虚也，故无盛盛，无虚虚，而遗人夭殃；盛盛则致邪，虚虚则失正，故无致邪，无失正，而绝人长命，斯可矣。

帝曰：其久病者，有气从不康，病去而瘠，奈何？

气从而顺，此身宜康，其病已去，此形宜强。其有久病者，气从而身反不康，病已去而身反瘠，其故何也？

岐伯曰：昭乎哉，圣人之问也！化不可代，时不可违。夫经络以通，血气以从，复其不足，与众齐同，养之和之，静以待时，谨守其气，无使倾移，其形乃彰，生气以长，命曰圣王。故大要曰：无代化，无违时，必养必和，待其来复。此之谓也。

帝曰：善。

天之气化，即人之气化也，故化不可代；天之四时，即人之四时也，故时不可违。病则经络不通，血气不从，病去则经络已通，血气已从。病则正气不足，不与众同，病去，则复其不足，与众齐同。然病虽去，尤必养之和之，静以待时，谨守其气，无使倾移，然后其形乃彰，生气以长，命曰寿世之圣王。化不可代，时不可违，养之和之，静以待时，故《大要》曰：无代化，无违时，必养必和，待其来复。此即帝问之谓也。帝故善之。

此一节，言阴阳太少之异，五类盛衰之理，五运六气，根中根外，皆为五常之政也。

六元正纪大论第七十三篇

《天元纪大论》引《太始天元玉册》之言曰：厥阴之上，风气主之；少阴之上，热气主之；太阴之上，湿气主之；少阳之上，相火主之；阳明之上，燥气主之；太阳之上，寒气主之。所谓本也，是谓六元。此篇以六元而正六十岁之纪，司天在上，在泉在下，化运在中，阳年主太，阴年主少，太主太过，少主不及，其中有化有变，有胜有复，有用有病，不同其候。帝以岐伯之言，藏灵兰之室，署曰《六元正纪》，故以名篇。

黄帝问曰：六化六变，胜复淫治，甘苦辛咸酸淡先后，余知之矣。夫五运之化，或从天气，或逆天气，或从天气而逆地气，或从地气而逆天气，或相得，或不相得，余未能明其事。欲通天之纪，从地之理，和其运，调其化，使上下合德，无相夺❶伦，天地升降，不失其宜，五运宣行，勿乖❷其政，调之正味从逆，奈何？

上篇六气司天，六气在泉，有化有变，始焉淫胜，继则复治，举甘苦辛咸酸淡之味，先后主治。帝承上篇之意，而言六气之化，六气之变，有胜有复，有淫有治，以及甘苦辛咸酸淡之味，先后用之，余已知之矣。若夫五运之化，或从司天之气，或逆司天之气，或从司

❶ 夺：失。
❷ 乖：违背。

天之天气，而逆在泉之地气，或从在泉之地气，而逆司天之天气。从，犹同也。逆，犹异也。五运上下，或相得而同，或不相得而异，未能尽明其事。今余欲通上天之纪，从下地之理，和其在中之运，调其上下之化，使上下合德，无相夺伦，而天地升降，不失其四时之宜，五运宣行，勿乖其五常之政，更欲调之正味之从逆，以为民病之治，所以承上篇之意，而问五运六气相合之道也。

岐伯稽首再拜对曰：昭乎哉问也！此天地之纲纪，变化之渊源，非圣帝，孰能穷其至理欤！臣虽不敏，请陈其道，令终不灭，久而不易。

天地之纲纪，有条不紊，变化之渊源，神妙莫测，至理所在，万古不没，惟圣人能问而穷之。

帝曰：愿夫子推而次之，从其类序，分其部主，别其宗司，昭其气数，明其正化，可得闻乎？

别，音必。从其类序，如子与午合，丑与未合等，从五行之类而序之也。分其部主，如厥阴主初之气，少阴主二之气等，脏分六部，各主一气也。别其宗司，如少阴司岁，热气宗之；太阳司岁，寒气宗之等。别其六气之宗，以为三阴三阳之司岁也。昭其气数，如子寅辰午申戌，主太过，合五行之成数；丑卯巳未酉亥，主不及，合五行之生数。昭其阴阳之六气，以合五行生成之数也。明其正化，如甲己化土，乙庚化金等，厥阴风化，少阴热化等，明五运六气之正化，以候客邪之气也。帝欲推而次之，以明六元正纪之义。

岐伯曰：先立其年，以明其气，金木水火土运行之数，寒暑燥湿风火临御之化，则天道可见，民气可调，阴阳卷舒，近而无惑，数之可数者，请遂言之。

末“数”，上声。先立其年者，立其五运在中之年也。以明其气者，明其司天、在泉上下之气也。立年明气，如金木水火土运行之数，寒暑燥湿风火临御之化，皆可得而明矣。能如是也，则天道可见，民气可调，阴阳卷舒，近而无惑，至数之可数者，请得而遂言之也。

帝曰：太阳之政奈何？

先天之气，始于厥阴，终于太阳；后天之气，始于太阳，终于厥阴。以六气而正岁数，乃后天之气，故首问太阳之政。

岐伯曰：辰戌之岁也。太阳，太角，太阴，壬辰，壬戌，其运风，其化鸣紊启坼，其变振拉摧拔，其病眩掉目瞑。太角，少徵，太宫，少商，太羽。

辰戌属太阳，故太阳之政，辰戌之岁也。辰戌之岁，太阳司天在上。辰戌为阳，主太，故太角木运在中，而太阴在泉在下。申明太角木运在中，乃壬辰、壬戌之岁也。盖甲丙戊庚壬为太，乙丁己辛癸为少；子寅辰午申戌为太，丑卯巳未酉亥为少。下文五运太少，义皆仿此。其运风，角木之运也。其化鸣紊启坼，风动之化也。其变振拉摧拔，风淫之变也。其病眩掉目瞑，风邪之病也。木运主岁，而一岁之中，复有五运，故太角为春木，少徵为夏火，太宫为长夏土，少商为秋金，太羽为冬水。此角徵宫商羽为一岁之五运，太而少，少而太，亦如运气之次序也。

太阳，太徵，太阴，戊辰，戊戌同

正徵。其运热，其化暄暑郁燠，其变炎烈沸腾，其病热郁。太徵，少宫，太商，少羽，少角。

木运之后，火运继之。辰戌太阳之政，故太阳司天在上。辰戌为太，故太徵火运在中，而太阴在泉在下。申明太徵火运在中，乃戊辰、戊戌之岁也。太徵火运太过，太阳寒水上临，水制于土，火得其平，故同正徵。其运热，徵火之运也。其化暄暑郁燠，火热之化也。其变炎烈沸腾，火焚之变也。其病热郁，火逆之病也。一岁之气，以木为始，今太徵火运主岁，故先言太徵。太徵为夏火，少宫为长夏土，太商为秋金，少羽为冬水，少角为春木，一岁之中，少角为先。承上文太羽而次之，故曰少角。

太阳，太宫，太阴，甲辰岁会，甲戌岁会，其运阴埃，其化柔润重泽，其变震惊飘骤，其病湿，下重。太宫，少商，太羽，太角，少徵。

“重泽”之“重”，平声，下“重泽”、“重身”俱同。火运之后，土运继之。辰戌太阳之政，故太阳司天在上。辰戌为太，故太宫土运在中，而太阴在泉在下。申明太宫土运在中，乃甲辰、甲戌之岁也。甲为土运，辰戌属土，故曰岁会。其运阴埃，宫土之运也。其化柔润重泽，土湿之化也。其变震惊飘骤，土动之变也。其病湿，下重，土滞之病也。太宫土运主岁，故先言太宫。太宫为长夏土，少商为秋金，太羽为冬水，太角为春木，少徵为夏火。承上文少羽而次之，故曰太角。一岁之中，太角为先。

太阳，太商，太阴，庚辰，庚戌，其运凉，其化雾露萧飋，其变肃杀凋零，其病燥，背瞀胸满。太商，少羽，少角，太徵，少宫。

土运之后，金运继之。辰戌太阳之政，故太阳司天在上。辰戌为太，故太商金运在中，而太阴在泉在下。申明太商金运在中，乃庚辰、庚戌之岁也。其运凉，商金之运也。其化雾露萧飋，金寒之化也。其变肃杀凋零，金刑之变也。其病燥，背瞀胸满，肺金之病也。太商金运主岁，故先言秋金之太商。四时之气，少角为先，承上文太羽而次之，故曰少角。

太阳、太羽、太阴，丙辰天符，丙戌天符，其运寒，其化凝惨凓冽，其变冰雪霜雹，其病大寒，留于溪谷。太羽，太角，少徵，太宫，少商。

金运之后，水运继之。太阳司天在上，太羽水运在中，太阴在泉在下。太羽水运在中，乃丙辰、丙戌之岁也。丙为水运，辰戌太阳寒水司天，故丙辰、丙戌，皆为天符。其运寒，羽水之运也。其化凝惨凓冽，水冷之化也。其变冰雪霜雹，水坚之变也。其病大寒，留于溪谷，水凝之病也。太羽主岁，故先言太羽。四时之气，太角为先，承上文少羽而次之，故曰太角。

凡此太阳司天之政，气化运行先天，天气肃，地气静，寒临太虚，阳气不令，水土合德，上应辰星、镇星。其谷玄黅，其政肃，其令徐。寒政大举，泽无阳焰，则火发待时。少阳中治，时雨乃涯[1]，止

---

[1] 涯：《类经·运气类》：“涯，水际也，雨至之谓。”

极雨散，还于太阴，云朝北极，湿化乃布，泽流万物，寒敷于上，雷动于下，寒湿之气，持于气交。民病寒湿发，肌肉萎，足痿不收，濡泻血溢。

辰戌为太阳司天之政，凡此壬辰壬戌，戊辰戊戌，甲辰甲戌，庚辰庚戌，丙辰丙戌，皆主太过之岁，气化运行，先天时而至。太阳寒水司天，故天气肃。太阴湿土在泉，故地气静。寒水司天，故寒临太虚，而阳气不令，湿土在泉，故水土合德，而上应水之辰星、土之镇星。其谷玄黅者，成熟也。天气肃，故其政肃。地气静，故其令徐。寒水司天，故寒政大举。寒政大举，则泽无阳焰。泽无阳焰，则火发待时。待时者，待少阳中治之四气也。湿土在泉，故时雨乃涯。时雨乃涯，水土合德也。至少阳中治之时，则止极雨散，还于在泉之太阴。太阴气盛，故云朝北极。云朝北极，则湿化乃布，而泽流万物。合而言之，太阳司天，则寒敷于上，太阴在泉，少阳中治，则雷动于下。寒敷则寒，雷动则湿，寒湿之气，持于三气、四气之交，发为民病。民病寒湿发，本寒湿之气而发病也。肌肉萎，足痿不收，濡泻血溢，此寒湿而兼火郁之病也。

初之气，地气迁，气乃大温，草乃早荣，民乃厉，温病乃作，身热，头痛，呕吐，肌腠疮疡。

加临客气，以在泉之右气为始，如太阴在泉，则右位之少阳，加于初之气，阳明加于二之气，太阳加于三之气，厥阴加于四之气，少阴加于五之气，太阴加于终之气。凡司天之气，加于三之气，在岁半之上；在泉之气，加于终之气，在岁半之下，此一定法也。初之气，少阳客气加临，因太阴在泉之位以相加，故曰地气迁，言随地气迁移，以为加临之始。少阳，相火也，故气乃大温，而草乃早荣。火气流行，故民乃厉。厉，亢厉也。温病，热病也。温病乃作，如身热，头痛，呕吐，肌腠疮疡者是也。

二之气，大凉反至，民乃惨，草乃遇寒，火气遂抑，民病气郁中满，寒乃始。

二之气，阳明客气加临，阳明，清金也，故大凉反至。大凉反至，则民乃凄惨，而草乃遇寒。惨而寒，则火气遂抑。外惨寒，内火抑，故民病气郁中满。郁满之病始于寒，故曰寒乃始。

三之气，天政布，寒气行，雨乃降，民病寒，反热中，痈疽注下，心热瞀闷，不治者死。

三之气，太阳客气加临，太阳司天，故天政布。太阳，寒水也，故寒气行，而雨乃降。民病加临之客气，故寒。外病寒，而中反热。痈疽注下，寒制之而热气不上也；心热瞀闷，寒折之而热气不达也。不急治之，将陷溺矣，故不治者死。

四之气，风湿交争，风化为雨，乃长，乃化，乃成。民病大热，少气，肌肉萎，足痿，注下赤白。

长，上声，下同。四之气，厥阴客气加临，厥阴，风也；太阴在泉，太阴，湿也，故风湿交争。风湿交争，故风化为雨。风化为雨，则万物乃长，乃化，乃成。风木生火，故民病大热。木制其土，故少气。病太阴脾土，故肌肉萎，足痿。病厥阴肝木，则注下赤白。

五之气，阳复化，草乃长，乃化，乃成，民乃舒。

五之气，少阴客气加临，少阴主二之气。上文二之气，草乃遇寒，火气遂抑，至此客气加临，则火气遂抑者，而阳复化。草乃遇寒者，而草乃长，乃化，乃成，先郁后伸，故民乃舒而无病。

终之气，地气正，湿令行，阴凝太虚，埃昏郊野，民乃惨凄，寒风以至，反者孕乃死。

终之气，太阴客气加临，合其在泉之气，故地气正，湿令行。阴凝太虚，湿令行也。埃昏郊野，地气正也。太阳寒水，主终之气，故民乃惨凄，而寒风以至。此加临之气合在泉之气，主时之气合司天之气，无有偏胜，民当无病。若无寒湿之化，而有火热之气，是为反者。反则胎孕不育不成，故孕乃死。

故岁宜苦以燥之、温之，必折其郁气，先资其化源，抑其运气，扶其不胜，无使暴过而生其疾，食岁谷以全其真，避虚邪以安其正。适气同异多少制之，同寒湿者燥热化，异寒湿者寒湿化，故同者多之，异者少之。用寒远寒，用凉远凉，用温远温，用热远热，食宜同法。有假者反常，反是者病。所谓时也。

旧本“寒湿化”之“寒”讹“燥”，今改。太阳，寒水也。太阴，湿土也。故辰戌之岁，宜食火味之苦以燥之，而治其湿；宜食火味之苦以温之，而治其寒。郁气者，水胜则火郁，土胜则水郁，故必折其郁气。郁者复之基，若欲折之，当先资其化源。如欲折其火，先资其木；欲折其水，先资其金，以为生化之源。辰戌之岁，运气太过，故当抑其运气，扶其受制之不胜，无使暴过而生其疾；当食玄黅之岁谷，以全其真，避客气之虚邪，以安其正。一岁之中，有司天之气，在泉之气，化运之气。适，酌也。酌其气之同异，而定气味之多少以制之。如水土主运，同寒湿之气者，宜用燥热之气味以制化，燥以化湿，热以化寒；如木金火主运，异寒湿之气者，宜用寒湿之气味以制化，木火为热，寒以化之，金气为燥，湿以化之。同则气盛，故同者用燥热之气味宜多之。异则气孤，故异者用寒湿之气味宜少之。寒热温凉，用以治病，乃有故无殒，如用寒品以治热，则人身热气当之，不增寒气，是用寒远寒也；用凉品以治温，则人身温气当之，不增凉气，是用凉远凉也；用温品以治凉，则人身凉气当之，不增温气，是用温远温也；用热品以治寒，则人身寒气当之，不增热气，是用热远热也。服食之宜，亦同此法。其有假者，似寒而实热，似热而实寒，似凉而实温，似温而实凉也，如是则反于常理，又当从其反以治之。反是者，不以反常之法治之也，不以反常治之则病。以上施治，所谓时也，犹言随时制宜也。

帝曰：阳明之政何如？岐伯曰：卯酉之纪也。阳明，少角，少阴，清热胜复同，同正商。丁卯岁会，丁酉，其运风清热。少角，太徵，少宫，太商，少羽。

卯酉属阳明，帝问阳明之政，故曰卯酉之纪也。阳明司天在上，少角化运在中，少阴在泉在下。卯酉主不及，乙丁己辛癸与之相合，皆主不及，故化运皆属乎少。清热胜复同，言少角木运不及，始则金之清气胜，继则火之热气复，胜与复同主一岁之气。阳明上临，金气胜矣。火热复而金气平，故曰同正商。丁为木运，临于卯木，是为岁会，故曰丁卯岁会。阳明司天，少角木运，乃丁卯、丁酉之岁，故又曰丁酉。其运风，角木之运也。清者金之胜，热者火之复，此一岁之气也。若四时之气，则少角为春，太徵为夏，少宫为长夏，太商为秋，少羽为冬。

阳明，少徵，少阴，寒雨胜复同，同正商。癸卯癸酉，其运热寒雨。少徵，太宫，少商，太羽，太角。

木运之次，火运继之。火运不及，故阳明在上，少徵火运在中，少阴在下。寒雨胜复同，言少徵火运不及，始则水之寒气胜，继则土之雨气复，胜与复同主一岁之气。阳明上临，金气胜矣，火运在中，金得其平，故同正商。少徵火运，乃癸卯、癸酉之岁。其运热，徵火之运也，寒者水之胜，雨者土之复，此一岁之气也。岁运少徵，故先言少徵；少徵，夏火也；太宫，长夏土也；少商，秋金也；太羽，冬水也；太角，春木也，此四时之气也。四时之气，太角为先。

阳明，少宫，少阴，风凉胜复同。己卯己酉，其运雨风凉。少宫，太商，少羽，少角，太徵。

火运之次，土运继之。己为土运不及，故阳明在上，少宫土运在中，少阴在下。风凉胜复同，言少宫土运不及，始则木之风气胜，继则金之凉气复，胜与复同主一岁之气。少宫土运，乃己卯、己酉之岁。其运雨，宫土之运也，风者木之胜，凉者金之复，此一岁之气也。岁运少宫，故先言少宫。少宫，长夏土也。太商，秋金也。少羽，冬水也。少角，春木也。太徵，夏火也。四时之气，少角为先。

阳明，少商，少阴，热寒胜复同，同正商。乙卯天符，乙酉岁会，太乙天符。其运凉热寒。少商，太羽，太角，少徵，太宫。

土运之次，金运继之。乙为金运不及，故阳明在上，少商金运在中，少阴在下。热寒胜复同，言少商金运不及，始则火之热气胜，继则水寒之气复，胜与复，同主一岁之气。阳明上临，金气胜矣。始则热胜，金得其平，故同正商。少商金运，乃乙卯、乙酉之岁。乙为金运，卯为阳明燥金，运气与司天之气相合，故曰乙卯天符。乙为金运，酉支属金，运气与岁支之气相合，故曰乙酉岁会。乙酉既为岁会，亦为天符，天符兼岁会，则为太乙天符。其运凉，商金之气也。热者火之胜，寒者水之复。少商岁运，故先言秋金之少商。而四时之气，角木为先。

阳明，少羽，少阴，雨风胜复同，辛卯少宫同。辛酉辛卯，其运寒雨风。少羽，少角，太徵，少宫，太商。

金运之次，水运继之。辛为水运不及，故阳明在上，少羽水运在中，少阴在下。雨风胜复同，言少羽水运不及，始则土之雨气胜，继则木之风气复，胜与复同主一岁之气。水运不及则土气胜，当辛卯之岁，卯木制土，故辛卯少宫同。上文皆同正商，此但举一岁，而少宫同，盖举一以补上文之未尽，欲人仿此类推，不可执一之意。少羽水运，乃辛酉、辛卯之岁，其运寒，羽水之运也，雨者土之胜，风者木之复。少羽水运，故先言少羽之冬。四时之气，始于角，而终于羽。

凡此阳明司天之政，气化运行后天，天气急，地气明，阳专其令，炎暑大行，物燥以坚，淳风乃治，风燥横运，流于气交，多阳少阴，云趋雨府，湿化乃敷，燥极而泽。其谷白丹，间谷命太者，其耗白甲品羽，金火合德，上应太白、荧惑。其政切，其令暴，蛰虫乃见，流水不冰，民病咳，嗌塞，寒热发，暴振溧，癃闭。清先而劲，毛虫乃死，热后而暴，介虫乃殃，其发躁，胜复之作，扰而大乱，清热之气，持于气交。

间，去声，见，音现，下俱同。卯酉为阳明司天之政，凡此丁卯丁酉，癸卯癸酉，己卯己酉，乙卯乙酉，辛卯辛酉，皆主不及之岁，气化运行后天时而至。阳明燥金司天，故天气急。急，劲急也。少阴君火在泉，故地气明。明，光明也。阳明在上，君火在下，故阳专其令，炎暑大行，而物燥以坚。主时之初气，厥阴风木，故淳风乃治。燥金司天，风木主时，故风燥横于运气之中。横，横遍也。从三气而及于四气，故流于气交。四之气，少阳相火，故多阳少阴。少阳受三气之交，三之气，太阴湿土，故云趋雨府，湿化乃敷。五之气，阳明燥金，终之气，太阳寒水，故燥极而复泽。其谷白丹者，感司天之金气则白，感在泉之火气则丹，所谓岁谷也。左右二气，谓之间气，间谷者，感左右间气成熟之谷也。太者，子午少阴，寅申少阳，辰戌太阳，皆谓之太，今阳明司天，则左太阳，右少阳，命太者之间谷，亦早成熟也。天气主生，故命太者，但言司天之左右，而在泉不与也。不及之岁，间谷命太[1]，则太过之岁，间谷当命少矣。耗，虚散也，甲，介虫也，卯酉阳明司天，金气不及，故白色之羽毛，甲金之品类，皆耗散而不蓄聚也。司天者金，在泉者火，故金火合德，上应金之太白、火之荧惑二星。其政劲切，金之政也。其令急暴，火之令也。君火在泉，故蛰虫乃见，而流水不冰。民病咳，嗌塞，肺金之病也。寒热发，暴振溧，癃闭，水火不交之病也。金气司天，故清先而劲。清先而劲，则毛虫乃死，金刑木也。火气在泉，故热后而暴。热后而暴，则介虫乃殃，火刑金也。金劲火暴，其发甚躁，始焉金胜，继则火复，故胜复之作，扰而大乱。清金热火之气，上下相继，故曰持于气交。

初之气，地气迁，阴始凝，气始肃，水乃冰，寒雨化。其病中热，胀，面目浮肿，善眠，鼽衄，嚏欠，呕，小便黄赤，甚则淋。

初之气，初之客气加临也。地气迁，初之客气，从在泉之地气而右迁也。少阴在泉，则右位之太阴，为初之客气，湿气方胜，故阴始凝。燥金司天，故气始肃。阴凝而清肃，则水乃冰。水冰而冻解，则寒雨化。其病中热而胀，湿气不能外达也。面目浮肿，湿气不能下行也。善眠，内外上下，气机不利也。凡此皆太阴脾湿之病也。鼽衄，嚏欠，太阴肺燥之病也。土气不和于上，则呕；

[1] 太：浙江书局本作“大”，二字通。

土气不和于下，则小便黄赤，甚则淋。

二之气，阳乃布，民乃舒，物乃生荣。厉大至，民善暴死。

二之客气，少阳相火加临。少阳为初阳之气，故阳乃布，民乃舒，而物乃生荣。相火之气，厉而暴，故厉大至，民善暴死。

三之气，天政布，凉乃行，燥热交合，燥极而泽，民病寒热。

三之客气，阳明燥金加临。乾金为天，故天政布。清金为秋，故凉乃行。阳明气燥而热，故燥热交合。燥极而泽，金生水也。燥金主热，水泽主寒，故民病寒热。

四之气，寒雨降，病暴仆，振栗谵妄，少气，嗌干引饮，及为心痛，痈肿疮疡，疟寒之疾，骨痿血便。

四之客气，太阳寒水加临，故寒雨降，民病暴仆，太阳之气厥逆也。振栗谵妄少气，太阳阳热之气不足也。嗌干引饮，及为心痛，太阳寒水之气不足也。寒水不足而火气盛，则为痈肿疮疡。阳热不足而阴气盛，则为疟寒之疾。阳虚则骨痿，阴虚则血便。

上文暴振溧，乃身发寒热而振溧也；此振栗，乃阳气内虚而振栗也，是溧、栗之有别也。

五之气，春令反行，草乃生荣，民气和。

五之客气，厥阴风木加临，故春令反行，草乃生荣，民气和而无病。

终之气，阳气布，候反温，蛰虫来见，流水不冰，民乃康平，其病温。

终之客气，少阴君火加临，故阳气布，候反温。冬寒反温，故蛰虫来见，而流水不冰。加临之客气，即在泉之地气，故民乃康平。候反温，故其病温。

故食岁谷以安其气，食间谷以去其邪，岁宜以咸、以苦、以辛，汗之、清之、散之，安其运气，无使受邪，折其郁气，资其化源。以寒热轻重，少多其制，同热者多天化，同清者多地化，用凉远凉，用热远热，用寒远寒，用温远温，食宜同法，有假者反之，此其道也。反是者，乱天地之经，扰阴阳之纪也。

阳明燥金司天，少阴君火在泉之岁，故食白丹之岁谷，以安其正气，食间气之间谷，以去其外邪。上燥下火，其气燥热，故宜水味之咸以治之，更以苦济火，以辛益燥。或汗之，或清之，或散之，去其外邪而安其运气也。折其郁气，必先资其化源，更以寒热之轻重，而制气味之少多。如同热气者，多金寒之天气以制化，同清气者，多火热之地气以制化。用凉远凉至假者反之，解同上文。此其道也，言此乃治得其平之道。反是者，言不有其道以治之也。乱天地之经，则上下不和，扰阴阳之纪，则传次失宜。上文太阳寒气司天，故先言用寒远寒，此阳明金气司天，故先言用凉远凉。下文少阳相火，少阴君火司天，则先言用热远热；太阴湿气司天，亦先言用凉远凉；厥阴风气司天，则先言用温远温。皆从其类而首言之，毋以其近而忽之。

帝曰：善。少阳之政奈何？岐伯曰：寅申之纪也。少阳，太角，厥阴，壬寅壬申，其运风鼓，其化鸣紊启坼，其变振拉摧拔，其病掉眩，支胁惊骇。太角，少徵，太宫，少商，太羽。

寅申属少阳，帝问少阳之政，故曰

寅申之纪也。少阳司天在上，太角化运在中，厥阴在泉在下。少阳司天，太角木运，乃壬寅、壬申之岁。上文太阳司天，太角木运，言其运风，其化鸣紊启坼，其变振拉摧拔，其病掉眩目瞑，此亦太角木运，故大义相同。支胁惊骇，掉眩之剧也。太角，少徵，太宫，少商，太羽，序同太阳，解亦同之。

少阳，太徵，厥阴，戊寅天符，戊申天符，其运暑，其化暄嚣郁燠，其变炎烈沸腾，其病上热郁，血溢血泄，心痛。太徵，少宫，太商，少羽，少角。

木运之次，火运继之，故少阳司天，太徵火运在中，厥阴在泉。少阳司天，太徵火运在中，乃戊寅、戊申之岁。戊为火运，寅申少阳相火司天，故曰戊寅天符、戊申天符，谓主运之气与司天之气相符也。其运暑，徵火之运也。其化暄嚣郁燠，火热之化也。其变炎烈沸腾，火焚之变也。其病上热郁，血溢血泄，心痛，火逆之病也。太徵、少宫等，解同太阳。

少阳，太宫，厥阴，甲寅甲申，其运阴雨，其化柔润重泽，其变震惊飘骤，其病体重胕肿，痞饮。太宫，少商，太羽，太角，少徵。

火运之次，土运继之，上少阳，中太宫土运，下厥阴。少阳司天，太宫土运在中，乃甲寅、甲申之岁。其运阴雨，宫土之运也。其化柔润重泽，土湿之化也。其变震惊飘骤，土动之变也。其病体重胕肿，痞饮，土滞之病也。太宫、少商等，解同太阳。

少阳，太商，厥阴，庚寅庚申，同正商，其运凉，其化雾露清切，其变肃杀凋零，其病肩背胸中。太商，少羽，少角，太徵，少宫。

土运之次，金运继之，上少阳，中太商金运，下厥阴。少阳司天，太商金运在中，乃庚寅、庚申之岁。金运太过，司天之火气制之，则金气平，故同正商。其运凉，商金之运也。其化雾露清切，金凉之化也。其变肃杀凋零，金刑之变也。其病肩背胸中，肺金之病也。太商、少羽等，解同太阳。

少阳，太羽，厥阴，丙寅丙申，其运寒肃，其化凝惨栗❶冽，其变冰雪霜雹，其病寒，浮肿。太羽，太角，少徵，太宫，少商。

金运之次，水运继之，少阳在上，太羽水运在中，厥阴在下，乃丙寅、丙申之岁。其运寒肃，羽水之运也。其化凝惨栗冽，水冷之化也。其变冰雪霜雹，水坚之变也。其病寒，浮肿，水凝之病也。太羽，太角等，解同太阳。

凡此少阳司天之政，气化运行先天，天气正，地气扰，风乃暴举，木偃沙飞，炎火乃流，阴行阳化，雨乃时应，火木同德，上应荧惑、岁星。其谷丹苍，其政严，其令扰，故风热参布，云物沸腾，太阴横流，寒乃时至，凉雨并起，民病寒中，外发疮疡，内为泄满，故圣人遇之，和而不争，往复之作，民病寒热疟泄，聋瞑，呕吐，上怫❷肿色变。

寅申为少阳司天之政，凡此壬寅壬申，戊寅戊申，甲寅甲申，庚寅庚申，丙寅丙申，皆主太过之岁，故气化运行，

---

❶ 栗：文成堂本为“溧”。
❷ 怫（fú）：隆起貌。

先天时而至。少阳司天，故天气正。正，中正，犹阳和也。厥阴在泉，故地气扰。扰，攘扰，犹鼓动也。厥阴，风也，故风乃暴举。风暴举，则木偃沙飞。少阳，火也，故炎火乃流。炎火流，则阴行阳化。木生火而火生土，故雨乃时应，而火木同德，上应火之荧惑、木之岁星。其谷丹苍者，成熟也。其政严，火之威也。其令扰，风之动也。令扰政严，故风热参布，风热参布，木火之气也。云物沸腾，太阴横流，土气之散达也。寒乃时至，水之气也。凉雨并起，金之气也。一岁之中，木火主气，兼五气也。民病寒中，外发疮疡，内为泄满，乃外热内寒，表里不和也。惟圣人遇之，能使外热以温内寒，内寒以清外热，故和而不争。苟非圣人，则寒往热复，热往寒复，往复之作，民病为寒为热。疟，寒热病也。泄，正气虚也。聋瞑，窍不利也。呕吐，中土虚也。上怫肿色变，气血皆虚也。此寒热不愈，而有如是之病也。

初之气，地气迁，风胜乃摇，寒乃去，候乃大温，草木早荣，寒来不杀，温病乃起，其病气怫❶于上，血溢目赤，咳逆头痛，血崩胁满，肤腠中疮。

杀，去声。初之客气加临，始于在泉之地气，故地气迁，乃厥阴之右，少阴之气也。初之主气，厥阴风木，故风胜乃摇，寒乃去。少阴客气加临，故候乃大温，而草木早荣。虽有寒气之来，不能杀君火之热。非时而热，故温病乃起，其病气怫于上也。血溢目赤，咳逆头痛，血崩胁满，肤腠中疮，皆为温病。

二之气，火反郁，白埃四起，云趋雨府，风不胜湿，雨乃零，民乃康。其病热郁于上，咳逆呕吐，疮发于中，胸胁不利，头痛，身热，昏愦脓疮。

二之客气加临，乃太阴湿土，故主气之君火反郁也。白埃四起，土之气也。云趋雨府，湿之气也。风木之气，所以胜湿，今埃起云趋，风不胜湿而雨乃零，始则火反郁，至此雨霖，则民乃康。当火郁之时，其病热郁于上则咳逆呕吐，疮发于中则胸胁不利，郁于上则头痛，发于中则身热，头痛则昏愦，身热则脓疮。

三之气，天政布，炎暑至，少阳上临，雨乃涯，民乃热中，聋瞑，血溢脓疮，咳呕鼽衄，渴，嚏欠，喉痹目赤，善暴死。

三之客气加临，乃少阳相火，少阳司天，故天政布，少阳加临，故炎暑至。三气乃太阴主时，而少阳客气加临，则火土相生，故雨乃涯。民乃热中，火气盛也。聋瞑，火亢水极也。血溢脓疮，火气盛也。咳呕鼽衄，渴，嚏欠，火刑金也。喉痹目赤，厥阴、少阳之气不和也。水不济火，金受火刑，阴阳不和，故善暴死。

四之气，凉乃至，炎暑间化，白露降，民气和平，其病满，身重。

四之客气加临，乃阳明燥金，金气清凉，故凉乃至。少阳相火主气，故炎暑间化，于时为秋，故白露降。炎暑间化而白露降，故民气和平。若感凉露之湿气，则其病中满而身重。

五之气，阳乃去，寒乃来，雨乃降，

❶ 怫：郁结。

气门乃闭，刚木早凋，民避寒邪，君子周密。

五之客气加临，乃太阳寒水，故阳气去，寒乃来，雨乃降。寒主凝敛，故气门乃闭。其时刚木早凋，民避寒邪，君子周密，可以无病。

终之气，地气正，风乃至，万物反生，霜雾以行，其病关闭不禁，心痛，阳气不藏而咳。

终之客气加临，乃厥阴风木与在泉地气相符，故地气正。正，和平也。厥阴，风也，故风乃至。地气正而风至，故万物反生。于时为冬，故霜雾以行。太阳寒水，主终之气，其病关闭不禁，言小便欲关闭即禁，今阳气内虚，关闭不禁。禁，犹止也。心痛，寒气盛也。阳气不藏而咳，言太阳阳气，不藏于水府，则膀胱水气，不濡毛窍而为咳。

抑其运气，赞所不胜，必折其郁气，先取化源，暴过不生，苛疾不起。故岁宜咸辛，宜酸，渗之泄之，渍之发之，观气寒温，以调其过，同风热者多寒化，异风热者少寒化。用热远热，用温远温，用寒远寒，用凉远凉，食宜同法，此其道也。有假者反之，反是者，病之阶也。

运之太过，当抑其运气，此强彼弱，当赞所不胜。郁者复之基，故必折其郁气，欲折郁气，先取化源而资之。上文先资化源，所以益之，此先取化源，亦取而益之也。如是，庶暴过不生，苛疾不起。火气在上，木气在下，故岁宜咸辛，谓咸味以泻火，辛味以平木。少阳司天，中见者厥阴，在泉者亦厥阴。厥阴，木也，其味酸，故复宜酸味。或渗之泄之，以平其内，或渍之发之，以清其外，更当观气之寒温，以调其过。同在泉、司天风热之气者，则多寒凉之气味以制化之；异风热之气者，则少寒凉之气味以制化之。少阳，火热也。故先言用热远热，解同上文。

帝曰：善。太阴之政奈何？岐伯曰：丑未之纪也。太阴，少角，太阳，清热胜复同，同正宫。丁丑丁未，其运风清热。少角，太徵，少宫，太商，少羽。

丑未属太阴，帝问太阴之政，故曰丑未之纪也。太阴在上，少角木运在中，太阳在下。清热胜复同，言少角木运不及，始则金之清气胜，继则火之热气复，胜与复，同主一岁之气。太阴土气司天，木运不及，土不受制，故同正宫。太阴司天，少角木运在中，乃丁丑、丁未之岁。其运风，角木之运也，清者金之胜，热者火之复。少角主运，故先言少角，终言少羽，解同上文之阳明。

太阴，少徵，太阳，寒雨胜复同，癸丑癸未，其运热寒雨。少徵，太宫，少商，太羽，太角。

上文言少角，此言少徵。癸为火运不及，故上太阴，中少徵，下太阳。寒雨胜复同，谓火运不及，始则水之寒气胜，继则土之雨气复，胜与复，同主一岁之气。太阴司天，火运在中，乃癸丑、癸未之岁。其运热，徵火之运也，寒者水之胜，雨者土之复。少徵主运，故先言少徵，解同阳明。

太阴，少宫，太阳，风清胜复同，同正宫。己丑太乙天符，己未太乙天符，其运雨风清。少宫，太商，少羽，少角，太徵。

少徵之次，因言少宫。己为土运不

及，故上太阴，中少宫，下太阳。风清胜复同，谓土运不及，始则木之风气胜，继则金之清气复，胜与复，同主一岁之气。少宫土运不及，上临太阴，故同正宫。己，土运也。土运临丑未，是为岁会。土运之岁，上见太阴，是为天符。天符合岁会，是为太乙天符，故己丑、己未皆为太乙天符。其运雨，宫土之运也，风者木之胜，清者金之复。首言少宫，终言太徵，解同阳明。

太阴，少商，太阳，热寒胜复同，乙丑乙未，其运凉热寒。少商，太羽，太角，少徵，太宫。

少宫之次，因言少商。乙为金运不及，故上太阴，中少商，下太阳。热寒胜复同，谓金运不及，始则火之热气胜，继则水之寒气复，胜与复，同主一岁之气。少商金运，上临太阴，乃乙丑、乙未之岁。其运凉，金之运也，热者火之胜，寒者水之复。少商主运，故先言少商，解同阳明。

太阴，少羽，太阳，雨风胜复同，同正宫。辛丑辛未，其运寒雨风。少羽，少角，太徵，少宫，太商。

少商之次，因言少羽。辛为水运不及，故上太阴，中少羽，下太阳。雨风胜复同，谓水运不及，始则土之雨气胜，继则木之风气复，胜与复，同主一岁之气。上临太阴，土胜木复，故同正宫。少羽水运，太阴司天，乃辛丑、辛未之岁。其运寒，羽水之运也，雨者土之胜，风者木之复。少羽主运，故先言少羽，解同阳明。

凡此太阴司天之政，气化运行后天，阴专其政，阳气退避，大风时起，天气下降，地气上腾，原野昏霿，白埃四起，云奔南极，寒雨数至，物成于差夏。民病温[1]湿，腹满身䐜[2]愤，胕肿痞逆，寒厥拘急。湿寒合德，黄黑埃昏，流行气交，上应镇星、辰星。其政肃，其令寂，其谷黅玄。故阴凝于上，寒积于下，寒水胜火，则为冰雹，阳光不治，杀气乃行。故有余宜高，不及宜下；有余宜晚，不及宜早。土之利，气之化也，民气亦从之，间谷命其太也。

霿，与瞀同，音茂。数，音朔；差，音雌，下俱同。丑未为太阴司天之政，凡此丁丑丁未，癸丑癸未，己丑己未，乙丑乙未，辛丑辛未，皆主不及之岁，故气化运行，后天时而至。太阴司天，故阴专其政。阴专其政，则阳气退避。土不及而木胜，故大风时起。天气下降，司天之气也。地气上腾，在泉之气也。原野昏霿，白埃四起，土湿之气也。云奔南极，寒雨数至，水寒之气也。差夏，夏之终，秋之交也。物当成于夏者，至差夏而乃成也。若民病寒湿，则有腹满身䐜气愤，胕肿痞逆之病，若但寒无湿，则为寒厥之病。寒厥，拘急也，故又曰拘急。司天、在泉之气，两相交合，则湿寒合德。湿寒合德，则黄黑埃昏。合德之候，在于气交，故流行气交，上应土之镇星、水之辰星。阴专其政，故其政肃。阳气退避，故其令寂。民食岁谷，故其谷黅玄。太阴司天，故阴凝于上。太阳在泉，则寒积于下。寒水之气，制胜其火，则惟阴无阳而为冰雹。寒水胜

[1] 温：据下文注释，应为“寒”。
[2] 䐜（chēn）：肉胀起，胀大。

火，则阳光不治，为冰为雹，则杀气乃行。地高者气寒生物迟，地下者气温生物早。岁气有余则先时，故有余之岁，宜于地高，生物迟而气先至，不过迟矣；岁气不及则后时，故不及之岁，宜于地下，生物早而气后至，不过早矣。凡有余之岁，其气早至，物之生也宜晚；不及之岁，其气后至，物之生也宜早。夫有余宜高，不及宜下，乃地土之利也；有余宜晚，不及宜早，则气机之化也。人为万物之长，体同天地，故民气亦从之。感司天左右之间气而生成，谓之间谷。太阴司天，寅申少阳居右，子午少阴居左，子午寅申，皆阳年主太，故间谷成熟，命其太也。

初之气，地气迁，寒乃去，春气正，风乃来，生布，万物以荣，民气条舒，风湿相薄，雨乃后。民病血溢，筋络拘强，关节不利，身重筋痿。

强，上声。初之客气加临，乃太阳之右，厥阴之气也。初之气始于春，故寒乃去。春气正，厥阴风气也，故风乃来。春气生而风气布，故曰生布。春生风布，故万物以荣，而民气条舒。风湿相薄者，加临之气属于风，与司天之湿气相薄也。湿不胜风，故雨乃后。民病血溢，筋络拘强，风病也；关节不利，身重筋痿，湿病也。

二之气，大火正，物承化，民乃和，其病温厉大行，远近咸若[1]，湿蒸薄，雨乃时降。

二之客气主气，皆少阴君火，故大火正。火生其土，故物承化，而民乃和。温厉大行，火热病也；远近咸若，气之盛也。蒸，热也。湿蒸相薄，司天湿气与加临热气相薄也。湿热相薄，则火土相生，故雨乃时降。

三之气，天政布，湿气降，地气腾，雨乃时降，寒乃随之。感于寒湿，则民病身重胕肿，胸腹满。

三之客气，乃太阴湿土，气合司天，故天政布，而湿气降。在泉之地气上腾，则雨乃时降。地气者，太阳寒水之气也。故气腾雨降，寒乃随之。斯时感于寒湿，则民病身重胕肿，胸腹满。

四之气，畏火临，溽蒸化，地气腾，天气否隔，寒风晓暮，蒸热相薄，草木凝烟，湿化不流，则白露阴布，以成秋令。民病腠理热，血暴溢，疟，心腹满热，胪[2]胀，甚则胕肿。

否，批上声，下同。畏火，相火也。四之客气，少阳相火，故曰畏火临。太阴湿气司天，少阳相火加临，故溽蒸化，犹言湿热相蒸，湿化为热也。湿热蒸化，而寒水之地气上腾，则天气亦否隔矣。否隔，闭塞不通之意。寒风晓暮，秋之气也。蒸热相薄，火加临也。寒风晓暮，则草木凝烟；蒸热相薄，则湿化不流。当此之时，则白露阴布，以成秋令。民病腠理热，血暴溢，火病也。疟，心腹满热，胪胀，湿热病也。甚则胕肿，寒湿病也。此湿气司天，寒气在泉，火气加临，而有如是之病也。

五之气，惨令[3]已行，寒露下，霜乃早降，草木黄落，寒气及体，君子周密，民病皮腠。

五之客气，阳明燥金，金气肃杀，

---

[1] 若：疑为“苦”字之误，下注释同。
[2] 胪：肚腹。
[3] 惨令：指秋令。

故惨令以行。惨令行，则寒露下，霜乃早降，草木黄落，而寒气及体。斯时也，君子周密则无病，民不周密则病皮腠。

终之气，寒大举，湿大化，霜乃积，阴乃凝，水坚冰，阳光不治。感于寒，则病人关节禁固，腰脽痛，寒湿推于气交而为疾也。

终之客气，太阳寒水，寒气盛，故寒大举，水气盛，故湿大化，犹言湿化为水也。寒极而水不行，则霜乃积，阴乃凝。霜积则水坚冰，阴凝则阳光不治。其时感于寒，则病人关节禁固，腰脽痛。脽，脊尻也。关节禁固而腰脽痛，乃寒湿之病，故曰寒湿。终之主气、客气，皆太阳之寒，未始有湿，惟三之主气、客气，有太阴之湿，故此寒湿之病，推于气交之时而为疾也。

必折其郁气，而取化源，益其岁气，无使邪胜，食岁谷以全其真，食间谷以保其精。故岁宜以苦，燥之温之，甚者发之泄之，不发不泄，则湿气外溢，肉溃皮拆❶而水血交流。必赞其阳火，令御甚寒，从气异同，少多其制也。同寒者以热化，同湿者以燥化，异者少之，同者多之。用凉远凉，用寒远寒，用温远温，用热远热，食宜同法。假者反之，此其道也，反是者病也。

郁者复之基，故必折其郁气，而先取化源以资之。岁运不及，则益其岁气，无使邪胜。食黅玄之岁谷，以全其真，食左右之间谷，以保其精。寒湿之岁，宜以火味之苦以燥湿，火味之苦以温寒。寒之甚者，更当发之，湿之甚者，更当泄之。苦寒湿甚而不发不泄，则湿气外溢，致肉溃皮拆，肉溃皮拆，而水血交流矣。赞，助也。是必助其阳火，令防御其甚寒，从气之异同，而气味之少多可制也。同太阳之寒者，以气味之热而制化之；同太阴之湿者，以气味之燥而制化之。异乎寒湿，而宜寒湿之气味者，宜少用之；同乎寒湿，而宜热燥之气味者，宜多用之。寒热温凉，不可太过，故用凉远凉，有如上文所云也。

帝曰：善。少阴之政奈何？岐伯曰：子午之纪也。少阴，太角，阳明，壬子壬午，其运风鼓，其化鸣紊启坼，其变振拉摧拔，其病支满。太角，少徵，太宫，少商，太羽。

子午属少阴，帝问少阴之政，故曰子午之纪也。少阴在上，太角木运在中，阳明在下，当壬子、壬午之岁，其运、其化、其变，与太阳、少阳之太角同。其病支满，木克土也。太角、少徵、太宫、少商、太羽，序同太阳，解亦同之。

少阴，太徵，阳明，戊子天符，戊午太乙天符，其运炎暑，其化暄曜郁燠，其变炎烈沸腾，其病上热血溢。太徵，少宫，太商，少羽，少角。

太角之次，因言太徵。少阴在上，太徵在中，阳明在下。当戊子、戊午之岁，戊为火运，子为少阴君火，运合司天，故曰戊子天符。戊为火运，午为少阴君火，而午支又属于火，运与岁会，又合天符，故曰戊午太乙天符。其运、其化、其变、其病，与太阳、少阳之太徵同。太徵、少宫、太商、少羽、少角，亦与太阳、少阳之太徵同。

少阴，太宫，阳明，甲子甲午，其

❶ 拆：浙江书局本作“折”，误。

运阴雨，其化柔顺时雨，其变震惊飘骤，其病中满身重。太宫，少商，太羽，太角，少徵。

太徵之次，因言太宫。少阴在上，太宫在中，阳明在下。当甲子、甲午之岁，其运、其化、其变、其病，与太阳、少阳之太宫同，太宫、少商、太羽、太角、少徵，亦与太阳、少阳之太宫同。

少阴，太商，阳明，庚子庚午，同正商。其运凉劲，其化雾露萧飋，其变肃杀凋零，其病下清。太商，少羽，少角，太徵，少宫。

太宫之次，因言太商。少阴在上，太商在中，阳明在下。当庚子、庚午之岁，太商主运，金气胜矣。上临君火，金不过胜，故同正商。其运、其化、其变，与太阳、少阳之太商同。其病下清，金寒之病也。太商、少羽、少角、太徵、少宫，亦与太阳、少阳之太商同。

少阴，太羽，阳明，丙子岁会，丙午，其运寒，其化凝惨凓冽，其变冰雪霜雹，其病寒下。太羽，太角，少徵，太宫，少商。

太商之次，因言太羽。少阴在上，太羽在中，阳明在下。当丙子、丙午之岁，丙为水运，水运临子，是为岁会。其运、其化、其变、其病，与太阳、少阳之太羽同。太羽、太角、少徵、太宫、少商，亦与太阳、少阳之太羽同。

凡此少阴司天之政，气化运行先天，地气肃，天气明，寒交暑，热加燥，云驰雨府，湿化乃行，时雨乃降，金火合德，上应荧惑、太白。其政明，其令切，其谷丹白。水火寒热，持于气交而为病始也。热病生于上，清病生于下，寒热凌犯而争于中。民病咳喘，血溢血泄，鼽嚏，目赤眦疡，寒厥入胃，心痛腰痛，腹大嗌干，肿上。

子午为少阴司天之政，凡此壬子壬午，戊子戊午，甲子甲午，庚子庚午，丙子丙午，皆主太过之岁，故气化运行，先天时而至。金气在泉，故地气肃，火气司天，故天气明。少阴火热在上，初之客气，太阳寒水，是寒交暑也。阳明燥金在下，五之客气，少阳相火，是热加燥也。四之客气，太阴湿土，故又曰云驰雨府，湿化乃行，时雨乃降。在泉者金，司天者火，故金火合德，上应荧惑、太白二星。天气明，故其政明。地气肃，故其令切。其谷丹白，火金之谷也。少阴火热司天，初之客气，太阳寒水，三之客气，少阴君火，是水火寒热，持于气交之候，而为受病之始也。火气司天，故热病生于上；金气在泉，故清病生于下；寒交暑，热加燥，故寒热凌犯而争于中。民病咳喘，血溢血泄，鼽嚏，目赤眦疡，燥热病也。寒厥入胃，心痛腰痛，腹大嗌干肿上，寒湿病也。

初之气，地气迁，燥将去，寒乃始，蛰复藏，水乃冰，霜复降，风乃至，阳气郁，民反周密，关节禁固，腰脽痛，炎暑将起，中外疮疡。

初之客气，太阳寒水，地气迁者，从阳明而迁于太阳也。去阳明之燥，始太阳之寒，故燥将去，寒乃始。蛰，藏虫也。冬时虫已蛰藏，至此客气加临，则蛰复藏，而水乃冰，霜复降。初之主气，厥阴风木，故风乃至。风乃至，而有太阳之寒，则阳气郁。阳气郁，则民反周密。病关节禁固，腰脽痛，寒客之病也。二之主气，少阴君火，气合司天，故始则寒乃始，继则炎暑将起。炎暑将起，则中外疮疡。

二之气，阳气布，风乃行，春气以正，万物应荣，寒气时至，民乃和，其病淋，目瞑目赤，气郁于上而热。

二之客气，厥阴风木，风为阳气，故阳气布而风乃行，阳布风行，则春气以正，春气以正，则万物应荣。春气虽正，万物虽荣，天气犹寒，故寒气时至，则民乃和。若寒气不能时至，主时之热气相交，则其病淋，目瞑目赤，气郁于上而热。凡此皆少阴火热之病也。

三之气，天政布，大火行，庶类蕃鲜，寒气时至，民病气厥心痛，寒热更作，咳喘目赤。

更，平声，下同。三之客气，少阴君火，气合司天，故天政布，大火行。火气长万物而光明，故庶类蕃鲜。三气应热，若寒气时至，则民病气厥心痛，因于寒也。且寒热更作，咳喘目赤，寒热交争也。

四之气，溽暑至，大雨时行，寒热互至，民病寒热，嗌干黄瘅，鼽衄饮发。

四之客气，太阴湿土，四之主气，少阳相火，故溽暑至。湿气胜，故大雨时行。大雨时行，气兼溽暑，故寒热互至。民病寒热，嗌干黄瘅，鼽衄饮发，湿热病也。

五之气，畏火临，暑反至，阳乃化，万物乃生，乃长荣，民乃康，其病温。

五之客气，少阳相火，故畏火临。畏火临故暑反至，暑反至则阳化热，故阳乃化。阳乃化则万物乃生，乃长，乃荣。五之气，当九月、十月，少阳客气加临，故天气温和，而万物生荣，如是则民乃康。若温热太过，则其病温。

终之气，燥令行，余火内格，肿于上，咳喘，甚则血溢。寒气数举，则霿雾翳，病生皮腠，内合[1]于胁，下连少腹而作寒中，地将易也。

肿，当作冲。终之客气，阳明燥金，故燥令行。上承五之客气，属于少阳，故余火内格。内格而冲于上，则为咳为喘，甚则血溢也。终之主气，太阳寒水，故寒气数举。寒气数举，则天气昏霿，如雾之翳。太阳之气，行于通体，故病生皮腠，从枢胁而下挟膀胱，故内合于胁，下连少腹，而作寒中之病。阳明客气加临，不病阳明之燥，而病太阳之寒，以阳明之气，又主司地，司地之气，至终气而将易也。

必抑其运气，资其岁胜，折其郁发，先取化源，无使暴过而生其病也。食岁谷以全真气，食间谷以辟[2]虚邪。岁宜咸以耎之而调其上，甚则以苦发之，以酸收之而安其下，甚则以苦泄之。适气同异而多少之，同天气者以寒清化，同地气者以温热化，用热远热，用凉远凉，用温远温，用寒远寒，食宜同法。有假则反，此其道也。反是者，病作矣。

太过则抑之，运气太过，故必抑其运气。不及则资之，故必资其岁胜，岁胜，岁所当胜也，当胜不胜，故必资之。郁者发之基，故折其郁发，当先取化源而资之，无使暴虐太过而生其病也。食丹白之岁谷，以全其真，食左右之间谷，

---

[1] 合：文成堂本为“舍”。
[2] 辟：通“避”，下径改。

以避虚邪。岁当君火在上，宜食咸味以软之而调其上。火气过甚，则食火味之苦以发之。金气在下，其气主收，宜食酸味以收之而安其下。燥气过甚，则食苦味之寒以泄之。苦为火味，其性则寒，明其能发而能泄也。适，酌也，酌其气之同异，而为气味之多少以制之。同天热火之气者，以寒清之气味制化之。同地清凉之气者，以温热之气味制化之。更当用热远热，用凉远凉，而得其平也。

帝曰：善。厥阴之政奈何？岐伯曰：巳亥之纪也。厥阴，少角，少阳，清热胜复同，同正角。丁巳天符，丁亥天符，其运风清热。少角，太徵，少宫，太商，少羽。

巳亥属厥阴，帝问厥阴之政，故曰巳亥之纪也。厥阴在下，少角在中，少阳在下。木运不及，始则金之清气胜，继则火之热气复，胜与复，同主一岁之气。少角木运，得司天之助，故同正角。丁为木运，巳亥风木司天，岁运上合司天，故曰丁巳天符、丁亥天符。其运风，角木之运也，清者金之胜，热者火之复。少角之运，故首言少角，终言少羽，与上文阳明、太阴同。

厥阴，少徵，少阳，寒雨胜复同，癸巳癸亥，其运热寒雨。少徵，太宫，少商，太羽，太角。

少角之次，因言少徵。癸为火运不及，故上厥阴，中少徵，下少阳。火运不及，始则水之寒气胜，继则土之雨气复，胜与复，同主一岁之气。岁当癸巳、癸亥，其运热，徵火之运也，寒者水之胜，雨者土之复。少徵、太宫、少商、太羽、太角，与上文阳明、太阴同。

厥阴，少宫，少阳，风清胜复同，同正角，己巳己亥，其运雨风清。少宫，太商，少羽，少角，太徵。

少徵之次，因言少宫。己为土运不及，故上厥阴，中少宫，下少阳。土运不及，始则木之风气胜，继则金之清气复，胜与复，同主一岁之气。木胜金复，木气虚矣，上得司天之助，故同正角。岁当己巳、己亥，其运雨，宫土之运也，风者木之胜，清者金之复。少宫、太商等，亦同阳明、太阴。

厥阴，少商，少阳，热寒胜复同，同正角，乙巳乙亥，其运凉热寒。少商，太羽，太角，少徵，太宫。

少宫之次，因言少商。乙为金运不及，故上厥阴，中少商，下少阳。金运不及，始则火之热气胜，继则水之寒气复，胜与复，同主一岁之气，木气司天，金运不及，故同正角。岁当乙巳、乙亥，其运凉，商金之运也，热者火之胜，寒者水之复。少商、太羽等，亦同阳明、太阴。

厥阴，少羽，少阳，雨风胜复同，辛巳辛亥，其运寒雨风。少羽，少角，太徵，少宫，太商。

少商之次，因言少羽。辛为水运不及，故上厥阴，中少羽，下少阳。水运不及，始则土之雨气胜，继则木之风气复，胜与复，同主一岁之气。岁当辛巳、辛亥，其运寒，羽水之运也，雨者土之胜，风者木之复。少羽、少角等，亦同阳明、太阴。

凡此厥阴司天之政，气化运行后天，诸同正岁，气化运行同天，天气扰，地气正，风生高远，炎热从之，云趋雨府，湿化乃行，风火同德，上应岁星、荧惑。其政挠，其令速，其谷苍丹，间谷言太者，其耗文角品羽，风燥火热，胜复更作，蛰虫来见，流水不冰，热病行于下，风病行于上，风燥胜复形于中。

巳亥为厥阴司天之政，凡此丁巳丁亥，癸巳癸亥，己巳己亥，乙巳乙亥，辛巳辛亥，皆主不及，故气化运行，后天时而至。六十岁中，六气司天，气化运行，非先天，即后天，其中诸岁会之年，则同正岁。诸同正岁，气化运行，同于天时，不先后也。厥阴司天，故天气扰。扰，风动也。少阳在泉，故地气正。正，阳和也。风气在天，故风生高远。少阳之气，上合厥阴，故炎热从之。炎热从之，则地气上升，乃为云雨，故云趋雨府，而湿化乃行。司天在泉，风火同德，故上应木之岁星，火之荧惑。其政挠，风政也。其令速，火令也。其谷苍丹，木火之岁谷也。厥阴司天，右少阴，左太阳，皆主太，故右左间谷言太者，成熟也。厥阴司天，其气主少，故文彩之羽毛，角木之品类，皆耗散而不蓄聚也。厥阴司天，风气主之，始则金之燥气胜，继则火之热气复，故风燥火热，胜复更作，燥胜热复，则蛰虫来见，而流水不冰。少阳司地，故热病行于下；厥阴在天，故风病行于上。风气司天，燥胜火复，故风燥胜复形于中。

初之气，寒始肃，杀气方至，民病寒于右之下。

初之客气，阳明燥金，故寒始肃，而杀气方至，肃杀之气近于寒，故民病寒于右之下。盖初之客气，从地气而右迁，阳明居少阳之右，而在少阳之下，故曰右之下。上太阳、阳明、少阳、太阴、少阴，皆言地气迁，至此厥阴不言地气迁，则曰右之下，以明地气迁者，从在泉之位之右，在泉之位之下，而迁之，以为客气加临之始也。

二之气，寒不去，华雪水冰，杀气施化，霜乃降，名草上焦，寒雨数至，阳复化，民病热于中。

华，花同。二之客气，太阳寒水，故寒不去，犹有华雪水冰。华雪，雪花也。水冰，水上冰也。杀气，寒气也。寒气施化，则霜乃降，而名草上焦。名草上焦，由于寒雨之数至，客气值太阳之寒，主气乃少阴之热，故阳复化，而民病热于中。

三之气，天政布，风乃时举，民病泣出耳鸣掉眩。

三之客气，厥阴风木，气合司天，故天政布，而风乃时举，泣出耳鸣掉眩，皆风病也。

四之气，溽暑，湿热相薄，争于左之上，民病黄疸而为胕肿。

四之客气，少阴君火，少阴有暑热之热，今溽暑而湿热相薄，乃少阳在泉之气，与太阴相争于左之上。上文阳明在少阳右之下，则太阴在少阳左之上矣。民病黄疸胕肿，湿热病也。以上客气加临，但合主时之气，不合左右之气，至此则兼论在泉左右之气，乃举一以例其余，又明客气加临，本于在泉之气以相加尔。

五之气，燥湿更胜，沉阴乃布，寒气及体，风雨乃行。

五之客气，太阴湿土，主气阳明燥金，故燥湿更胜。土金之气，皆属阴寒，故沉阴乃布，寒气及体，沉阴寒气者，风雨之谓也，故又曰风雨乃行。上文四之气，已病黄瘅胕肿之湿，故此不复言也。

终之气，畏火司令，阳乃大化，蛰虫出见，流水不冰，地气大发，草乃生，人乃舒，其病温厉。

终之客气，少阳相火，故畏火司令。上文云“其令速”，即畏火之令也。火为阳，故阳乃大化，气热不寒，故蛰虫出见，流水不冰。少阳在泉，气复加临，故地气大发，草乃生。天气温暖，故人乃舒，而其病温且厉。厉，暴厉也。

必折其郁气，资其化源，赞其运气，无使邪胜，岁宜以辛调上，以咸调下，畏火之气，无妄犯之。用温远温，用热远热，用凉远凉，用寒远寒，食宜同法。有假反常，此其道也，反是者病。

郁者复之基，故必折其郁气，若欲折之，尤当资其化源，岁运不及，故赞其运气，赞其运气，则无使邪胜也。木气在上，宜以金味之辛调其上。火气在下，宜以水味之咸调其下。其少阳相火之气，无妄犯之，不可犯以火味也。用药治病，亦当用温远温，用热远热，而得其平。

帝曰：善。夫子言，可谓悉矣，然何以明其应乎？

应，征验也。六气主时，客气加临，何以明其征验乎？

岐伯曰：昭乎哉问也！夫六气者，行有次，止有位，故常以正月朔日平旦视之，睹其位，而知其所在矣。运有余，其至先，运不及，其至后，此天之道，气之常也。运非有余，非不足，是谓正岁，其至当其时也。

当，去声，下同。行有次者，六气主时，始于厥阴，终于太阳也。止有位者，六气加临，始于在泉之右位，终于在泉之本位也。欲明其应，故常以正月朔日平旦为岁首而视察之，睹其位，而知其气之所在，可以明其应矣。凡岁运有余，其至先天，岁运不及，其至后天。若岁运非有余，非不足，当诸岁会之年，是谓正岁，其至当其时也。以此察之，可以明其应矣。

帝曰：胜复之气，其常在也。灾眚时至，候也奈何？

胜复者，气之常。灾眚者，气之变。常固可候，变则何以候之？

岐伯曰：非气化者，是谓灾也。

气之变化，岁有常候，非其气化，而有此气化者，是谓灾也。此即候之之法也。

帝曰：天地之数，终始奈何？

数，如字，下同。天地之数，六十岁为一周，终而复始，无有穷尽，帝故问之。

岐伯曰：悉乎哉问也！是明道也。数之始，起于上而终于下，岁半之前，天气主之，岁半之后，地气主之，上下交互，气交主之，岁纪毕矣。故曰：位明气月可知乎，所谓气也。

时，旧本讹“明”，今改。终始之数，乃道之所在，是明道也。原数之始，起于天之十干，终于地之十二支，是起于上而终于下。故岁半之前，天干之天气主之，岁半之后，地支之地气主之，天地上下，交互之理，合于人身，则气交主之。气交者，人之居也。《六微旨大论》云：上下之位，气交之中，人之居也。自一岁至六十岁，终始皆然，故曰岁纪毕矣。一岁之中，四时凡六位，十二月凡二十四气，故曰位时气月可知乎，申明位时气月者，乃六气之二十四气，所谓气也，知四时之位，每月之气，以明其应，则天地终始之数可知矣。

帝曰：余司其事，则而行之，不合其数，何也？

事，岁事也。数，气数也。帝首创干支，治历明时，故曰余司其事，则而行之，岁中之事，不合气数，其故何也？

岐伯曰：气用有多少，化洽有盛衰，衰盛多少，同其化也。

一岁之中，风热湿火燥寒六气之用，有太过不及。多，太过也。少，不及也。五运之化，洽于万物，有有余、不足。盛，有余也。衰，不足也。化洽之衰盛，气用之多少，同其四时之化令，如下文所云也。

帝曰：愿闻同化何如？

伯云衰盛多少同其化，故问同化何如。

岐伯曰：风温春化同，热曛昏火夏化同，胜与复同，燥清烟露秋化同，云雨昏瞑埃长夏化同，寒气霜雪冰冬化同，此天地五运六气之化，更用盛衰之常也。

同化者，六气之气，五运之气，同一四时五行之化也。故厥阴木气之风温，与角木之春化同。少阴、少阳之热曛昏火，与徵火之夏化同。六气之胜，六气之复，亦合四时五行，故胜与复同，如风胜同春木，热胜同夏火，风复同春木，热复同夏火之义。阳明金气之燥清烟露，与商金之秋化同。太阴土气之云雨昏瞑埃，与宫土之长夏化同。太阳水气之寒气霜雪冰，与羽水之冬化同。此天地五运六气之化，其化相同。一岁之中，恒非其时而有其气，此更用盛衰之常，所以气数有不合也。

帝曰：五运行同天化者，命曰天符，余知之矣。愿闻同地化者，何谓也？

土运而太阴司天，金运而阳明司天等，是五运五行，同于司天之化气，命曰天符，余知之矣。五运五行同地化者，何谓也？

岐伯曰：太过而同天化者三，不及而同天化者亦三，太过而同地化者三，不及而同地化者亦三。此凡二十四岁也。

甲丙戊庚壬，化运主太过；乙丁己辛癸，化运主不及。子寅辰午申戌，气主太过；丑卯巳未酉亥，气主不及。六十岁中，太过不及，同天地之化者，凡二十四岁。此总括其目，下文详言之也。

帝曰：愿闻其所谓也。

愿闻太过不及之岁。

岐伯曰：甲辰甲戌，太宫下加太阴，壬寅壬申，太角下加厥阴，庚子庚午，太商下加阳明，如是者三。

帝愿闻同地化，故先言五运之同地化者。甲辰、甲戌二岁，甲为土运太过，故曰太宫，辰戌太阳司天，则太阴湿土在泉，故下加太阴。壬寅、壬申二岁，壬为木运太过，故曰太角，寅申少阳司天，则厥阴风木在泉，故下加厥阴。庚子、庚午二岁，庚为金运太过，故曰太商，子午少阴司天，则阳明燥金在泉，故下加阳明。一则太宫土运而同太阴之地化，一则太角木运而同厥阴之地化，一则太商金运而同阳明之地化，此太过而同地化者三，有如是也。

癸巳癸亥，少徵下加少阳，辛丑辛未，少羽下加太阳，癸卯癸酉，少徵下加少阴，如是者三。

癸巳、癸亥二岁，癸为火运不及，故曰少徵，巳亥厥阴司天，则少阳相火在泉，故下加少阳。辛丑、辛未二岁，辛为水运不及，故曰少羽，丑未太阴司天，则太阳寒水在泉，故下加太阳。癸卯、癸酉二岁，癸为火运不及，故曰少徵，卯酉阳明司天，则少阴君火在泉，故下加少阴。一则少徵火运而同少阳之地化，一则少羽水运而同太阳之地化，一则少徵火运而同少阴之地化，此不及而同地化者亦三，有如是也。

戊子戊午，太徵上临少阴，戊寅戊申，太徵上临少阳，丙辰丙戌，太羽上临太阳，如是者三。

戊子、戊午之岁，戊为火运太过，故曰太徵，子午少阴司天，故上临少阴。戊寅、戊申二岁，戊为火运太过，故曰太徵，寅申少阳司天，故上临少阳。丙辰、丙戌二岁，丙为水运太过，故曰太羽，辰戌太阳司天，故上临太阳。一则太徵火运而同少阴之天化，一则太徵火运而同少阳之天化，一则太羽水运而同太阳之天化，此太过而同天化者三，有如是也。

丁巳丁亥，少角上临厥阴，乙卯乙酉，少商上临阳明，己丑己未，少宫上临太阴，如是者三。

丁巳、丁亥二岁，丁为木运不及，故曰少角，巳亥厥阴司天，故上临厥阴。乙卯、乙酉二岁，乙为金运不及，故曰少商，卯酉阳明司天，故上临阳明。己丑、己未二岁，己为土运不及，故曰少宫，丑未太阴司天，故上临太阴。一则少角木运而同厥阴之天化，一则少商金运而同阳明之天化，一则少宫土运而同太阴之天化，此不及而同天化者亦三，有如是也。

除此二十四岁，则不加不临也。

上凡二十四岁，同地化，则下加，同天化，则上临，此二十四岁有加有临。除此二十四岁，余三十六岁，则不加不临也。

帝曰：加者何谓？

同地化者，皆云下加，故问加者何谓。

岐伯曰：太过而加同天符，不及而加同岁会也。

运同司天，谓之天符，运同岁支，谓之岁会。天气为阳，阳主有余，故凡太过之岁而下加，即同天符。地气为阴，阴主不及，故凡不及之岁而下加，即同岁会也。

帝曰：临者何谓？

因下加而问上临。

岐伯曰：太过、不及，皆曰天符，而变行有多少，病形有微甚，生死有早晏耳。

运同天化，谓之上临。天气为阳，阳主有余，故无论太过不及之岁，凡天气上临，皆曰天符。而一岁之中，变行有多少，病形有微甚，生死亦有早晏耳。

帝曰：夫子言用寒远寒，用热远热，余未知其然也，愿闻何谓远？

夫既用之，何以远之，故问何谓远。

岐伯曰：热无犯热，寒无犯寒，从者和，逆者病，不可不敬畏而远之，所谓时兴六位也。

远者，无犯之谓。如用药宜热，寒病当之，是无犯热，无犯其热，即为远矣。用药宜寒，热病当之，是无犯寒，无犯其寒，即为远矣。无犯为从，犯之为逆，故从者和，逆者病。从之始和，逆之则病，是食宜同法也。此寒热温凉之用，不可不敬畏而远之。夫寒热温凉，四时之气也。四时之气，即六位之气也，敬畏而远之，所谓时兴六位也。

帝曰：温凉何如？

但言寒热，未言温凉，温凉减于寒热，故复问之。

岐伯曰：司气以热，用热无犯，司气以寒，用寒无犯，司气以凉，用凉无犯，司气以温，用温无犯。间气同其主无犯，异其主则小犯之，是谓四畏，必谨察之。

一岁六位，各司其气。所谓热无犯热，寒无犯寒者，乃司气以热，用热勿太过，而无犯其热也；司气以寒，用寒勿太过，而无犯其寒也。寒热如是，温凉亦如是。故司气以凉，用凉勿太过，而无犯其凉；司气以温，用温勿太过，而无犯其温。一岁之中，有主时之正气，有加临之间气。间气同其主气，其气过盛，故无犯之；间气异其主气，其气弗盛，则小犯之。小犯者，用寒热温凉而弗过也。是寒热温凉，谓之四畏，必谨察之，不可过也。

帝曰：善。其犯者何如？

异其主则小犯何如？

岐伯曰：天气反时，则可依时，及胜其主，则可犯，以平为期，而不可过，是谓邪气反胜者。故曰：无失天信，无逆气宜，无异[1]其胜，无赞其复，是谓至治。

天气，主时之正气也。反时，当热而寒，当寒而热也。则可依时，言当热而寒，则以热治寒，当寒而热，则以寒治热也。及胜其主，言加临之间气，胜其主时之正气。如主气寒，而间气则以热胜；主气热，而间气则以寒胜，如是则可犯。可犯主气之寒以清热，可犯主气之热以温寒，然皆以平为期，而不可过也。申明反胜其主，是谓邪气反胜者。邪气，即间气也。反胜，胜其主也。故大要曰：无失天信，四时之信，不可失也；无逆气宜，六气之宜，不过逆也；无翼其胜，以胜相加，无复辅翼也；无赞其复，先郁后复，无庸赞助也。能如是也，是谓平和之至治。

帝曰：善。五运气行，主岁之纪，其有常数乎？

五运六气之行，以主六十岁之纪，其有常数乎？

岐伯曰：臣请次之。

此下论五运六气之六十岁之纪，乃常数也。

甲子甲午岁。上少阴火，中太宫土运，下阳明金。热化二，雨化五，燥化四，所谓正化日也。其化上咸寒，中苦热，下酸热，所谓药食宜也。

子与午合，丑与未合，寅与申合，卯与酉合，辰与戌合，巳与亥合。子午少阴司天，故甲子、甲午岁，上少阴火。甲为土运太过，故中太宫土运。少阴在

[1] 异：文成堂本为“翼”，下文注释亦为“翼”。

上，则阳明在下，故下阳明金。火气在上，故热化二。土运在中，故雨化五。五，土之生数也，土常以生，后俱仿此。金气在下，故燥化四。一二三四五，五行之生数也；六七八九十，五行之成数也。下文云太过者，其数成，不及者，其数生，土常以生。盖甲丙戊庚壬太过之运，则举五行之成数，乙丁己辛癸不及之运，则举五行之生数，土则无分太过不及，常举其生，然此惟在中之化运为然，其司天在泉之化气则不然。土常以生，上下皆然。此热化、雨化、燥化，及上中下之气，所谓正化日也。其化上热，则宜水味之咸寒以治之；其化中湿，则宜火味之苦热以治之；其化下燥，则宜木味之酸热以治之。金气清凉而主收，故宜酸热，所谓药食之相宜也。

乙丑乙未岁。上太阴土，中少商金运，下太阳水。热化、寒化胜复同，所谓邪气化日也。灾七宫。湿化五，清化四，寒化六，所谓正化日也。其化上苦热，中酸和，下甘热，所谓药食宜也。

丑未太阴司天，故乙丑、乙未岁，上太阴土。乙为金运不及，故中少商金运。太阴在上，则太阳在下，故下太阳水。凡太过之运，则无胜复，不及之运，则有胜复，后皆仿此。金运不及，始则火之热化胜，继则水之寒化复，胜与复同主一岁之气，非上中下正气之化，所谓胜复之邪气化日也。凡正化则无灾，邪气化则有灾，后俱仿此。灾七宫，西方兑宫金位也。土气在上，故湿化五。金运在中而不及，故清化四。四，金之生数也。水气在下，故寒化六。此湿化、清化、寒化，乃上中下之气，所谓正化日也。其化上湿，则宜火味之苦热以治之；其化中燥，则宜木味之酸和以治之；其化下寒，则宜土味之甘热以治之。甘热，乃土胜其水，转寒为热也，所谓药食之相宜也。

丙寅丙申岁。上少阳相火，中太羽水运，下厥阴木。火化二，寒化六，风化三，所谓正化日也。其化上咸寒，中咸温，下辛温，所谓药食宜也。

寅申少阳司天，故丙寅、丙申岁，上少阳相火。丙为水运太过，故中太羽水运。少阳在上，则厥阴在下，故下厥阴木。火气在上，故火化二。水运在中而太过，故寒化六。六，水之成数也。木气在下，故风化三。此火化、寒化、风化，乃上中下之气，所谓正化日也。其化上火，则宜水味之咸寒以治之。其化中水，则宜水味之咸温以治之。既曰咸寒，复曰咸温，以明咸味亦有性温者也。其化下木，则宜金味之辛温以治之，所谓药食之相宜也。药食之宜，在上者，多制之，中、下者，或制之，或助之。制之，折其郁气也。助之，资其化源也。

丁卯丁酉岁。上阳明金，中少角木运，下少阴火。清化、热化胜复同，所谓邪气化日也。灾三宫。燥化九，风化三，热化七。所谓正化日也。其化上苦小温，中辛和，下咸寒，所谓药食宜也。

卯酉阳明司天，故丁卯、丁酉岁，上阳明金。丁为木运不及，故中少角木运。阳明在上，则少阴在下，故下少阴火。木运不及，始则金之清化胜，继则火之热化复。胜与复，同主一岁之气，非上中下正气之化，所谓邪气化日也。灾三宫，东方震宫木位也。金气在上，故燥化九。木运在中而不及，故风化三。三，木之生数也。火气在下，故热化七。此燥化、风化、热化，乃上中下之气，所谓正化日也。其化上燥，则宜火味之苦小温以治之；其化中风，则宜金味之辛和以治之；其化下热，则宜水味之咸寒以治之，所谓药食之相宜也。

戊辰戊戌岁。上太阳水，中太徵火运，下太阴土。寒化六，热化七，湿化五，所谓正化日也。其化上苦温，中甘和，下甘温，所谓药食宜也。

辰戌太阳司天，故戊辰、戊戌岁，上太阳水。戊为火运太过，故中太徵火运。太阳在上，则太阴在下，故下太阴土。水气在上，故寒化六。火运在中而太过，故热化七。七，火之成数也。土气在下，故湿化五。此寒化、热化、湿化，乃上中下之气，所谓正化日也。其化上寒，则宜火味之苦温以治之；其化中热，则宜土味之甘和以治之；其化下湿，则宜土味之甘温以治之，所谓药食之相宜也。

己巳己亥岁。上厥阴木，中少宫土运，下少阳相火。风化清化胜复同，所谓邪气化日也。灾五宫。风化三，湿化五，火化七，所谓正化日也。其化上辛凉，中甘和，下咸寒，所谓药食宜也。

巳亥之岁，厥阴司天，故己巳、己亥岁，上厥阴木。己为土运不及，故中少宫土运。厥阴在上，则少阳在下，故下少阳相火。土运不及，始则木之风化胜，继则金之清化复，胜与复，同主一岁之气，非上中下正气之化，所谓邪气化日也。灾五宫，中央土位也。木气在上，故风化三。土运在中而不及，故湿化五。火气在下，故火化七。此风化、湿化、火化，乃上中下之气，所谓正化日也。其化上风，故宜金味之辛凉以治之；其化中湿，故宜土味之甘和以治之；其化下火，故宜水味之咸寒以治之，所谓药食之相宜也。

庚午庚子岁。上少阴火，中太商金运，下阳明金。热化七，清化九，燥化九，所谓正化日也。其化上咸寒，中辛温，下酸温，所谓药食宜也。

庚为金运太过，故庚午、庚子岁，上少阴火，中太商金运，下阳明金。火气在上，故热化七。金运在中而太过，故清化九。九，金之成数也。金气在下，故燥化九。清凉之气，燥烈之气，皆金气也。此热化、清化、燥化，乃上中下之气，所谓正化日也。其化上热，则宜水味之咸寒以治之；其化中清，则宜金味之辛温以治之；其化下燥，则宜木味之酸温以治之，所谓药食之相宜也。

辛未辛丑岁。上太阴土，中少羽水运，下太阳水。雨化风化胜复同，所谓邪气化日也。灾一宫。雨化五，寒化一，所谓正化日也。其化上苦热，中苦和，下苦热，所谓药食宜也。

辛为水运不及，故辛未、辛丑岁，上太阴土，中少羽水运，下太阳水。水运不及，始则土之雨化胜，继则木之风化复，胜与复，同主一岁之气，非上中下正气之化，所谓邪气化日也。灾一宫，北方坎宫水位也。土气在上，故雨化五。水运在中而不及，故寒化一。一，水之生数也。水气在下，同于寒化，故不复言。下不复言，义俱仿此。此乃上中下之气，所谓正化日也。其化上湿，则宜火味之苦热以治之；其化中寒，则宜火味之苦和以治之；其化下寒，亦宜火味之苦热以治之，所谓药食之相宜也。

壬申壬寅岁。上少阳相火，中太角木运，下厥阴木。火化二，风化八，所谓正化日也。其化上咸寒，中酸和，下辛凉，所谓药食宜也。

壬为木运太过，故壬申、壬寅岁，上少阳相火，中太角木运，下厥阴木。火气在上，故火化二。木运在中而太过，又木气在下，故皆风化八。八，木之成数也。此火化、风化，乃上中下之气，所谓正化日也。其化上火，则宜水味之咸寒以治之；其化中风，则宜木味之酸和以治之；其化下风，则宜金味之辛凉以治之，所谓药食之相宜也。

癸酉癸卯岁。上阳明金，中少徵火运，下少阴火。寒化雨化胜复同，所谓邪气化日也。灾九宫。燥化九，热化二，所谓正化日也。其化上苦小温，中咸温，下咸寒，所谓药食宜也。

癸为火运不及，故癸酉、癸卯岁，上阳明金，中少徵火运，下少阴火。火运不及，始则水之寒化胜，继则土之雨化复，胜与复，同主一岁之气，非上中下正气之化，所谓邪气化日也。灾九宫，南方离宫火位也。金气在上，故燥化九。火运在中而不及，又火气在下，故热化二。二，火之生数也。此上中下之气，所谓正化日也。其化上燥，则宜火味之苦小温以治之；其化中热，则宜水味之咸温以治之；其化下热，则宜水味之咸寒以治之，所谓药食之相宜也。

甲戌甲辰岁。上太阳水，中太宫土运，下太阴土。寒化六，湿化五，正化日也。其化上苦热，中苦温，下苦温，药食宜也。

甲为土运太过，故甲戌、甲辰岁，上太阳水，中太宫土运，下太阴土。水气在上，故寒化六。土气在中，土气在下，故湿化五。此上中下之气，乃正化日也。其化上寒，则宜火味之苦热以治之；其化中湿、下湿，则宜火味之苦温以治之，此药食之相宜也。

乙亥乙巳岁。上厥阴木，中少商金运，下少阳相火。热化寒化胜复同，邪气化日也。灾七宫。风化八，清化四，火化二，正化度也。其化上辛凉，中酸和，下咸寒，药食宜也。

乙为金运不及，故乙亥、乙巳岁，上厥阴木，中少商金运，下少阳相火。金运不及，始则火之热化胜，继则水之寒化复，胜与复，同主一岁之气，非上中下正气之化，乃邪气化日也。灾七宫。凡乙年金运不及皆然也。木气在上，故风化八。金运在中而不及，故清化四。火气在下，故火化二。此上中下之气，乃正化之度。度，时度也。余仿此。其化上风，故宜金味之辛凉以治之；其化中清，故宜木味之酸和以治之；其化下热，故宜火[1]味之咸寒以治之，此药食之相宜也。

丙子丙午岁。上少阴火，中太羽水运，下阳明金。热化二，寒化六，清化四，正化度也。其化上咸寒，中苦热，下酸温，药食宜也。

苦热，旧本讹“咸热”，今改。丙为水运太过，故丙子、丙午岁，上少阴

[1] 火：疑应为“水”字。

火，中太羽水运，下阳明金。火气在上，故热化二。水运在中而太过，故寒化六。金气在下，故清化四。此上中下之气，乃正化度也。其化上热，故宜水味之咸寒以治之；其化中寒，故宜火味之苦热以治之；其化下清，故宜木味之酸温以治之，此药食之相宜也。

丁丑丁未岁。上太阴土，中少角木运，下太阳水。清化热化胜复同，邪气化度也。灾三宫。雨化五，风化三，寒化一，正化度也。其化上苦温，中辛温，下甘热，药食宜也。

丁为木运不及，故丁丑、丁未岁，上太阴土，中少角木运，下太阳水。木运不及，始则金之清化胜，继则火之热化复，胜与复，同主一岁之气，非上中下正气之化，乃邪气化度也。灾三宫，凡丁年木运不及皆然也。土气在上，故雨化五。木运在中而不及，故风化三。水气在下，故寒化一。此上中下之气，乃正化度也。其化上湿，则宜火味之苦温以治之；其化中风，则宜金味之辛温以治之；其化下寒，则宜土味之甘热以治之，此药食之相宜也。

戊寅戊申岁。上少阳相火，中太徵火运，下厥阴木。火化七，风化三，正化度也。其化上咸寒，中甘和，下辛凉，药食宜也。

戊为火运太过，故戊寅、戊申岁，上少阳相火，中太徵火运，下厥阴木。火气在上，火运在中而太过，故火化七。木气在下，故风化三。此上中下之气，乃正化度也。其化上热，则宜水味之咸寒以治之；其化中热，则宜土味之甘和以治之；其化下风，则宜金味之辛凉以治之，此药食之相宜也。

己卯己酉岁。上阳明金，中少宫土运，下少阴火。风化清化胜复同，邪气化度也。灾五宫。清化九，雨化五，热化七，正化度也。其化上苦小温，中甘和，下咸寒，药食宜也。

己为土运不及，故己卯、己酉岁，上阳明金，中少宫土运，下少阴火。土运不及，始则木之风化胜，继则金之清化复，胜与复，同主一岁之气，非上中下正气之化，乃邪气化度也。灾五宫，凡己年土运不及皆然也。金气在上，故清化九。土运在中而不及，故雨化五。火气在下，故热化七。此上中下之气，乃正化度也。其化上清，则宜火味之苦小温以治之；其化中湿，则宜土味之甘和以治之；其化下热，则宜水味之咸寒以治之，此药食之相宜也。

庚辰庚戌岁。上太阳水，中太商金运，下太阴土。寒化一，清化九，雨化五，正化度也。其化上苦热，中辛温，下甘热，药食宜也。

庚为金运太过，故庚辰、庚戌岁，上太阳水，中太商金运，下太阴土。水气在上，故寒化一。金运在中而太过，故清化九。土气在下，故雨化五。此上中下之气，乃正化度也。其化上寒，则宜火味之苦热以治之；其化中清，则宜金味之辛温以治之；其化下湿，则宜土味之甘热以治之，此药食之相宜也。

辛巳辛亥岁。上厥阴木，中少羽水运，下少阳相火。雨化风化胜复同，邪气化度也。灾一宫。风化三，寒化一，火化七，正化度也。其化上辛凉，中苦和，下咸寒，药食宜也。

辛为水运不及，故辛巳辛亥岁，上厥阴木，中少羽水运，下少阳相火。水运不及，始则土之雨化胜，继则木之风化复，胜与复，同主一岁之气，非上中下正气之化，乃邪气化度也。灾一宫，凡辛年水运不及皆然也。木气在上，故风化三。水运在中而不及，故寒化一。火气在下，故火化七。此上中下之气，乃正化度也。其化上风，则宜金味之辛凉以治之；其化中寒，则宜火味之苦和以治之；其化下热，则宜水味之咸寒以治之，此药食之相宜也。

壬午壬子岁。上少阴火，中太角木运，下阳明金。热化二，风化八，清化四，正化度也。其化上咸寒，中酸凉，下酸温，药食宜也。

壬为木运太过，故壬午、壬子岁，上少阴火，中太角木运，下阳明金。火气在上，故热化二。木运在中而太过，故风化八。金气在下，故清化四。此上中下之气，乃正化度也。其化上热，则宜水味之咸寒以治之；其化中风，则宜木味之酸凉以治之；其化下清，则宜木味之酸温以治之，此药食之相宜也。

癸未癸丑岁。上太阴土，中少徵火运，下太阳水。寒化雨化胜复同，邪气化度也。灾九宫。雨化五，火化二，寒化一，正化度也。其化上苦温，中咸温，下甘热，药食宜也。

癸为火运不及，故癸未、癸丑岁，上太阴土[1]，中少徵火运，下太阳水。火运不及，始则水之寒化胜，继则土之雨化复，胜与复，同主一岁之气，非上中下正气之化，乃邪气化度也。灾九宫，凡癸年火运不及皆然也。土气在上，故雨化五。火运在中而不及，故火化二。水气在下，故寒化一。此上中下之气，乃正化度也。其化上湿，则宜火味之苦温以治之；其化中热，则宜水味之咸温以治之；其化下寒，则宜土味之甘热以治之，此药食之相宜也。

甲申甲寅岁。上少阳相火，中太宫土运，下厥阴木。火化二，雨化五，风化八，正化度也。其化上咸寒，中甘和，下辛凉，药食宜也。

甘和，旧本讹“咸和”，今改。甲为土运太过，故甲申、甲寅岁，上少阳相火，中太宫土运，下厥阴木。相火在上，故火化二。土运在中而太过，故雨化五。木气在下，故风化八。此上中下之气，乃正化度也。其化上热，则宜水味之咸寒以治之；其化中湿，则宜土味之甘和以治之；其化下风，则宜金味之辛凉以治之，此药食之相宜也。

乙酉乙卯岁。上阳明金，中少商金运，下少阴火，热化寒化胜复同，邪气化度也。灾七宫。燥化四，清化四，热化二，正化度也。其化上苦小温，中苦和，下咸寒，药食宜也。

乙为金运不及，故乙酉、乙卯岁，上阳明金，中少商金运，下少阴火。金运不及，始则火之热化胜，继则水之寒化复，胜与复，同主一岁之气，非上中下正气之化，乃邪气化度也。凡乙运之岁，灾皆七宫。金气在上，故燥化四。金运在中而不及，故清化四。火气在下，故热化二。此上中下之气，乃正化度也。其化上燥，则宜火味之苦小温以治之；

[1] 土：浙江书局本作“上”，误。

其化中清，则宜火味之苦和以治之；其化下热，则宜水味之咸寒以治之，此药食之相宜也。

丙戌丙辰岁。上太阳水，中太羽水运，下太阴土。寒化六，雨化五，正化度也。其化上苦热，中咸温，下甘热，药食宜也。

丙为水运太过，故丙戌、丙辰岁，上太阳水，中太羽水运，下太阴土。水气在上，水运在中而太过，故皆寒化六。土气在下，故雨化五。此上中下之气，乃正化度也。其化上寒，则宜火味之苦热以治之；其化中寒，则宜水味之咸温以治之；其化下湿，则宜土味之甘热以治之，此药食之相宜也。

丁亥丁巳岁。上厥阴木，中少角木运，下少阳相火。清化热化胜复同，邪气化度也。灾三宫。风化三，火化七，正化度也。其化上辛凉，中辛和，下咸寒，药食宜也。

丁为木运不及，故丁亥、丁巳岁，上厥阴木，中少角木运，下少阳相火。木运不及，始则金之清化胜，继则火之热化复，胜与复，同主一岁之气，非上中下正气之化，乃邪气化度也。凡丁运之岁，灾皆三宫。木气在上，木运在中而不及，故皆风化三。火气在下，故火化七。此上中下之气，乃正化度也。其化上风，则宜金味之辛凉以治之；其化中风，则宜金味之辛和以治之；其化下火，则宜水味之咸寒以治之，此药食之相宜也。

戊子戊午岁。上少阴火，中太徵火运，下阳明金。热化七，清化九，正化度也。其化上咸寒，中甘寒，下酸温，药食宜也。

戊为火运太过，故戊子、戊午岁，上少阴火，中太徵火运，下阳明金。火气在上，火运在中而太过，故皆热化七，金气在下，故清化九，此上中下之气，乃正化度也。其化上热，则宜水味之咸寒以治之；其化中热，则宜土味之甘寒以治之；其化下清，则宜木味之酸温以治之，此药食之相宜也。

己丑己未岁。上太阴土，中少宫土运，下太阳水。风化清化胜复同，邪气化度也。灾五宫。雨化五，寒化一，正化度也。其化上苦热，中甘和，下甘热，药食宜也。

己为土运不及，故己丑、己未岁，上太阴土，中少宫土运，下太阳水。土运不及，始则木之风化胜，继则金之清化复，胜与复，同主一岁之气，非上中下正气之化，乃邪气化度也。凡己运之岁，灾皆五宫。土气在上，土运在中而不及，故皆雨化五。水气在下，故寒化一。此上中下之气，乃正化度也。其化上湿，则宜火味之苦热以治之；其化中湿，则宜土味之甘和以治之；其化下寒，则宜土味之甘热以治之，此药食之相宜也。

庚寅庚申岁。上少阳相火，中太商金运，下厥阴木。火化七，清化九，风化三，正化度也。其化上咸寒，中辛温，下辛凉，药食宜也。

庚为金运太过，故庚寅、庚申岁，上少阳相火，中太商金运，下厥阴木。火气在上，故火化七。金运在中而太过，故清化九。木气在下，故风化三。此上中下之气，乃正化度也。其化上热，则宜水味之咸寒以治之；其化中清，则宜金味之辛温以治之；其化下风，则宜金味之辛凉以治之，此药食之相宜也。

辛卯辛酉岁。上阳明金，中少羽水运，下少阴火。雨化风化胜复同，邪气化度也。灾一宫。清化九，寒化一，热化七，正化度也。其化上苦小温，中苦和，下咸寒，药食宜也。

辛为水运不及，故辛卯、辛酉岁，上阳明金，中少羽水运，下少阴火。水运不及，始则土之雨化胜，继则木之风化复，胜与复，同主一岁之气，非上中下正气之化，乃邪气化度也。凡辛运之岁，灾皆一宫。金气在上，故清化九。水运在中而不及，故寒化一。火气在下，故热化七。此上中下之气，乃正化度也。其化上清，则宜火味之苦小温以治之；其化中寒，则宜火味之苦和以治之；其化下热，则宜水味之咸寒以治之，此药食之相宜也。

壬辰壬戌岁。上太阳水，中太角木运，下太阴土。寒化六，风化八，雨化五，正化度也。其化上苦温，中酸和，下甘温，药食宜也。

壬为木运太过，故壬辰、壬戌岁，上太阳水，中太角木运，下太阴土。水气在土❶，故寒化六。木运在中而太过，故风化八。土气在下，故雨化五。此上中下之气，乃正化度也。其化上寒，则宜火味之苦温以治之；其化中风，则宜木味之酸和以治之；其化下湿，则宜土味之甘温以治之，此药食之相宜也。

癸巳癸亥岁。上厥阴木，中少徵火运，下少阳相火。寒化雨化胜复同，邪气化度也。灾九宫。风化八，火化二，正化度也。其化上辛凉，中咸和，下咸寒，药食宜也。

癸为火运不及，故癸巳、癸亥岁，上厥阴木，中少徵火运，下少阳相火。火运不及，始则水之寒化胜，继则土之雨化复，胜与复，同主一岁之气，非上中下正气之化，乃邪气化度也。凡癸运之岁，灾皆九宫。木气在上，故风化八。火运在中而不及，火气在下，故皆火化二。此上中下之气，乃正化度也。其化上风，则宜金味之辛凉以治之；其化中热，则宜水味之咸和以治之；其化下热，则宜水味之咸寒以治之。此药食之相宜也。

凡此定期之纪，胜复正化，皆有常数，不可不察。故知其要者，一言而终，不知其要，流散无穷，此之谓也。

总结上文，言凡此定期之纪，胜复者，不及之年，正化者，太过之岁，皆有常数，贵察而知其要也。

帝曰：善。五运之气，亦复岁乎？

上文太过则为正化，不及则有胜复。帝承上文，而问五运之气，一岁之中，亦有复乎？复，先郁后复也。

岐伯曰：郁极乃发，待时而作也。

复者，郁极乃发，其复必待时而作也。谓岁运与主时之气相合而始复也。

帝曰：请问其所谓也？

待时而作，何谓？

岐伯曰：五常之气，太过不及，其发异也。

木火土金水五常之气，有太过，有不及，其发异也。异，不常也，不常，

❶ 土：据上下文应为“上”字为顺。

所以有待也。

帝曰：愿卒闻之。

愿尽闻太过不及之义。

岐伯曰：太过者暴，不及者徐。暴者为病甚，徐者为病持。

太过之气受郁者，其发也暴；不及之气受郁者，其发也徐。发之暴者，为病亦甚；发之徐者，为病亦持。持，犹待也。

帝曰：太过不及，其数何如？

五运太过不及，其生成之数何如？

岐伯曰：太过者其数成，不及者其数生，土常以生也。

太过者，数举其成，衰之兆也。不及者，数举其生，盛之基也。土生万物，无分太少，常以生数，不举成数也。此申明上文太过之运，则举六七八九之成数属之；不及之运，则举一二三四之生数属之。土数惟五，常举其生，不举其成。此在中之五运为然，而上下之六气不然，盖运有常，气无常也。

帝曰：其发也何如？

郁极乃发，发也何如？

岐伯曰：土郁之发，岩谷震惊，雷殷气交，埃昏黄黑，化为白气，飘骤高深，击石飞空，洪水乃从，川流漫衍，田牧土驹。化气乃敷，善为时雨，始生始长，始化始成。故民病心腹胀，肠鸣而为数后，甚则心痛胁䐜，呕吐霍乱，饮发注下，胕肿身重。云奔雨府，霞拥朝阳，山泽埃昏，其乃发也，以其四气，云横天山，浮游生灭，怫之先兆。

长，上声。数，音朔。横，去声。俱下同。五运在中，土位中央，故首论土郁之发。土气通于山谷，故其发也，岩谷震惊。震惊，由静而动也。雷出地奋，故雷殷气交。殷，盛也。气交，六七月之间也。雷殷气交，则埃昏黄黑，言土埃昏冒，而有黄黑之色也。埃昏黄黑，则化为白气，而飘骤高深，言高山深谷之间，白气飘骤，不安宁也。飘骤高深，则击石飞空，而洪水乃从，言山石崩裂，洪水乃作也。洪水乃从，则川流漫衍，而田牧土驹，言水泛土泞，如土驹之牧于田间。牧，犹养也。土驹，土块如驹也。郁气既发，其后则化气乃敷，而善为时雨。善为时雨，则始生始长，始化始成，此郁发之气，亦主岁气而生成万物也。土郁发则湿气胜，故民病心腹胀，肠鸣数后。数后，大便频也。甚则心痛胁䐜，呕吐霍乱，饮发注下，胕肿身重，皆土湿之病也。土气欲发，则云奔雨府，霞拥朝阳，山泽埃昏，其乃欲发之候也。三之气太阴湿土，郁而始发，发必愆期，故以其四气。土气先郁，故云横天山，云气浮游，而生灭靡常，此土气怫郁之先兆。惟其郁之，是以发之。

金郁之发，天洁地明，风清气切，大凉乃举，草树浮烟，燥气以行，霿雾数起，杀气来至，草木苍干，金乃有声。故民病咳逆，心胁满引少腹，善暴痛，不可反侧，嗌干面尘色恶。山泽焦枯，土凝霜卤，怫乃发也，其气五。夜零白露，林莽声凄，怫之兆也。

卤，音鲁，下同。金气坚白而劲，故金郁之发，天洁地明，风清气切。于时为秋，故大凉乃举。大凉乃举，则草树浮烟。在地为金，在天为燥，故燥气以行。燥气以行，则霿雾数起。霿雾数起，则杀气来至。杀气来至，则草木苍干。草木苍干，则金乃有声。有声，即下文林莽声凄也。金郁发，则燥气胜，故民有咳逆之病。心胁满，引少腹，气机上下不和也。善暴痛，不可反侧，气机内外不利也。嗌干，面尘色恶，燥气胜也。凡此皆燥金之病也。金气欲发，则山泽焦枯，而燥气萌，上凝霜卤，而白露降，此金怫乃发之候也。五之气，阳明燥金，故其气五。金气先郁，则夜零白露，林莽声凄，此金气怫郁之先兆。惟其郁之，是以发之。

水郁之发，阳气乃辟，阴气暴举，大寒乃至，川泽严凝，寒雰结为霜雪，甚则黄黑昏翳，流行气交，乃为霜杀，水乃见祥。故民病寒客心痛，腰脽痛，大关节不利，屈伸不便，善厥逆，痞坚腹满。阳光不治，空积沉阴，白埃昏瞑，而乃发也，其气二火前后。太虚深玄，气犹麻散，微见而隐，色黑微黄，怫之先兆也。

辟，作“避”。便，平声。水气阴寒而湿，故水郁之发，阳气乃避。阳气避则阴气暴举，阴气暴举则大寒乃至，而川泽严凝。寒雰，白气也。寒雰结为霜雪，甚则水湿过甚而黄黑昏翳，且流行气交。气交，冬春之交也。流行气交，寒气乘之，乃为霜杀。时惟春也，冰雪化为雨水，故水乃见祥。水郁发而寒气胜，故民病寒客心痛，腰脽痛。腰脽痛则大关节不利，屈伸不便。心痛则善厥逆。水寒气盛则痞坚腹满。水气欲发则阳光不治，空积沉阴，白埃昏瞑，此水郁而乃发之候也。二火，君火、相火也。太阳水气之郁，郁于秋之末、冬之时。秋末乃阳明主气，阳明居少阳相火之后也。太阳水气之发，流行气交，气交乃春时厥阴主气，厥阴居少阴君火之前也，故其气在二火前后。水气郁则太虚深邃而玄黯。其气凝聚而欲散。犹麻散也，言犹麻绳之紧，将有散意也。气犹麻散，乃微见而复隐之象。太虚深玄，乃色黑而微黄之象，此水气怫郁之先兆。惟其郁之，是以发之。

木郁之发，太虚埃昏，云物以扰，大风乃至，屋发折木，木有变。故民病胃脘当心而痛，上支两胁，鬲咽不通，食饮不下，甚则耳鸣眩转，目不识人，善暴僵仆。太虚苍埃，天山一色，或气浊色，黄黑郁若，横云不起雨，而乃发也，其气无常。长川草偃，柔叶呈阴，松吟高山，虎啸岩岫，怫之先兆也。

当，如字。横，去声。风木动摇，故木郁之发，尘埃昏冒其太虚，而云物以扰，大风乃至。大风至则屋发折木，而木有变异之象。木气变，故民病胃脘当心而痛，上支两胁，膈咽不通，食饮不下，此木淫土虚病也。甚则耳鸣眩转，目不识人，善暴僵仆，此风淫木虚病也。木气欲发，则太虚苍埃。夫太虚苍埃，乃天山一色，或气浊色也。气浊色者，乃黄黑郁若也。天山一色，黄黑郁若，则上下尘蒙，故横云上腾而不起雨，此木郁而乃发之候也。木动风生，四时皆有，故其气无常。偃，仆也。呈阴，背向面也。风生则长川草仆，柔叶呈阴，甚则松吟高山，而虎啸岩岫，是木气郁怫之先兆。惟其郁之，是以发之。

火郁之发，太虚曛[1]翳，大明不彰，炎火行，大暑至，山泽燔燎，材木流津，广厦腾烟，土浮霜卤，止水乃减，蔓草焦黄，风行惑言，湿化乃后。故民病少气，疮疡痈肿，胁腹胸背面首四肢䐜愤胪[2]胀，疡痱呕逆，瘛疭骨痛，节乃有动，注下温疟，腹中暴痛，血溢流注，精液乃少，目赤心热，甚则瞀闷懊憹[3]，善暴死。刻终大温，汗濡玄府[4]，其乃发也，其气四。动复则静，阳极反阴，湿令乃化乃成。华发水凝，山川冰雪，焰阳午泽，怫之先兆也。

火气炎灼而热，故火郁之发，太虚如火曛而翳。日月之大明不彰，其时炎火行，大暑至，山泽之间如燔如燎。山泽燔燎，则材木之在山泽者，津汁外流。上天下地，犹广厦也，火发烟腾，故广厦腾烟。而土块之在广厦者，如霜卤之外浮矣。止水乃减，水因热涸也。蔓草焦黄，火烈如焚也。惑，眩乱也。火亢地赤，民心不宁，眩乱之言，见于风俗，故风行惑言而湿化乃后。后，愆期也。火热伤气，故民病少气，火气外越，故疮疡痈肿。湿化乃后，则湿气内逆，湿气内逆，则胁腹胸背面首四肢䐜愤胪胀。火湿之气，郁于内外，则疡痱呕逆。火风之气，淫于内外，则瘛疭骨痛，节乃有动。火气下行则注下，火气流经则温疟，火流中土则腹中暴痛，火动其血则血溢流注，火耗其精则精液乃少。精血皆虚，则目赤心热，甚则心气自病，瞀闷懊憹，则善暴死。此火亢湿逆，风火并行，而有如是之病也。火气欲发，则刻终大温。一气主六十日八十七刻半，如火欲发于四气，则三气之刻数将终，即有大温之气，敷布于外，若汗濡玄府，此其火郁乃发之候也。四之气，少阳相火，故其气四。原其火郁之时，火性至动，归复则静。复，犹伏也。动复则静，乃阳极反阴之义。阳极反阴，则湿令乃化乃成。湿令化成，则光华欲发而水凝之，山川呈色而冰雪之，焰阳之火归于午泽，此火气怫郁之先兆。惟其郁之，是以发之。

有怫之应而后报也，皆观其极而乃发也。木发无时，水随火也。谨候其时，病可与期，失时反岁，五气不行，生化收藏，政无恒也。

总结上文郁发之意，言当谨候其时也。报，犹发也。上文云，怫之先兆，乃有怫之应而后发也，皆观其郁之极而乃发也。上文火郁发于四气，金郁发于五气，适当其时。木气无常，则木发无时也。又土湿发于四气之火，水之郁复发于二火前后，是水随火也。故当谨候其郁发之时，则民病可与相期。若失时反岁，五气不行，则生化收藏之政，无有恒也。是必谨候其时，庶民病可期，而生化收藏有恒政矣。

帝曰：水发而雹雪，土发而飘骤，木发而毁折，金发而清明，火发而曛昧，何气使然？

举上文郁发太过之气，问何气使然。

岐伯曰：气有多少，发有微甚，微者当其气，甚者兼其下，征其下气而见可知也。

---

[1] 曛：文成堂本为“肿”。
[2] 胪：通“肤”，即皮肤。
[3] 懊憹（náo）：烦乱。
[4] 玄府：即汗孔。

见，如字。多，太过也。少，不及也。五运之气，有太过不及，则其发也，有微有甚。微者当其气，得其本位之气也。甚者兼其下，兼得下时之气也。兼下者，时未至而气先至也。故征其下气而见于气交之先，则微甚可知也。

帝曰：善。五气之发不当位者何也？

土金水木火五气之发，有愆期而不当位者，何也？

岐伯曰：命其差。

差，不及也。运气先郁后复，故命其差。命，令也。先郁，故令其差也。

帝曰：差有数乎？

数，如字。不及而差，有度数乎？

岐伯曰：后皆三十度而有奇也。

奇，音箕。后，不及也。一岁三百六十五度，三十度而有奇，约一月也。

帝曰：气至而先后者何？

非郁复之气，气至而先后者何？

歧伯曰：运太过则其至先，运不及则其至后，此候之常也。

运气太过其至先，运气不及其至后，上文六十岁中，言之详矣。此乃候之常也。

帝曰：当时而至者，何也？

不先不后，谓之当时。

岐伯曰：非太过，非不及，则至当时。非是者眚也。

至当其时，谓之平气，非是者眚也。亦候之常也。

帝曰：善。气有非时而化者，何也？

非时而化，非其时而化其气也。上文论运气之太过不及，此举时气之非时以问。

岐伯曰：太过者，当其时，不及者，归其已胜也。

太过者当其时，如春温夏热，秋凉冬寒，至不愆期也。不及者归其已胜，如春时雨湿，木胜土也；夏时清凉，火胜金也；秋时和风，金胜木也；冬时温热，水胜火也，皆归其已胜之气也。

帝曰：四时之气，至有早晏高下左右，其候何如？

春夏秋冬四时之气，积候而成，而气至有早晏。如西北地高，气至晏，东南地下，气至早；东南居左，气至早，西北居右，气至晏。早晏高下左右，其候何如。

岐伯曰：行有逆顺，至有迟速，故太过者化先天，不及者化后天。

迟，犹晏也。速，犹早也。气行有逆顺，则至因有迟速。顺行则速，速主太过，故太过者，气化先天时而至；逆行则迟，迟主不及，故不及者，气化后天时而至。知行之逆顺，至之迟速，则知高下左右之早晏矣。

帝曰：愿闻其行何谓也？

其行有逆顺，何谓也？

岐伯曰：春气西行，夏气北行，秋气东行，冬气南行。故春气始于下，秋气始于上，夏气始于中，冬气始于标。春气始于左，秋气始于右，冬气始于后，夏气始于前。此四时正化之常。故至高之地，冬气常在，至下之地，春气常在，必谨察之。

春气发于东，故春气从东西行。夏气发于南，故夏气从南北行。秋气发于西，故秋气从西东行。冬气发于北，故冬气从北南行。此四时之应于四方也。春气自下而升，故春气始于下。秋气从上而降，故秋气始于上。夏火之气从中而布于外，故夏气始于中。冬藏之气，从表而归于内，故冬气始于标。标，犹表也。此四时之应于上下内外也。又四方之位，左东右西，前南后北。故春气始于左，秋气始于右，冬气始于后，夏气始于前。此四时之应于左右前后也。凡此皆四时正化之常。如是而行则顺，不如是则逆。故西北至高之地，冬气常在而多寒；东南至下之地，春气常在而多温。必谨察之，而四方之高下左右，逆顺迟速，从可知矣。

帝曰：善。五运六气之应见，六化之正，六变之纪何如？

“帝曰善”下，旧本误有“黄帝问曰”四字，今删去。运气相应，征见于外，其中更有化变之正纪，帝故问之。

岐伯曰：夫六气正纪，有化有变，有胜有复，有用有病，不同其候。帝欲何乎？

旧本“岐伯”下误有“对”字，今删去。五运合六气，有化有变，有胜有复，有用有病，不同其候，皆六气之正纪，帝欲何问。

帝曰：愿尽闻之。岐伯曰：请遂言之。夫气之所至也，厥阴所至为和平，少阴所至为暄，太阴所至为埃溽，少阴所至为炎暑，阳明所至为清劲，太阳所至为寒雰。时化之常也。

夫六气之所至也，厥阴为风，主初之气，故厥阴所至为和平。和平，舒迟也。少阴为热，主二之气，故少阴所至为暄。暄，温热也。太阴为湿，主三之气，故太阴所至为埃溽。埃，犹土也。溽，湿热也。少阳为火，主四之气，故少阳所至为炎暑。炎暑，火气也。阳明为清，主五之气，故阳明所至为清劲。秋末冬初，清且劲也。太阳为寒，主终之气，故太阳所至为寒雰。寒雰，结为霜雪也。此六时气化之常也。

厥阴所至为风府，为璺启；少阴所至为火府，为舒荣；太阴所至为雨府，为员[1]盈；少阳所至为热府，为行出；阳明所至为司杀府，为庚苍；太阳所至为寒府，为归藏。司化之常也。

璺，音问。藏，如字，余同。上文言时化，化之征于时也。此言司化，化之主乎内也。厥阴主风，故厥阴所至为风府，为璺启。璺，剖也。启，开也。少阴主火，故少阴所至为火府，为舒荣。舒，舒展也。荣，荣华也。太阴主湿，故太阴所至为雨府，为员盈。员，周也。盈，满也。少阳主热，故少阳所至为热府，为行出。行出，见于外也。阳明主收，故阳明所至为司杀府，为庚苍。庚，更也。苍，老也。太阳主寒，故太阳所至为寒府，为归藏。归藏，内归藏密也。此六气司化之常也。

厥阴所至为生，为风摇；少阴所至为荣，为形见；太阴所至为化，为云雨；少阳所至为长，为蕃鲜；阳明所至为收，为雾露；太阳所至为藏，为周密。气化之常也。

此言气化，化之有其气也。厥阴为春，故厥阴所至为生，为风摇。风摇，风之摇动也。少阴主初夏，故少阴所至为荣，为形见。形见，形之现于外也。太阴主长夏，故太阴所至为化，为云雨。

---

[1] 员：同“圆”。

云雨，湿化也。少阳主初秋，故少阳所至为长，为蕃鲜。蕃，盛也。鲜，艳也。阳明主深秋，故阳明所至为收，为雾露。雾露，清寒也。太阳主冬，故太阳所至为藏，为周密。周密，周致深密也。此六气气化之常也。

厥阴所至为风生，终为肃；少阴所至为热生，中为寒；太阴所至为湿生，终为注雨；少阳所至为火生，终为蒸溽。阳明所至为燥生，终为凉；太阳所至为寒生，中为温。德化之常也。

此言德化，化之有其德也。生，犹本也。终，犹极也。厥阴之气本于风，故所至为风生，终则为肃。肃，清肃也。少阴之气本于热，故所至为热生，中则为寒。寒，少阴之标阴也。太阴之气本于湿，故所至为湿生，终为注雨。注雨，湿之淫溢也。少阳之气本于火，故所至为火生，终为蒸溽。蒸溽，热极汗流也。阳明之气本于燥，故所至为燥生，终为凉。凉，金之清切也。太阳之气本于寒，故所至为寒生，中为温。温，太阳之标阳也。少阴、太阳，兼禀水火阴阳之气，故不曰“终”而曰“中”。此六气始终，为六气德化之常也。

厥阴所至为毛化，少阴所至为羽化，太阴所至为倮化，少阳所至为羽化，阳明所至为介化，太阳所至为鳞化。德化之常也。

此亦言德化之常，而有万物生成之德也。毛虫属木，故厥阴所至为毛化。羽虫属火，故少阴、少阳所至皆为羽化。倮虫属土，故太阴所至为倮化。介虫属金，故阳明所至为介化。鳞虫属水，故太阳所至为鳞化。此诸虫孕育，为六气德化之常也。

厥阴所至为生化，少阴所至为荣化，太阴所至为濡化，少阳所至为茂化，阳明所至为坚化，太阳所至为藏化。布政之常也。

此言六气之化，而为布政之常也。上文云厥阴所至为生，故厥阴所至为生化；少阴所至为荣，故少阴为荣化；太阴所至为云雨，故太阴为濡化；少阳所至为蕃鲜，故少阳为茂化；阳明所至为收，故阳明为坚化；太阳所至为藏，故太阳为藏化。此六气之化，而为布政之常。承上文已悉之意而复言之，以明时化、司化、气化、德化，皆为布政之常，而六气之应见，以为六化之正者有如此。

厥阴所至为飘怒大凉，少阴所至为大暄寒，太阴所至为雷霆骤注烈风，少阳所至为飘风燔燎霜凝，阳明所至为散落温，太阳所至为寒雪冰雹白埃。气变之常也。

上文皆言六气之正，此下言六气之变。首言气变之常，次言令行之常，又次皆言病之常。意谓气变令行，发为民病，以为六变之纪也。飘怒者，风之变，大凉则金气乘之，故厥阴所至为飘怒大凉。大暄者，火之甚，寒则水气乘之，故少阴所至为大暄寒。雷霆骤注者，土之变，烈风则木气乘之，故太阴所至为雷霆骤注烈风。飘风燔燎者，风火交炽，霜凝则金水之气乘之，故少阳所至为飘风燔燎霜凝。散落者，金之肃杀，温则火气乘之，故阳明所至为散落温。寒雪冰雹者，水之变，白埃则土气乘之，故太阳所至为寒雪冰雹白埃。此六气不得其平，制胜相加为气变也。

厥阴所至为挠动，为迎随；少阴所至为高明焰，为曛❶；太阴所至为沉阴，为白埃，为晦暝；少阳所至为光显，为彤云，为曛；阳明所至为烟埃，为霜，为劲切，为凄鸣；太阳所至为刚固，为坚芒，为立。令行之常也。

此举六气令行之常，以证上文气变之意。挠动、迎随，风之性也，故厥阴为挠动，为迎随。高明焰、曛，火之发也，故少阴为高明焰，为曛。沉阴、白埃、晦暝，土之湿也，故太阴为沉阴，为白埃，为晦暝。光显、彤云、曛，火之色也，故少阳为光显，为彤云，为曛。烟埃，金之燥也，霜，金之寒也，劲切，金之坚也，凄鸣，金之肃也，故阳明为烟埃，为霜，为劲切，为凄鸣。刚固，寒之操也，坚芒，水之贞也，刚固、坚芒，所以立也，故太阳为刚固，为坚芒，为立。此六气之令，行于四时，而为令行之常，不同于上文之气变也。

厥阴所至为里急，少阴所至为疡疹身热，太阴所至为积饮否隔，少阳所至为嚏呕，为疮疡，阳明所至为浮虚，太阳所至为屈伸不利。病之常也。

里急，厥阴肝气内逆也。疡疹身热，少阴火气有余也。积饮否隔，太阴土气不输也。嚏呕疮疡，少阳初阳不升，风火交炽也。浮虚，阳明金气不固，外浮内虚也。屈伸不利，太阳寒气内逆，不得标阳之化也。此六气发病之常也。

厥阴所至为支痛，少阴所至为惊惑恶寒，战栗谵妄，太阴所至为稸满，少阳所至为惊躁瞀昧，暴病，阳明所至为鼽，尻阴股膝髀腨胻足病，太阳所至为腰病。病之常也。

恶，去声，下同。瞀昧之"昧"，旧本讹"味"，今改。厥阴包络之脉，不能从胸走手，则支痛。少阴心气内虚，则惊惑恶寒，战栗谵妄。太阴肺天之气，不能四布其水津，则稸满。少阳三焦之气，不能游行出入，则惊躁瞀昧而暴病。阳明大肠，主津液所生病，津液虚寒则为鼻鼽；阳明胃脉，下髀关，抵伏兔，下膝膑中，下循胫外廉，下足跗，故尻阴股膝髀腨胻足皆病。太阳之脉，挟脊抵腰，病则腰痛。此亦六气发病之常也。

厥阴所至为软戾，少阴所至为悲妄衄衊❷，太阴所至为中满霍乱吐下，少阳所至为喉痹耳鸣呕涌，阳明所至为胸痛❸皴揭，太阳所至为寝汗痉。病之常也。

胸，旧本讹"胁"，今改。皴，音逡。痉，音劲。戾，了戾，小便所注之关戾也。软，缩也。厥阴之脉，入毛中过阴器，病则癃闭，故厥阴所至为软戾。悲，悲哀，心气虚也。妄，狂妄，心气实也。脉虚而热则衄，脉虚而寒则衊。少阴属心主脉，故少阴所至为悲妄衄衊。中满则上下不交，霍乱吐下则上涌下泄。手太阴主上，足太阴主下，故太阴所至为中满、霍乱吐下。一阴一阳结，谓之喉痹，一阴，厥阴也，一阳，少阳也。手足少阳之脉，皆从耳后入耳中，出走耳前，经脉虚则耳鸣。少阳枢转不利，则干呕上涌。故少阳所至为喉痹、耳鸣、呕涌。胸痛者，手足阳明之脉不能入缺盆而下膈也。皮皴曰皴，掀起曰揭，皴揭者，阳明燥胜，皮皴皱而掀揭也。故

❶ 曛（xūn）：赤黄色。
❷ 衊（miè）：鼻出血。
❸ 为胸痛：文成堂本无。

阳明所至为胸痛皴揭。手太阳之脉主液所生病。寝汗，液虚也。足太阳之脉，主筋所生病。痉，筋挛也。故太阳所至为寝汗、痉。此亦六气发病之常也。

厥阴所至为胁痛，呕泄，少阴所至为语笑，太阴所至为重，胕肿，少阳所至为暴注瞤瘛，暴死，阳明所至为鼽嚏，太阳所至为流泄，禁止。病之常也。

初阳之气，起于厥阴，阴极而初阳不升则胁痛，上呕下泄，故厥阴所至为胁痛呕泄。语言喜笑，心所主也，心气实则语笑多，故少阴所至为语笑。土虚湿胜则身重胕肿，故太阴所至为重、胕肿。注，洞泄也，暴注，猝然洞泄也。暴泄如注，则生阳之气不充于身，故肉瞤筋瘛，表里上下不交则一时暴死，故少阳所至为暴注、瞤瘛、暴死。水津不藏则鼽，以木击金则嚏，故阳明所至为鼽嚏。流泄者，汗流外泄。禁止者，小便不行。流泄则津液虚，禁止则小便闭，故太阳所至为流泄禁止。此亦六气发病之常也。凡此亦皆六气应见，以为六变之纪者有如此。

凡此十二变者，报德以德，报化以化，报政以政，报令以令，气高则高，气下则下，气后则后，气前则前，气中则中，气外则外，位之常也。故风胜则动，热胜则肿，燥胜则干，寒胜则浮，湿胜则濡泄，甚则水闭胕肿。随气所在，以言其变耳。

总结上文六正、六变之意，正变皆六，气之常，故曰凡此十二变者。上文两言德化之常，故曰报德以德，言报复之德，以其先施之德也。一言时化之常，一言司化之常，一言气化之常，故曰报化以化，言报复之化，以其先施之化也。一言布政之常，故曰报政以政，言报复之政，以其先布之政也。此结上文六化之正也。上文六气之变，变而为病，言病之常者四，言气变之常者一，言令行之常者一，故曰报令以令，言报复之令，以其先行之令也。其气变之常，发病之常，乃火水金木土火之六气变而为病。火位居高，故曰气高则高，谓火变则火病也。水位居下，故曰气下则下，谓水变则水病也。金位居后，故曰气后则后，谓金变则金病也。木位居前，故曰气前则前，谓木变则木病也。土位居中，故曰气中则中，谓土变则土病也。火居高而位外，故曰气外则外，亦火变则火病也。火水木金土火六气有高下前后中外之位，乃位之常也。此结上文六气之变也。《阴阳应象大论》云：风胜则动，热胜则肿，燥胜则干，寒胜则浮，湿胜则濡泄。引之以明风热燥寒湿之气胜于上，则人身经脉为动、为肿、为干、为浮、为濡泄而病于下，甚则土气不行，水闭胕肿。此随六气之所在，以言其变而为病耳。

帝曰：愿闻其用也。

上文岐伯云有化有变，有胜有复，有用有病，不同其候。今六气之化，六气之变，六气之胜，六气之复，六气之病皆明言之，而六气之用未悉其旨，帝故问之。

岐伯曰：夫六气之用，各归不胜而为化。故太阴雨化，施于太阳；太阳寒化，施于少阴；少阴热化，施于阳明；阳明燥化，施于厥阴；厥阴风化，施于太阴。各命其所在，以征之也。

不胜，受其制也。不胜而为化，犹言制则生化也。夫六气之用，制化为先。是以各归不胜而为化，故太阴雨化，土也，施于太阳则土制其水，而土之子金复生其水，是不胜而为化也。太阳寒化，水也，施于少阴则水制其火，而水之子木复生其火。少阴热化，火也，施于阳明则火制其金，而火之子土复生其金。阳明燥化，金也，施于厥阴，则金制其木，而金之子水，复生其木。厥阴风化，木也，施于太阴，则木制其土，而木之子火复生其土。是皆不胜而为化也。六气合五行，不言少阳者，同于少阴也。此不胜为化，乃六气之用。欲征其用，各命其所在之气以征之也，如太阴之气在长夏，太阳之气在于冬，少阴之气在于夏，阳明之气在于秋，厥阴之气在于春者是也。

帝曰：自得其位何如？

命其所在，乃自得其位，故问自得其位何如。

岐伯曰：自得其位，常化也。

自得其位者，得其四时六气之常化也。

帝曰：愿闻其所在也。

帝欲详明所在之位，故复问之。

岐伯曰：命其位，而方月可知也。

命其位者，命其六气之位也。方月者，厥阴之位，东北方也，正月、二月；少阴之位，东南方也，三月、四月；太阴之位，西南方也，五月、六月；少阳之位，正南方也，七月、八月；阳明之位，西北方也，九月、十月；太阳之位，正北方也，十一月、十二月。命其位而知其方月，则六气之用，益可知矣。

帝曰：六位之气，盈虚何如？

六位之气有盛衰，故问盈虚何如。

岐伯曰：太少异也。太者之至徐而常，少者暴而亡。

岁运阳年为太，太则六位之气盈，阴年为少，少则六位之气虚，此太少之异，而有盈虚也。太主气盈，故太者之至，其气徐而常，言气舒徐而有常度也。少主气虚，故少者之至，其气暴而亡，言气促疾而无常度也。此明位气之盈虚也。

帝曰：天地之气，盈虚何如？

六位之气主十二月，而天地一岁之气，盈虚何如。

岐伯曰：天气不足，地气随之，地气不足，天气从之，运居其中而常先也。恶所不胜，归所同和，随运归从而生其病也。故上胜则天气降而下，下胜则地气迁而上。多少而差其分，微者小差，甚者大差。甚则位易气交，易则大变生而病作矣。大要曰：甚纪五分，微纪七分，其差可见，此之谓也。

分，去声。天干乙丁己辛癸主不足，地支丑卯巳未酉亥主不足。干支配合，有余则皆有余，不足则皆不足，故天干之天气不足，则地支之地气亦随之；地支之地气不足，则天干之天气亦从之。地支主六气，天干化五运。五运在中，故运居其中，而常为六气之先也。不足之岁先郁后复，先郁则恶所不胜，后复则归所同和。五运在中，随运归从而生其民病也。此言天气、地气之不足而为虚也。岁半之前，司天之气主之，上胜者，司天之气有余也，故上胜则有余之天气降而下。降而下者，流于岁半之后也。岁半之后，在泉之气主之，下胜者，在泉之气有余也，故下胜则有余之地气迁而上。迁而上者，移于岁半之前也。其上下所胜之气有多少而差其分，胜之微者小差，胜之甚者大差。甚则位易气交，如上胜则易四之气而归于上，下胜则易三之气而归于下。易则大变生，而民病作矣。揆其微甚之大要，则曰甚纪五分，谓五分在于本位，而五分降迁也；微纪七分，谓七分在于本位，而三分降迁也。五分、七分，则其差可见，即此多少而差其分之谓也。此言上胜下胜，有余而为盈也。如此推之，则天地之盈虚从可知矣。

帝曰：善。论言：热无犯热，寒无犯寒。余欲不远寒，不远热，奈何？

天地盈虚之理既明，帝故善之，上文岐伯云：用热远热，用寒远寒者，无犯之谓。帝引其言而言余欲用寒用热，实用其力而不远，奈何？

岐伯曰：悉乎哉问也！发表不远热，攻里不远寒。

时令当热，寒邪在表，用辛热之药以发之，是发表而不远热也。时令当寒，热邪在里，用寒泄之药以攻之，是攻里而不远寒也。

帝曰：不发不攻而犯寒犯热，何如？

发表犯热，攻里犯寒，不发不攻，而犯寒犯热何如？

岐伯曰：寒热内贼，其病益甚。

不当攻发，而用寒热，是为内贼。贼，害也。害则其病益甚。

帝曰：愿闻无病者何如？

其人有病，故病益甚，愿闻无病而用寒热何如。

岐伯曰：无者生之，有者甚之。

无病而犯寒热则病生，故无者生之。有病而犯寒热则病甚，故有者甚之。

帝曰：生者何如？

所生之病何如？

岐伯曰：不远热则热至，不远寒则寒至。

热至、寒至，病之所以生也。

寒至则坚否腹满，痛急下利之病生矣。

凡此皆不远寒，而生寒病也。

热至则身热，吐下霍乱，痈疽疮疡，瞀郁注下，瞤瘛肿胀，呕，鼽衄，头痛，骨节变，肉痛，血溢血泄，淋閟之病生矣。

凡此皆不远热而生热病也。

帝曰：治之奈何？岐伯曰：时必顺之，犯者治以胜也。

治病之法，时必顺之，若违时而犯寒犯热者，仍治以胜也。胜者，犯寒以热治，犯热以寒治也。

帝曰：妇人重身，毒之何如？

妇人怀孕重身，当犯寒热以毒之，则何如？

岐伯曰：有故无殒，亦无殒也。

有寒热之病，用寒热之毒，谓之有故。有故而用，则无殒灭之患，然亦无过用而致殒灭也。

帝曰：愿闻其故，何谓也？

有故无殒，何谓故也？

岐伯曰：大积大聚，其可犯也，衰其大半而止，过者死。

有故，内有积聚也。大积大聚，其毒药之可犯也。不过衰其大半而止，若攻之过者，则死矣。

帝曰：善。郁之甚者，治之奈何？

承无过用之意，谓病之过者，或可过用，故问郁之甚者，治之奈何。

岐伯曰：木郁达之，火郁发之，土郁夺之，金郁泄之，水郁析之。然调其气，过者折之，以其畏也。所谓泻之。

水郁析之，旧本误“折”，今改。五行之气贵得其平，故木郁则达之，达，通达也。火郁则发之，发，开发也。土郁则夺之，夺，裁夺也。金郁则泄之，泄，疏泄也。水郁则析之，析，分析也。虽曰达之、发之、夺之、泄之、析之，然必调其正气，若郁之过者，则逆其气而折之，折，折抑也。折之以其有所畏也。折之而畏，所谓实则泻之也。

帝曰：假者何如？

真实则泻，若假者何如？

岐伯曰：有假其气，则无禁也。所谓主气不足，客气胜也。

实者邪气实，原非正气之实也，有假其气，即当泻之，则无禁也。所谓主气不足，客气胜也。客气胜，泻之可也。

帝曰：至哉，圣人之道！天地大化，运行之节，临御之纪，阴阳之政，寒暑之令，非夫子孰能通之。请藏之灵兰之室，署曰《六元正纪》。非斋戒不敢示，慎传也。

圣人之道，惟圣人能通之，故当藏密其旨，不敢轻示。此天地之运行，阴阳之临御，寒暑之往来，千百世而无传人也。运气之理，不綦[1]至微而难测欤？

[1] 綦（qí）：极，很。

卷 八

至真要大论第七十四篇

《天元纪大论》鬼臾区曰：谨奉天道，请言真要。此篇论六气司天，六气在泉，有正化，有胜复，有标本寒热，有调治逆从，五味阴阳，制方奇偶，谨奉天道，合于人身，故曰《至真要大论》。

黄帝问曰：五气交合，盈虚更作，余知之矣。六气分治，司天地者，其至何如？

更，平声，下同。盈虚，即太少也。五运与六气交合，甲丙戊庚壬为太，主盈；乙丁己辛癸为少，主虚；子寅辰午申戌为太，主盈；丑卯巳未酉亥为少，主虚。五气交合，盈虚更作，《六元正纪》详论之，故曰余知之矣。其六气不与五运交合，分治以司天地者，其至何如？此承上篇六十岁之纪，而问一岁之六气也。

岐伯再拜对曰：明乎哉问也！天地之大纪，人神之通应也。

六气分治，以司天地，此天地之大纪，至神之理，通于人身，乃人神之通应也。

帝曰：愿闻上合昭昭[1]，下合冥冥[2]奈何？

天地大纪，人神通应，故愿闻人之上合天之昭昭，下合地之冥冥。

岐伯曰：此道之所主，工之所疑也。

天地之理，备于人身，此道之所主，而为工之所疑也。

帝曰：愿闻其道也。

愿闻上下相合之道。

岐伯曰：厥阴司天，其化以风；少阴司天，其化以热；太阴司天，其化以湿；少阳司天，其化以火；阳明司天，其化以燥；太阳司天，其化以寒。以所临脏位，命其病者也。

三阴三阳六气司天，各有风热湿火燥寒之化也。以所临脏位者，天气之所临，合于人之形脏，各有其位也。如厥阴合肝，少阴合心、肾，太阴合肺、脾，少阳合三焦、胆，阳明合大肠、胃，太阳合小肠、膀胱，各有上下形脏之位。以所临脏位命其病者，天气所临，合于形脏，而有风热湿火燥寒之病也。

帝曰：地化奈何？

六气本化上临，乃司天之化，故问地化奈何。

岐伯曰：司天同候，间气皆然。

间，去声，下同。地化与司天同候，其左右之间气，亦同候也。

帝曰：间气何谓？

间气同候，何谓？

---

[1] 昭昭：谓明，指天。

[2] 冥冥：玄远，指地。

岐伯曰：司左右者，是谓间气也。

《五运行大论》云：随气所在，期于左右。故司上下之左右者，是谓间气也。间气司上下之左右，当与司天在泉同候矣。

帝曰：何以异之？

间气与司天在泉之气，何以异之？

岐伯曰：主岁者纪岁，间气者纪步也。

主岁者，司天、在泉之气也。司天、在泉，主一岁之气，故主岁者纪岁。间气者，上下左右之气也。上下左右，分主六十日之一气，故间气者纪步也。《六微旨大论》云：步者，六十度而有奇。六十度，即六十日也。

帝曰：善。岁主奈何？

主岁者纪岁，故问岁主奈何？

岐伯曰：厥阴司天为风化，在泉为酸化，司气为苍化，间气为动化。

司天、在泉，司气、间气，皆为岁主，伯故类举以对。阳为气，司天为阳，故厥阴司天为风化。厥阴司天，巳亥岁也。阴为味，在泉为阴，故厥阴在泉为酸化。厥阴在泉，寅申岁也。司气，司岁之运气也。丁壬木运，本于天之苍气，故司气为苍化。间气，上下左右之气也。《五运行大论》云：上见太阳，则左厥阴；上见少阴，则右厥阴；太阳在下，左厥阴；少阴在下，右厥阴。辰戌子午，厥阴居司天之左右；丑未卯酉，厥阴居在泉之左右，故间气为动化。动，风之摇动也。

少阴司天为热化，在泉为苦化，不司气化，居气为灼化。

子午之岁，少阴司天为热化。卯酉之岁，少阴在泉为苦化。戊癸化火，少阳司气，少阴君火，不司气化。所以然者，六气之中有二火。少阳相火，合司气之化，而君火之尊不与也。少阴不司气化，而间气则居，故居气为灼化。灼，火之燔灼也。盖上见厥阴，左少阴；上见太阴，右少阴；厥阴在下，左少阴；太阴在下，右少阴。巳亥丑未，少阴居司天之左右；寅申辰戌，少阴居在泉之左右也。

太阴司天为湿化，在泉为甘化，司气为黅化，间气为柔化。

丑未之岁，太阴司天为湿化。辰戌之岁，太阴在泉为甘化。甲己化土，本于天之黅气，故司气为黅化。盖上见少阴，左太阴；上见少阳，右太阴；少阴在下，左太阴；少阳在下，右太阴。子午寅申，太阴居司天之左右；卯酉巳亥，太阴居在泉之左右，故间气为柔化。柔，土之濡弱也。

少阳司天为火化，在泉为苦化，司气为丹化，间气为明化。

寅申之岁，少阳司天为火化。巳亥之岁，少阳在泉为苦化。戊癸化火，本于天之丹气，故司气为丹化。上见太阴，左少阳；上见阳明，右少阳；太阴在下，左少阳；阳明在下，右少阳。丑未卯酉，少阳居司天之左右；辰戌子午，少阳居在泉之左右，故间气为明化。明，火之光明也。

阳明司天为燥化，在泉为辛化，司气为素化，间气为清化。

卯酉之岁，阳明司天为燥化。子午之岁，阳明在泉为辛化。乙庚化金，本于天之素气，故司气为素化。上见少阳，左阳明；上见太阳，右阳明；少阳在下，左阳明；太阳在下，右阳明。寅申辰戌，阳明居司天之左右；巳亥丑未，阳明居在泉之左右，故间气为清化。清，金之清肃也。

太阳司天为寒化，在泉为咸化，司气为玄化，间气为藏化。

藏，如字。辰戌之岁，太阳司天为寒化。丑未之岁，太阳在泉为咸化。丙辛化水，本于天之玄气，故司气为玄化。上见阳明，左太阳；上见厥阴，右太阳；阳明在下，左太阳；厥阴在下，右太阳。卯酉巳亥，太阳居司天之左右；子午寅申，太阳居在泉之左右，故间气为藏化。藏，寒之凝敛也。

故治病者，必明六化分治，五味五色所生，五脏所宜，乃可以言盈虚，病生之绪也。

六气各有所化，故治病者必明六化之分治，其中复有酸苦甘辛咸五味，苍黅丹素玄五色，故必明五味五色所生，而合于五脏之所宜，然后乃可以言六气化之盈虚，病生之端绪也。

帝曰：厥阴在泉而酸化，先余知之矣。风化之行也何如？

上文岐伯云：地化与司天同候。是厥阴司天，其化以风，厥阴在泉，其化亦以风也，帝故举而问之。

岐伯曰：风行于地，所谓本也。余气同法。本乎天者，天之气也，本乎地者，地之气也。天地合气，六节分，而万物化生矣。故曰：谨候气宜，无失病机。此之谓也。

厥阴在泉，故风行于地。六气为本，故所谓本也。不但风气为然，其热湿火燥寒之气皆然，故余气同法。六气司天而本乎天者，即天之气也。六气在泉而本乎地者，即地之气也。司天、在泉，皆本六气，故天地合气。一岁六分之，故六节分而万物化生矣。六节之气，各有所宜，不宜则病，故曰：谨候气宜，无失病机。即此六节分而万物化生之谓也。

帝曰：其主病何如。

谨候气宜，无失病机，是六气为万物之主，不宜则病，故问主病何如？

岐伯曰：司岁备物，则无遗主矣。

司岁，五运五行主岁也；备物，随五行所主之运，备五行所属之物也。随司岁之气以备物，则谨候气宜，无失病机，故无遗主矣。

帝曰：先岁物何也？

五运五行，六岁始复，先备其物，以候其用，故问先岁物何也。

岐伯曰：天地之专精也。

万物之性，不外五行，五行之气，各主一岁，随五行所主之气，备五行所属之物，乃得天地之专精也。

帝曰：司气者何如？

五运五行，六气亦五行，故问司气者何如。

岐伯曰：司气者，主岁同，然有余不足也。

六气合五运，司气者，必与主岁同，谓之专精。然司气者，多不能尽与主岁同，而有有余、不足也。六十年中惟乙卯、乙酉，丙辰、丙戌，丁巳、丁亥，戊子、戊午，戊寅、戊申，己丑、己未十二年，司气与主岁同。

帝曰：非司岁物何谓也？

非司岁所备之物，何以不专精，故又问之。

岐伯曰：散也，故质同而异等也。气味有薄厚，性用有躁静，治保有多少，力化有浅深，此之谓也。

非司岁所备之物，其气散也，故秉质同而等级异也。所谓异等者，气味有薄厚，薄则不足，厚则有余；性用有躁静，躁则劣，静则优。自气味薄厚性用躁静推之，则治保有多少，力化有浅深，即此质同异等之谓也。

帝曰：岁主脏害何谓？

害，犹病也。五运五行，谓之岁主。五运五行，合于五脏，不和则病，故问岁主脏害何谓。

岐伯曰：以所不胜命之，则其要也。

水火金土木，相为胜制，受制则不胜，不胜则病，故以所不胜命之，则其脏害之大要也。

帝曰：治之奈何？

脏害而治之奈何。

岐伯曰：上淫于下，所胜平之；外淫于内，所胜治之。

司天、在泉之理，备于人身，故举上下外内，以明脏害之治。上淫于下，谓司天之气，淫胜其在下之运气，当以所胜平之，如少商金运，火热司天，平以咸寒之类。外淫于内，谓在泉之气，淫胜其在内之运气，当以所胜治之，如少宫土运，风木在泉，治以辛凉之类。曰平曰治，言治之而得其平，平之而得其治也。

帝曰：善。平气何如？

无上下外内之胜制，谓之平气。平气何如？

岐伯曰：谨察阴阳所在而调之，以平为期。正者正治，反者反治。

人身之气，合于天地，故当谨察阴阳所在而调和之，大要以平为期。正者正治，言阳盛治阳，阴盛治阴，正治而得其平也。反者反治，言阳虚而阳反盛，阴虚而阴反盛，无容正治，当反治而得其平也。

帝曰：夫子言察阴阳所在而调之，《论》言人迎与寸口相应，若引绳小大齐等命曰平。阴之所在寸口何如？

上文岐伯云：察阴阳所在而调之，以平为期。《灵枢·禁服》论云：人迎主中，寸口主外[1]，两者相应，若引绳小大齐等……如是者名曰平人。帝并举其言，谓寸口乃脉之大会，而阴之所在寸口何如。阴，少阴也。

岐伯曰：视岁南北，可知之矣。

五运之中，戊癸化火，以戊癸之岁为南政，甲乙丙丁己庚辛壬之岁为北政。故视岁之南北，可知其政矣。

帝曰：愿卒闻之。岐伯曰：北政之岁，少阴在泉，则寸口不应；厥阴在泉，则右不应；太阴在泉，则左不应。南政之岁，少阴司天，则寸口不应；厥阴司天，则右不应；太阴司天，则左不应。诸不应者，反其诊则见矣。

甲乙丙丁己庚辛壬北政之岁，如卯酉阳明司天，而少阴在泉，少阴君火不司气化，则不与岁运相通，故寸口之脉，不应君火之气也。少阴不司气化，而左右之间气则居。如当厥阴在泉，则少阴

---

[1] 人迎八字：《灵枢经》本作“寸口主中，人迎主外”，是。

居厥阴之右，故右不应，言右位之少阴，不应于寸口；当太阴在泉，则少阴居太阴之左，故左不应，言左位之少阴，不应于寸口也。戊癸配地支，南政之岁，如子午少阴司天，少阴君火不司气化，故寸口之脉，不应于君火之气也。如居左右之间气，而厥阴司天，则右位之少阴，不应于寸口；太阴司天，则左位之少阴，不应于寸口。《六微旨大论》云：厥阴之右，少阴治之，少阴之右，太阴治之。是少阴居厥阴之右，太阴之左，故厥阴则右不应，太阴则左不应也。不应者，少阳相火，应在中之运，而少阴君火之尊，不司气化。不司气化，故不见于寸口也。《五运行大论》云：《脉法》曰：天地之变，无以脉诊。故申明诸不应者，不当求之于诊，若反其诊而求之，则可见矣。反，犹离也。由此观之，则阴之所在寸口，当明其义，而不诊其脉也。

帝曰：尺候何如？

因寸而问及于尺也。

岐伯曰：北政之岁，三阴在下，则寸不应；三阴在上，则尺不应。南政之岁，三阴在天，则寸不应；三阴在泉，则尺不应。左右同。故曰：知其要者，一言而终，不知其要，流散无穷。此之谓也。

上文北政之岁，三阴在泉，则寸不应，故曰北政之岁，三阴在下，则寸不应也。以寸推尺，如三阴在上，则尺不应，一如其寸也。上文南政之岁，三阴司天，则寸不应，故曰南政之岁，三阴在天，则寸不应也。以寸推尺，如三阴在泉，则尺不应，一如其寸也。凡此不应，但论少阴。今曰三阴，以少阴居厥阴之右，少阴居太阴之左，是左右同。左右同者，以太、厥之左右而论少阴也。故引《六元正纪大论》之言，谓知其要者，举一可以类推，故一言而终，不知其要，则流散无穷，即此尺候之谓也。

帝曰：善。天地之气，内淫而病何如？

上天下地之气，胜其运气，内淫而发为民病，何如？承岐伯上淫于下，外淫于内之意，而复问也。

岐伯曰：岁厥阴在泉，风淫所胜，则地气不明，平野昧，草乃早秀。民病洒洒振寒，善伸❶数欠，心痛支满，两胁里急，饮食不下，膈❷咽不通，食则呕，腹胀善噫，得后与气，则快然如衰，身体皆重。

数，音朔，下同。厥阴在泉，寅申岁也。厥阴主风，风淫所胜，则尘土飞扬，故地气不明。地气不明，则平野昏昧。风动发陈，故草乃早秀。《灵枢·经脉》论云：胃是动则病洒洒振寒，善伸数欠。脾脉上膈挟咽，病则食不下，食则呕，腹胀善噫，得后与气则快然如衰，身体皆重。手厥阴之脉，循胸出胁，病则胸胁支满心痛。此厥阴风胜，而胃土、脾土受病也。

岁少阴在泉，热淫所胜，则焰浮川泽，阴处反明。民病腹中常鸣，气上冲胸，喘不能久立，寒热，皮肤痛，目瞑，齿痛䪼❸肿，恶寒发热如疟，少腹中痛，

---

❶ 伸：原古字“申”，改为今字。《广雅·释诂》：“申，伸也。”

❷ 膈：原字“鬲”，“鬲”通“膈”。

❸ 䪼（zhuō）：颧骨。

腹大，蛰虫不藏。

处，去声，下“命处”之“处”同。颇，音拙。恶，去声，下同。藏，如字。少阴在泉，卯酉岁也。少阴主热，热淫所胜，则焰浮川泽。焰浮川泽，则阴处反明。《灵枢·四时气》论云：腹中常鸣，气上冲胸，喘不能久立，邪在大肠。寒热皮肤痛者，肺病也。目瞑，齿痛颇肿，恶寒发热如疟者，阳明病也。少腹中痛，腹大，蛰虫不藏者，少阴火热之气也。民病如是，火淫金病也。

岁太阴在泉，草乃早荣，湿淫所胜，则埃昏岩谷，黄反见黑，至阴之交。民病饮积心痛，耳聋，浑浑焞焞，嗌肿喉痹，阴病见血，少腹痛肿，不得小便，病冲头痛，目似脱，项似拔，腰似折，髀不可以回❶，腘如结，腨如别❷。

焞，音纯。折，音舌。见，音现，下“见”同。回，犹曲也。太阴在泉，辰戌岁也。太阴，土也，土生万物，故草乃早荣。太阴主湿，湿淫所胜，则埃昏岩谷，谓尘埃岩谷，皆昏昧也。湿淫水溢，故土色之黄，反见其黑，水土皆为至阴，黄反见黑，乃至阴之交。民病饮积心痛，土湿而火寒也。《经脉》论云：三焦是动，则病耳聋浑浑焞焞，嗌肿喉痹。此三焦火气虚也。阴病见血，脾络虚也。少腹痛肿，不得小便，水道不行也。又云：膀胱是动，则病冲头痛，目似脱，项如拔，腰似折，髀不可以曲，腘如结，腨如裂。此太阳水寒病也。民病如是，乃土湿火寒，土胜水病也。

岁少阳在泉，火淫所胜，则焰明郊野，寒热更至。民病注泄赤白，少腹痛，溺赤，甚则血便。少阴同候。

溺，鸟去声，下同。少阳在泉，巳亥岁也。少阳主火，火淫所胜，则焰明郊野。火胜则热，热极生寒，故寒热更至。民病注泄赤白，少腹痛，溺赤，甚则血便，皆少阳三焦火热病也。少阳、少阴，皆属于火，火淫金病，与少阴同候。

岁阳明在泉，燥淫所胜，则霿雾清瞑。民病喜呕，呕有苦，善太息，心胁痛，不能反侧，甚则嗌干面尘，身无膏泽，足外反热。

阳明在泉，子午岁也。阳明主燥，燥淫所胜，则霿雾清瞑。霿雾清瞑，秋金之气也。胆病者，呕宿汁。《经脉》论云：胆是动，则病口苦，善太息，心胁痛，不能转侧，甚则面微有尘，体无膏泽，足外反热。民病如是，乃金淫木病，胆属木也。

岁太阳在泉，寒淫所胜，则凝肃惨栗。民病少腹控睾，引腰脊，上冲心痛，血见，嗌痛颔肿。

睾，音高，下同。见，如字。太阳在泉，丑未岁也。太阳主寒，寒淫所胜，则凝肃惨栗。《邪气脏腑病形》论云：小肠病者，小腹痛，腰脊控睾而痛。《经脉》论云：小肠是动，则病嗌痛，颔肿。小肠者，心之腑，故上冲心痛，血见。民病如是，水淫火病也。

帝曰：善。治之奈何？

六气淫胜，发为民病，治之奈何。

岐伯曰：诸气在泉，风淫于内，治

---

❶ 回：参考《灵枢·经脉》和下文注释，应为“曲”字误刻。

❷ 别：参考《灵枢·经脉》和下文注释，应为“列”字误刻。“列”通“裂”。

以辛凉，佐以苦甘，以甘缓之，以辛散之。

上文诸气在泉，如风淫于内，木气胜也，金能平之，故治以辛凉。辛凉太过，则佐以苦，辛凉不及，则佐以甘。盖苦胜金而甘生金也。木气急而虚，则以甘缓之，风邪胜而实，则以辛散之。

热淫于内，治以咸寒，佐以甘苦，以酸收之，以苦发之。

热淫于内，火气胜也，水能平之，故治以咸寒。咸寒太过，则佐以甘，咸寒不及，则佐以苦。盖甘胜水而苦助寒也。火气急而虚，则以酸收之，火生于木，补其母也。火邪胜而实，则以苦发之。苦性虽寒，本于火味，故曰发。发，犹散也。

湿淫于内，治以苦热，佐以酸淡，以苦燥之，以淡泄之。

湿淫于内，土气胜也，湿为阴，故治以火味之苦热。苦热不及，则佐以酸，苦热太过，则佐以淡。盖酸生火而淡泄火也。土气虚而阴湿，则以苦燥之，土气滞而不行，则以淡泄之。

火淫于内，治以咸冷，佐以苦辛，以酸收之，以苦发之。

火淫于内，热气胜也，水能平之，故治以咸冷。冷，犹寒也。咸冷太过，则佐以苦，咸冷不及，则佐以辛。盖苦味生土，能制其水，而辛则能生水也。以酸收之，以苦发之，与上文热淫于内，同一义也。

燥淫于内，治以苦温，佐以甘辛，以苦下之。

燥淫于内，金气胜也，火能平之，故治以苦温。苦温太过，金气不足，则佐以甘辛。盖甘生金而辛助金也。苦温不及，金气犹盛，更以苦下之。下，犹制也。

寒淫于内，治以甘热，佐以苦辛，以咸泻之，以辛润之，以苦坚之。

寒淫于内，水气胜也，土能平之，火能温之，故治以甘热。甘热太过，水气不足，则佐以苦辛。盖苦性寒而助水，辛属金而生水也。甘热不及，水气犹盛，则以咸泻之。申明佐以苦辛，辛为金味以生水，乃以辛润之；苦为寒性以助水，乃以苦坚之。凡此佐治之法，义各不同。学者当随其所宜，以为佐治可也。

帝曰：善。天气之变何如？

上文论在泉之气，此复问天气之变何如？

岐伯曰：厥阴司天，风淫所胜，则太虚埃昏，云物以扰，寒生春气，流水不冰。民病胃脘当心而痛，上支两胁，膈咽不通，饮食不下，舌本强，食则呕，冷泄腹胀，溏泄瘕水闭，蛰虫不去，病本于脾。冲阳绝，死不治。

强，去声，下同。厥阴司天，巳亥岁也。风淫所胜，则太虚如尘埃之昏昧，云物以扰而不宁。冬寒春风，寒生春气，本于寒而生春气之风也。风性挠动，故流水不冰。《经脉》论云：脾脉属脾络胃，上膈挟咽，其支者别上膈，注心中。是动则病舌本强，食则呕，胃脘痛，腹胀，食不下，心下急痛，溏泄瘕水闭。民病如是，乃风淫木胜，脾土病也。蛰虫不去者，蛰虫藏于中土，土气不舒，故不去也。去，犹出也。凡此皆病本于脾。若阳明胃脉之冲阳绝，则死不治。冲阳，在足跗上动脉应手者是也。

少阴司天，热淫所胜，怫热至，火行其政。民病胸中烦热，嗌干，右胠满，皮肤痛，寒热咳喘，大雨且至，唾血血泄，鼽衄嚏呕，溺色变，甚则疮疡胕肿，肩背臂臑及缺盆中痛，心痛，肺䐜，腹大满，膨膨而喘咳，病本于肺。尺泽绝，死不治。

少阴司天，子午岁也。热淫所胜，则怫热至，而火行其政。怫，犹郁也。民病胸中烦热，嗌干，右胠满，皮肤痛，寒热咳喘，火盛而肺金病也。大雨且至，言怫热之时，且有大雨之至。雨虽至而火气盛，故唾血、血泄、鼽衄，火淫其血液也。嚏呕、溺色变，火淫其水津也。甚则疮疡胕肿，火淫其肌肉也。《经脉》论云：肺脉起于中焦，循臑臂内……是动则病肺胀满，膨膨而喘咳，缺盆中痛，气盛则肩背痛，风寒汗出，气虚则肩背痛寒，溺色变也。凡此民病，皆本于肺。若肺脉之尺泽绝，则死不治。尺泽，在肘内廉大纹中，肺之合穴也。

太阴司天，湿淫所胜，则沉阴且布，雨变枯槁，胕肿，骨痛，阴痹。阴痹者，按之不得，腰脊头项痛眩❶，大便难，阴气不用，饥不欲食，咳唾则有血，心如悬，病本于肾。太溪绝，死不治。

太阴司天，丑未岁也。湿淫所胜，则沉阴且布，沉阴布而雨降，则雨变。枯槁，言草之枯槁，因雨湿而滋润也。《灵枢·五邪》篇云：邪在肾，则病骨痛阴痹。阴痹者，按之不得，腹胀腰痛，大便难，肩背颈项痛，时眩。又《经脉》论云：肾是动则病饥不饮食，咳唾则有血，心如悬也。凡此胕肿骨痛诸病，皆本于肾。若肾之太溪脉绝，则死不治。太溪，在足内踝后跟骨上陷中之动脉也。

少阳司天，火淫所胜，则温气流行，金政不平。民病头痛，发热恶寒而疟，热上，皮肤痛，色变黄赤，传而为水，身面胕肿，腹满仰息，泄注赤白，疮疡，咳唾血，烦心，胸中热，甚则鼽衄，病本于肺。天府绝，死不治。

恶，去声。少阳司天，寅申岁也。火淫所胜，则温气流行，金受火淫，故金政不平。民病头痛，发热恶寒而疟，热上，皮肤痛，火淫肺金也。《五邪》篇云：邪在肺，则病皮肤痛，寒热者是也。色变黄赤，即上文之溺色变也。传而为水，言色变黄赤，乃火淫水热，传为水病也。身面胕肿，腹满仰息，泄注赤白，疮疡，咳唾血，烦心，胸中热，甚则鼽衄，即上文疮疡胕肿，咳喘唾血，血泄鼽衄，胸中热烦之病，故病亦本于肺，火淫金病也。若肺脉之天府绝，则死不治。天府，在腋下三寸，动脉应手者是也。

阳明司天，燥淫所胜，则木乃晚荣，草乃晚生，筋骨内变。民病左胠胁痛，寒清于中，感而疟。大凉革候，咳，腹中鸣，注泄鹜溏。名木敛，生菀于下，草焦上首。心胁暴痛，不可反侧，嗌干面尘，腰痛，丈夫㿗疝，妇人少腹痛，目昧眦疡，疮痤痈。蛰虫未见。病本于肝❷。太冲绝，死不治。

未，旧本讹"来"，今改。阳明司天，卯酉岁也。燥淫所胜，金胜木虚，则木乃晚荣，草乃晚生。肝血不荣养其

---

❶ 眩：文成堂本"眩"前有"时"字。

❷ 肝：底本、校本原作"肺"，文成堂本作"肝"，义胜。下文注释亦作"肝"，据改。

筋骨，而筋骨内变，则民病左胠胁痛。寒清之金气客于中，则感而为疟。春行秋令，则大凉革候。革候则病咳，腹中鸣，注泄鹜溏矣。木乃晚荣，则名木敛而生气郁于下。草乃晚生，则草焦上首而瘁于上。《经脉》论云：胆是动则病心胁痛，不能转侧。肝是动则病嗌干面尘，腰痛，丈夫㿗疝，妇人少腹肿也。目为肝窍，故目昧。胆脉起于目锐眦，故眦疡。疮痤痈者，肝血虚也。蛰虫未见者，蛰虫见于春，今草木晚发，故蛰虫未见。而病本于肝，若肝脉之太冲绝，则死不治。太冲，在足大指本节后二寸，肝经之俞穴也。

太阳司天，寒淫所胜，则寒气反至，水且冰，血变于中，发为痈疡，民病厥心痛，呕血血泄鼽衄，善悲，时眩仆。运火炎烈，雨暴乃雹，胸腹满，手热肘挛腋肿，心澹澹大动，胸胁胃脘不安，面赤目黄，善噫嗌干，甚则色炲[1]，渴而欲饮，病本于心。神门绝，死不治。

太阳司天，辰戌岁也。寒淫所胜，则寒气反至。反至者，非其时也。水且冰者，冻已解而水且冰也。寒气凝敛则血变于中，而发为痈疡。民病厥心痛，善悲，时眩仆者，《五邪》篇云：邪在心，则病心痛喜悲，时眩仆也。血变于中，外不发为痈疡，则内呕血，而血泄鼽衄，此寒胜火郁之病也。若运火炎烈，而寒气上淫，则雨暴乃雹。火受水制，则胸腹满。《经脉》论云：心主包络，是动则病手心热，臂肘挛急，腋肿，甚则胸胁支满，心中憺憺大动，面赤目黄。又云：心是动则病嗌干心痛，渴而欲饮。甚则色炲，火从水色也。凡此诸病，乃水淫火郁，皆本于心。若心脉之神门绝，死不治。神门，在掌后锐骨端，心之俞穴也。

所谓动气，知其脏也。

总结上文而言脾之冲阳，肺之尺泽、天府，肾之太溪，肝之太冲，心之神门，皆动脉应手。所谓动气，诊其动气，而知其五脏之死生也。

帝曰。善。治之奈何？

司天气胜，发为民病，治之奈何？

岐伯曰：司天之气，风淫所胜，平以辛凉，佐以苦甘，以甘缓之，以酸泻之。

外淫于内，所胜治之，故上文在泉曰治。上淫于下，所胜平之，故此司天曰平。平，犹治也。风淫所胜，木气胜也，金能治之，故平以辛凉。辛凉太过，则佐以苦，辛凉不及，则佐以甘，盖苦胜金而甘生金也。木气急而虚，则以甘缓之，风邪胜而实，则以酸泻之，以明不但金味能泻，而木之本味，亦能泻也。泻，犹达也，达之所以散之也。

热淫所胜，平以咸寒，佐以苦甘，以酸收之。

热淫所胜，火气胜也，水能治之，故平以咸寒。咸寒太过，则佐以苦甘，甘为土味以胜水，苦为火味以平寒也。咸寒不及，则以酸收之，收之而助其咸寒也。

湿淫所胜，平以苦热，佐以酸辛，以苦燥之，以淡泄之。湿上甚而热，治以苦温，佐以甘辛，以汗为故而止。

湿淫所胜，土气胜也，湿气为阴，

[1] 炲（tái）：黑色。

火能治之，故平以火味之苦热。苦热不及，则佐以酸，苦热太过，则佐以辛，盖酸为木味以生火，辛为金味以生水也。土气寒湿，以苦燥之，土气炎燥，以淡泄之。泄，渗泄也。寒类于湿，燥类于热，湿上甚而热，是寒热相兼，既湿且燥，宜从外解，故治以苦温，苦温所以散寒湿也。佐以甘辛，甘辛所以滋燥热也。必以汗，为复其故，而病可止。此土淫所胜，而有寒湿燥热之气也。

火淫所胜，平以咸冷，佐以苦甘，以酸收之，以苦发之，以酸复之，热淫同。

咸冷，旧本讹“酸冷”，今改。火淫所胜，热气胜也，水能治之，故平以咸冷。咸冷太过，则佐以苦甘，苦为火味以平冷，甘为土味以胜水也。咸冷不及，则以酸收之，收之而助其咸冷也。火淫而热气过盛，以苦发之，发之而热气内减，仍以酸复之。此以苦发之，以酸复之，上文热淫所胜，未之言也，故复言热淫同。

燥淫所胜，平以苦温[1]，佐以酸辛，以苦下之。

燥淫所胜，金气胜也，火能治之，故平以苦温。苦温不及，则佐以酸，苦温太过，则佐以辛，盖酸生火而辛生水也。燥淫而金气过盛，则以苦下之。

寒淫所胜，平以辛热，佐以甘苦，以咸泻之。

寒淫所胜，水气胜也，燥火能治之，故平以燥气之辛、火气之热。辛热不及，则佐以甘苦，甘生金而苦助火也。辛热太过，则以咸泻之。凡此佐平之法，味各不同，理无不合。学者当随其所宜，以为佐平可也。

帝曰：善。邪气反胜，治之奈何？

上文治之、平之，是以所胜气味，治、平淫胜。倘气味太过，则邪气反胜，故承上文之意而复问之。

岐伯曰：风司于地，清反胜之，治以酸温，佐以苦甘，以辛平之。

先举在泉之胜气以明之。上文云：风淫于内，治以辛凉，是风司于地，清反胜之。清气反胜，今当治以酸温，酸生火，温胜清也。酸温不及，清气犹胜，则佐以苦，苦助温也。酸温太过，金气过虚，则佐以甘，甘生金也。凡此治佐，以金之清气反胜，味属于辛，乃以辛而如是以平之。上文在泉气胜则曰治，司天气胜则曰平，今论在泉亦曰平，以明治之即所以平之，平之即所以治之，故于此复言平之。下文司天邪胜，并不言平也。

热司于地，寒反胜之，治以甘热，佐以苦辛，以咸平之。

上文云：热淫于内，治以咸寒。是热司于地，寒反胜之。寒气反胜，今当治以甘热，甘胜水，热胜寒也。甘热不及，寒气犹胜，则佐以苦，苦生甘也。甘热太过，水气过虚，则佐以辛，辛生水也。凡此治佐，以水之寒气反胜，味属于咸，乃以咸而如是以平之。

湿司于地，热反胜之，治以苦冷，佐以咸甘，以苦平之。

上文云：湿淫于内，治以苦热。是湿司于地，热反胜之，热气反胜，今当治以苦冷，苦性寒而冷胜热也。苦冷不

[1] 温：文成堂本为“湿”。

及，热气犹胜，则佐以咸，咸助冷也。苦冷太过，热气过虚，则佐以甘，甘胜水也。凡此治佐，以火之热气反胜，味属于苦，乃以苦而如是以平之。

火司于地，寒反胜之，治以甘热，佐以苦辛，以咸平之。

上文云：火淫于内，治以咸冷。是火司于地，寒反胜之，寒气反胜，今当治以甘热，甘胜水而热温寒也。甘热不及，寒气犹胜，则佐以苦，苦助热也。甘热太过，寒气过虚，则佐以辛，辛生水也。凡此治佐，以水之寒气反胜，味属于咸，乃以咸而如是以平之。

燥司于地，热反胜之，治以辛寒，佐以苦甘，以辛平之，以和为利。

辛寒，旧本讹"平寒"；辛平，旧本讹"酸平"，今改。上文云：燥淫于内，治以苦寒。是燥司于地，热反胜之。热气反胜，今当治以辛寒，辛生水，而寒胜热也。热反胜，而金气犹盛，则佐以苦，苦胜金也。热反胜，而金气过虚，则佐以甘，甘生金也。凡此治佐，以燥司于地，味属于辛，乃以辛而如是以平之。上文所佐之味，皆因反胜之味，有太过、不及而佐之。此所佐之味，不因辛寒之太过、不及，仍因燥金之太过、不及，是佐司地之味，不佐所胜之味也。至以辛平之，亦言司地之味，不言所胜之味，是佐虽不同，大要以和为利尔。盖治所胜之味，未得其平，佐之得宜，则司地之气自和；司地之气，未得其平，佐之得宜，则所胜之气亦和。凡此乃以和为利，贵学者之能善悟也。

寒司于地，热反胜之，治以咸冷，佐以甘辛，以苦平之。

上文云：寒淫于内，治以甘热。是寒司于地，热反胜之。热气反胜，今当治以咸冷，咸助水而冷胜热也。咸冷太过，则佐以甘，甘胜水也。咸冷不及，则佐以辛，辛生水也。凡此治佐，以火之热气反胜，味属于苦，乃以苦而如是以平之。

帝曰：其司天邪胜何如？

其司天邪胜，治之何如？

岐伯曰：风化于天，清反胜之，治以酸温[1]，佐以甘苦。

上文云：风淫所胜，平以辛凉。是风化于天，清反胜之。清气反胜，今当治以酸温，佐以甘苦，与司地邪胜同一义也。

热化于天，寒反胜之，治以甘温，佐以苦酸辛。

上文云：热淫所胜，平以咸寒。是热化于天，寒反胜之。寒气反胜，今当治以甘温。甘温不及，则佐以苦酸，苦生甘而酸生热也。甘温太过，则佐以辛，辛生水也。

湿化于天，热反胜之，治以苦寒，佐以苦酸。

上文云：湿淫所胜，平以苦热。是湿化于天，热反胜之。热气反胜，今当治以苦寒。苦寒不及，则佐以苦，助其寒也。苦寒太过，则佐以酸，酸生火也。

火化于天，寒反胜之，治以甘热，佐以苦辛。

上文云：火淫所胜，平以咸冷。是火化于天，寒反胜之。寒气反胜，今当治以甘热，佐以苦辛，与司地邪胜，同

[1] 温：浙江书局本作"寒"，误。

一义也。

燥化于天，热反胜之，治以辛寒，佐以苦甘。

上文云：燥淫所胜，平以苦温。是燥化于天，热反胜之。热气反胜，今当治以辛寒，佐以苦甘，与司地邪胜，同一义也。

寒化于天，热反胜之，治以咸冷，佐以苦辛。

上文云：寒淫所胜，平以辛热。是寒化于天，热反胜之。热气反胜，今当治以咸冷，佐以苦辛。上文司地，佐以甘辛，盖苦能生甘，其义一也。

帝曰：六气相胜奈何？

上文邪胜，乃气味太过，故复有六气相胜之问。

岐伯曰：厥阴之胜，耳鸣头眩，愦愦欲吐，胃膈如寒。大风数举，倮虫不滋。胠胁气并，化而为热，小便黄赤，胃脘当心而痛，上支两胁，肠鸣飧泄，少腹痛，注下赤白，甚则呕吐，膈咽不通。

厥阴之胜，风气胜也。风胜则耳鸣头眩，鸣眩无定，则愦愦欲吐，欲吐不吐，则胃膈如寒。凡此鸣眩欲吐如寒，皆火风数举之所致也。风者木也，木克其土，则倮虫不滋。不滋，燥而不润也。木气内逆，不能枢转从外，则胠胁气并，化而为热。热郁于下，则小便黄赤。热郁于上，则胃脘当心而痛，上支两胁。热郁于下，不和于中，则肠鸣飧泄，少腹痛，注下赤白。热郁于上，不和于中，甚则呕吐，膈咽不通。

少阴之胜，心下热，善饥，齐下反动，气游三焦。炎暑至，木乃津，草乃萎。呕逆躁烦，腹满痛，溏泄，传为赤沃。

齐，脐同。少阴之胜，热气胜也。热胜则心下热而善饥。热胜于上，不足于下，则脐下反动。脐下，相火之所居也。脐下反动，则气游三焦。三焦，少阳也。少阴、少阳，两火相合，气如炎暑，故炎暑至。至，极也。炎暑已极，则木乃流津，草乃焦萎。少阳三焦不和则呕逆，少阴心肾不交则躁烦。君相二火，逆于中土，不能外出，则腹满痛，溏泄，甚则传为赤沃。赤沃，血液也。

太阴之胜，火气内郁，疮疡于中，流散于外，病在胠胁，甚则心痛热格，头痛喉痹项强。独胜则湿气内郁，寒迫下焦，痛留顶，互引眉间，胃满。雨数至，燥化乃息。少腹满，腰脽重强，内不便，善注泄，足下温，头重，足胫胕肿，饮发于中，胕肿于上。

息，旧本讹“见”，今改。太阴之胜，湿气胜也。湿胜则火郁，故火气内郁。火郁，则疮疡于中，从中而流散于皮肤之外。其疮疡在胠胁之皮肤，故曰病在胠胁。若疮疡于中，不能流散于外，甚则心痛而热格矣。热格于上，则头痛喉痹项强。此火气内郁而有如是之病也。若非火气内郁，而太阴之气独胜，则湿气内郁。湿气为寒，故寒迫下焦。太阴主湿，太阳主寒，寒迫下焦，则太阳之气，不能从经脉而开于外，故痛留巅顶，而互引眉间。盖太阳之脉，起于目内眦，从眉间而上额交巅也。湿气内郁，则太阴之气，不能从经脉而开于内，故胃满。雨湿之气数至，而燥化乃息。盖太阴之脉，属脾络胃，此脾胃不和，燥湿之气不相交济而然也。少腹满，腰脽重强，内不小便，善注泄，此太阳寒水之为病也。足下温，头重，足胫与胕皆肿，饮发于中，而胕肿于上，此太阴湿土之为病也。

少阳之胜，热客于胃，烦心心痛，目赤欲呕，呕酸善饥，耳痛溺赤，善惊谵妄。暴热消烁，草萎水涸，介虫乃屈。少腹痛，下沃赤白。

少阳之胜，火气胜也。火胜，故热客于胃。胃络通心，故烦心心痛。火热上炎，则目赤。火热在中，则欲呕，呕酸善饥。水阴不濡空窍，则耳痛。火热之气，下行水府，则溺赤。水火阴阳，不相交济，则善惊谵妄。暴热而消烁万物，则草萎水涸，金类之介虫乃屈。火热之气，伤其血液，则少腹痛，下沃赤白。

阳明之胜，清发于中，左胠胁痛，溏泄，内为嗌塞，外发㿗疝。大凉肃杀，华英改容，毛虫乃殃。胸中不便，嗌塞而咳。

便，平声，下同。阳明之胜，金气胜也。金胜，故清发于中。金胜木虚，故左胠胁痛。清发于中，故大便溏泄。塞，干塞也。㿗疝，犹㿗疝也。《经脉》论云：肝是动病丈夫㿗疝，甚则嗌干。此肝木受病，故内为嗌塞，外发㿗疝。金气胜，故大凉肃杀。大凉肃杀，则草之华英改容，木类之毛虫乃殃。经脉不能从肝贯膈，上注于肺，故胸中不便，嗌塞而咳。

太阳之胜，凝栗且至，非时水冰，羽乃后化。痔疟发，寒厥入胃，则内生心痛，阴中乃疡，隐曲不利，互引阴股，筋肉拘苛，血脉凝泣，络满色变，或为血泄，皮肤否肿，腹满食减，热反上行，头项囟顶脑户中痛，目如脱，寒入下焦，传为濡泻。

泣，音涩。否，批上声，下同。囟，顖同，音信。太阳之胜，寒气胜也。寒胜则凝栗且至，有非时之水冰。水寒气胜，火热受制，故火类之羽虫，后时生化。寒胜火郁，则痔疟乃发。痔与疟，皆寒胜火郁之病也。寒胜厥逆而入于胃，则内生心痛。心痛，胃脘当心而痛也。寒入阴中，则阴中乃疡。阴中乃疡，则隐曲不利。从阴中而互引阴股，则筋肉拘苛。筋挛急曰拘，肉暴痛曰苛。内则血脉凝涩，外则络满色变。《通评虚实论》帝有经虚络满之问。或为血泄，血脉凝涩而下泄也。皮肤否肿，络脉色变，而外浮也。皮肤否肿，则腹满食减。或为血泄，则热反上行。热反上行，则头项、囟顶、脑户中皆痛，甚则目如脱。《经脉》论云：足太阳之脉，病冲头痛，目似脱，痔疟，头囟项痛。若寒入下焦，决渎有乖，则传为濡泻。

帝曰：治之奈何？

六气相胜，治之奈何？

岐伯曰：厥阴之胜，治以甘清，佐以苦辛，以酸泻之。

甘者土之味，清者金之气。土金相生，以治厥阴风木之胜。佐以苦辛者，苦为火味以生土，辛为金味以制木。所以助其甘清也。木性条达，酸主收敛，反其性而敛之则泻，故以酸泻之。

少阴之胜，治以辛寒，佐以苦咸，以甘泻之。

辛者金之味，寒者水之气，金水相

生，以治少阴火热之胜。佐以苦咸者，苦虽火味，其气则寒，咸为水味，所以助其辛寒也。火性急速，反其性而缓之则泻，故以甘泻之。

太阴之胜，治以咸热，佐以辛甘，以苦泻之。

咸者水之味，热者火之气，太阴土燥，咸以治之，太阴土湿，热以治之。佐以辛甘者，土气有余，辛以散之，土气不足，甘以资之。土性喜温，反其性而寒之则泻，土性喜润，反其性而燥之则泻，苦为火味，性燥而寒，故以苦泻之。土位中央，灌溉四旁，气贵和平，故其治佐如此。下文阳明之胜，亦言以苦泻之，其义一也。

少阳之胜，治以辛寒，佐以甘咸，以甘泻之。

少阳之治，与少阴同。苦为火味，故不曰佐以苦咸，而曰佐以甘咸。甘为土味以生金。所以助其辛寒也。

阳明之胜，治以酸温，佐以辛甘，以苦泄之。

酸为木味，温为火气，木火相生，以治阳明金气之胜。阳明有燥金之气，有清金之气，燥气有余，故佐辛以散之，清气不足，故佐甘以资之。以苦泄之，而同于太阴也。不曰泻而曰泄者，以明泻之乃所以泄也。

太阳之胜，治以甘热，佐以苦酸，以咸泻之。

苦，旧本讹“辛”，今改。甘为土味，热为火气，火土相生，以治太阳寒水之胜。佐以苦酸者，木火相生，所以助其甘热也。水性善下，反其性而凝之则泻，故以咸泻之。

帝曰：六气之复何如？

有六气之胜，即有六气之复，故复问之。

岐伯曰：悉乎哉问也！厥阴之复，少腹坚满，里急暴痛。偃木飞沙，倮虫不荣。厥心痛，汗发呕吐，饮食不入，入而复出，筋骨掉眩，清厥，甚则入脾，食痹而吐。冲阳绝，死不治。

始焉受制，继乃复也。其气虽复，经脉未和，故厥阴之复，少腹坚满，里急暴痛。风气盛，故偃木飞沙。木盛土衰，故倮虫不荣。厥心痛者，《灵枢·厥病》篇云：厥心痛，色苍苍如死状，终日不得太息，肝心痛也。汗发，风伤肌腠也。呕吐，肝气逆也。肝气逆，故饮食不入，入而复出也。筋骨掉眩，风气盛也。清厥，手足清冷厥逆也，甚则木克其土，病入于脾，故食痹而吐。痹，闭也，上闭不达，故吐也。若木盛土衰，致胃脉之冲阳绝，则死不治。

少阴之复，燠热内作，烦躁鼽嚏，少腹绞痛，火见燔焫，嗌燥，分注时止，气动于左，上行于右，咳，皮肤痛，暴喑，心痛，郁冒不知人，乃洒淅恶寒，振栗谵妄，寒已而热，渴而欲饮，少气骨痿，膈肠不便，外为浮肿，哕噫。赤气后化，流水不冰，热气大行，介虫不复。病疿疹疮疡，痈疽痤痔，甚则入肺，咳而鼻渊。天府绝，死不治。

便，如字。受制而复，经脉未和。故少阴之复，燠热内作，烦躁鼽嚏。少阴从下而上，故少腹绞痛。上合君火，故火见燔焫，嗌燥。热气下逆，则分注，分小便之水津，从大便而如注也。时止者，时注时止，止而复注也。气动于左，少阴之肾气也。上行于右，上乘于肺也。上乘于肺，故咳，皮肤痛。肺主声，肺病，故暴喑。心属少阴，热气有余，故心痛，痛极，则郁冒不知人。热气内郁，则生外寒，故外乃洒淅恶寒，内则振栗谵妄。若寒已而热，则渴而欲饮。若谵妄已，则少气；振栗已，则骨痿。阴阳水火不交会于中土，则膈肠不便，外则发为浮肿。土气并虚，故或哕或噫。少阴之气，先郁后复，先郁则赤气后化，后复则流水不冰，而热气大行，金类之介虫不复。热行于外，则病痱疹疮疡，痈疽痤痔。热甚入肺，则咳而鼻渊。若火盛金衰，至肺脉之天府绝，则死不治。

太阴之复，湿变乃举，体重中满，食饮不化，阴气上厥，胸中不便，饮发于中，咳喘有声，大雨时行，鳞见于陆，头顶痛重，而掉瘛尤甚，呕而密默，唾吐清液，甚则入肾，窍泻无度。太溪绝，死不治。

太阴受制，则湿气不变不举，今太阴之复，湿变乃举。受制而复，经脉未和，故体重中满，食饮不化。湿为阴气，阴气上厥，则胸中不便。便，犹利也。胸中不便，则饮发于中，而咳喘有声矣。大雨时行，土之湿也。鳞见于陆，土湿水泛也。湿伤太阳之经脉，则头顶痛重，而掉瘛尤甚。湿伤阳明之经脉，则呕而密默，唾吐清液，甚则湿邪入肾，而窍泻无度。前后二阴者，肾之窍，前阴水窍，俱从大便而出，故曰窍泻。若土盛水衰，至肾脉之太溪绝，则死不治。

少阳之复，大热将至，枯燥燔爇，介虫乃耗。惊瘛咳衄，心热烦躁，便数憎风，厥气上行，面如浮埃，目乃瞤瘛，火气内发，上为口糜，呕逆，血溢血泄，发而为疟，恶寒鼓栗，寒极反热，嗌络焦槁，渴饮水浆，色变黄赤，少气脉萎，化而为水，传为胕肿，甚则入肺，咳而[1]血泄。尺泽绝，死不治。

便，如字。少阳受制，则热气不行，今少阳之复，大热将至。热将至，则枯燥燔爇。金受火刑，则介虫乃耗。民病惊瘛咳衄，火刑肺金之病也。心热烦躁，火气乘心之病也。少阳三焦之气不和，则小便数而外憎风。便数憎风，则厥气上行。厥气上行，则面如浮埃，目乃瞤瘛，此少阳厥气上行，而生阳之气不荣于面目也。若火气内发，则上为口糜，中为呕逆，下为血溢血泄，此少阳火气内发，而三焦之气不和于上中下也。少阳之气，发为疟病，则恶寒鼓栗。寒极反热，热则嗌络焦槁，渴饮水浆，溺色变为黄赤，此少阳疟发之病也。少气脉萎，化而为水，传为胕肿，此少阳元真之气内虚也。甚则邪火入肺，咳而血泄，致火盛金衰，而肺脉之尺泽绝，则死不治。

阳明之复，清气乃[2]举，森木苍干，毛虫乃厉。病生胠胁，气归于左，善太息，甚则心痛痞满，腹胀而泄，呕苦咳哕烦心，病在膈中，头痛，甚则入肝，惊骇筋挛。太冲绝，死不治。

阳明受制，则清气不举。今阳明之复，则清气大举。木受金刑，则森木苍干，毛虫乃厉。厉，犹病也。病生胠胁，气归于左，肝木病也。善太息，胆木病

---

[1] 而：浙江书局本作“不”，误。
[2] 乃：文成堂本为“大”。

也。甚则清气太过而心痛，以及痞满腹胀而泄。阳明气逆则呕苦，肺胃不和则咳。胸有固寒则哕，胃络不通于心则烦心，而病在膈中。厥阴肝脉，上出额，与督脉会于巅，肝脉病，故头痛，甚则金气乘肝，而惊骇筋挛。若金盛木衰，至肝脉之太冲绝，则死不治。

太阳之复，厥气上行，水凝雨冰，羽虫乃死。心胃生寒，胸膈不利，心痛痞满，头痛善悲，时眩仆，食减，腰脽反痛，屈伸不便。地裂冰坚，阳光不治。少腹控睾，引腰脊，上冲心，唾出清水，及为哕噫，甚则入心，善忘善悲。神门绝，死不治。

厥气，寒气也。太阳受制，则寒气不行，今太阳之复，寒气上行。寒气上行，则水凝雨冰。水胜火灭，故火类之羽虫乃死。寒气盛，故心胃生寒。心胃生寒，故胸膈不利。胸膈不利，故心痛痞满。太阳经脉，上行于头，故头痛。阴气胜，故善悲。头痛，则时眩仆。中土虚寒，则食减。太阳经脉不和，则腰脽反痛，而屈伸不便。寒气已极，则地裂冰坚，而阳光不治。寒气在下，则少腹控睾，由下而中，则引腰脊，由中而上，则上冲心。寒气上冲，则唾出清水，及为哕为噫。哕噫者，火土不相生也。甚则寒气入心，故善忘善悲。若水盛火衰，至心脉之神门绝，则死不治。

帝曰：善。治之奈何？

六气之复，治之奈何？

岐伯曰：厥阴之复，治以酸寒，佐以甘辛，以酸泻之，以甘缓之。

治复之法，但当助其本气，惟热燥之气有余，或当折之，或当助之也。酸者，木之味，寒者，水之气，治以酸寒，助木气也。恐寒气之过甚，则佐以甘，恐酸味之过甚，则佐以辛。夫治以酸寒者，乃以酸泻之。泻，舒也，下“泻”仿此。佐以甘辛者，乃以甘缓之。酸寒而但曰酸，甘辛而但曰甘，省文也。此治厥阴之复，助之而不折之也。

少阴之复，治以咸寒，佐以苦辛，以甘泻之，以酸收之，辛苦发之，以咸软之。

咸者水之味，寒者水之气。治以咸寒，折火气也。火气过虚，则佐以苦，苦为火味，以助火也。火气过盛，则佐以辛，辛为金味，以生水也。或以甘泻之而平其水，或以酸收之而生其火。夫佐以苦辛者，辛苦乃所以发之，治以咸寒者，乃以咸软之。此治少阴热气之复，或助之而或折之也。

太阴之复，治以苦热，佐以酸辛，以苦泻之，燥之泄之。

苦为火味，热为火气，治以苦热，助土气也。火气不足，则佐以酸，木生火也。火气过甚，则佐以辛，金生水也。夫治以苦热者，乃以苦泻之，以热燥之，土湿则燥之，土燥则泄之。此治太阴之复，助之而不折之也。

少阳之复，治以咸冷，佐以苦辛，以咸软之，以酸收之，辛苦发之。发不远热，无犯温凉，少阴同法。

治以咸冷，折火气也。火气过虚，则佐以苦；火气过盛，则佐以辛。或以咸软之而泄其火，或以酸收之而生其火。夫佐以苦辛者，辛苦乃所以发之。辛，金味也；苦，火味也。申明辛苦发之，乃发不远热也。发不远热，则用其热以助火，无犯温以凉治之法。少阳、少阴，皆属于火，故此治佐之法，与少阴同。

阳明之复，治以辛温，佐以苦甘，以苦泄之，以苦下之，以甘补之。

甘补之“甘”，旧本讹“酸”，今改。辛为金味以助金，温为火气以折金，治以辛温，金气平矣。苦为火味以折金，甘为土味以生金，佐以苦甘，金气平矣。或金气有余，则但以苦泄之，以苦下之。金气不足，则但以甘补之。此治阳明燥气之复，或折之而或助之也。

太阳之复，治以咸热，佐以甘辛，以苦坚之。

咸为水味以助水，热为火气以温寒，治以咸热，助水气也。水气盛则佐以甘，水气虚则佐以辛。水得其平，无容补泻，则但以苦坚之，水寒而济以火味，水火既济，则坚固也。此治太阳之复，助之而不折之也。

治诸胜复，寒者热之，热者寒之，温者清之，清者温之，散者收之，抑者散之，燥者润之，急者缓之，坚者软之，脆者坚之，衰者补之，强者泻之，各安其气，必清必静，则病气衰去，归其所宗。此治之大体也。

强，如字。总结上文诸胜复之治，而言治之大体如是也。

帝曰：善。气之上下何谓也?

承上文胜复，而问胜气居上，复气居下，气之上下，在于人身，发为民病，何谓也。

岐伯曰：身半以上，其气三矣，天之分也，天气主之；身半以下，其气三矣，地之分也，地气主之。以名命气，以气命处，而言其病。半，所谓天枢也。故上胜而下俱病者，以地名之；下胜而上俱病者，以天名之。所谓胜至，报气屈伏而未发也。复至，则不以天地异名，皆如复气为法也。

分，去声。《阴阳系日月》论云：腰以上为天，腰以下为地。天为阳，地为阴。正月、六月，主足之少阳；二月、五月，主足之太阳；三月、四月，主足之阳明。是人身三阳之气，主岁半以上，故曰身半以上，其气三矣。天为阳，乃天之分也。天分，则天气主之。又云：七月、十二月，主足之少阴；八月、十一月，主足之太阴；九月、十月，主足之厥阴。是人身三阴之气，主岁半以下，故曰身半以下，其气三矣。地为阴，乃地之分也。地分，则地气主之。身半以上之三气，名曰少阳、太阳、阳明；身半以下之三气，名曰少阴、太阴、厥阴。是以三阳三阴之名，而命身半以上、身半以下之气也。足少阳之脉起于目锐眦，足太阳之脉起于目内眦，足阳明之脉起于鼻頞中。是三阳者，天之分也，其经脉之气，皆起于上。足少阴之脉，起于足小指之下；足太阴之脉，起于足大指之端；足厥阴之脉，起于足大指丛毛之际。是三阴者，地之分也，其经脉之气，皆起于下。是以在上、在下之气，而命经脉循行之处也。以名命气，以气命处，而后可言其内外上下之病。人身天枢之穴，居脐之上，对腰之中，故申明身半以上、身半以下之“半”者，所谓天枢也。故身半以上之阳气胜，而身半以下俱病者，其病在地，以地名之。身半以下之阴气胜，而身半以上俱病者，其病在天，以天名之。夫气胜之时，复气屈而不伸，故所谓胜至，其报复之气，尚屈伏而未发也。如复气既至，则无分上下，故不以天地异名，皆如复气为法也。下文云“有胜则复，无胜则否”，是复有一定之成法也。

帝曰：胜复之动，时有常乎？气有必乎？

承复气为法之意，问胜复之动，一岁六时，有常数乎？所胜之气，有可必乎？

岐伯曰：时有常位，而气无必也。

一岁六时，始于厥阴，终于太阳，时有常位。而气之胜复，则因胜以复，无可必也。

帝曰：愿闻其道也。

时有常位，则气有常胜。有常胜，则有常复。故愿闻胜复之常道也。

岐伯曰：初气终三气，天气主之，胜之常也。四气尽终气，地气主之，复之常也。有胜则复，无胜则否。

春夏为阳，阳者，天气也。故初气终三气，天气主之，先胜后复，胜气常在岁半之上，故为胜之常也。秋冬为阴，阴者，地气也。故四气尽终气，地气主之，复气常在岁半之下，故为复之常也。有胜则有复，无胜则无复，此为胜复之常。而胜复之变，不可为期。

帝曰：善。复已而胜何如？

有胜则复，理之常也。复已而又有所胜，则何如？

岐伯曰：胜至则复，无常数也，衰乃止耳。复已而胜，不复则害，此伤生也。

数，如字，下“无问其数”之“数”同。至，犹极也。其复也，胜极则复，复无常数也，复气自衰，方乃止耳。衰乃止，则复已，复已而又有所胜。若复已，而所胜不复，则害。不复则害，此伤生也。如水胜火屈，火复则伤金。火气已，金气又当复胜，如不复胜，则金受火害，不能相生。余气仿此。

帝曰：复而反病何也？

不复则害，复而反病，则又何也？

岐伯曰：居非其位，不相得也。大复其胜，则主胜之，故反病也。所谓火燥热也。

胜气在岁半之上，复气在岁半之下。如燥气之复，当少阳相火之四气；风气之复，当阳明燥金之五气；火气、热气之复，当太阳寒水之终气，皆居非其位。居非其位，不相得也。始胜终复，虽大复其胜，则主时之气胜之，故反病也。居非其位者，火气、热气居太阳寒水之位，燥气居少阳相火之位，所谓火燥热也。例而推之，风木之气居阳明燥金之位，亦在其中。土湿之气，王于四时，故不与也。

帝曰：治之何如？

复而反病，治之何如？

岐伯曰：夫气之胜也，微者随之，甚者制之。气之复也，和者平之，暴者夺之。皆随胜气，安其屈伏，无问其数，以平为期。此其道也。

六气之胜有微甚，六气之复有和暴。夫气之胜也，胜气微者，随顺以治之，胜气甚者，制伏以治之。气之复也，复气和者，平以治之，复气暴者，夺以治之。胜气固胜，而复气犹胜，治之之法，皆随其胜气，以安其屈伏，无问气味多寡之数，大要以平为期。此其治之之道也。

帝曰：善。客主之胜复奈何？

一岁之中，有加临之客气，有六位之主气。或主气胜客气，或客气胜主气。有胜则复，帝故问之。

岐伯曰：主客之气，胜而无复也。

合六气而论之，有胜则有复。而客主之气，同时同位，主气一定，客气变迁，故但有胜而无复也。

帝曰：其逆从何如？

主气客气，彼此相胜，有胜之而逆，有胜之而从，故问逆从何如。

岐伯曰：主胜逆，客胜从，天之道也。

六气主岁，每岁皆同，气之常也。加临客气，随司天在泉而迁转，气之暂也。常可屈而暂不可屈，故主气胜客气则为逆，而客气胜主气则为从。此因司天而有客气之胜，故曰天之道也。

帝曰：其生病何如？

主客之气，有胜无复，然皆发为民病，故问其生病何如。

岐伯曰：厥阴司天，客胜则耳鸣掉眩，甚则咳；主胜则胸胁痛，舌难以言。

客胜主胜，胜气虽有不同，而人身经脉之病，皆应司天之气。下文在泉，亦有主客胜气之不同，而人身经脉之病，皆应在泉之气也。厥阴司天，初之客气，阳明燥金；二之客气，太阳寒水；三之客气，厥阴风木。客胜者，凡此三气，皆可胜也。耳鸣掉眩，风动之病也，甚则肝气上逆而咳。主胜者，初之气厥阴风木，二之气少阴君火，三之气太阴湿土，凡此三气，皆可胜也。三气主时，每岁皆然，下俱仿此。胸胁痛，肝木之病也。舌难以言，嗌干而舌难言也。

少阴司天，客胜则鼽嚏，颈项强，肩背瞀热，头痛，少气发热，耳聋目瞑，甚则胕肿，血溢疮疡，咳喘；主胜则心热烦躁，甚则胁痛支满。

少阴司天，初之客气，太阳寒水；二之客气，厥阴风木；三之客气，少阴火热。凡此客气，皆可胜也。少阴肾气虚于上，则鼽嚏，颈项强，肩背瞀热，头痛。少阴心气虚于内，则少气发热，耳聋目瞑，甚则胕肿。少阴热气，伤其血分，不充肤腠，则血溢疮疡，咳喘。若主时之气胜，则少阴心肾不交，故心热烦躁，甚则病及心包，而胁痛支满。

太阴司天，客胜则首面胕肿，呼吸气喘；主胜则胸腹满，食已而瞀。

太阴司天，初之客气，厥阴风木；二之客气，少阴君火；三之客气，太阴湿土。凡此客气，皆可胜也。首面胕肿，湿淫病也。呼吸气喘，太阴病也。若主时之气胜，则脾胃之气不和，而胸腹满。瞀，目垂貌，食已而瞀，转输不捷也。

少阳司天，客胜则丹胗外发，及为丹熛[1]疮疡，呕逆喉痹，头痛嗌肿耳聋，血溢，内为瘛疭。主胜则胸满咳仰息，甚而有血，手热。

胗，疹同。熛，音飘。少阳司天，初之客气，少阴君火；二之客气，太阴湿土；三之客气，少阳相火。凡此客气，皆可胜也。丹疹外发，及为丹熛疮疡，火气外淫也。呕逆喉痹，头痛嗌肿耳聋，火气内逆也。热伤血分，则血溢。血不荣筋，则内为瘛疭。若主时之气胜，则少阳三焦之气不和，故胸满，咳，仰息。

---

[1] 熛（biāo）：赤色。

始则火热伤气，继则伤其血分，故甚而有血。不但病足之经脉，兼病手之经脉，故手热。盖手之三阳，从手走头也。

阳明司天，清复内余，则咳衄嗌塞，心膈中热，咳不止，而白血出者死。

阳明者，清气也。清复内余，言阳明司天，受客气主气之胜，则阳明清气，郁而不舒，故司天于上，而复有余于内也。清复内余，则金气不伸，故咳衄嗌塞，心膈中热。白血，肺脏之血也。若咳不止，而白血出，则肺气并伤，故死。不言客胜、主胜，但言清复内余，以明六气虽有客主之胜，而皆病司天之气，乃举一以例其余。下文太阳在泉亦然。

太阳司天，客胜则胸中不利，出清涕，感寒则咳；主胜则喉嗌中鸣。

太阳司天，初之客气，少阴相火；二之客气，阳明燥金；三之客气，太阳寒水。凡此客气，皆可胜也。胸中不利，寒气内隔也。出清涕，皮毛不利也。感寒则咳，寒气外感于皮毛，则肺受之而病咳也。若主时之气胜，则太阳寒水上逆，故喉嗌中鸣。鸣，水声也。

厥阴在泉，客胜则大关节不利，内为痉强拘瘛，外为不便；主胜则筋骨繇并，腰腹时痛。

繇，摇同。四气尽终气，地气主之。厥阴在泉，四之客气，阳明燥金；五之客气，太阳寒水；终之客气，厥阴风木。凡此客气，皆可胜也。大关节不利，大筋挛急也。痉强拘瘛，筋不和于内也；不便，乃举止不快，筋不和于外也。主胜者，四之气，少阳相火；五之气，阳明燥金；终之气，太阳寒水。凡此三气，皆可胜也。三气之胜，下文皆同。筋骨摇并，犹之内为痉强拘瘛也；腰腹时痛，犹之外为不便也。

少阴在泉，客胜则腰痛，尻股膝髀腨胻足病，瞀热以酸，胕肿，不能久立，溲便变；主胜则厥气上行，心痛发热，膈中，众痹皆作，发于胠胁，魄汗不藏，四逆而起。

便，如字，下“便”俱同。酸，痠同❶。藏，如字。少阴在泉，四之客气，太阳寒水；五之客气，厥阴风木；终之客气，少阴君火。凡此客气，皆可胜也。腰者，肾之外候，腰痛，肾虚也。少阴之脉，从足而上，腰痛，则尻股膝髀腨胻足皆病矣。垂目曰瞀，瞀热以酸，言火气上淫，目热以酸，则垂目也。心膂曰胕，心气虚寒，故胕肿。不能久立，骨虚也。溲便变，肾虚也。若主时之气胜，则少阴厥气上行。厥气上行，内外不和，则心痛发热。心痛发热，阴阳不和，则膈中众痹皆作。夫厥气上行，则不能枢转，故病发于胠胁。心痛发热，则阳气外浮，故皮毛之魄汗不藏。膈中众痹皆作，则气机尽郁，故四逆而起。

太阴在泉，客胜则足痿下重，便溲不时，湿客下焦，发而濡写，及为肿隐曲之疾；主胜，则寒气逆满，食饮不下，甚则为疝。

写，泻通，下“便写”之“写”仿此。太阴在泉，四之客气，厥阴风木；五之客气，少阴君火；终之客气，太阴湿土。凡此客气，皆可胜也。足痿下重，足太阴之脉，不能循经而上也。便溲不

---

❶ 酸：同“痠”。按，今“酸”为正体字，“痠”为异体字。

时，小便频数而短少也。若太阴湿气，客于下焦，则发为大便之濡写。濡写，溏泻也。及为肿隐曲之疾，言隐曲之处，发为肿疾，亦湿客下焦之所致也。主胜，则寒湿之气，内逆中满。脾不转输，而食饮不下。甚则土受木刑而为疝。

少阳在泉，客胜则腰腹痛，而反恶寒，甚则下白溺白；主胜则热反上行，而客于心，心痛发热，格中而呕，少阴同候。

少阳在泉，四之客气，少阴君火；五之客气，太阴湿土；终之客气，少阳相火。凡此客气，皆可胜也。少阳，初阳之气，不能自下而上，则腰腹痛；不能自内而外，则反恶寒；甚则下焦虚寒，而下白溺白。下白，大便白也。溺白，小便白也。主胜，则君相二火交炽，故热反上行，而少阳火气，上客于心，故心痛发热。心痛发热，则火气格中而呕。相火合君火而上行，则君火亦可合相火而下盛，故少阴同候。

阳明在泉，客胜则清气动下，少腹坚满，而数便写；主胜则腰重腹痛，少腹生寒，下为鹜溏，则寒厥于肠，上冲胸中，甚则喘，不能久立。

数，音朔。鹜，音务。阳明在泉，四之客气，太阴湿土；五之客气，少阳相火；终之客气，阳明燥金。凡此客气，皆可胜也。客胜则阳明清肃之气动于下。清气下动，则少腹坚满。始虽坚满，继而数便写。便写，大便溏泻也。主胜则腰重腹痛，少腹生寒，亦清气之下动也。始则少腹生寒，而下为鹜溏，继则寒厥于肠，而上冲胸中。上冲胸中，甚则为喘，不能久立。

太阳在泉，寒复内余，则腰尻痛，屈伸不利，股胫足膝中痛。

太阳者，寒气也。寒复内余，言太阳在泉，受客气、主气之胜，则太阳寒气，屈而不舒，故寒气在泉于下，而复有余于内也。寒复内余，则太阳经脉不舒，故腰尻痛，屈伸不利，而股胫足膝中痛。不言客胜、主胜，但言寒复内余，乃举一以例其余，以明六气虽有客主之胜，而皆病在泉之经脉也。

帝曰：善。治之奈何？

客胜主胜，经气受病，治之奈何？

岐伯曰：高者抑之，下者举之，有余折之，不足补之，佐以所利，和以所宜，必安其主客，适其寒温，同者逆之，异者从之。

高者抑之，下者举之，得其中矣。有余折之，不足补之，得其平矣。佐以所利，和以所宜，顺其性也。然必安其主客，适其寒温，调其味也。同者，主气清寒，加以清寒之客气；主气温热，加以温热之客气。此为过盛，故当逆之。逆之者，抑之折之也。异者，主气清寒，加以温热之客气；主气温热，加以清寒之客气。此非过盛，故当从之。从之者，举之补之也。

帝曰：治寒以热，治热以寒，气相得者逆之，不相得者从之，余已知之矣。其于正味何如？

承上文寒热逆从之治，而问主客之正味也。治寒以热，治热以寒，气同而相得者逆之，气异而不相得者从之。上文言之，故已知之。然非气运本位之正味，故问其于正味何如。

岐伯曰：木位之主，其泻以酸，其

补以辛。

六气主时之位，不外木火土金水之五行。主位者，气之常，故先泻后补。加临者，气之客，故先补后泻。初之气，厥阴风木，木位之主，木气胜也。木胜曰发生，酸则反其性而收之，故其泻以酸。辛则助其上达，故其补以辛。

火位之主，其泻以甘，其补以咸。

二之气，少阴君火，火位之主，火气胜也。火胜曰赫曦，甘则反其性而缓之，故其泻以甘。咸能软坚，助其畅达，故其补以咸。少阴、少阳，皆火位之主，少阴如是，则少阳亦如是也。

土位之主，其泻以苦，其补以甘。

三之气，太阴湿土，土位之主，土气胜也。土胜曰敦阜，苦则反其性而泄之，故其泻以苦。甘则助其和缓，故其补以甘。

金位之主，其泻以辛，其补以酸。

五之气，阳明燥金，金位之主，金气胜也。金胜曰坚成，辛则反其性而散之，故其泻以辛。酸则助其凝敛，故其补以酸。

水位之主，其泻以咸，其补以苦。

终之气，太阳寒水，水位之主，水气胜也。水胜曰流衍，咸则反其性而凝之，故其泻以咸。苦则气寒，助其寒水，故其补以苦。

厥阴之客，以辛补之，以酸泻之，以甘缓之。

此六气客胜，其补泻之味，一如上文之主胜也。上文木位之主，其补以辛，其泻以酸。此厥阴之客，补泻相同。以甘缓之者，《脏气法时论》云：肝苦急，急食甘以缓之。

少阴之客，以咸补之，以甘泻之，以咸收之。

上文火位之主，其补以咸，其泻以甘。此少阴之客，补泻相同。以咸收之者，《脏气法时论》云：心欲软，急食咸以软之。软之，即所以收之。故此言收，下文少阳则言软也。

太阴之客，以甘补之，以苦泻之，以甘缓之。

上文土位之主，其补以甘，其泻以苦，此太阴之客，补泻相同。以甘缓之者，《脏气法时论》云：脾欲缓，急食甘以缓之。

少阳之客，以咸补之，以甘泻之，以咸软之。

少阳、少阴皆属于火，同一义也。

阳明之客，以酸补之，以辛泻之，以苦泄之。

上文金位之主，其补以酸，其泻以辛，此阳明之客，补泻相同。以苦泄之者，《脏气法时论》云：肺苦气上逆，急食苦以泄之。

太阳之客，以苦补之，以咸泻之，以苦坚之，以辛润之，开发腠理，致津液，通气也。

上文水位之主，其补以苦，其泻以咸，此太阳之客，补泄相同。《脏气法时论》云：肾欲坚，急食苦以坚之……肾苦燥，急食辛以润之，开腠理，致津液，通气也。此以苦坚之云云，其义一也。凡此，皆主气客气之正味也。

帝曰：善。愿闻阴阳之三也何谓。

上文岐伯云："身半以上，其气三矣。身半以下，其气三矣。"帝举以问，谓阴阳只有少太，何以有三？

岐伯曰：气有多少异用也。

阴阳之气，由少而太。太，多也；少，少也。阴阳之气，有多少之异用也。

帝曰：阳明何谓也？

太多少少，则阳明何谓？

岐伯曰：两阳合明也。

有少阳之阳，有太阳之阳，两阳相合而明，则中有阳明也。

帝曰：厥阴何也？

太少之中有阳明，何以厥阴不居二阴之中，故问厥阴何也？

岐伯曰：两阴交尽也。

从少而太，则中有阳明；由太而少，则终有厥阴。有太阴之阴，有少阴之阴，两阴交尽，而有厥阴也。

帝曰：气有多少，病有盛衰，治有缓急，方有大小，愿闻其约奈何。

两阳合明，阳之多也，两阴交尽，阴之少也。阴阳之三，仍属气之多少，故举气有多少，而探病之盛衰，以及治之缓急，方之大小。期于约言不繁，故愿闻其约。

岐伯曰：气有高下，病有远近，证有中外，治有轻重，适其至所为故也。

气有多少者，气有高下也，谓阳气多而居高，阴气少而居下。病有盛衰者，病有远近，证有中外也，谓病久远而在中则盛，病新近而在外则衰。治有缓急者，治有轻重也，谓缓病之治宜轻，急病之治宜重，更当适其病至之所，为复其故也。

大要曰：君一臣二，奇之制也；君二臣四，偶之制也；君二臣三，奇之制也；君二臣六，偶之制也。故曰：近者奇之，远者偶之，汗者不以奇，下者不以偶。补上治上制以缓，补下治下制以急，急则气味厚，缓则气味薄，适其至所，此之谓也。

奇，音箕，下同。方有大小者，大要：君一臣二，合而为三，乃阳奇之制也。君二臣四，合而为六，乃阴偶之制也。奇数之大，则君二臣三，亦奇之制也。偶数之大，则君二臣六，亦偶之制也。品数少而分两多，故曰君；品数多而分两少，故曰臣。方之奇偶，因病之远近以为用，故曰近者奇之，远者偶之，谓近病为阳，宜用奇方以治之；远病为阴，宜用偶方以治之。发汗为阳，攻下为阴。汗则从阴出阳，地气升而为云为雨，故汗者以偶不以奇；下则从阳入阴，天气降而能泻能输，故下者以奇不以偶。治之缓急，因病之上下以为用。病在上而补上治上，则制方以缓；病在下而补下治下，则制方以急。制以急，则气味宜厚，气味厚，则能下行也；制以缓，则气味宜薄，气味薄，则能上行也。上文云：治有轻重，适其病至之所，故曰适其至所，即此缓急厚薄之谓也。

病所远而中道气味之者，食而过之，无越其制度也。是故平气之道，近而奇偶，制小其服也；远而奇偶，制大其服也。大则数少，小则数多。多则九之，少则二之。奇之不去则偶之，是谓重方。偶之不去，则反佐以取之，所谓寒热温凉，反从其病也。

重，平声，下同。药味入口，先归中道，然后行于上下，故服药先后，制方大小，皆以病之上下远近为法也。病所远者，在上在下之病，而远于中道也。而中道气味之者，气味先归中道也。食而过之者，以食之先后，使药之过于上下也。如病在上而远于中，则先食后药，使过于上；病在下而远于中，则先药后食，使过于下。此服药先后之法，无越其制度可也。服药先后，以病之上下远近为法，则制方用药，正气自平。是故平气之道，其病在上而近，而用奇偶之方，则制小其服也。其病在下而远，而用奇偶之方，则制大其服也。大则分两多而品数少，气味专而能远也。小则分两少而品数多，气味薄而易散也。奇数终于九，故数多则九之，无以加矣。偶数始于二，故数少则二之，无以减矣。奇偶虽殊，合而并用，故奇之而病不去则偶之，先奇后偶，是谓重方。若偶之而病仍不去，则反佐以取之。反佐以取者，以寒治寒，以热治热，以温治温，以凉治凉，所谓寒热温凉，反从其病而取治之也。此制方大小以病之上下远近为法者如此。

帝曰：善。病生于本，余知之矣。生于标者，治之奈何？

风热湿火燥寒六气，所谓本也。上文详言之，故曰：病生于本，余知之矣。三阴三阳之气为标，故问生于标者，治之奈何？

岐伯曰：病反其本，得标之病，治反其本，得标之方。

如太阳以寒为本，以热为标。病反其本寒，得标阳之热病，则不治其寒，而治其热。故治反其本，得标之方。六气标本之治，仿此类推，然从本、从标，复有不同，有如下文所云也。

帝曰：善。六气之胜，何以候之？

六气者，五行也。五行者，五脏也。气胜则脏病，故问六气之胜，何以候之。

岐伯曰：乘其至也，清气大来，燥之胜也，风木受邪，肝病生焉。热气大来，火之胜也，金燥受邪，肺病生焉。寒气大来，水之胜也，火热受邪，心病生焉。湿气大来，土之胜也，寒水受邪，肾病生焉。风气大来，木之胜也，土湿受邪，脾病生焉。所谓感邪而生病也，乘年之虚，则邪甚也；失时之和，亦邪甚也；遇月之空，亦邪甚也。重感于邪，则病危矣。有胜之气，其必来复也。

候之之法，当乘其气至之时而候之也。如清气大来，燥金之胜也，金刑其木，风木受邪而肝病生焉矣；热气大来，火刑其金，则肺病生焉矣；寒气大来，而心病生；湿气大来，而肾病生；风气大来，而脾病生，皆受制生病，所谓感邪而生病也。邪之感也，如主岁之气不及，而乘年之虚，则邪甚也；主时之气不及，而失时之和，亦邪甚也；主日之气不及，而遇月之空，亦邪甚也。年之虚，时之失，月之空，有一于此，则病。若重感于邪，则病危矣。此皆有胜之气而为病，须知有胜之气，其必来复也。

帝曰：其脉至何如？

六气之胜，必形于脉，故问其脉至何如。

岐伯曰：厥阴之至其脉弦，少阴之至其脉钩，太阴之至其脉沉，少阳之至大而浮，阳明之至短而涩，太阳之至大而长。

厥阴属木，故其脉弦；少阴属火，故其脉钩；太阴属土，故其脉沉；少阳属火，故大而浮；阳明属金，故短而涩；太阳属水，为诸阳主气，故大而长。

至而和则平，至而甚则病，至而反者病，至而不至者病，未至而至者病，阴阳易者危。

和，调和也。六脉之至，至而调和，则为平脉。甚，过盛也。六脉之至，至而过盛，则为病脉。春弦、夏钩、秋浮、冬沉，春得秋脉，夏得冬脉，秋得夏脉，冬得长夏脉，至而反时者病；时至而脉不至者病；时未至而脉先至者病。春夏为阳，秋冬为阴，春夏见阴脉，秋冬见阳脉，是为阴阳易。阴阳易者危。

帝曰：六气标本，所从不同奈何？

三阴三阳，六气之标也，风火湿热燥寒，六气之本也。标本阴阳不同，则所从亦不同。帝故问之。

岐伯曰：气有从本者，有从标本者，有不从标本者也。

从本者，从风热湿火燥寒之气也。从标本者，或从三阴三阳之气，或从风热湿火燥寒之气也。不从标本者，从中见之气也。

帝曰：愿卒闻之。

从本，从标本，不从标本，愿卒闻之。

岐伯曰：少阳、太阴从本；少阴、太阳从本从标；阳明、厥阴不从标本，从乎中也。故从本者化生于本，从标本者有标本之化，从中者以中气为化也。

气有从本者，少阳、太阴是也，少阳之气惟火热，太阴之气惟阴湿，皆从本气以为生化也。气有从标本者，少阴、太阳是也，少阴本热标阴，太阳本寒标热，有寒热阴阳之气，故从本从标以为生化也。气有不从标本者，阳明、厥阴是也。两阳合明，阳之极矣，无取乎燥，从中见太阴之气以为生化；两阴交尽，阴之极矣，无取乎风，从中见少阳之气以为生化也。

帝曰：脉从而病反者，其诊何如？

承上文三阴三阳之脉而复问也。上文云：厥阴之至其脉弦，少阴之至其脉钩，太阴之至其脉沉，少阳之至大而浮，阳明之至短而涩，太阳之至大而长。脉从阴阳而病相反，则诊之不易，故举以问。

岐伯曰：脉至而从，按之不鼓，诸阳皆然。

三阳之脉，脉至而从，脉虽见阳，必按之不鼓。按之不鼓，病必相反，诸阳脉而病反者皆然也。

帝曰：诸阴之反，其脉何如？

阳脉按之不鼓，诸阴之反，其脉何如？

岐伯曰：脉至而从，按之鼓甚而盛也。

脉至而从，三阴脉也。脉虽见阴，按之必鼓甚而盛，所以诸阴之脉，而病反也。

是故百病之起，有生于本者，有生于标者，有生于中气者；有取本而得者，有取标而得者，有取中气而得者，有取标本而得者；有逆取而得者，有从取而得者。逆，正顺也。若顺，逆也。故曰：知标与本，用之不殆，明知逆顺，正行无间❶。此之谓也。不知是者，不足以言诊，足以乱经。故大要曰：粗工嘻嘻，以为可知，言热未已，寒病复始，同气异形，迷诊乱经。此之谓也。

---

❶ 间：文成堂本为“问”。

承脉从病反之义，而推言百病之起，有生于本气者，有生于标气者，有生于中见之气者，因其所生，取而治之，始得其真。然取治之法，又有逆取而得者，有从取而得者。逆取而得则逆取，正为顺也，若不逆取而顺，反为逆也。故曰：知标与本，用之不殆，明知逆顺，正行无间，即此脉从病反之谓也。苟不知此以诊，是为迷诊乱经，大要云云，其粗工之龟鉴欤。

夫标本之道，要而博，小而大，可以言一而知百病之害，言标与本，易而弗[1]损，察本与标，气可令调，明知胜复，为万民式，天之道毕矣。

易，去声。承上文而言标本之道，至精至微，所该[2]者广，故要而能博，小而能大，可以言一而知百病之害也。故一言标与本，则施治平易而弗之损，察一本与标，则六气虽病而可令调，知标本则知胜复，可为万民之式，而上天之道毕矣。

帝曰：胜复之变，早晏何如？

承明知胜复之言，而探胜复早晏之变。

岐伯曰：夫所胜者，胜至已病，病已愠愠，而复已萌也。夫所复者，胜尽而起，得位而甚，胜有微甚，复有少多，胜和而和，胜虚而虚，天之常也。

胜者复之基，夫所胜者，胜气至，则已病。病方已，中犹愠愠之时，而复气已萌也。故夫所复者，必胜气尽而复始起，得位而复方甚。然所胜之气有微甚，则所复之气有少多，故胜和而复亦和，胜虚而复亦虚，此天之常数为然也。

帝曰：胜复之作，动不当位，或后时而至，其故何也？

当，去声。帝必欲详明胜复早晏之变，故复问之。动不当位，气之早也。后时而至，气之晏也。

岐伯曰：夫气之生，与其化衰盛异也。寒暑温凉，盛衰之用，其在四维。故阳之动，始于温，盛于暑；阴之动，始于清，盛于寒。春夏秋冬，各差其分。故大要曰：彼春之暖，为夏之暑。彼秋之忿，为冬之怒。谨按四维，斥候皆归。其终可见，其始可知。此之谓也。

差，音雌，下同。一岁四时，春温夏暑，秋凉冬寒，万物生化，有盛有衰。故夫气之生物，与其化物，有衰盛之异也。气之寒暑温凉，为生化盛衰之用。生化盛衰，其在气交之四维。四维者，冬春之交，春夏之交，夏秋之交，秋冬之交也。气交先期而甚，则胜复早而盛，气交后期而微，则胜复晏而衰。故阳之动，始于春气之温，盛于夏气之暑。阴之动，始于秋气之清，盛于冬气之寒。春夏秋冬，四维之交，或先或后，各差其分。分，犹度也。差其分，而胜复有早晏也。故举《脉要精微论》之言大要曰：彼春之暖，而为夏之暑；彼秋之忿，而为冬之怒。由此言之，则当谨按气交之四维。气交之候，犹斥候也。谨按四维，则斥候皆归，其终可见，其始可知，即此胜复早晏之谓也。

帝曰：差有数乎？

春夏秋冬，各差其分，则差有数乎？

岐伯曰：又凡三十度也。

---

[1] 弗：文成堂本为“勿”。
[2] 该：包括之意。

三十度，一月也。十二月而得春气，三月而得夏气，六月而得秋气，九月而得冬气。其气至早，所差凡三十度。正月未温，犹得冬气；四月未夏，犹得春气；七月未秋，犹得夏气；十月未冬，犹得秋气。其气晏至，所差亦三十度。故曰：又凡三十度也。

帝曰：其脉应，皆何如？

春夏秋冬，有四时之气，则有四时之脉。今差其分，则其脉应皆何如？

岐伯曰：差同正法，待时而去也。脉要曰：春不沉，夏不弦，冬不涩，秋不数，是谓四塞。沉甚曰病，弦甚曰病，涩甚曰病，数甚曰病，参见曰病，复见曰病，未去而去曰病，去而不去曰病，反者死。故曰：气之相守司也，如权衡之不得相失也。夫阴阳之气，清静则生化治，动则苛疾起，此之谓也。

盖以四时正气之法揆之，则知其差，故曰差同正法也。待时而去者，四维之交，待主时之气至而后去也。如春受冬气，夏受春气，秋受夏气，冬受秋气，气相通也。故脉之大要曰：春不沉，夏不弦，冬不涩，秋不数。前气不交于本位，是谓四塞。夫气不相通，四塞者病。若其气之交，交而太过者亦病。故春脉沉甚曰病，夏脉弦甚曰病，冬脉涩甚曰病，秋脉数甚曰病。参见者，春初之脉，沉弦并见，夏初之脉，弦数并见之类。复见者，主时之脉已去，非其王时而复见也。未去而去者，后气未交，未当去而先去也。去而不去者，后气已交，应去而犹不去也。脉气如是，皆谓之病。反者，春得秋脉，夏得冬脉，长夏得春脉，秋得夏脉，冬得长夏脉。脉非其时，反受克贼，已病而见此脉者死。故曰：气之相守而司于脉也，如权与衡之不得相失也。故夫阴阳之气，清静则生化治，不清静而动乱则苛疾起，即此相守司而不得相失之谓也。

帝曰：幽明何如？

一岁四时，有阴有阳。秋冬为阴，幽也；春夏为阳，明也。故问幽明何如。

岐伯曰：两阴交尽，故曰幽。两阳合明，故曰明。幽明之配，寒暑之异也。

秋清冬寒，两阴交尽而始春，故曰幽。春温夏暑，两阳合明而始秋，故曰明。日月运行，一寒一暑，故幽明之配，乃寒暑之异也。知寒暑之往来，则知一岁之幽明矣。

帝曰：分至何如？

承寒暑之意，问一岁之中，二分二至何如。

岐伯曰：气至之谓至，气分之谓分，至则气同，分则气异，所谓天地之正纪也。

夏至则夏气已至，冬至则冬气已至，故气至之谓至。春分则与冬气分，秋分则与夏气分，故气分之谓分。夏至气同于夏，冬至气同于冬，故至则气同。春分与冬气分，秋分与夏气分，故分则气异。二分在仲春、仲秋，二至在仲夏、仲冬，非若四维之季孟相交，此所谓天地之正纪也。

帝曰：夫子言春秋气始于前，冬夏气始于后，余已知之矣。然六气往复，主岁不常也，其补泻奈何？

上文岐伯云：阳之动始于温，阴之动始于清，是春秋之气始于前也。阳盛于暑，阴盛于寒，是冬夏之气始于后也。

然春夏秋冬六气往复以主岁，是主岁之气不常也，其补泻之味奈何?

岐伯曰：上下所主，随其攸利，正其味，则其要也，左右同法。大要曰：少阳之主，先甘后咸；阳明之主，先辛后酸；太阳之主，先咸后苦；厥阴之主，先酸后辛；少阴之主，先甘后咸；太阴之主，先苦后甘。佐以所利，资以所生，是谓得气。

一岁之中，司天在泉，上下所主，自有常气。当随其所利而正其味，则其补泻之大要也。上下只二气，合上下之左右而六气周，故曰左右同法。六气补泻正味，上文言之详矣。上文云：火位之主，其泻以甘，其补以咸，故少阳主治之味，大要先甘后咸；金位之主，其泻以辛，其补以酸，故阳明主治之味，大要先辛后酸；水位之主，其泻以咸，其补以苦，故太阳主治之味，大要先咸后苦；木位之主，其泻以酸，其补以辛，故厥阴主治之味，大要先酸后辛；少阴之主与少阳同；土位之主，其泻以苦，其补以甘，故太阴主治之味，大要先苦后甘。六气补泻之正味如此，尤必佐以所利，资以所生，是谓得气。

帝曰：善。夫百病之生也，皆生于风寒暑湿燥火，以之化之变也。《经》言：盛者泻之，虚者补之。余锡[1]以方士，而方士用之，尚未能十全，余欲令要道必行，桴鼓相应，犹拔刺雪汙，工巧神圣，可得闻乎?

汙，污同。百病之生，不越风寒暑湿燥火六气之变化。补泻施治，未能十全，必治之十全，而要道可行。桴鼓相应，犹刺虽久而可拔，污虽久而可雪，工巧臻于神圣，不同方士，帝故问之。

岐伯曰：审察病机，无失气宜，此之谓也。

一岁六气，各有所宜，变化为病，各有其机，故当审察病机，无失气宜，此即神圣之谓也。

帝曰：愿闻病机何如。

病机无穷，审察不易，故愿闻之。

岐伯曰：诸风掉眩，皆属于肝。诸寒收引，皆属于肾。诸气忿[2]郁，皆属于肺。诸湿肿病[3]，皆属于脾。诸热瞀瘛，皆属于心。

心，旧本讹“火”，今改。有病无形之气，而内属于形脏者；有病有形之体，而内属于气化者，皆病机也。如诸风而头目掉眩，病皆属于肝，风气通于肝也。诸寒而经脉收引，病皆属于肾，寒气通于肾也。诸气而胸膈忿郁，病皆属于肺，诸气通于肺也。诸湿而身体肿满，病皆属于脾，湿气通于脾也。诸热而目瞀经瘛，病皆属于心，热气通于心也。此病无形之六气，而内属于有形之形脏也。

诸痛痒疮，皆属于火。诸厥固泄，皆属于下。诸痿喘呕，皆属于上。

火，旧本讹“心”，今改。诸痛痒疮，皆属手少阳三焦之火。诸寒厥而固泄，皆属于下。下，下焦也。诸痿痹而喘呕，皆属于上。上，上焦也。是三焦火热之气有余，则诸疮痛痒而病于外；三焦火热之气不足，则诸厥固泄、诸痿喘呕而病于内。以明三焦之气游行于上

[1] 锡：赏赐。
[2] 忿：文成堂本为“膹”。王注：膹，谓膹满。
[3] 病：文成堂本为“满”。

下，出入于外内❶也。

诸禁鼓栗，如丧神守，皆属于火。

禁，作“噤”。丧，去声。诸口噤无言而身鼓栗，如丧神明，失其内守，乃手少阴心经之病。心者，火也，故皆属于火。

诸痉项强，皆属于湿。

痉，手足搐搦也。诸痉急而项背强，乃足太阳膀胱之病。膀胱者，水湿之府，故皆属于湿。

诸逆冲上，皆属于火。

诸气逆而冲于胸膈之上，乃手厥阴心包之病。心包者，火也，故皆属于火。

诸胀腹大，皆属于热。

诸胀满而腹大，乃足太阴脾经之病。热湿相蒸，脾土受病，故皆属于热。

诸躁狂越，皆属于火。

诸躁扰不宁，狂烦越度，乃足阳明胃经之病。阳明者，燥热之气也，故皆属于火。

诸暴强直，皆属于风。

诸一时猝暴，筋强而直，屈伸不能，乃足厥阴肝经之病。厥阴主风，故皆属于风。

诸病有声，鼓之如鼓，皆属于热。

诸病而鼻息有声，气上行而鼓动之，如鼓声者然，乃手太阴肺❷经之病。肺主气，气为阳，故皆属于热。

诸病胕肿，疼酸惊骇，皆属于火。

酸，同痠。胕肿，肉肿也，肉肿则疼痠，气机不顺则惊骇，乃手阳明大肠之病。阳明者，燥热之气也，故皆属于火。

诸转反戾，水液浑浊，皆属于热。

戾，了戾也。诸转反戾，则溲便不利，溲便不利，则水液浑浊，乃手太阳小肠之病。太阳者，阳热之气也，故皆属于热。

诸病水液，澄澈清冷，皆属于寒。

水液澄澈清冷，则下焦虚寒，乃足少阴肾经之病。肾主水寒，故皆属于寒。

诸呕吐酸，暴注下迫，皆属于热。

呕吐酸水，暴注下迫，乃胆足少阳之病。少阳者，火也，故皆属于热。此病有形之形脏，而内属于无形之六气也。

故大要曰：谨守病机，各司其属，有者求之，无者求之，盛者责之，虚者责之，必先五胜，疏其血气，令其调达，而致和平，此之谓也。

承上文而总结之，以明审察之法也。上文诸病，有属于肝心脾肺肾者，有属于风火热湿寒者，故大要曰：谨守病机，各司其属。有属形脏之有形者，当求之而得其真；有属气化之无形者，亦当求之而得其真。有余而盛者，不得其平，故当责之；不及而虚者，不得其平，亦当责之。必先知五行之胜，若胜，则当疏其血气，令其条达，而致和平。即此有无求之，盛虚责之之谓也。

帝曰：善。五味阴阳之用何如？

疏其血气，令其条达，必有五味阴阳之用，故相继而问之。

岐伯曰：辛甘发散为阳，酸苦涌泄为阴，咸味涌泄为阴，淡味渗泄为阳。六者或收或散，或缓或急，或燥或润，或软或坚，以所利而行之，调其气使其平也。

---

❶ 外内：浙江书局本作“内外”。
❷ 肺：浙江书局本作“肝”，误。

五味阴阳之用，彼此相济以成。如辛主发散，从内而外，必济以甘，故辛甘之味，为能发散而属乎阳。苦主涌泄，从中上涌，从中下泄，必济以酸，故酸苦之味，为能涌泄而属于阴。咸味润下，主能下泄，能下泄，即能上涌，故咸味涌泄为阴。五味之外，复有淡味，淡主渍渗，能渍渗，即能行泄，故淡味渗泄为阳。此辛甘酸苦咸淡六者，气味虽殊，功用相济。或收或散者，收而能散，散而能收也。或缓或急者，缓而能急，急而能缓也。或燥或润者，燥而能润，润而能燥也。或软或坚者，软而能坚，坚而能软也。此五味阴阳相济，以为功也。各以所利而行之，疏其血气也。调其气，令其条达也，疏其血气，令其条达，而致和平，故曰使其平也。

帝曰：非调气而得者，治之奈何？有毒无毒，何先何后？愿闻其道。

承调气使平之言，而复问也。谓非调气而得，则当以药治之。药之有毒、无毒，调治何先何后，必有其道，故愿闻之。

岐伯曰：有毒无毒，所治为主，适大小为制也。

治病各有其主，药之有毒、无毒，以所治之病为主，更适方之大小以为制，此其道也。

帝曰：请言其制。

请言大小之制。

岐伯曰：君一臣二，制之小也；君一臣三佐五，制之中也；君一臣二[1]佐九，制之大也。寒者热之，热者寒之，微者逆之，甚者从之，坚者削之，客者除之，劳者温之，结者散之，留者攻之，燥者濡之，急者缓之，散者收之，损者益[2]之，逸者行之，惊者平之，上之下之，摩之浴之，薄之劫之，开之发之，适事为故。

制方之道，君一臣二，无庸佐使，制剂之小也。君一臣三佐五，制剂之中也。君一臣三佐九，制剂之大也。制小、制中、制大，大要：病寒者热治之，病热者寒治之，病微者逆治之，病甚者从治之，病坚者消削之，邪客者除去之，劳虚者温以治之，结聚者散以治之，留著[3]者攻以治之，燥热者濡以治之，急疾者缓以治之，耗散者收以治之，损伤者益以治之，逸置者行之，惊骇者平之，或举而上之，或推而下之，或膏以摩之，或汤以浴之，或缓治以薄之，或急治以劫之，或开导之，或发散之。凡此皆各适其事之所宜，为复其故。

帝曰：何谓逆从？

微者逆之，甚者从之，何谓？

岐伯曰：逆者正治，从者反治，从小从多，观其事也。

逆者，以寒治热，以热治寒，是为正治。从者，以热治热，以寒治寒，是为反治。制方小大，从少从多，则观其事之所宜也。

帝曰：反治何谓？

正治者，治之正，反治者，治之反，故问反治何谓？

岐伯曰：热因寒用，寒因热用，塞因塞用，通因通用，必伏其所主，而先其所因，其始则同，其终则异，可使破积，可使溃坚，可使气和，可使必已。

---

❶ 二：文成堂本为“三”，义胜。

❷ 益：文成堂本为“温”。

❸ 著（zhuó）：附着。

反治之道，必以热治热，服药宜凉，是热因寒用也。以寒治寒，服药宜温，是寒因热用也。补药治中满，是塞因塞用也。攻药治下利，是通因通用也。此寒热通塞之治，后必伏其所主之病，而先其所因以投之。热治热，寒治寒，塞用塞，通用通，是其始则同。热者寒，寒者热，塞者通，通者塞，是其终则异。塞因塞用，则正气自强，故可使破积，可使溃坚。通因通用，则邪不能容，故可使气和，可使必已。此反治之道也。

帝曰：善。气调而得者何如？

上文论反治，帝欲详明正治，故问气调而得何如？

岐伯曰：逆之从之，逆而从之，从而逆之，疏气令调，则其道也。

气调而得，正治之法也。上文云逆者正治，故逆之乃所以从之。逆治而从之，若从治而反为逆之矣。逆治之道，即上文疏其血气，令其条达之义。故曰疏气令调，则其道也。

帝曰：善。病之中外何如？

中，犹内也。病有从内而外者，有从外而内者，故复问病之中外，以悉其机。

岐伯曰：从内之外者，调其内；从外之内者，治其外；从内之外而盛于外者，先调其内，而后治其外；从外之内而盛于内者，先治其外，而后调其内；中外不相及，则治主病。

治病必求于本，故从内之外者，当调其内；从外之内者，当治其外；从内之外而盛于外者，亦先调其内，而后治其外；从外之内而盛于内者，亦先治其外，而后调其内。内病干脏腑，故曰调；外病干肌腠，故曰治。内病在内，外病在外，中外不相及，则但治其主病。

帝曰：善。火热复，恶寒发热，有如疟状，或一日发，或间数日发，其故何也？

承上文内外之病，而问寒热似疟，或一日发，或间数日发，其在中、在外何如？

岐伯曰：胜复之气，会遇之时，有多少也。阴气多而阳气少，则其发日远，阳气多而阴气少，则其发日近。此胜复相薄，盛衰之节，疟亦同法。

火热而复恶寒，恶寒而复发热，此为胜复之气；或一日发，或数日发，此为会遇之时；寒热有盛衰，发日有远近，此胜复之气，会遇之时，而有多少也。间数日发者，病气在阴，阴气多而阳气少，则其发间数日而远；一日发者，病气在阳，阳气多而阴气少，则其发一日而近。此即胜复之气相薄，而有盛衰之节也。虽寒热有如疟状，究之疟亦同法。

帝曰：《论》言治寒以热，治热以寒，而方士不能废绳墨而更其道也。有病热者，寒之而热，有病寒者，热之而寒，二者皆在，新病复起，奈何治？

此复举寒热而探其治也。上[1]文岐伯云寒者热之，热者寒之，故问《论》言治寒以热，治热以寒，而方士不能废绳墨而更其道。然寒热相兼，有病热者，先寒之而热，有病寒者，先热之而寒，寒之热之，二者皆在，寒之而热，热之而寒，则新病复起，何如以治？

岐伯曰：诸寒之而热者取之阴，热之而寒者取之阳。所谓求其属也。

---

[1] 上：浙江书局本作“土”，误。

诸寒之而热者，以寒为本，故取之阴，当以热药治之。诸热之而寒者，以热为本，故取之阳，当以寒药治之。夫寒之而热，治之以热，热之而寒，治之以寒，所谓求其属以治之也。

帝曰：善。服寒而反热，服热而反寒，其故何也？

承上文之意而复问也。服寒治热而反热，服热治寒而反寒。新病复起，其故何也？

岐伯曰：治其王气，是以反也。

王，去声，下同。春温夏热秋清冬寒，四时之王气也。王气当顺之，若以寒治热，以热治寒，治其王气，是以反热反寒也。

帝曰：不治王而然者，何也？

有不治王气，而反热反寒者何？

岐伯曰：悉乎哉，问也！不治五味属也。夫五味入胃，各归所喜，故酸先入肝，苦先入心，甘先入脾，辛先入肺，咸先入肾。久而增气，物化之常也。气增而久，夭之由也。

故，旧本误“攻”，今改。不治王气，而五味之属，有以治之也。夫五味入胃，从胃而各归其所喜，故酸味先入肝，苦味先入心，甘味先入脾，辛味先入肺，咸味先入肾。味久而增其脏气，乃物化之常也。脏气增而日久，则此胜彼衰，乃夭之由也。所以反热反寒，而病不愈也。

帝曰：善。方制君臣，何谓也？

五味不可偏胜，故方制君臣，帝相因而问之。

岐伯曰：主病之谓君，佐君之谓臣，应臣之谓使，非上中下三品之谓也。

使，去声。主病之药，多其分两，谓之君。佐君之药，少其分两，谓之臣。应臣之药，分两更少，谓之使。非神农所取上中下三品之谓也。

帝曰：三品何谓？

神农三品，何谓？

岐伯曰：所以明善恶之殊贯也。

恶，如字。《神农本经》三百六十五种，以应周天之数。上品一百二十五种为君，中品一百二十种为臣，下品一百二十种为佐使。上品无毒，主养命延年，益气轻身。中品或有毒或无毒，主流通经脉，祛邪治病。下品有毒或大毒，主破坚积，除痼疾。三者之中，气味善恶补泻虽殊，理复通贯，所以明善恶之殊贯也。

帝曰：善。病之中外何如？

以三品之药，治中外之病，何如？

岐伯曰：调气之方，必别阴阳，定其中外，各守其乡，内者内治，外者外治，微者调之，其次平之，盛者夺之，汗之下之，寒热温凉，衰之以属，随其攸利，谨道如法，万举万全，气血正平，长有天命。

别，音逼。以药治病，乃调气之方，故必别其在阴在阳，定其在中在外，各守其所在之乡，而内者治内，外者治外。正气微者调补之，其次平定之，邪气盛者辟夺之，或汗之，或下之，或寒热温凉，衰之以属，逆治从治，各随其所利而行之，谨道如法，万举万全，使气血中正和平，而长有其天命矣。

帝曰：善。

详明天道，合于人身，反复言之，诚为至真要论，帝故善之，不复问也。

卷 九

著至教论第七十五篇

下凡七篇，皆黄帝语于雷公。著至教者，雷公请帝著为至教，开示诸臣，传于后世也。黄帝继神农而立极，故曰“上通神农”。黄帝上通神农，神农上通伏羲，故曰“拟于二皇”。盖伏羲知天，神农知地，黄帝知人，三才之道，一脉相传，故曰“而道，上知天文，下知地理，中知人事”，且已知天下，何难别阴阳，应四时，合之五行。帝从雷公之请，著为至教，备言三阳如天，阴阳偏害之理。公未悉知，诚切研求，是以此下复有《示从容》、《疏五过》、《徵四失》、《阴阳类》、《方盛衰》、《解精微》，开示雷公，皆至教也。

黄帝坐明堂，召雷公而问之曰：子知医之道乎？

《黄帝素问》九卷，计八十一篇：上凡七十四篇，皆访诸岐伯，阐明医道；此下七篇，则召雷公而证明其道也。

雷公对曰：诵而颇能解，解而未能别，别而未能明，明而未能彰，足以治群僚，不足至侯王。

别，音逼，下俱同。诵而能解，知其义矣。由解而别，别而明，明而彰，可以互为阐明，今也未能。但足以治群僚之平等，为之讲论，不足以至侯王之尊贵，为之彰明也。

愿得受树天之度，四时阴阳合之，别星辰与日月光，以彰经术，后世益明，上通神农，著至教，拟于二皇。

上古树八尺之臬，参日影之斜正长短，以定四时，故愿得受树天之度，以定四时之阴阳。即以四时阴阳，合之星辰日月，分别明辨，以彰玑衡[1]之经术，使后世益明四时阴阳、日月星辰之理，此上天之道，自古为然。故曰上通神农，愿得著为至教，不但上通神农，且拟于二皇。二皇，伏羲、神农也。此伏羲、神农、黄帝之书，谓之三坟，一脉相传，言大道也。

帝曰：善。无失之，此皆阴阳表里上下，雌雄相输应也。而道，上知天文，下知地理，中知人事，可以长久，以教众庶，亦不疑殆。医道论篇，可传后世，可以为宝。

帝善其请，著为至教，因以名篇，故曰无失之。雌雄者，阴阳之谓也。阳在表，阴在里，阳在上，阴在下，此皆阴阳表里上下，犹之雌雄之相为输应也。而阴阳之道，可以上知天文，下知地理，中知人事。天文、地理、人事，其道相通，故可以长久。以此三才相合之道，教于众庶，亦不疑殆。故著医道之论以

[1] 玑衡：璇玑玉衡，古代观测天象的仪器。

成篇。可传后世，可以为宝，当守之而弗失也。

雷公曰：请受道，讽诵用解。

请受天文、地理、人事之道，口讽诵而心用解，终身弗失。

帝曰：子不闻《阴阳传》乎？

传，去声。《阴阳传》，上古书也。著之篇什，岂不闻乎？知《阴阳传》，则知天文、地理、人事之道矣。

曰：不知。

公欲受教于帝，故曰不知。

曰：夫三阳，天为业，上下无常，合而病至，偏害阴阳。

阴阳之道，由阴而至于阳，从一而至于三。三阳者，太阳也。太阳为阳之极，极则无以加，故夫三阳，以天为业。业，功业也。三阳功业如天也。天气在上，时行乎下，故上下无常。上下之气，合而病至，则偏害阴阳，谓独阳无阴，不得其平，阴阳偏害也。

雷公曰：三阳莫当，请闻其解。

偏害阴阳，则三阳之气，莫可以当。故曰三阳莫当，请闻其解。

帝曰：三阳独至者，是三阳并至，并至如风雨，上为巅疾，下为漏病，外无期，内无正，不中经纪，诊无上下，以书别。

中，去声。诸阳之气归于三阳，故三阳为病而三阳独至者，是三阳合诸阳之气而并至也。并至，如风雨之莫当。故并于上则为巅疾，而阳亢无阴；并于下则为漏病，而阴盛无阳。不但上下莫当，其内外亦莫可当。并于外则外无期，譬于堕溺，不可为期；并于内则内无正，神转不回，回则不转，乃失其正。内无期，外无正❶，则不中经脉之纪。上巅疾，下漏病，则诊无上下。书，犹志也。别，不同也。所以志别，而不同于寻常之病也。

雷公曰：臣治疏愈，说意而已。

说，作悦。治，理也。疏，远也。谓理治其言，疏远愈甚，不过悦其大意而已。公为此言，欲帝彰明较著，以为至教也。

帝曰：三阳者，至阳也，积并则为惊，病起疾风，至如礔砺，九窍皆塞，阳气滂溢，干嗌❷喉塞。并于阴，则上下无常，薄为肠澼。

阳至于三，极无以加，故三阳者，至阳也。诸阳之气，归于三阳，故积并则为惊。其病之起，有如疾风。其病之至，一如礔砺❸。疾风礔砺，则九窍皆塞。阳气滂溢，九窍皆塞而病于上，其嗌则干，其喉则塞。阳气滂溢而病于下，则阳并于阴，阳在上，并于阴，则上下无常，而薄为肠澼。

此谓三阳直心，坐不得起卧者，便身全三阳之病，且以知天下，何以别阴阳，应四时，合之五行。

三阳之气如天，心为君主如日，此三阳积并为病，谓之三阳直心。三阳直心，亢害已极，故坐不得起卧。不得起卧者，不能开阖也。不能开阖，便身全三阳之病。盖太阳主开，阳明主阖，少阳主枢而司开阖。是知直心之三阳，太阳也；不得起卧之三阳，太阳、阳明、

❶ 内无期外无正：据上下文当作“外无期，内无正”。

❷ 嗌：浙江书局本作“隘”，误。

❸ 礔砺：即“霹雳”。

少阳也。天下之大，阳气主之。知直心之三阳，开阖枢之三阳，且以知天下，何难以别阴阳，应四时，而合之五行。帝为此言，著至教也。

雷公曰：阳言不别，阴言不理，请起受解，以为至道。

至教之传，非语言文字可尽，故言此以深求之。阳，犹明也。阴，犹隐也。明言之，不能如黑白之别；隐言之，不能如经纶之理；其中更有精微。请起受解，以为至道焉。

帝曰：子若受传，不知合至道，以惑师教，语子至道之要，病伤五脏，筋骨以消，子言不明不别，是世主学尽矣。

语，去声。帝之著教，言浅旨深，皆至道也。故曰：子若受传，不知以余言而合至道，心有所疑，以惑师教。此外欲更语子至道之要，必至病伤五脏，而筋骨以消，身且不保，何以授教。公云阳言不别，阴言不理，故曰：子言不明不别，是斯世主教之学尽矣，何以传为？谓至教已著，无庸复言也。

肾且绝，惋惋日暮，从容不出，人事不殷。

从，音聪。余篇"从容"俱同。史臣记雷公殚心帝教，而深思弗释也。公闻帝教，既竭心思，求之不得，中心如焚，一似肾且绝，而不上济其心者。惋惋，惊叹貌，惊叹至教之深。至于日暮，犹居明堂。从容不出，一切人事不殷。殷，犹勤也。此雷公殚心至教，而诚切研求也。

示从容论第七十六篇

圣人治病，循法守度，援物比类，从容中道。帝以此理，示诸雷公，故曰示从容。

黄帝燕坐，召雷公而问之曰：汝受术诵书者，若能览观杂学，及于比类，通合道理，为余言子所长。五脏六腑，胆胃大小肠，脾胞膀胱，脑髓涕唾，哭泣悲哀，水所从行，此皆人之所生。治之过失，子务明之，可以十全，即不能知，为世所怨。

上为，去声。上篇雷公曰请受道，讽诵用解，故帝燕坐，召雷公而问。谓汝受术诵书者，若能于诵书之外，览观杂学，触类引伸，而及于比类，贯通会悟，而通合道理，能如是，为余言子所长。凡五脏六腑，胆胃大小肠，脾胞膀胱，六腑秉气于坤土，故言六腑而及于脾。肾主脑髓，肺主涕唾，肝主哭泣，心主悲哀，脑髓涕唾，哭泣悲哀，而合于脾，是为五脏，五脏主藏精者也，故曰水所从行。此五脏六腑，皆人之所以生。治不合道，则治之过失，务明其道，可以十全，即不能知，为世所怨。是受术诵书，尤贵比类而通合也。

雷公曰：臣请诵《脉经》上下篇，甚众多矣，别异比类，犹未能以十全，又安足以明之。

别，音逼，下同。《脉经》即《灵枢经》。诵《脉经》上下篇，其言甚众多矣。异者别之，类者比之，别异比类，犹未能以十全，又安足以明之。明言不知，欲帝言之。

帝曰：子别试通五脏之过，六腑之所不和，针石之败，毒药所宜，汤液滋味，具言其状，悉言以对，请问不知。

既诵《脉经》，当于《脉经》辨别

而试通之。《脉经》具言五脏之过，六腑之所不和，针石之败乱，及治以毒药之所宜，治以汤液之滋味，皆必辨别试通，具言其状，悉言以对。其中或有不知，然后请问不知可也。

雷公曰：肝虚、肾虚、脾虚，皆令人体重烦冤，当投毒药、刺灸、砭石、汤液，或已或不已，愿闻其解。

此承帝言而复问也。肝虚、肾虚、脾虚，乃五脏之过，皆令人体重烦冤，乃六腑之不和。毒药所宜，则当投毒药，针石之败，汤液滋味，则有刺灸、砭石、汤液之治。举帝言而复问如是以治，或已或不已，愿闻其解。

帝曰：公何年之长而问之少，余真问以自谬也。吾问子窈冥，子言上下篇以对，何也？夫脾虚浮似肺，肾小浮似脾，肝急沉散似肾，此皆工之所时乱也，然从容得之。若夫三脏，土木水参居，此童子之所知，问之何也？

长，上声；少，去声。下年长少同。帝问公，公复问帝，故曰：公何年之长而问之少，问而无答，余真问以自谬也。吾问子杂学比类，通合道理，可以十全者，乃问子窈冥之道。子言诵《脉经》上下篇以对，则何也？继问五脏之过，六腑之所不和，子则言肝虚、肾虚、脾虚。夫脾脏之脉，虚而浮则似肺病，肾脏之脉，小而浮则似脾病，肝脏之脉，急而沉散则似肾病，此皆工之所时乱，而治之过失也。然比类相似，必别其真，欲别其真，从容得之。若夫肝肾脾三脏之虚，皆令人体重烦冤，是脾土、肝木、肾水，三阴参居，此童子之所知，子问之何也？

雷公曰：于此有人，头痛筋挛，骨重，怯然少气，哕噫腹满，时惊不嗜卧，此何脏之发也？脉浮而弦，切之石坚，不知其解，复问所以三脏者，以知其比类也。

头痛筋挛，肝病也；骨重，怯然少气，肾病也；哕噫腹满，脾病也；时惊不嗜卧，胃病也。于此有人，诸病齐作，此何脏之发也？浮，开脉也；弦，枢脉也；石坚，阖脉也。于此有人，脉浮而弦，切之石坚，如是之脉，不知其解。初承帝问，复问肝虚、肾虚、脾虚，所以问此三脏者，正以欲知其比类也。

帝曰：夫从容之谓也。

比类者，同类相比，辨别其真，必从容而得之。故曰：夫从容之谓也。

夫年长，则求之于腑；年少，则求之于经；年壮，则求之于脏。今子所言，皆失八风菀热，五脏消烁，传邪相受。夫浮而弦者，是肾不足也，沉而石者，是肾气内著也；怯然少气者，是水道不行，形气消索也；咳嗽烦冤者，是肾气之逆也。一人之气，病在一脏也，若言三脏俱行，不在法也。

长，犹老也，年老则脏衰，于此有病，则求之于腑，而从容比类可也；少，犹幼也，年幼则腑脏未充，于此有病，则求之于经，而从容比类可也；年壮则经脉有余，腑脏皆盛，于此有病，则求之于脏，而从容比类可也。八风，四方四隅之风也。八风合于五行，通于五脏，八风菀热，则五脏消烁，传为邪病，而相受于人身。今子所言何脏之发，但求其脏，皆失其八风菀热，致五脏消烁，及传邪相受之理。凡病在脏，论其脉证，当约归一脏，不可多求。子言脉浮而弦，切之石坚，夫浮而弦者，是肾气之不足也。沉而石者，是肾气之内着也。子言怯然少气者，是肾之水道不行，而形气消索也。若怯然少气，不能上交于心肺，肺咳嗽而心烦冤者，亦是肾气之下逆也。凡生阳之气，起于肾脏，故一人之气，病在一脏也。若言三脏俱行而比类之，不在从容之法也。

雷公曰：于此有人，四肢懈堕，喘咳血泄，而愚诊之，以为伤肺，切脉浮大而紧，愚不敢治。粗工用砭石，病愈，多出血，血止身轻，此何物也？

承病在一脏之义而复问也。四肢懈堕，脾病也。喘咳，肺病也。血泄，肝病也。诊之而以为伤肺，亦以一人之气，病在一脏也。切脉浮大，伤肺无疑。浮大而紧，则阴阳内乱，故不敢治。粗工不知经脉，妄治出血而愈，此何故也？

帝曰：子所能治，知亦众多，与此病失矣。譬以鸿飞，亦冲于天。夫圣人之治病，循法守度，援物比类，化之冥冥，循上及下，何必守经？

治病固有经常之道，而神化无方，不必守经也。子所能治之病，亦众且多，要知与此病不相合而相失矣。粗工妄治而愈，是千虑一得。譬以鸿飞，亦冲于天。若夫圣人之治病，必循法守度，更援物比类。然其中神化之冥冥，循上可以及下，不拘常度，又何必守经而不知权变耶？

今夫脉浮大虚者，是脾气之外绝，去胃，外归阳明也。夫二火不胜三水，是以脉乱而无常也。四肢懈堕，此脾精之不行也。喘咳者，是水气并阳明也。血泄者，脉急，血无所行也。若夫以为伤肺者，由失以狂也。不引比类，是知不明也。夫伤肺者，脾气不守，胃气不清，经气不为使，真脏[1]坏决，经脉旁绝，五脏漏泄，不衄则呕，此二者，不相类也。譬如天之无形，地之无里[2]，白与黑相去远矣。是失吾过矣，以子知之，故不告子。明引比类从容，是以名曰诊轻。是谓至道也。

使，去声。脉浮大为虚，脉紧为乱而无常。子言脉浮大而紧，故不敢治。今夫脉浮大而虚者，是太阴脾气之外绝。太阴主开，内合胃土。今脉浮大，不合于胃，是去胃土之有形，而外归阳明之热气也。阳明为二阳，二阳，犹二火也。太阴为三阴，三阴，犹三水也。脾气外归阳明，是二火不胜三水。是以脉浮大而紧，紧则乱而无常也。子言四肢懈惰，喘咳血泄，诊之以为伤肺。夫四肢懈惰者，此脾精之不行于四肢也。喘咳者，是膀胱之水气，上并于阳明，土虚水泛而喘咳也。血泄者，心包主脉，脉急则血无所行而下泄也。凡此皆非肺病。若夫以为伤肺者，由于审证未确，忽略从事，失以狂也。失以狂，则不能引伸比类，是知子之不明也。夫伤肺者，土不生金，必脾气不守，脾气不守，则胃气不清矣。伤肺者，气不荣经，必经气不为使。经气不使，则真脏坏决矣。经气不使，必致经脉旁绝。脾气不守，必致五脏漏泄。经脉旁绝，五脏漏泄，其病不衄则呕。由此言之，则绝脾伤肺，二

[1] 真脏：王冰注："真脏，谓肺脏也。"
[2] 里：通"理"。

者不相类也。不相类而妄类之，譬如天之无形而求以形，地之无理而求以理。无形求形，无理求理，不相类而妄类之，是白与黑相去远矣。相去既远，非子之过，是失吾过矣。以子知化之冥冥，循上及下之道，故不告子。明乎引伸比类从容，则神化无方。不拘于诊，是以名曰诊轻，犹言从容中道，至于神化，则诊可轻。必如是，始谓从容之至道也。

疏五过论第七十七篇

疏，陈也。医工诊脉治病，其过有五：未诊不问，诊而不知，其过一也。不知补泻病情，其过二也。不知比类奇恒，其过三也。不知诊有三常，其过四也。不知终始，不问所发，其过五也。此皆受术不通，人事不明，不知天地阴阳，四时经纪，脏腑雌雄表里，八正九候之道，是以五过不免。帝召雷公而语之曰：事有五过四德，汝知之乎？故此篇疏五过，下篇徵四失。盖知之为德，不知为失也。

黄帝曰：呜呼远哉！闵闵乎，若视深渊，若迎浮云，视深渊尚可测，迎浮云莫知其际。圣人之术，为万民式，论裁志意，必有法则，循经守数，按循医事，为万民副。故事有五过四德，汝知之乎？

闵闵，忧之至也。帝叹道之远大幽深，而圣人之术，循经守数，事有五过四德，医工不可不知。故语雷公以发明之。

雷公避席再拜曰：臣年幼小，蒙愚以惑，不闻五过与四德，比类形名，虚引其经，心无所对。

五过四德，公未之闻，若比类形名，虚引其经，而心实无所对。心无所对，言不知也。

帝曰：凡未诊病者，必问尝贵后贱，虽不中邪，病从内生，名曰脱营。尝富后贫，名曰失精，五气留连，病有所并。医工诊之，不在脏腑，不变躯形，诊之而疑，不知病名。身体日减，气虚无精，病深无气，洒洒然时惊。病深者，以其外耗于卫，内夺于荣，良工所失，不知病情。此亦治之一过也。

中，去声，下同。营，音荣，义通。在，察也。变，通也。此言医工未诊不问，诊而不知，治之过也。大凡未诊病者，当知其贵贱贫富，必问尝贵后贱。尝贵后贱，志意内伤，虽不中邪，病从内生，名曰脱营。营，犹荣也。又必问尝富后贫。尝富后贫，则肥甘不足，名曰失精。五脏之气，本于阴精，今失精，则五脏之气留连不及，五气留连，则病有所并。医工诊之，但诊不问。故不察脏腑，不通躯形，诊之而疑，不知病名。尝富后贫，名曰失精者，至此则身体日减，而气虚无精矣。五气留连，病有所并者，至此则病深无气，但洒洒然而时惊矣。此尝富后贫，工失其诊，而有如是之病也。病从内生，不得其治，则病深，病深者，以其外耗于卫，内夺于荣。病生于内，名曰脱荣者，至此则并荣卫而耗夺矣。此尝贵后贱，工失其诊，而有如是之病也。此医工未诊不问，诊而不知，亦治之一过也。

凡欲诊病者，必问饮食居处，暴乐暴苦，始乐后苦，皆伤精气，精气竭绝，形体毁沮。暴怒伤阴，暴喜伤阳，厥气上行，满脉去形。愚医治之，不知补泻，不知病情，精华日脱，邪气乃并。此治之二过也。

沮，音殂，义通。此言愚医不知补泻病情，治之过也。大凡欲诊病者，必问人之饮食居处，或暴乐暴苦，或始乐后苦。凡暴乐暴苦，始乐后苦，皆内伤精气，精气竭绝，则形体毁沮。毁沮，犹死亡也。凡人猝暴而怒则伤阴，猝暴而喜则伤阳。真气有伤，则厥气上行，厥气上行，满于经脉，则神绝而去形。去形，亦死亡也。形体毁沮，满脉去形，皆由治之不早。乃愚医治之，不知补泻，不知病情，致使精华日脱，而邪气乃并。此愚医不知补泻病情，治之二过也。

善为脉者，必以比类奇恒，从容知之。为工而不知道，此诊之不足贵。此治之三过也。

此言医工不知比类奇恒，治之过也。凡善为脉者，贵知常变，必以比类奇恒。奇，异也，恒，常也。异于恒常之病，必比类相参，从容知之。为工而不知比类奇恒之道，此虽诊之，不足为贵。此医工不知比类奇恒，治之三过也。

诊有三常，必问贵贱，封君败伤，及欲侯王。故贵脱势，虽不中邪，精神内伤，身必败亡。始富后贫，虽不伤邪，皮焦筋屈，痿躄为挛。医不能严，不能动神，外为柔弱，乱至失常，病不能移，则医事不行。此治之四过也。

此言不知诊有三常，治之过也。医工诊治，常理有三。其一必问其贵贱。始封君而既败伤，先贵后贱也。及欲侯王，已贵而益求其贵，不可得也。故，犹昔也。故贵脱势，谓昔者身贵，今则脱势也。如是之人，虽不中邪，而精神内伤，若身有病，身必败亡。其一必问其贫富。始富后贫，失其肥甘，虽不伤邪，其身有病，必至皮焦筋屈，而痿躄为挛。其一医必严厉整饬，移易其病。若医之心志不能严厉，内不能鼓动其神明，外为柔弱而不振，祸乱已至，失其常度，医工诊治，病不能移，则医事不行。此不知三常之诊，治之四过也。

凡诊者，必知终始，有知余绪，切脉问名，当合男女。离绝菀结，忧恐喜怒，五脏空虚，血气离守，工不能知，何术之语，尝富大伤，斩筋绝脉，身体复行，令泽不息。故伤败结，留薄归阳，脓积寒炅。粗工治之，亟刺阴阳，身体解散，四支转筋，死日有期，医不能明，不问所发，惟言死日，亦为粗工。此治之五过也。

此言医工不知终始，不问所发，治之过也。凡诊脉者，必知经脉之终始。如肺脉终于手次指，大肠之脉即始于手次指，十二经脉终始相继者是也。知终始，更有以知其余绪。余绪者，经脉虚实之病也。知终始，知余绪，然后切脉审问而名其病。切脉问名，当合男女而并论之。男女者，阴阳血气也。《应象大论》云：阴阳者，血气之男女。此其义也。或阴阳血气之离绝，或阴阳血气之郁结，以及忧恐喜怒，而五脏空虚，以致血气离守。工不能知，则不能切脉问名，又何术之足语？如人尝富，一旦失之，则大伤其神魂，是以肝主之筋，心主之脉，有若斩绝也。脾脏未伤，故身体复行，肺肾无病，故令泽不息。泽不息者，水气上通于天，而运行不息也。斩筋绝脉，则阴血故伤而败结。始伤阴血，后伤阳气，则留薄归阳。阴阳血气皆伤，则脓积而寒热并陈。炅，犹热也。粗工治之，但亟刺其阴阳，始之身体复行者，至此则身体解散矣。始之令泽不息者，至此则四肢转筋，而水津不布矣。病至于是，则死日有期。医不能明，不问经脉之所发，而惟言死日之病，亦为粗工。此不知终始，不问所发，治之五过也。

凡此五者，皆受术不通，人事不明也。故曰：圣人之治病也，必知天地阴阳，四时经纪，五脏六腑，雌雄表里，刺灸砭石，毒药所主，从容人事，以明经道，贵贱贫富，各异品理，问年少长，勇怯之理，审于部分，知病本始，八正九候，诊必副矣。治病之道，气内为宝，循求其理，求之不得，过在表里。守数据治，无失俞理，能行此术，终身不殆，不知俞理，五脏菀热，痈发六腑。诊病不审，是谓失常，谨守此治，与经相明，上经下经，揆度阴阳，奇恒五中，决以明堂，审于终始，可以横行。

分，去声。内、度，皆入声。总结上文而言，凡此五过者，皆由受术不通，人事不明之所致也。故曰：圣人之治病也，必知天地之阴阳，四时之经纪，而合于人之五脏六腑，雌雄表里，然后施以刺灸砭石，以及毒药所主，能从容于人事，以明经脉之道。凡贵贱贫富，各异其治，而品理之，问年之少长，及人勇怯之理，审于三阴三阳之部分，而知病之本始，更明天地之八正，三才之九候，天人合一，诊必副矣。此圣人之治为然也。凡治病之道，必以气内为宝。气之内也，必循求其理。理，即俞理也。若求之不得，则雌雄表里不明，故过在表里。必守三阴三阳之数，据经脉之道以施治，始能无失俞理。若人能行此术，则终身不殆。苟不知俞理之道，病在五脏，则五脏菀热；病在六腑，则痈发六腑。诊病而不审表里俞理之部，是谓失常。若能谨守此理以为治，自能与经相明，则《灵枢》之上经、下经，凡揆度阴阳，以及奇恒之异，五中之常，皆可决以面王之明堂，而审于经脉之终始。能如是也，受术通而人事明，可以横行，又何五过之有哉！

征四失论第七十八篇

“征”作“惩”。上篇帝云：事有五过四德，汝知之乎？公曰：不闻五过与四德。故上篇疏五过，此篇惩四失。盖德者，行道而有德于心。今不知四德，是为四失。四失之惩，所当谨也。

黄帝在明堂，雷公侍坐。黄帝曰：夫子所通书受事众多矣。试言得失之意，所以得之，所以失之。

夫，音扶。雷公不闻五过与四德，帝故曰：夫子所通之书，所受之事众多矣。今犹有未闻，试自言得失之意，所以得之，所以失之者何在？

雷公对曰：循经受业，皆言十全。其时有过失者，愿闻其事解也。

公不明四德，是为四失。故言通书受事，乃循经受业也。循经受业，皆言十全。其中复有未闻，而时有过失者，愿请闻其事而解之也。

帝曰：子年少，智未及耶，将❶言以杂合耶？夫经脉十二，络脉三百六十五，此皆人之所明知，工之所循用也。所以不十全者，精神不专，志意不理，外内相失，故时疑殆。

《示从容论》云：公何年之长而问之少。今曰子年少，犹言子岂年少而智未及耶，抑所得所失，子将言之，得失并陈，以其杂合而难言耶？夫人身经脉十二，络脉三百六十五，此皆人之所明知，工之所循用也。所以不能十全者，精神不专一，志意不治理，不能内得于心，外应于手，外内相失，故时疑殆而未明。帝将语以四失而先为惩戒之。

诊不知阴阳逆从之理，此治之一失也。

试举四失而明言之。诊有阴阳逆从之理，医不知之，治之一失也。

受师不卒，妄作杂术，谬言为道，更名自功，妄用砭石，后遗身咎，此治之二失也。

更，平声。师传者道，自能者术。妄术为道，必遗身咎，治之二失也。

不适贫富贵贱之居，土之薄厚，形之寒温，不适饮食之宜，不别人之勇怯，不知比类，足以自乱，不足以自明，此治之三失也。

土，旧本讹“坐”，今改。别，音逼。贫与富，贵与贱，薄与厚，寒与温，勇与怯，皆有比类之道。医不知此，自乱不明，治之三失也。

诊病不问其始，忧患饮食之失节，起居之过度，或伤于毒，不先言此，卒持寸口，何病能中，妄言作名，为粗所穷，此治之四失也。

卒，音促。中，去声，下“中”同。凡饮食起居，忧患所伤，当未诊先问。不先言此，而猝持寸口，妄言病名，治之四失也。

是以世人之语者，驰千里之外，不明尺寸之论。诊无人事、治数之道、从容之葆，坐持寸口，诊不中五脉，百病所起，始以自怨，遗师其咎。是故治不能循理，弃术于市，妄治时愈，愚心自得。呜乎！窈窈冥冥，孰知其道！道之大者，拟于天地，配于四海，汝不知道之谕受，以明为晦。

葆，保同。叹世人不明大道之难知，所以惩创其心志也。世人之语，妄自夸张，是驰骛于千里之外，而不明于尺寸之论。诊无人事，谓昧昧以诊，不知人之病情也。无治数之道，不知救治之法也。无从容之葆，不知比类从容，而保全其身命也。坐，犹定也。持，即诊也。寸口之脉，一定诊之，虽诊而不中五脏之脉，以及百病之所起。人孰无良，故始以自怨；咎有所归，故遗师其咎。是故治不能循理，犹之弃术于市，妄行其治。病或时愈，而愚医之心，即自得也。呜呼！如是之医，深可叹也。精微之道，窈窈冥冥，而工孰知其道，道之大者，高深可拟于天地，远大可配于四海。今汝不知道之谕受，是犹以明为晦，汝其勉之。

阴阳类论第七十九篇

阴阳类者，阴阳类聚而交合也。三

❶ 将：还是。选择连词。

阳二阳一阳，三阴二阴一阴，其中交属相并，缪❶通五脏，阳与阴合，阴与阳合。首论五脏阴阳之至贵，末论四时阴阳之短期，中论三阳三阴之交合，皆为阴阳类也。

孟春始至，黄帝燕坐，临观八极，正八风之气，而问雷公曰：阴阳之类，经脉之道，五中所主，何脏最贵？

四时之气，始于孟春。黄帝燕坐，临观八极，而正八风之气，得阴阳互用之妙，内外交通之理，而问雷公曰：阴阳之类，即人身经脉之道，五行在中，主于五脏，今五中所主，何脏最贵？此帝临观八极，以正八风之气，而有是问也。

雷公对曰：春甲乙，青，中主肝，治七十二日，是脉之主时，臣以其脏最贵。

五行之木，在时为春，在干为甲乙，在色为青，在中主肝。孟春始至，肝木之气，治七十二日，是肝脉之主时，则肝脏最贵也。

帝曰：却念上下经，阴阳从容，子所言贵，最其下也。

《疏五过论》云：上经下经，揆度阴阳。却念上下经，即上经下经也。阴阳从容，即揆度阴阳也。从容揆度，则子所言贵，最其下也，而有至贵者在焉。

雷公致斋七日，旦复侍坐。

公闻帝教，未明其贵，故致斋七日，旦复侍坐，求教于帝。

帝曰：三阳为经，二阳为维，一阳为游部，此知五脏终始。三阳为表，二阴为里，一阴至绝，作朔晦，却具合以正其理。

三阳为经者，太阳为开，循身之背，犹大经之经于外也。二阳为维者，阳明为阖，循身之面，犹维络之维于内也。一阳为游部者，少阳为枢，循身之侧，开阖凭之，犹游行之部署，而旋转出入也。此为经、为维、为游部，可知五脏之终始。终，犹下也；始，犹贵也。欲知脏之贵下，在于三阴，不在三阳。故曰三阳为表，言太阳秉膀胱寒水之气，而主周身之表阳也。二阴为里，言少阴秉心肾水火之气，而主神志之内脏也。一阴至绝，作朔晦，言厥阴为阴之尽，绝而后生，犹月晦而朔，故一阴至绝，可作朔之晦也。由此推之，则心神肾志之内脏者至贵，而厥阴肝脏之至绝者最下也。贵下之理，具合不爽，故曰却具合以正其理。

雷公曰：受业未能明。

上文为经、为维、为游部，及为表、为里、至绝之说未明，故复问之。

帝曰：所谓三阳者，太阳为经，三阳脉至手太阴，弦浮而不沉，决以度，察以心，合之阴阳之论。

所谓三阳为经者，乃太阳为经也。三阳为表者，太阳之气，在手太阴肺主之皮毛，乃三阳脉至手太阴也。太阳从枢转而外开，故其脉弦浮而不沉。弦，枢脉也；浮，开脉也；不沉，开而不阖也。此三阳为经，三阳为表之义。经脉循行，自有常度，故可决以度。心诚求之，其理自明，故可察以心。决之察之，可以合之阴阳之论。即上文上下经，阴阳从容之论也。

---

❶ 缪（jiū）：交错。

所谓二阳者，阳明也，至手太阴，弦而沉急不鼓，炅至以病，皆死。

所谓二阳为维者，阳明也。阳明之气，亦合肺金之皮毛，故阳明之脉，至手太阴。阳明从枢转而内阖，故其脉弦而沉急不鼓。弦，枢脉也。沉急，阖脉也。不鼓，阖而不开也。火热曰炅，炅至以病，乃金受火刑。阳明金也，太阴亦金也，无论阳明、太阴，受火之克，皆死。

一阳者，少阳也，至手太阴，上连人迎，弦急悬不绝，此少阳之病也。专阴则死。

所谓一阳为游部者，少阳也。少阳主枢，能开能阖。少阳之脉，至手太阴则从太阳之开。太阳之在皮毛也，上连人迎，则从阳明之阖，阳明之脉合人迎也。其脉弦，少阳之脉也。脉急为实，脉悬为虚。急悬，则外实内虚。急悬而枢转不绝，此少阳之病也。若少阳之气，不出乎阳，专在于阴，则死。专阴者，惟阴无阳，不枢转也。所以申明三阳为经，三阳为表，二阳为维，一阳为游部者如此。

三阴者，六经之所主也，交于太阴，伏鼓不浮，上空志心。

上文三阳二阳一阳，其脉皆至手太阴。太阴为三阴，三阴属肺，受朝百脉，故三阴者，六经之所主也。手太阴主天，天气下降，故交于太阴。交于太阴，交于足太阴也。足太阴主地，静顺承天，故其脉伏而鼓，鼓而不浮，此天地气交，即阴阳既济之道。凡水火之类，一切可该，故曰上空志心，盖志属水，心属火也。所以申明太阳、阳明、少阳之气，外合手太阴所主之皮毛，而内归于足太阴之坤土者如此。

二阴至肺，其气归膀胱，外连脾胃。

所谓二阴为里者，二阴秉水火阴阳之气，合太阳之水火阴阳，故二阴至肺。至肺者，太阳阳热之气，在肺主之皮毛也。气归膀胱者，太阳水寒之气，合水府之膀胱也。二阴之气，合于太阳，必从中土而内入，故外连脾胃。脾胃者，中土也。

一阴独至，经绝气浮，不鼓钩而滑。

所谓一阴至绝作朔晦者，乃一阴独至，经绝而气浮也。经绝，犹之一阴至绝也。经绝气浮，所以作晦朔也。无生长之机，故其脉不鼓钩，阴极而有微阳，故不鼓钩而滑。所以申明二阴为里，一阴至绝作朔晦者如此。

此六脉者，乍阴乍阳，交属相并，缪通五脏，合于阴阳，先至为主，后至为客。

缪，平声。结上文而言，此三阳三阴之六脉者，气机环复，故乍属于阴，乍属于阳。乍阴乍阳，则阴阳交属相并。三阳三阴，皆合五行，交属相并，故缪通五脏，言三阴通五脏，三阳亦通五脏也。阴阳皆通五脏，故合于阴阳。太阳具水火之气，少阴亦具水火之气。阳明具金土之气，太阴亦具金土之气。少阳具木气，厥阴亦具木气。如病发于阳，而阳气先至，则阳气为主，阴气为客；病发于阴，而阴气先至，则阴气为主，阳气为客。主客者，本标之谓也。至者，气至于脏，发为病也。

雷公曰：臣悉尽意，受传经脉，颂得从容之道，以合从容，不知阴阳，不知雌雄。

《示从容论》雷公曰：复问所以三脏者，以知其比类也。帝曰：夫从容之谓也。此篇帝云：却念《上下经》，《阴阳》《从容》。公故曰：臣悉尽意，将以受传经脉，颂得昔日所言从容之道，以合此日之从容，则阴阳交会之理可知。今也不知阴阳，不知阴阳之雌雄，复详请于帝，欲明阴阳之相类也。

帝曰：三阳为父，二阳为卫，一阳为纪。三阴为母，二阴为雌，一阴为独使。

使，去声。乾为天为父，太阳之气如天，故三阳为父。阳明秉金气而坚劲，故二阳为卫。少阳为初阳而煦濡，故一阳为纪。太阳既如天，则太阴当如地，故三阴为母。二阳既为卫而御外，则二阴当为荣而居内，故二阴为雌。一阳既为纪而联属，则一阴主阴尽而无阳，故一阴为独使。上文雷公云不知阴阳、不知雌雄，观此则可知阴阳之雌雄矣。

一阴一阳代绝，此阴气至心，上下无常，出入不知，喉咽干燥，病在土脾。

旧本在“四肢别离”下，今改正于此。此以一阴而兼论一阳，次以一阴而兼论二阳，又次以一阴而兼论三阳也。一阴，厥阴也。一阳，少阳也。少阳之气，生于厥阴，厥阴之气，合于少阳。今一阴一阳，不相为类，故其脉代绝。代绝者，此厥阴之气，不合少阳，而上至心包也。合少阳则上下有常，出入有知。今厥阴之气，至于心包，以厥阴而合厥阴，惟阴无阳，故上下无常，出入不知。少阳火气上炎，不得厥阴之阴气以相济，故喉咽干燥。《宣明五气篇》云：脾脉代。代者，脾之本脉也。今脉代绝，致厥阴、少阳不相交合，故病在土脾。

二阳一阴，阳明主病，不胜一阴，脉软而动，九窍皆沉。

二阳，阳明胃土也。一阴，厥阴肝木也。二阳一阴相合则木制其土，故当阳明主病。阳明主病，则阳明胃土不胜一阴肝木。土不胜木，故其脉软而动。软动于下，木制其土，故九窍皆沉。

三阳一阴，太阴脉胜，一阴不能止，内乱五脏，外为惊骇。

太阴之“阴”，旧本讹“阳”，今改。三阳，太阳也。一阴，厥阴也。太阳合手太阴肺气于皮毛，故三阳一阴相合，而太阴脉胜也。太阴之脉属肺金，故一阴肝木不能止，谓不能止太阴之胜也。金胜于上，木郁于下，故内乱五脏。木郁肝虚，故外为惊骇。

二阴三阳，病在肺，少阴脉沉，胜肺伤脾，外伤四支。

三阳之“三”，旧本讹“二”，今改。此以二阴而类三阳。次以二阴而类二阳，又次以二阴而类一阳也。二阴，少阴也。三阳，解见上文。太阳之气主皮毛，皮毛者，肺之合。故二阴三阳相合，病在肺也。二阴合三阳而病肺，则三阳有余，二阴不足，故少阴脉沉也。胜肺，犹言肺气胜也，其胜在肺则伤脾。申明伤脾者，非伤太阴之脾脏，乃外伤四肢也。盖皮毛之气过盛，则内伤肌腠而病及四肢。先曰伤脾，以脾主四肢，究之所伤不在脾也。

二阴二阳，皆交至，病在肾，骂詈妄行，癫疾为狂。

二阴二阳相合，皆交至者，少阴、阳明，交相病也。少阴属肾，故病在肾。骂詈妄行，癫疾为狂，病在阳明也。此少阴、阳明，皆交至而为病也。

二阴一阳，病出于肾，阴气客游于心脘下，空窍堤，闭塞不通，四支别离。

空，作孔。空窍，汗孔之窍也。堤，犹路也。少阴、少阳相合，阴胜其阳，故病出于少阴之肾。少阳三焦之脉，散络心包，出于胃脘。今少阴之气，客游于心脘下，是阴客于阳，水胜其火，致三焦不能出气以温肌腠，一似空窍之路，闭塞不通，故曰空窍堤闭塞不通也。三焦者，火热之气。四肢者，诸阳之本，今三焦之气闭塞不通，则不和于阳，故曰四肢别离。谓火热之气，不与阳和也。

二阳三阴，至阴皆在，阴不过阳，阳气不能止阴，阴阳并绝，浮为血瘕，沉为脓胕。

此举三阴，兼论二阳，而三阳一阳，皆在其中也。二阳三阴，阳明太阴相合也。不但二阳合三阴，而三阳一阳，皆合三阴。三阴，至阴也。至阴皆在者，言二阳在至阴，而三阳一阳皆在也。以至阴而合诸阳，则阳气有余，故阴不能过阳；以诸阳而合至阴，则阳归于阴，故阳气不能止阴。阴不过阳，则阳胜；阳不止阴，则阴胜。始则阴阳并胜，继则阴阳并绝。如阳胜脉浮，则浮为血瘕，阴胜脉沉，则沉为脓胕。血而瘕，则阴不济阳而阳胜，阳胜则阴绝矣。胕而脓，则阳不济阴而阴胜，阴胜则阳绝矣。

阴阳皆壮，下至阴阳，上合昭昭，下合冥冥，诊决死生之期，遂合岁首。

结上文阴阳相类之义。上文阴阳相合，乃阴气、阳气，皆属有余，是阴阳皆壮也。交合而病，气归于脏，是下至阴阳也。下至阴阳，复有升降，故上合昭昭之天，下合冥冥之地。以上天下地之理，即可诊决死生之期。五脏五行，始于木而终于水，犹四时始于春而终于冬，遂合今日孟春之岁首。此阴阳从容比类，类聚无方，而五脏最贵、最下之理，从可识矣。

雷公曰：请问短期。

承诊决死生之期，而复问短期。

黄帝不应。

死生之期，可以理决，帝故不应。

雷公复问，黄帝曰：在经论中。雷公曰：请问短期。

短期之理，在上经下经八十一论之中，而公必欲请闻于帝也。

黄帝曰：冬三月之病，病合于阳者，至春正月，脉有死征，皆归出春。冬三月之病，在理已尽，草与柳叶皆杀。春，阴阳皆绝，期在孟春。

理，里通。此下论上合昭昭，下合冥冥，以决死生之期，遂合岁首之理。冬三月之病，水病也，病合于阳者，合于太阳寒水之气也。冬失其藏，春无以生，故至春正月，其病不愈，则脉有死征，虽不即死，皆归出春，谓出春交夏决死也。若冬三月之病，在里之精气已尽，则不能出春。仲春草发，季春柳叶发，草与柳叶时皆杀。杀，犹死也。若冬三月之病，至春，阴阳皆绝，期在孟春当死，不能至仲春之草与季春之柳叶矣。此冬三月之病而有短期也。

春三月之病，曰阳杀，阴阳皆绝，期在草干。

此春三月之病而有短期也。春夏为阳，秋冬为阴。春三月之病，阳气不生，故曰阳杀。杀，犹绝也。越春夏而至于秋，则阴阳皆绝，期在深秋之草干而死。

夏三月之病，至阴不过十日，阴阳交，期在溓水。

溓，濂同。此夏三月之病而有短期也。六月长夏，属于至阴，时当至阴，阳气尽浮于外。夏三月而病不愈，交于至阴，不过十日死。若越长夏而至于秋，则为阴阳交。夏三月之病而交于秋，期在濂水而死。濂，犹清也，中秋水天一色之时也。

秋三月之病，三阳俱起，不治自已；阴阳交合者，立不能坐，坐不能起；三阳独至，期在石水；二阴独至，期在盛水。

此秋三月之病而有短期也。前“三阳”谓太阳、阳明、少阳，故曰“俱”；后“三阳”谓太阳；“二阴”谓少阴，故曰“独”也。秋之三月，肺金主气，若秋三月之病，合太阳、阳明、少阳而俱起者，此阳病合肺，当不治自已。若阴阳交合，至秋三月而病者，主阴阳不和，当立不能坐，坐不能起。若有阳无阴，而太阳之气独至，当秋时而病者，期在冬令之石水而死。若有阴无阳，而少阴之气独至，当秋时而病者，期在春令之盛水而死。太阳为水府，少阴为水脏，死于冬之石水，金不生水也；死于春之盛水，水不生木也。此决死生之期，而阴阳相类之理，更可识矣。

方盛衰论第八十篇

盛者，阴阳形气之盛。衰者，阴阳形气之衰。方，度也，诊也。五度、十度，视息、视意，皆持诊之道，所以方其盛衰也。若失经绝理，亡言妄期，是谓失道。

雷公请问：气之多少，何者为逆，何者为从？

气，阴阳之气也。多，犹盛也。少，犹衰也。人身阴阳之气，有多而盛，有少而衰，盛衰之道，有逆有从。何者为逆，何者为从？所以方气之盛衰也。

黄帝答曰：阳从左，阴从右，老从上，少从下。是以春夏归阳为生，归秋冬为死，反之则归秋冬为生。是以气多少，逆皆为厥。

前“少”，去声。向明而治，左阳右阴，故阳从左，阴从右。四时之气，秋冬为阴，从上而下，春夏为阳，从下而上，故老从上，少从下。盖老为秋冬之阴，少为春夏之阳也。是以人身春夏之时，其气归阳为生，归秋冬之阴为死。若反之，则归秋冬为死者，归秋冬反为生，反之而生，气之逆也，是以阴阳之气，无论多少，若逆之，则皆为厥矣。

问曰：有余者厥耶？

逆皆为厥，生气将竭，故举有余以问。

答曰：一上不下，寒厥到膝，少者秋冬死，老者秋冬生。气上不下，头痛巅疾，求阳不得，求阴不审，五部隔无征，若居旷野，若伏空室，绵绵乎，属不满日。是以少气之厥，令人妄梦，其极至迷。三阳绝，三阴微，是为少气。

阴阳之气，不相顺接，便为厥。如阴气一上，阳气不下，则阴盛阳虚，故寒厥到膝。少者阴阳血气方盛，寒厥到膝，而行秋冬之气，则死；老者阴阳血气方衰，寒厥到膝，而行秋冬之气，犹生。此阴盛阳虚，致有寒厥到膝之病也。若阳气上，阴气不下，则阳盛阴虚，致有头痛巅疾之病矣。此寒厥到膝，头痛巅疾，其病极危，其理至微，但求阳以治之，而不得其真，止求阴以治之，而不审其全。在膝、在头，五脏之部，隔远无征。人病此者，若居旷野而形不存，若伏空室而神不守，绵绵乎一息之微，属望其生，若不能满此一日矣。是以少气之厥，犹之令人妄梦，推其极而至于昏迷。此三阳之气，不能下交，是三阳绝也；三阴之气，不能环复，是三阴微也。阳绝阴微，是为少气之厥，非有余之谓也。

是以肺气虚，则使人梦见白物，见人斩血藉藉[1]，得其时，则梦见兵战。肾气虚，则使人梦见舟船溺人，得其时，则梦伏水中，若有畏恐。肝气虚，则梦见菌香生草，得其时，则梦伏树下不敢起。心气虚，则梦救火阳物，得其时，则梦燔灼。脾气虚，则梦饮食不足，得其时，则梦筑垣盖屋。此皆五脏气虚，阳气有余，阴气不足，合之五诊，调之阴阳，以在经脉。

藉，音习。承上文妄梦至迷之意，伸言五脏气虚，则有五脏之梦也。梦见白物，斩血藉藉，肺气虚矣；得其时者，气将复也，兵战则肺气将伸矣。舟船溺人，肾虚梦也；伏水中，若有畏恐，肾气将伸矣。菌香生草，肝虚梦也；伏树下不敢起，肝气将伸矣。救火阳物，心虚梦也；燔灼，心气将伸矣。饮食不足，脾虚梦也；筑垣盖屋，脾气将升矣。此皆五脏气虚而形诸梦，乃阳气有余，阴气不足，可以合之五诊，调之阴阳，以察周身之经脉。在，察也。

诊有十度，度人、脉，度脏，度肉，度筋，度俞，度阴阳气尽，度民、君、卿。

度，入声，下同。“度民君卿”，旧本在“诊必上下”之下，今改正于此。上文五脏气虚，合之五诊。此言五诊之中，有十度也。度，量也。十度者：一曰度人，人之贫富，性之缓急也；二曰度脉，脉之大小，至之迟数也；三曰度脏，脏之虚实，气之从逆也；四曰度肉，肉之肥瘠，体之盛衰也；五曰度筋，筋之强弱，力之多寡也；六曰度俞，腑俞脏俞，上下出入也；七曰度阴阳气尽，阴尽而初阳生，阳尽而一阴始也；八曰度民，九曰度君，十曰度卿，民、君、卿皆人也，民不得同于卿，卿不得同于君，就其心志而揆度之。此五诊之有十度也。

人病自具，脉动无常，散阴颇阳，脉脱不具，诊无常行，诊必上下。

上文诊有十度，此言诊无常行，难于度也。诊脉者，诊病也。今人病自具，脉动无常。有是病则有是脉，理之常也；病具而不见于脉，是谓无常。无常者，病散于阴，而脉颇阳，脉虚于内，而病不具。脱，犹虚也。是诊无常行。诊必因上以知下，不但十度为然也。

受师不卒，使术不明，不察逆从，是为妄行，持雌失雄，弃阴附阳，不知并合，诊故不明，传之后世，反论自章。

---

[1] 藉藉：形容鲜血喷溅的样子。

此下论阴阳持诊之道，所以方其盛衰也。受师不卒，则谬言为道。使术不明，则妄作杂术。不卒不明，不能察阴阳之逆从，是为妄行。妄行者，但持其雌而失其雄，偏弃其阴而附其阳。不知阴阳之并合，诊故不明。不明而诊，道无可传，理无可通，故传之后世，反论自章。诊不合理，自以为章。

至阴虚，天气绝；至阳盛，地气不足。阴阳并交，至人之所行。阴阳并交者，阳气先至，阴气后至。

至阴，太阴也。至阴虚，则人之地气不升，地气不升，故天气绝。至阳，太阳也。至阳盛，则人之天气有余，天气有余，故地气不足。必阴阳并交，无有虚盛，乃至人之所行。阴阳并交者，是阳气先至，阴气后至。盖人身之气，合于四时，始于一阳之初动也。

是以圣人持诊之道，先后阴阳而持之，奇恒之势，乃六十首，诊合微之事，追阴阳之变，章[1]五中之情，其中之论，取虚实之要，定五度之事。知此，乃足以诊。是以切阴不得阳，诊消亡；得阳不得阴，守学不谌[2]。知左不知右，知右不知左，知上不知下，知先不知后，故治不久。知丑知善，知病知不病，知高知下，知坐知起，知行知止，用之有纪，诊道乃具，万世不殆。起所有余，知所不足。

持诊之道，必以圣人为法，是以圣人从阴度阳，从阳度阴，先后阴阳而持诊之。奇，异也。恒，常也。凡奇恒之脉势，合于六气。六气，六十日为一气也。奇脉、恒脉，脉势不同，六十日而更一气，乃以六十为首也。诊合微之事者，脉合五行，时合六气，诊至微也。追阴阳之变者，散阴颇阳，诊无常行，理至变也。章五中之情者，五运在中，合于五脏，诊合微之事，追阴阳之变，始能彰五中之情也，即合微阴阳五中而论之。其中之论，必取虚实之要，以定五度之事。五度，即上文之五诊也。必知此，乃足以诊。苟不知此以诊，是以切阴而不得阳，虽曰诊之，人必消亡。得阳而不得阴，日守所学，不能自谌。谌，信也。左右上下先后不能尽知，故日治其病，而人不久。丑与善，病与不病，高与下，坐与起，行与止，必尽知之，然后用之有纪，诊道乃具，虽万世不殆。更必起所有余，知所不足，诊道乃备。

度事上下，脉事因格。是以形弱气虚，死。形气有余，脉气不足，死。脉气有余，形气不足，生。是以诊有大方，坐起有常，出入有行，以转神明，必清必静，上观下观，司八正邪，别五中部，按脉动静，循尺滑涩寒温之意，视其大小，合之病能[3]，逆从以得，复知病名，诊可十全，不失人情。故诊之，或视息视意，故不失条理。道甚明察，故能长久。不知此道，失经绝理，亡言妄期，此谓失道。

别，音逼。度，即上文五度、十度也。脉，即上文持诊之道也。度事上下，通天彻地也。脉事因格，有常有变也。是以度其形弱，脉其气虚，形气皆亏，故死。度其形气有余，脉其脉气不足，

[1] 章：同“彰”。
[2] 谌：文成堂本为“湛”。
[3] 能（tài）：通“態”。“態”今简化为“态”。

外余内损，亦死。脉其脉气有余，度其形气不足，内余外损，故生。是以诊有大方。方，犹法也。其法不外度事、脉事，度其坐起有常，出入有行，可以转心主之神明，更当必清必静，上观下观。司，主也，主八正之邪，以别五中之部，此度事上下之法也。按其脉之动静，循其尺肤之滑涩寒温，视其脉之大小，而合之病能，此脉事因格之法也。能度能脉，则逆从已得，复知病名，诊可十全，而不失人情矣。故诊之之道，或视息，视息，脉之也；或视意，视意，度之也。脉之、度之，故不失条理，道甚明察。如是，故能长久而不敝。若不知此道，则失经绝理，亡言妄期。亡言，无征之言也；妄期，妄与死生之期也。诚如是也，是谓失道。

解精微论第八十一篇

纯粹之至曰精，幽渺之极曰微。阐明阴阳水火、神志悲泣，以及水所从生，涕所从出，神志水火之原，非寻常问答所及，故曰解精微。

黄帝在明堂，雷公请曰：臣受业，传之行，教以经论，从容形法，阴阳刺炙❶，汤药所滋。行治有贤不肖，未必能十全。若先言悲哀喜怒，燥湿寒暑，阴阳妇女，请问其所以然者？卑贱富贵，人之形体，所从群下，通使临事，以适道术，谨闻命矣。请闻有毚愚仆漏之问，不在经者，欲闻其状。

毚，音谗❷。雷公受传于帝，而帝教以经论，故曰臣受业，传之行，教以经论。其中有从容之形法，阴阳之刺炙，汤药之所滋。但行治有贤不肖，未必能十全。若先言悲哀喜怒之内伤，燥湿寒暑之外感，以及阴阳妇女之道，请问其所以然者？曾以卑贱富贵，论人之形体。所从群下，卑贱人也。通使临事，富贵人也。论人形体，以适道术，已于经论之中，谨闻命矣。今请问者，有毚愚仆漏之问。毚愚，则心不灵；仆漏，则体不具。与昔日在经之问不同，故曰不在经者，欲闻其状。

帝曰：大矣。

不在经者，欲闻其状，则于寻常形体之外，穷究靡遗，帝故大之。

公请问：哭泣而泪不出者，若出而少涕，其故何也？

哭泣则泪出，泪出则多涕。有哭泣而泪不出者，有泪出而少涕者，与寻常之形气不同，公故问之。

帝曰：在经有也。

哀而泣出，在《灵枢·口问》论，有以明之。

复问：不知水所从生，涕所从出也。

泪，水类也。涕，液类也。必知水所从生，涕所从出，故复问之。

帝曰：若问此者，无益于治也。工之所知，道之所在也。

水所从生，涕所从出，非毚愚仆漏之比，故无益于治也。虽工之所欲知，而实道之所在也。道之所在，有如下文所云也。

夫心者，五脏之专精也，目者，其窍也，华色者，其荣也。是以人有德也，

❶ 炙：文成堂本作“灸”，参考下文注释，应为“灸”字为宜。

❷ 谗：浙江书局本作“馋”。

则气和于目。有亡，忧知于色。是以悲哀则泣下，泣下，水所由生。

此言精水之气，从心气而外出也。五脏之精，心为之主，故夫心者，五脏之专精也。五脏之精，随心气而注于目，故目者，其窍也。五脏之精，随心气而荣于色，故华色者，其荣也。德，犹得也。是以人心有得也，则气和于目，目者其窍，此其验矣。亡，犹失也。人心有失，则忧知于色，华色者其荣，此其验矣。五脏之精，随心外出，是以心有悲哀则泣下，泣下，则水所由生，以明泪水从目泣而生，目泣从心悲而出也。

水宗者，积水也。积水者，至阴也。至阴者，肾之精也。宗精之水所以不出也，是精持之也。辅之裹之，故水不行也。

此言肾精为水之主，肾精持之，而水不出也。宗，犹聚也。水之聚者，渐积而成，故曰水宗者，积水也。水积于下，其性阴柔，故曰积水者，至阴也。肾精为水之本，故曰至阴者，肾之精也。流行之水，则外出，宗精之水，则不出，故曰宗精之水，所以不出者，是精持之而不出也。持之者，乃辅之裹之，故水藏而不行也。

夫水之精为志，火之精为神。水火相感，神志俱悲，是以目之水生也。故谚有曰：心悲名曰志悲。志与心精，共凑于目也。

承上文心动水行，肾持水藏之意，而言水火相感，神志俱悲，而后泪出也。故曰夫水之精为志。志，肾所主也。火之精为神。神，心所主也。若水火相感，神志俱悲，是以目之水生而为泪也。故谚有曰：心悲名曰志悲。由此观之，则心志相通，而志与心精，共凑于目也。

是以俱悲，则神气传于心，精上。不传于志，而志独悲，故泣出也。

上文心志相通，心悲名曰志悲，此言心不传志，而志独悲也。是以俱悲，则神气传于心。精上，即上文心悲名曰志悲，志与心精，共凑于目之谓也。然有心气不传于志，而志独悲者，志悲于内，故泣出也，以明目之生水，则泣出于外，肾志独悲，则泣出于内。由是，可以知水所从生矣。

泣涕者，脑也。脑者，阴也。髓者，骨之充也。故脑渗为涕。志者，骨之主也。是以水流而涕从之者，其行类也。

此言心悲水流而涕从之，以明涕所从出也。凡人泣必有涕，而涕所从来，不同于泣，故曰泣而涕者脑也。脑为精髓之海，故脑者阴也。脑为髓海，髓居骨内，故髓者骨之充也。泣涕者脑也，故脑渗而为涕。髓者骨之充，而志者，又骨之主也。是以水流而涕必从之者，其行类也。

夫涕之与泣者，譬如人之兄弟，急则俱死，生则俱生。其志以早悲，是以涕泣俱出而横行也。夫人涕泣俱出而相从者，所属之类也。

横，去声。此言志悲泣出而涕从之，类相感也。泣出必有涕，故夫涕之与泣者，譬如人之兄弟，急则俱死，生则俱生，是知涕与泣，同气并行矣。上文云：而志独悲，故泣出也。由此言之，其志以早悲，是以涕泣俱出而横行也。夫人涕泣俱出而相从者，亦所属之类也。

雷公曰：大矣。请问人哭泣而泪不

出者，若[1]出而少涕，不从之何也？

公闻水所从生，涕所从出，神志悲泣之理，至精至微，实道之所在，非工之所知，故曰大矣。其始有哭泣而泪不出，出而少涕之问，帝曰在经有也。至此复请问人哭泣而泪不出者，若出而少涕，哭泣而泪涕不从之，何也？

帝曰：夫泣不出者，哭不悲也；不泣者，神不慈也；神不慈则志不悲。阴阳相持，泣安能独来？

此言哭而悲则泪出，哭而不悲则泪不出也。目润曰泣，水下曰泪。夫人但目泣而泪不出者，由于哭之不悲也。但声哀哭而并不泣者，由于神之不慈也。慈者心慈，悲者志悲。故神不慈则志不悲。心神持于上，肾志持于下。阴阳相持，则泣安能独来？由是而知哭泣与泪不出者，由于哭之不悲也。

夫志悲者，惋惋则冲阴。冲阴，则志去目。志去，则神不守精。精神去目，涕泣出也。

此言出而少涕者，由于志不冲阴也。上文云：脑者阴也。故曰夫志悲者，其内惋惋。惋惋，哀戚也。故惋惋则志上冲于阴。冲阴，冲脑也。故冲阴则肾志去目。去，犹出也。志出于目，则心藏之神亦不守精。精，心精也。神不守精，则精神去目而涕泣出也。由是而知，志悲则上冲于阴而为涕，不悲则不冲阴而少涕矣。

且子独不诵不念夫经言乎？厥则目无所见。

《灵枢·口问》论云：液竭则精不灌，精不灌则目无所见。故曰：且子独不诵念夫经言乎？厥则目无所见。厥，犹极也。帝先云“在经有也”，故于此引经言以明之。

夫人厥，则阳气并于上，阴气并于下。阳并于上，则火独光也。阴并于下，则足寒，足寒则胀也。夫一水不胜五火，故目眦盲，是以冲风泣下而不止。

承上文而言，夫人厥则阳气独并于上，阴气独并于下。所谓阳并于上，乃惟阳无阴，则火独光也。所谓阴并于下，乃惟阴无阳，则足寒，足寒不已，则腹胀也。以明阴阳不和而为厥也。若夫厥则目无所见者，阳并于上而火独光，则三焦君相之火，皆上炎矣。阴并于下而足寒胀，则少阴肾脏之精，太阴脾脏之湿，皆逆于下。惟太阳膀胱之水，因阳气之并而上行。是太阳一水，不能胜三焦君相之五火，故目眦盲。盲，目无见也。今曰眦盲，是以冲风则泣下而不止。所以然者，膀胱足太阳之脉，起于目内眦，泣下不止，必至液竭，而目无所见也。此言冲风泣下，泣从外生，而非志悲之泣也。

夫风之中目也，阳气内守于精，是火气燔目，故见风则泣下也。有以比之，夫火疾风生乃能雨，此之类也。

中，去声。此复申明冲风泣下之义。言冲风泣下，犹之火疾风生而为雨也。夫风之中目也，目为阴精，兼有阳气，精守于内，阳充于外，是阳气内守于精。一水不胜五火，是火气燔目。目燔，故见风则泣下也。有以比之，比夫火疾风生乃能雨，即此火气燔目、见风泣下之类也。

---

[1] 若：或。

愚观上论七篇，词古义深，难于诠解，然久久玩索，得其精微，则奥旨自显。曩岁偶于友人斋头，见新刊《素问》一部，纸板甚精洁，名人为之序，其中篇什倒置，删削全文，末卷七篇，置之不录。谓词义不经，似属后人添赘，而非黄帝之文。噫，如是之人，妄论圣经，贻误后昆❶，良足悲已。不意今岁之秋，亦于友人斋头，见新刊《素问》一部，卷帙无多，似非全文。愚草草视之，但见汇集诸注，述其唾余，间增己意，评论诸家，愚俱忘却，惟论张隐庵《集注》云：大半出于同人之笔。愚观此言，不无叹惜。隐庵注释，有《灵枢》《素问》《伤寒》《金匮》诸书，皆以经解经，不杜撰，不剿❷袭，可谓著述超群，非常人思虑所能及。今为此言，盖因注解精深，不能探讨，第见开卷有诸同学之姓氏，注中有某人某人之语句，遂乘此隙而云“大半出于同人之笔”也。愚鉴于此，是以同学高贤，及门诸弟，概不借光，庶免后人之口实耳。

❶ 后昆：后代子孙。
❷ 剿：同“抄”。